単純X線写真の読み方・使い方

編集

黒﨑 喜久
健貢会総合東京病院放射線科・部長

医学書院

単純 X 線写真の読み方・使い方	
発　　行	2013年3月15日　第1版第1刷©
編　　集	黒﨑　喜久（くろさき　よしひさ）
発行者	株式会社　医学書院
	代表取締役　金原　優
	〒113-8719　東京都文京区本郷 1-28-23
	電話　03-3817-5600（社内案内）
印刷・製本	三美印刷

本書の複製権・翻訳権・上映権・譲渡権・公衆送信権（送信可能化権を含む）は（株）医学書院が保有します.

ISBN978-4-260-01568-4

本書を無断で複製する行為（複写，スキャン，デジタルデータ化など）は，「私的使用のための複製」など著作権法上の限られた例外を除き禁じられています．大学，病院，診療所，企業などにおいて，業務上使用する目的（診療，研究活動を含む）で上記の行為を行うことは，その使用範囲が内部的であっても，私的使用には該当せず，違法です．また私的使用に該当する場合であっても，代行業者等の第三者に依頼して上記の行為を行うことは違法となります．

JCOPY 〈(社)出版者著作権管理機構　委託出版物〉
本書の無断複写は著作権法上での例外を除き禁じられています．複写される場合は，そのつど事前に，(社)出版者著作権管理機構（電話 03-3513-6969，FAX 03-3513-6979，info@jcopy.or.jp）の許諾を得てください．

執筆者一覧 (五十音順)

青木　純	群馬中央総合病院・副院長／放射線科・主任部長
青木　隆敏	産業医科大学准教授・放射線科学教室
芦澤　和人	長崎大学大学院教授・医歯薬学総合研究科臨床腫瘍学
阿部　克己	元・駿河台日本大学病院放射線科・部長
荒川　浩明	獨協医科大学講師・放射線医学講座
石井　清	仙台市立病院放射線科・部長
稲岡　努	東邦大学佐倉病院放射線科・准教授
井上　佑一	大阪市立大学名誉教授
岩間　祐基	兵庫県立西宮病院放射線科・医長
氏田万寿夫	医療法人立川メディカルセンター立川綜合病院放射線科・医長
江原　茂	岩手医科大学教授・放射線医学講座
鬼塚　英雄	医療法人聖峰会副理事長
小野　修一	弘前大学大学院医学研究科放射線科学講座・診療教授
狩野　麻実	東京慈恵会医科大学放射線医学講座
上谷　雅孝	長崎大学大学院教授・医歯薬学総合研究科放射線診断治療学
川波　哲	国家公務員共済組合連合会浜の町病院放射線科・医長
菅　信一	北里大学医学部教授・放射線科学(画像診断学)
工藤　祥	九州国際重粒子線がん治療センター・センター長
黒﨑　敦子	公益財団法人結核予防会複十字病院放射線診断部・部長
黒﨑　喜久	健貢会総合東京病院放射線科・部長
興梠　征典	産業医科大学教授・放射線科学教室
後閑　武彦	昭和大学医学部主任教授・放射線医学教室
児島　完治	キナシ大林病院放射線診断科・部長
小玉　隆男	宮崎大学医学部准教授・病態解析医学講座放射線医学分野
後藤　一	神戸大学大学院医学研究科内科系講座放射線医学分野
小橋由紋子	東京歯科大学市川総合病院放射線科
小林　健	石川県立中央病院放射線診断科・診療部長
小山　雅司	岡崎市民病院総合診療科・部長
齋田　幸久	聖路加国際病院放射線科・部長
坂井　修二	東京女子医科大学主任教授・画像診断学・核医学講座
坂本　力	公立甲賀病院・顧問
佐久間　亨	東京慈恵会医科大学放射線医学講座
篠崎　健史	自治医科大学医学部講師・放射線医学講座
赤土みゆき	大阪市立総合医療センター放射線診断科
杉本　英治	自治医科大学医学部教授・放射線医学講座
鈴木　一廣	順天堂大学医学部放射線医学講座
鈴木美知子	岩手医科大学放射線医学講座
髙尾正一郎	徳島大学保健学科
多田　信平	東京慈恵会医科大学客員教授
辰野　聡	八重洲クリニック・専務理事
谷掛　雅人	京都市立病院放射線診断科・副部長
玉川　光春	札幌医科大学医学部講師・放射線診断学
堂領　和彦	順天堂大学医学部附属順天堂医院放射線部・副技師長
中島　哲二	国家公務員共済組合連合会三宿病院放射線科・嘱託
中山　圭子	市立伊丹病院放射線科・部長

野坂　俊介	独立行政法人国立成育医療研究センター放射線診療部・医長
野崎　太希	聖路加国際病院放射線科
野間　恵之	天理よろづ相談所病院放射線部診断部門・部長
野見山圭太	田主丸中央病院放射線科
早川　克己	京都市立病院・診療部長
林　　邦昭	長崎大学名誉教授（佐世保重工産業医）
原田　潤太	東京慈恵会医科大学附属柏病院放射線部・教授
福島　祥子	駿河台日本大学病院放射線科
福島　　徹	川崎市立多摩病院放射線科・副部長
藤田　晃史	自治医科大学医学部講師・放射線医学講座
藤井　正彦	神戸低侵襲がん医療センター・院長
藤本　公則	久留米大学医学部准教授・放射線医学講座・画像診断センター
藤本　　肇	沼津市立病院放射線科・部長
正木　英一	独立行政法人国立成育医療研究センター放射線診療部・部長
松迫　正樹	聖路加国際病院放射線科・医長
水沼　仁孝	那須赤十字病院副院長／放射線科・部長
三角　茂樹	医療法人立川メディカルセンター立川綜合病院放射線科・医長
宮坂実木子	独立行政法人国立成育医療研究センター放射線診療部診断科
森　　　墾	東京大学大学院講師・医学系研究科生体物理医学専攻放射線医学講座放射線診断学分野
山田　隆之	聖マリアンナ医科大学横浜市西部病院放射線科・部長
吉信　　尚	駿河台日本大学病院放射線科・科長職務代行

はじめに
たかが単純X線写真，されど単純X線写真

　医学書を購入する際には書店の医学書コーナーの書棚に並んでいる本を数冊手にとってパラパラとめくって，最後に裏表紙に載っている定価を見て購入するかどうかを決める人が多いと思います．その際「序文」を読み比べる人はまずいないでしょう．刊行の意図が明確に示された序文が軽視されるのは誠に残念なことです．序文を読んでいただくにはそれなりの工夫が必要です．はじめに2つの症例をクイズ形式で提示しますので，それから本書の刊行の意図をくみ取っていただきたいと思います．

症例1

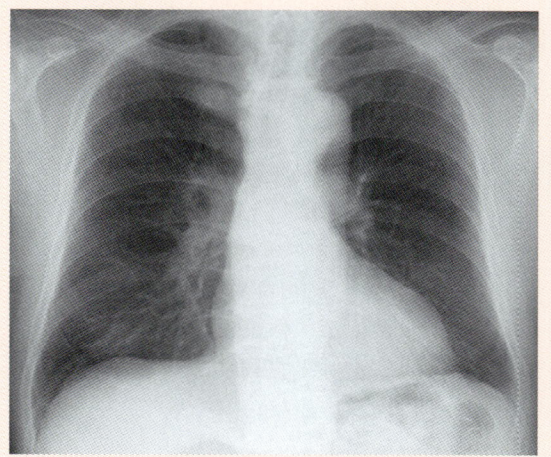

図1　80歳代，男性．検診の胸部単純X線写真後前像

　あなたはこの1枚のX線写真（図1）から，この患者さんの生活歴を思い浮かべることができますか？

症例2

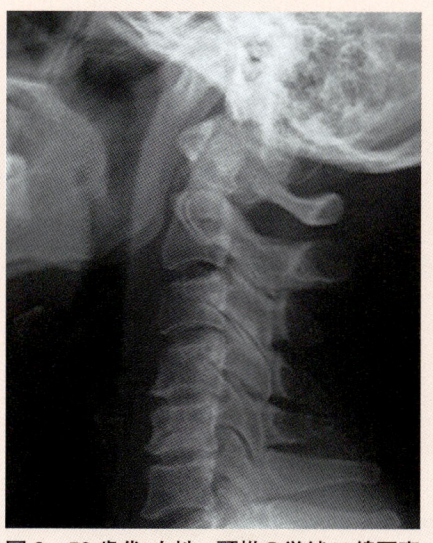

図2　50歳代，女性．頸椎の単純X線写真側面像

　患者は数日前から頸部痛がある50歳代の女性です．血清生化学検査で白血球の軽度増加，赤沈亢進，CRPの軽度上昇があります．頸椎のX線写真（図2）が撮影されました．あなたの診断は？

症例1：解説

　胸部X線写真後前像(図1)は一見正常に見えますが，右側の横隔膜の輪郭(図3)に注目してください．その輪郭は平滑でなく，細かな凹凸を呈しています．左右の肋骨横隔膜角の鈍化はないので，過去の胸膜炎では説明できません．この所見から石綿曝露による横隔膜面胸膜のプラークの存在が疑われます．後日行われた胸部CT(図4)で一部石灰化した胸膜プラークの存在が証明されました．丹念な病歴聴取で石綿に曝露した職業に従事していたことが判明しました．

症例2：解説

　C4/C5，C5/C6で頸椎症があり，頸椎のすぐ前方の軟部組織がC1からC4で明らかに肥厚しています．この患者の鑑別診断として，感染性脊椎炎，咽後膿瘍，crowned dens syndrome，石灰沈着性頸長筋腱炎が頭に浮かんでくれば，合格点です．これらの鑑別疾患を頭に入れてもう一度X線写真を見てみましょう．そうです，淡い石灰化(図5)が環椎の前弓のすぐ下方にあります！　この領域は頸長筋の上斜部が存在する部位に一致するので，診断は石灰沈着性頸長筋腱炎ということになります．確認のために行われたCT(図6)で頸長筋の上斜部に石灰沈着があります．

　特殊な医療機関を除けば，画像検査のなかでもっとも多いのは依然として単純X線写真です．このように日常臨床に定着している単純X線写真が正しく活用されているかというと疑問があります．明

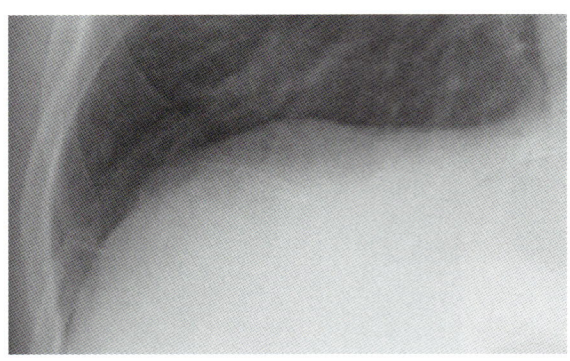

図3　図1症例の右側の横隔膜の拡大写真
横隔膜の輪郭は平滑でなく，細かな不規則性がある．

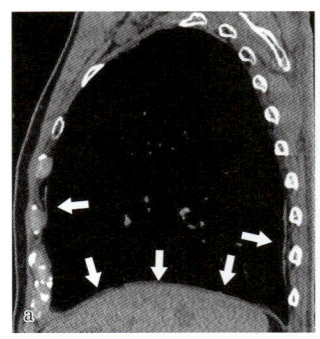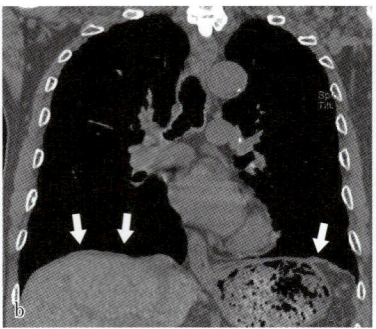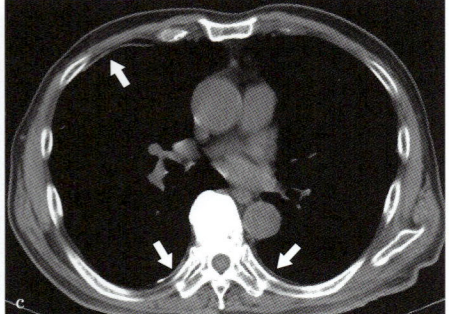

図4　胸部CT．a. 矢状MPR，b. 冠状MPR，c. 横断像
横隔膜面胸膜，傍脊柱領域の胸膜，肋骨下胸膜にプラーク(矢印)が存在する．一部の胸膜プラークには石灰化がみられる．

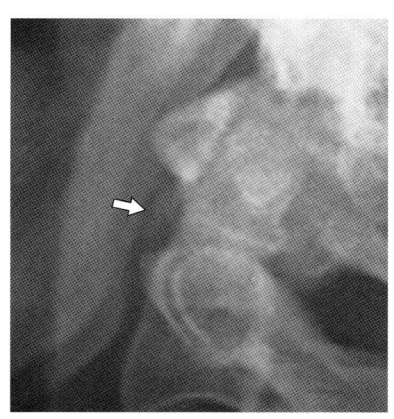
図5　上部頸椎の拡大像
淡い石灰化（矢印）が環椎の前弓のすぐ下方にある．

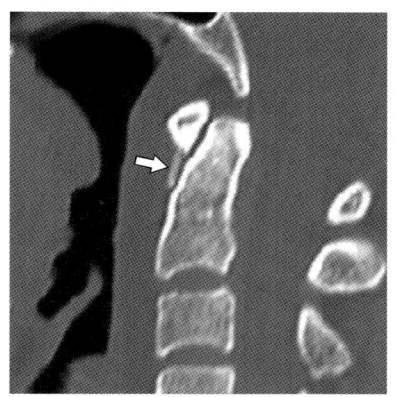
図6　頸椎CTの矢状断MPR（骨表示）
環椎の前弓のすぐ下方に石灰化（矢印）がある．

確な目的を確認せずに習慣的にオーダーが行われていないか？　撮影された単純X線写真を丹念に見て所見をピックアップしているか？　読影所見を誰が見てもわかるように診療録に記載しているか？　単純X線写真の読影結果が次に行うべき画像検査の選択や治療方針の決定に適切に反映されているか？　読者にはこれらの点を再点検していただきたいと思います．

　本来，臨床各科の若手医師に単純X線写真の活用法や読影の基本を教えるのは放射線診断医の責務です．しかしながら，これまで単純X線写真を読影して報告書を作成していた放射線科でも相対的な人手不足のためにMR，CT，interventional radiologyに重点を置かざるを得なくなり，単純X線写真の読影から撤退しています．この現状は放射線科医のトレーニングの観点からも大きな問題です．

　放射線科以外の診療科の若手医師を見ても，単純X線写真の読影法の正式なトレーニングを受ける機会は乏しく，先輩に教えてもらったり，必要に迫られた際に単行本や雑誌で自己学習したりしているのが実情です．

　このような背景のもと，全身を網羅した単純X線写真を対象とした単行本の刊行の意義は少なくないと考えています．内科臨床誌medicinaの2004年増刊号「臨床医必携―単純X線写真の読み方・使い方」が好評でしたので，それを基にして単行本として刊行することになりました．本書を精読して単純X線写真のオーソドックスな読み方を習得するとともに，その短所も知ったうえで日常臨床の場で単純X線写真を上手に活用してください．

　診療あるいは教育，研究に忙殺されるなかで執筆していただいた方々に感謝します．Ⅲ-3-1)「感染性肺炎」(67頁)が最後の原稿となった故阿部克己氏に同じく陸上自衛隊に奉職した者として謹んで哀悼の意を捧げます．

　編者にとって大先輩と同輩の放射線診断医が筆を取られた「ビューワー」と名付けられたコラムの短文はいずれも含蓄のある名文ですので，ぜひ読み飛ばさずに味わってください．

　最後に，企画から校正までのすべての過程で尽力いただいた医学書院医学書籍編集部の天野貴洋氏にお礼を申し上げます．

2013年3月

黒﨑喜久

目次

はじめに たかが単純X線写真，されど単純X線写真 …………………………… 黒﨑喜久　iii

I　総論　1

CR（computed radiography）画像
CR画像を活用するための基礎知識 …………………………………………… 堂領和彦　2

II　頭部・頭頸部　11

1章　頭蓋骨　スカウトビューでの観察 ……………………………………… 菅　信一　12
2章　側頭骨　CT・MRI時代における単純X線写真の意義 ……………… 小玉隆男　20
3章　副鼻腔　単純X線検査の適応と限界 ………………… 川波　哲，青木隆敏，興梠征典　28
4章　咽頭・喉頭　CT・MRIの時代での意義 ……………… 中山圭子，赤土みゆき，井上佑一　36

III　胸部　43

1章　胸部単純X線撮影　正常解剖と読影のコツ ………………………… 三角茂樹　44
2章　無気肺　肺葉性無気肺を中心に ………………………… 芦澤和人，林　邦昭　56
3章　肺感染症
　　1．感染性肺炎　単純X線写真でどこまで診断に近づけるか ……… 阿部克己，吉信　尚，福島祥子　67
　　2．結核・非結核性抗酸菌症 ………………………………… 狩野麻実，氏田万寿夫　80
4章　肺腫瘍
　　1．肺結節と間違えやすい正常構造や病変　偽病変を作らないために …………… 鈴木一廣　92
　　2．肺癌　肺癌を見逃さないために ……………………………………… 黒﨑敦子　98
　　3．良性肺腫瘍と腫瘍類似疾患　各良性疾患の特徴 ………………… 藤本公則　109
5章　心不全・肺水腫 ………………………………………………………… 松迫正樹　124
6章　塵肺　珪肺とアスベスト関連肺・胸膜疾患肺 ……………………… 荒川浩明　134
7章　びまん性肺疾患 ………………………………………………………… 野間惠之　144

8 章	チューブ・カテーテルの評価　ICU ポータブル写真	早川克己, 谷掛雅人	151
9 章	胸部外傷　胸部外傷患者の単純撮影をどう読影するか〜ピットフォールを含めて	水沼仁孝	161
10 章	縦隔腫瘍　縦隔胸膜線とサインの上手な利用法	坂井修二	169
11 章	胸水　的確に胸部単純 X 線写真から胸水貯留を診断するコツ	小林　健	175
12 章	気胸・縦隔気腫　見落とし・誤診を減らす撮影法と読影	小野修一	183
13 章	心大血管疾患　単純 X 線撮影でここまで読める	佐久間亨, 原田潤太	192

IV　腹部　199

1 章	腹部単純 X 線撮影　これだけは知っておきたい腹部単純 X 線正常像	稲岡　努	200
2 章	腸閉塞　部位と原因，血行障害の有無を見きわめる	坂本　力	205
3 章	腹膜腔遊離ガス (free air)　腹膜腔遊離ガスを見落とさないために	鬼塚英雄, 野見山圭太	216
4 章	腹部異常ガス　その原因と読影のポイント	後閑武彦	224
5 章	腹部石灰化をどう読むか　臓器別石灰化の鑑別	福島　徹	231

V　骨軟部組織　241

1 章	脊椎の正常解剖　脊椎単純 X 線撮影の読影のために	石井　清, 山田隆之	242
2 章	脊椎外傷　好発所見を覚えましょう	森　墾	248
3 章	四肢の単純 X 線撮影　正常解剖と読影のコツ	玉川光春	256
4 章	病変と紛らわしい正常変異　偽病変を作らないために	藤本　肇	266
5 章	骨膜反応　骨膜反応の種類と鑑別診断	岩間祐基, 藤井正彦	273
6 章	骨折	藤井正彦, 後藤　一, 岩間祐基	283
7 章	骨腫瘍　その古典的解析法	鈴木美知子, 江原　茂	297
8 章	骨転移　単純 X 線写真で見逃さないために	青木　純	306
9 章	骨粗鬆症・骨軟化症	髙尾正一郎, 上谷雅孝	312
10 章	退行性脊椎病変　単純 X 線写真の応用と限界	辰野　聡	321
11 章	骨壊死・骨端症　非外傷性の骨関節病を診たときに	小山雅司	327

12章　副甲状腺・甲状腺・そのほかの内分泌臓器と骨軟部病変
慢性腎不全，内分泌異常，成長障害のマネジメントに欠かせないポイント……工藤　祥　337

13章　関節リウマチと脊椎関節炎　典型例を確実に診断するために………………野崎太希　347

14章　血液・造血器疾患と骨関節病変
単純X線写真から多くを読みとるクセをつける……………篠崎健史，藤田晃史，杉本英治　357

15章　結晶沈着疾患　石灰化の分布，関節破壊の形状より関節炎を診断する……小橋由紋子　365

16章　軟部組織疾患　CT，MRIといかに組み合わせるか…………青木隆敏，川波　哲，興梠征典　371

17章　児童虐待　あなたが第1発見者になる可能性も…………宮坂実木子，野坂俊介，正木英一　378

索引　……………………………………………………………………………………………………　385

コラム　"ビューワー"　目次

「単純X線写真」という用語について……………………………………………林　邦昭　19
読影準備と後処理………………………………………………………………中島哲二　42
long but wrong report……………………………………………………………林　邦昭　55
X線写真の今昔……………………………………………………………………中島哲二　66
空気を読む…………………………………………………………………………齋田幸久　97
胸部単純X線撮影の寄与…………………………………………………………多田信平　123
議論の仕方…………………………………………………………………………多田信平　182
画像診断の達人になる方法：その1　画像をよく観察する……………………児島完治　239
画像診断の達人になる方法：その2　はじめの一歩：所見を書く………………児島完治　247
画像診断の達人になる方法：その3　達人への道：レベルアップを目指す………児島完治　272
apical cap…………………………………………………………………………多田信平　311
病巣が教師…………………………………………………………………………中島哲二　346
costophrenic angle が dull？……………………………………………………齋田幸久　377

さらばシャウカステン…本書の前身であるmedicinaの増刊号では，このコラムの名前は"ビューワー"ではなく"しゃーかすてん"でした．ドイツ語のシャウカステン＝Schaukasten(schau＝見る，Kasten＝箱，英語ではView box)に由来します．フィルムレス，PACS(picture archiving and communication system)時代になり，コラムの名前も"ビューワー"となりました．病院からもシャウカステンが消えていっています．2011年は日独交流150周年でしたが，日本の医学からまたひとつドイツ語が消えていきます(児島完治)．

I

総論

CR (computed radiography) 画像

CR 画像を活用するための基礎知識

CR 画像の原理・基礎

1. デジタルとアナログ

　従来，一般撮影領域における診断は，アナログフィルムが主流であった．近年，デジタル技術の進歩に伴い，CR (computed radiography) が主流となりつつある．そこで，まずアナログ画像およびデジタル画像の違いについて述べる．

　アナログ画像とは，図1aに示すように空間的に連続的なデータ（光の強さ）をいう．デジタル画像とは，図1bに示すように連続的なデータを区切り，区切られた範囲のデータ値を飛び飛びの数値列で表現することである．データを区切ることをサンプリングあるいは標本化といい，数値列で表現することを量子化という．デジタル画像を評価する際，できるだけオリジナルの画像に近づけるには，図1 (a, b) の比較からも理解できるように空間をできるだけ細かく区切り（画素サイズを小さくする），データ値を細かくきざめばよいことになる．この区切り方でデジタルデータの空間分解能と濃度分解能が決定する．デジタル化レベルを粗くとりすぎると図2のようにモザイク画像となったり，等高線が出る画像となってしまう．しかし，むやみに細分化することは，データ量が多くなるだけで経済的，運用的に非効率となる．

2. デジタル画像の目的と発展性

　画像をデジタル化することで，従来のアナログ画像に対してさまざまな利点があると考えられる．まず，繰り返しの記録再生にデータの劣化や外部ノイズによる信号劣化が少なく，ノイズに強いといえる．また，信号がシンプルなため演算処理が容易で，画像処理で診断しやすい画像への変換が可能であり，画像圧縮処理により画像保管も

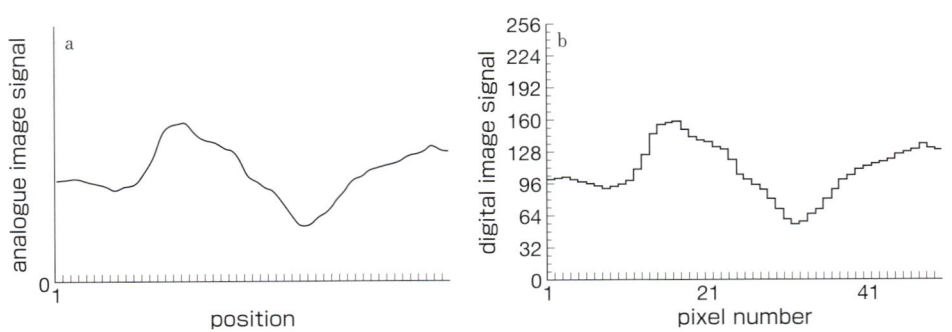

図1　アナログデータの例 (a) とデジタルデータの例 (b)
〔岩崎信之（編）：FCR (Fuji Computed Radiography) 画像解説書（第1版），富士フイルムメディカル株式会社，2001より転載〕

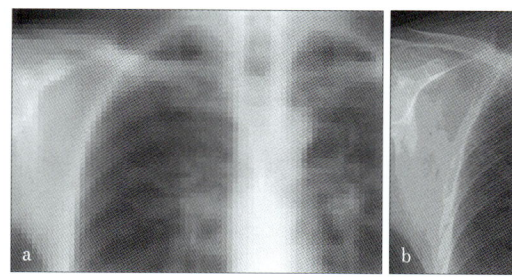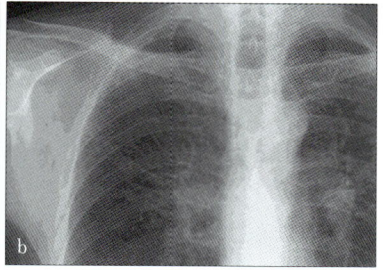

図2 デジタル再生画像
〔岩崎信之(編):FCR(Fuji Computed Radiography)画像解説書(第1版),富士フイルムメディカル株式会社,2001より改変転載〕
a:25 pixel/mm(800 μm)10 bit　画素サイズが大きいためモザイクが発生.
b:10 pixel/mm(100 μm)10 bit　濃度レベルが低いため等高線が発生.

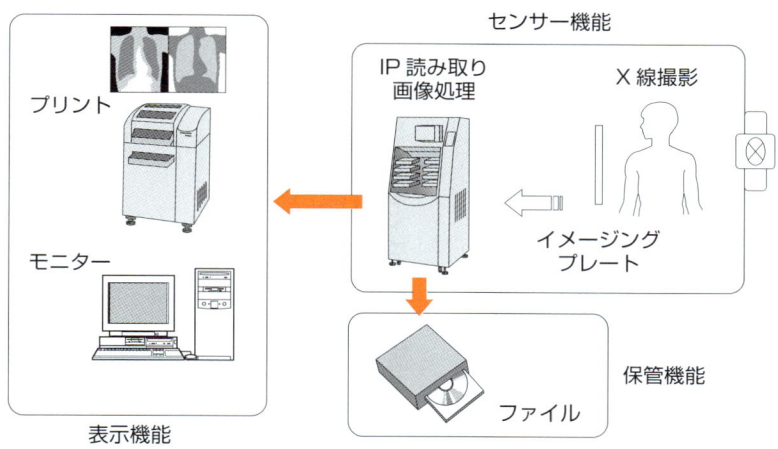

図3 デジタル画像での機能分離
〔岩崎信之(編):FCR(Fuji Computed Radiography)画像解説書(第1版),富士フイルムメディカル株式会社,2001より改変転載〕

容易に行え,複雑なネットワークの構築も可能となる.また,デジタル画像とすることで,従来のアナログであるフィルムのもっていた機能が,①センサー,②表示,③保管の3つに分離され,それぞれの機能で機器を扱えるようになった(図3).

3. CRの原理

現在,CR画像はさまざまな方式が開発されている.近年では,平面型検出器(flat panel detector;FPD)の登場でより多くの機器が出現している.すべての装置の原理は述べられないので,本項では,富士メディカルシステムのFCR(Fuji Computed Radiography)をもとに画像構成の原理を述べる.FCRは,イメージングプレート(imaging plate;IP)にX線を照射して画像化を行う.このIPは,照射されたX線によって励起され,レーザー光により,発光する特性がある.この現象を輝尽性発光(photo stimulated luminescence;PSL)といい,PSL現象によって一次励起の情報がその物質中にメモリされ,その後の二次励起により一次励起の情報を読み出すことができる.図4にFCRの画像形成の仕組みを示す.X線露光されたIPに半導体レーザーからの励起光を照射することで輝尽性発光させる.IPは駆動モータで精

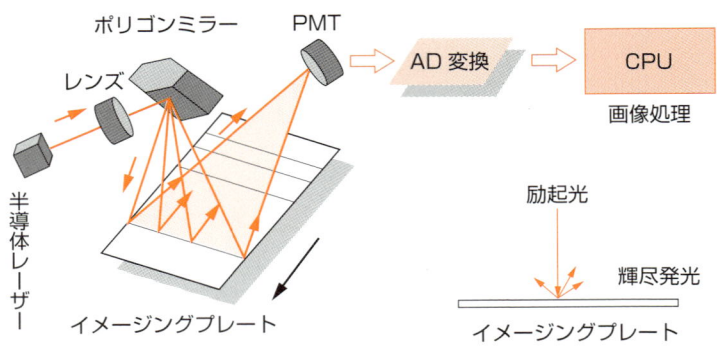

図4　FCRの画像形成の仕組み
〔岩崎信之（編）：FCR（Fuji Computed Radiography）画像解説書（第1版），富士フイルムメディカル株式会社，2001より改変転載〕

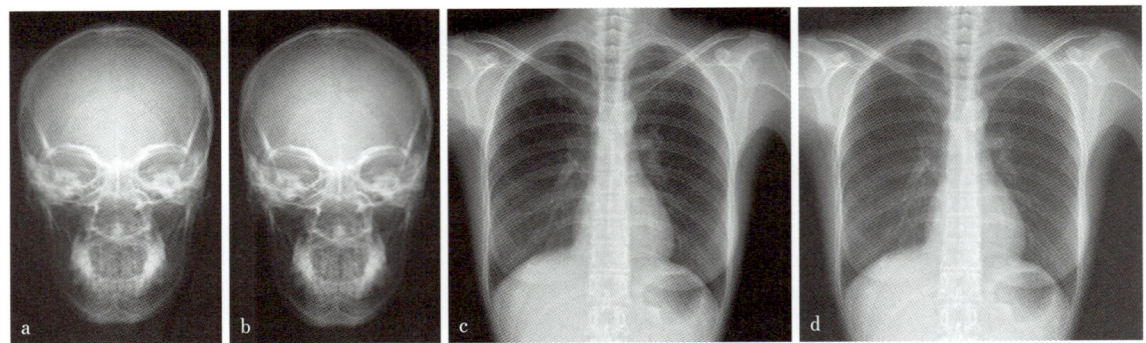

図5　EDRによる自動画像調整
〔岩崎信之（編）：FCR（Fuji Computed Radiography）画像解説書（第1版），富士フイルムメディカル株式会社，2001より転載〕
a, b：3 mAs（a）および30 mAs（b）での頭部画像．c, d：60 kV（c）および120 kV（d）での胸部画像

密に搬送され，レーザー光は，ポリゴンミラーで走査される．この走査で座標に対する発光を集光ガイドを通して集め，PMT（photo multiplier tube）で電気信号に変わり，AD（analogue to digital）変換を通すことでデジタル化され，この後画像処理が施され，最終信号に変換される．

4．CRの自動感度補正機能

アナログでのフィルムでは，被写体の厚み，体位により適切な濃度，コントラストを得るために撮影条件の設定が重要であったが，FCRは，自動感度補正機能（exposure data recognizer；EDR）により，撮影条件の違いに対して適切な濃度，コントラストになるように自動的に画像調整を行う．EDRとは，FCRのダイナミックレンジが10^4以上あり，露光域全域にわたり応答が直線となっているため，この領域をそのままデジタル化してしまうと濃度分解能が悪くなってしまうので，このデータから必要な情報のみをデジタル化する手法である．具体的には，10^4全範囲を細かくデジタル化し，そのデータをもとに粗い区切りデータを用いてヒストグラムを作成する．このヒストグラムと登録されたメニューを用いて画像の特性を解析し，最適な画像表示範囲を決定して量子化することである．図5a, bは頭部の画像であるが撮影時間が1/10にもかかわらず，濃度，コントラストは十分に保たれている．画像ノイズ（ざらつき）はかなり異なっているが，これは量子ノイズによ

るものである．図5c, dは，撮影電圧を変化させた同一胸部画像である．撮影電圧は，画像コントラストを決定する要因であり，電圧が低いほど被写体コントラストが上がり視野範囲が狭くなってしまうが，EDRでは，画像信号幅に合わせ，自動的に取り込み範囲を調整するので，一定のコントラスト，可視域が得られる．この機能によって画質の安定はもちろんであるが，撮影部位によっては被曝低減にも有効である．

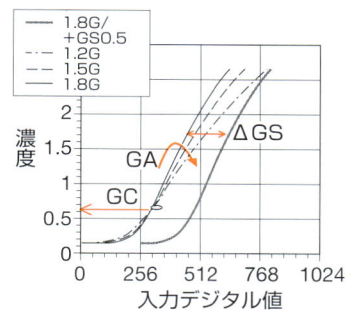

図6　階調処理
〔岩崎信之（編）：FCR（Fuji Computed Radiography）画像解説書（第1版），富士フイルムメディカル株式会社，2001より改変転載〕
GT（階調タイプ）：非線形のカーブで階調を与えるテーブル，GA（回転量）：コントラストを変化させるパラメータ，GC（回転中心）：GAを変化させるときの濃度中心であり回転中心の濃度は変化しない，GS（濃度シフト）：濃度を変化させるパラメータ（変化量）

CRの画像処理

EDRにより画像収録範囲がデジタルデータに変換され，そのデータはさまざまな画像処理を加えることで，より診断に適した画像となる．ここでもFCRを中心に代表的な画像処理を述べる．

1．階調処理

入力データを最終的に適切な濃度，コントラストとなるように画像を変換する処理を階調処理という．図6にFCRの階調処理を示す．横軸は，EDRで決定したデジタル値である．FCRの階調処理は4つのパラメータで制御しており，それぞれを組み合わせることで撮影部位によって最適な濃度，コントラストが得られる．

2．周波数処理

画像における鮮鋭度をコントロールすることを周波数処理という．アナログ画像において周波数の応答は高周波数になるほど小さくなるが，CRにおいてはその応答を任意にコントロールすることが可能である．また，ある一定の周波数に対して強調を行うと画像にアーチファクト（オーバーシュート）が発生することが知られている．そこで全周波数成分に対してバランスよく強調を加えることで，診断目的に応じた濃淡陰影および形状陰影をよりよく描出することが可能となった（マルチ周波数処理，multi-objective frequency processing）．図7にFCRにおける周波数処理のブロック図を，図8に周波数処理の効果例を示す．

3．ダイナミックレンジ圧縮処理

アナログ画像でも起こっていたことであるが，画像上，被写体の吸収差によって生じた白とびまたは黒つぶれの部分に対して，デジタル画像では階調処理を行うことで画像の補正は可能である．しかし，これだと今まで描出されていたものが認識できなくなってしまう．そこで1画像上で関心領域の濃度コントラストを維持したまま，白とびまたは黒つぶれ部分を描出する処理がダイナミックレンジ（dynamic range；DR）圧縮処理である．図9にDR圧縮処理のブロック図を，図10にDR圧縮処理の効果例を示す．

4．ノイズ抑制処理

X線画像は，撮影線量が低下するにつれ，その量子ノイズのため画像中のノイズ成分が増加し，粒状性の悪い画像となってしまう特徴がある．これを解消するためには，撮影線量を増加させればよいが，これでは被曝線量が問題となり，画質と被曝線量の両立が，X線画像の課題である．また近年，医療放射線に対する安全性への要求も厳しくなっているのが現状である．ノイズ抑制処理（flexible noise control；FNC）は，信号成分のレス

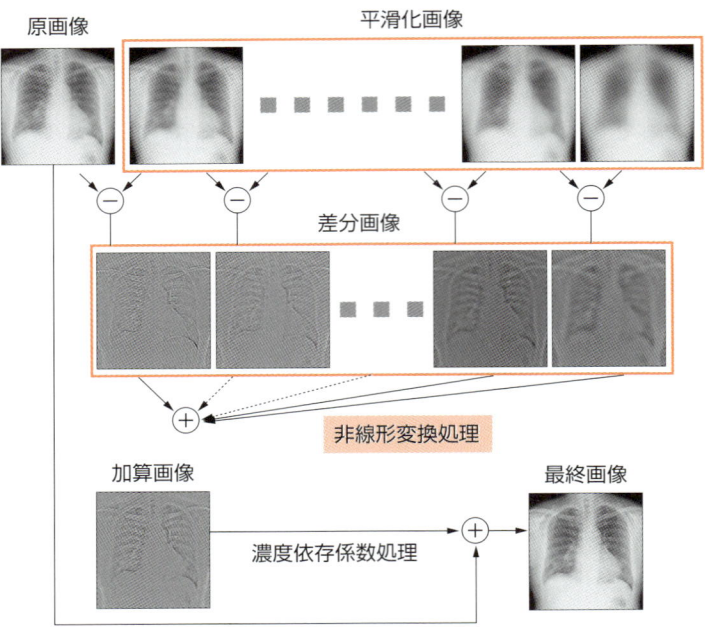

図7 マルチ周波数処理のブロック図
〔岩崎信之(編):FCR(Fuji Computed Radiography)画像解説書(第1版),富士フイルムメディカル株式会社,2001より改変転載〕
複数の平滑化画像を作成した後にそれぞれの平滑化画像の差分画像を求め,その差分画像に対し非線形変換処理を行い,各変換された差分画像の総和を用いて周波数強調画像を作成する.

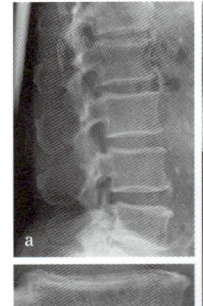
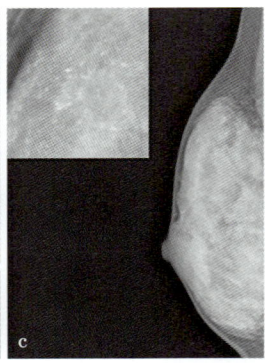
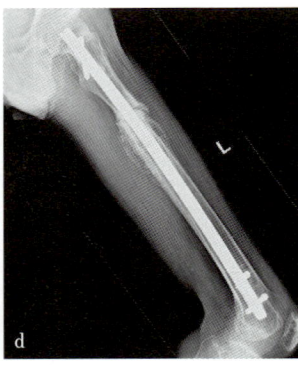

図8 マルチ周波数処理の効果例
〔岩崎信之(編):FCR(Fuji Computed Radiography)画像解説書(第1版),富士フイルムメディカル株式会社,2001より改変転載〕
a,b:腰椎.濃淡陰影,形状陰影をバランスよく1枚の画像で強調し,骨梁の描出も優れている.
c:乳房.乳腺の分布が濃淡をもって立体的に描出され,石灰化の分布も描出されている.
d:大腿骨.膝関節から大腿骨頭まで描出されている.

ポンスを低下させず,ざらつきを改善するものである.このFNC処理により低線量で撮影しても良好な画像が得られ,ノイズが気になる部分での撮影部位での画像を最適化でき,計測目的の画像でノイズ抑制をしつつ,その構造を明確に描出することが可能となる.図11にFNC処理のブロック図を,図12にその効果例を示す.

flat panel detector(FPD)

近年,デジタル画像の分野ではFPDが主流となっている.FPDは画像作成のプロセスの違いから直接変換方式と間接変換方式に分類される.直接変換方式は,X線が直接デジタル信号に変換されるので,間接変換方式に比べて高い解像度を示

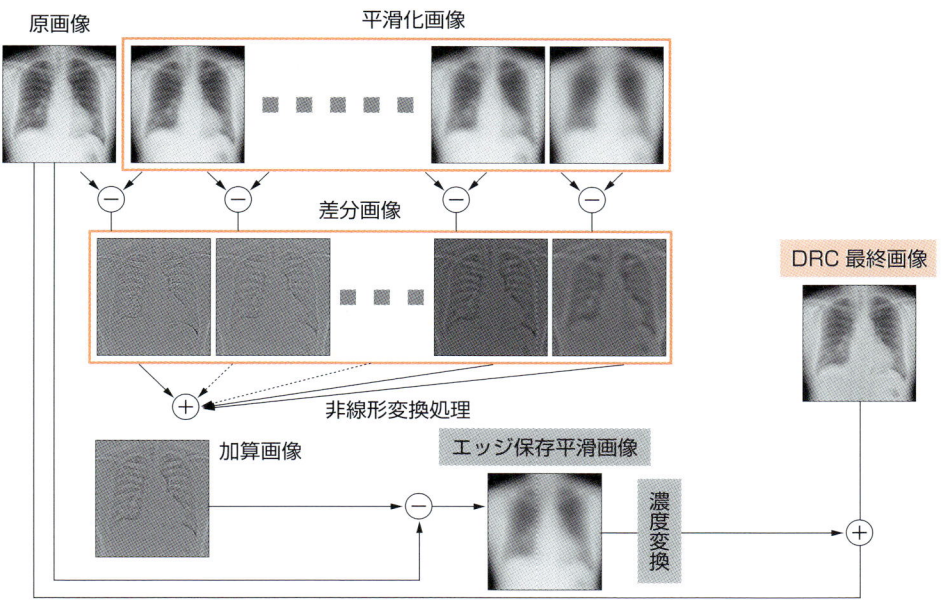

図9　DR圧縮処理のブロック図
〔岩崎信之（編）：FCR（Fuji Computed Radiography）画像解説書（第1版），富士フイルムメディカル株式会社，2001より改変転載〕
低コントラスト部分信号は平滑化するが，高コントラストエッジを平滑化しない画像（エッジ保存平滑化画像）を利用し，エッジ付近で十分なDR圧縮が可能となり，より自然に不可視領域を描出できる．

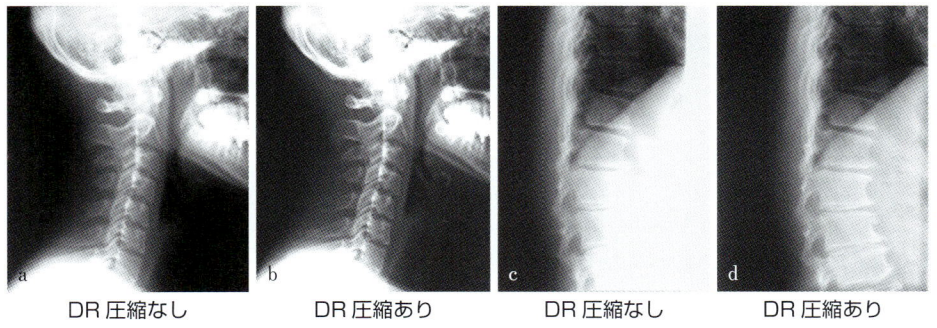

図10　DR圧縮の効果例
〔岩崎信之（編）：FCR（Fuji Computed Radiography）画像解説書（第1版），富士フイルムメディカル株式会社，2001より改変転載〕
a, b：頸椎．気道，軟部が描出されている．
c, d：胸腰椎移行部．下部の椎体の描出が改善されている．

し，間接変換方式は，一度X線を光に変換してからその後デジタル信号となるため，高い量子変換効率を示すと言われている．間接変換方式は，蛍光体の柱状化や受光の方式を工夫して解像度を向上させ，直接変換方式は受光部の厚みを増すことで量子変換効率を向上させており，その画質の差はほとんどみられなくなってきている．またFPDの登場で一般撮影においての検査の流れは変化しており従来のIP等のカセッテの使用率が減少している．さらにここ数年，より軽量なワイヤレスのFPDも製品化され，院内のネットワークの問題さえクリアできればその使用範囲は拡大してい

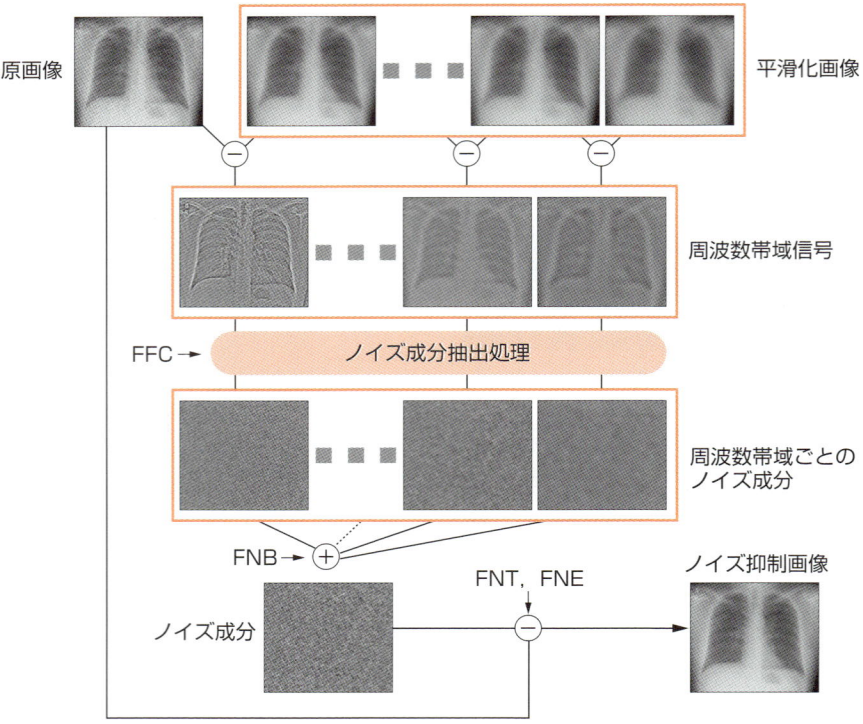

図11　FNC処理のブロック図
〔岩崎信之：ノイズ抑制処理FNC（Flexible Noise Control），富士メディカルレビューNo.12，pp25-32，富士フイルムメディカル株式会社，2004より改変転載〕
FFC：照射X線量に依存してノイズ抑制の程度を決めるパラメータ．FNB：周波数成分に関連してノイズ抑制の程度を決めるパラメータ．FNT：画像濃度に関連してノイズ抑制の程度を決めるパラメータ．FNE：ノイズ抑制の程度を決めるパラメータ．

るのが現状である．画像処理においてはメーカー間の差はあるが，従来のCR画像と同じであり，読み取り装置での画像劣化が少ないため画質の向上がみられ被曝線量の低減への応用も可能である．

ネットワーク運用とモニタ診断

1．ネットワーク運用

近年，IT技術の進歩に伴い，放射線科診療でのIT化が急速に普及した．当然のことながら，画像診断領域においてもデジタル画像を保存し，その通信をネットワークで管理するようになっている（picture archive communication system：PACS）．これによりさまざまなモダリティで発生した画像をモニタ上で読影できるようになった．また読影の際，画像のコントラスト，濃度などは自由に変更が可能で計測等も簡単に行うことができる．その結果も電子情報として添付が可能であり各臨床医は外来および病棟の端末で画像や所見を確認できる．またネットワークは院内のみでなく関連病院や他施設との連携も可能となっている．しかし，ネットワークの構築については柔軟な対応が必須であり，そうでないとシステムは硬直，陳腐化してしまう可能性があり，導入時には十分な検討を行い，より実用的なネットワーク環境を構築するべきである．

2．モニタ診断

デジタル画像を読影するうえでモニタの選択は重要である．モダリティごとに最適なモニタの解

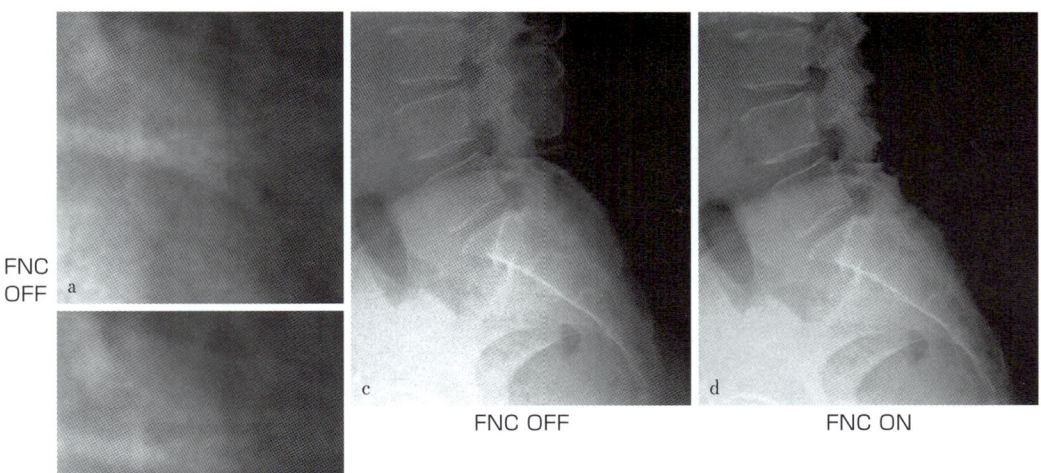

図 12　FNC 処理の効果例
〔岩崎信之：ノイズ抑制処理 FNC（Flexible Noise Control），富士メディカルレビュー No.12, pp25-32, 富士フイルムメディカル株式会社, 2004 より改変転載〕
a, b：胸部．心陰影の拡大であるが，明らかなノイズの改善がみられる．
c, d：腰椎．仙骨など X 線吸収の大きい部分のノイズの改善がみられる．

表 1　モダリティにより必要なモニタの解像度

	1 Mpixel SXGA 1,280×1,024	2 Mpixel UXGA 1,600×1,200	3 Mpixel QXGA 2,048×1,536	5 Mpixel QSXGA 2,560×2,048
一般撮影		○		
CT	○			
MRI	○			
乳房撮影				○

＊CT，MRI については分割表示させる場合は 2 Mpixel 以上のモニタが必要である

像度は異なるが，院内すべてに高精細モニタを配置することはコストの面からも現状では困難である．表 1 にモダリティごとの最適なモニタの解像度を示すが，一般撮影の場合は 2 Mpixel 以上のモニタで診断することが望ましいとされている．高精細モニタは一般的には読影室および診療科をセレクトして配置しているのが現状である．また，配置されたモニタに関してはその管理も重要とされている．詳細は JESRAX-0093＊A-2010（日本医用画像情報システム工業会技術資料）の「医用画像表示モニタの品質管理に関するガイドライン」に記載されている．経年劣化するモニタに対して最大輝度などの不変性試験を定期的に施行することで読影精度を維持し，それをさらに向上させることができる．モニタ診断は今後も普及していくと思われ，最適なモニタを選択し，またそれを管理して読影することが望ましい．

文献

1) 岩崎信之（編）：FCR（Fuji Computed Radiography）画像解説書（第 1 版），富士フイルムメディカル株式会社，2001
2) 岩崎信之：ノイズ抑制処理 FNC（Flexible Noise Control），富士メディカルレビュー No.12, pp25-32, 富士フイルムメディカル株式会社, 2004

（堂領和彦）

II

頭部・頭頸部

1章
頭蓋骨
スカウトビューでの観察

　CTが登場してから頭蓋単純X線撮影の役割は減じている．CTが登場した比較的早い段階において，単純X線撮影の有用性が限られていることは，1981年に既に報告されている[1]．しかしながら，日常臨床では，CT登場後も比較的長い間，頭蓋単純X線撮影は，日常的に施行されることが多かった．

　今回は，単純X線撮影を再評価しようという意図と考える．CTが登場する前には，カンファレンスはもちろん日常臨床においても頭蓋単純X線撮影は重要な位置を占めていた．しかしながら，現在では単純X線撮影に再び臨床の場で大きな役割をもたせる必要性は高くない．

　手元にあるDu Boulay先生による1965年発行の頭蓋単純X線撮影の教科書"Principles of X-ray Diagnosis of the Skull"の目次を見てみると次のようになっている．

① 頭蓋内圧亢進
② 頭蓋冠の透亮像とエロージオン
③ 頭蓋冠の硬化像
④ 頭蓋冠の大きさ，形の異常
⑤ トルコ鞍
⑥ 頭蓋底のエロージオン
⑦ 頭蓋底の硬化
⑧ 頭蓋底の大きさ，形の異常
⑨ 頭蓋内石灰化
⑩ 顔面骨と鼻咽頭
⑪ 外傷
⑫ 撮影

これらの内容を解説すれば，単純X線撮影に関する知識を伝えることとなる．しかし，本項では，単純X線撮影そのものではなく，頭部CTの撮影に先立って施行されるスカウトビューが単純X線撮影の所見の理解に有用であるので，スカウトビューを症例とともに提示しながら解説する．

　主にスカウトビューの提示であるので，画像の質が劣っていることをご了承いただきたい．また，特に断りのない画像は，スカウトビューとなっている．

正常解剖

　正常像の解説となるが，スカウトビューでの観察の利点にCTでの対応ができる点がある．

　図1aでは，両側上眼窩裂の下方に円形の構造が観察できるが，正円孔となる．CTでの冠状断（図1b）でも同様に認められ，横断像（図1c）にて正円孔の全長がわかる．ちなみに，正円孔には三叉神経第II枝上顎神経が存在し，Meckel腔と翼口蓋窩とが連絡している．他の構造についてもスカウトビューとCTを対比してみてほしい．

頭蓋内圧亢進

　単純X線撮影の意義が大きかった時代においては，頭蓋内圧亢進を単純X線撮影にて認めるかどうかが重要であった．所見としては，指圧痕の増強，縫合の離開，トルコ鞍底骨皮質の脱灰，トルコ鞍背の変形などである．

　スカウトビューにおいても，指圧痕の増強，縫

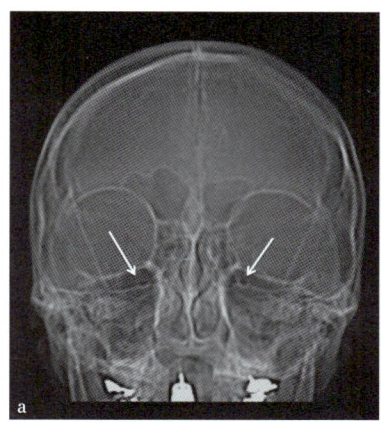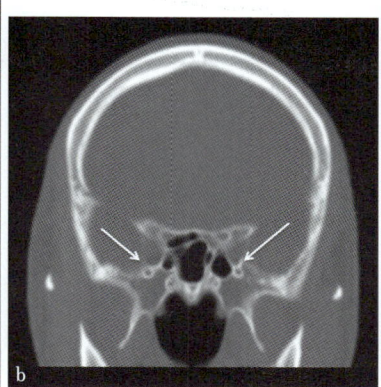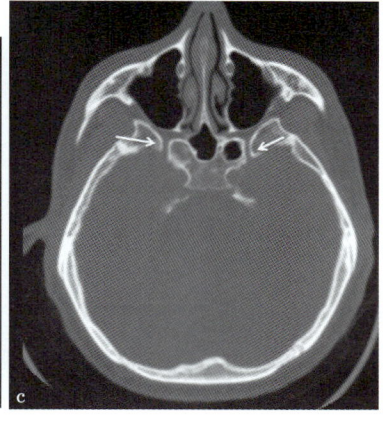

図1　正常像
a：正面像．正円孔（矢印）．b：CT 冠状断．正円孔（矢印）．c：CT 横断像．正円孔（矢印）．

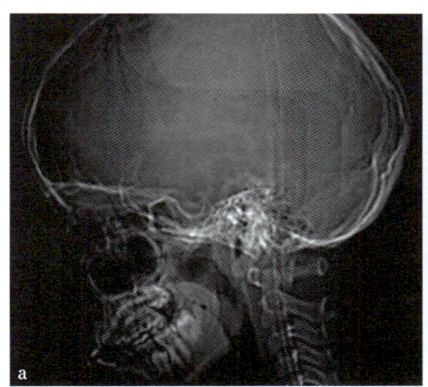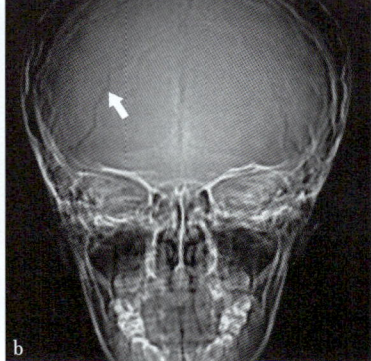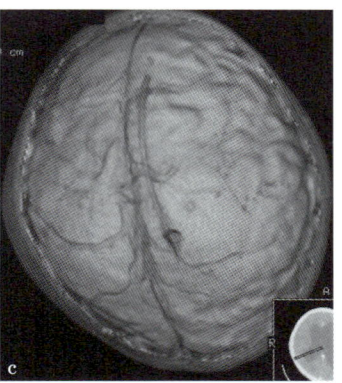

図2　上衣腫に伴う頭蓋内圧亢進
a：側面像．指圧痕の増強がみられる．b：正面像．縫合の離開がみられる（矢印）．c：CT．3D 表示．指圧痕の増強．

合の離開を観察することができる（図2a, b）．
CT の 3D 表示でも指圧痕が増強した状態を観察することができる（図2c）．

状態も容易に観察することができる．
シャントチューブの変化も容易に把握できる（図3a, b）．

外科的処置の把握

依頼理由に記載されていなくとも，外科的処置がなされたことが把握できる．具体的には動脈瘤クリッピング，頭蓋形成術，開頭術，穿頭術，脳圧モニター，脳室腹腔シャント，DBS（deep brain stimulation）などがわかる．シャント時にメドスのバルブが用いられていることも容易にわかる．頭蓋穿孔のみの場合，頭蓋穿孔に button を挿入した

血管溝

頭蓋骨の動脈および静脈に相当する部位に局所的変化がみられる．

1．板間静脈（図4）

その位置は，きわめてバリエーションが多い．CT で観察すると板間層に位置しているのが容易にわかる（図4b）．高齢者ほど，目立つとされてい

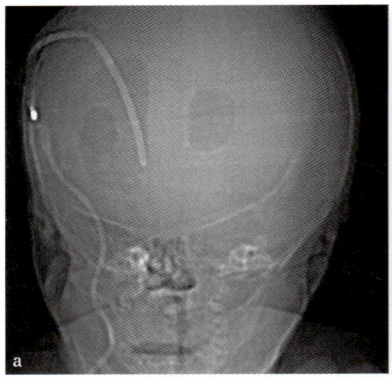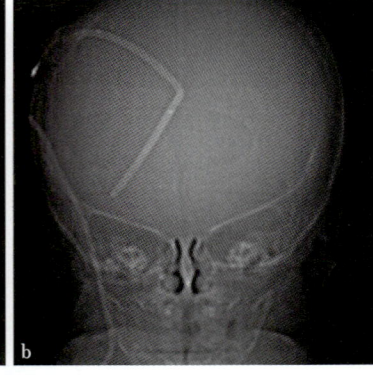

図3 シャントチューブ
a：留置後．
b：経過中にシャントチューブの先端の位置が移動．

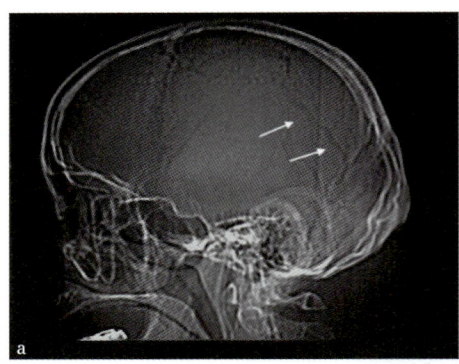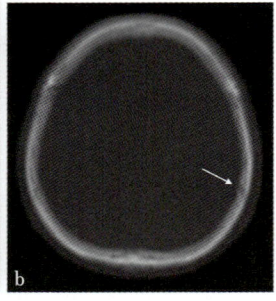

図4 板間静脈
a：側面像．板間静脈による血管溝（矢印）．
b：CT．板間層内（矢印）に位置している．

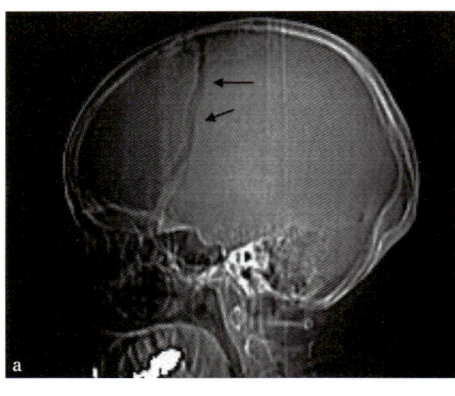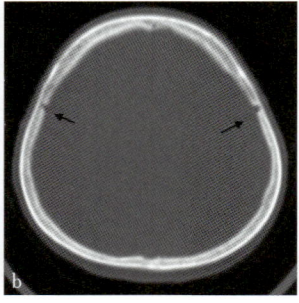

図5 蝶形骨頭頂静脈洞
a：側面像（矢印）．
b：CT 頭蓋骨内板（矢印）に圧痕がみられる．

るが，頭蓋骨の骨粗鬆的変化によると考えられている．

2．蝶形骨頭頂静脈洞（図5a）

この静脈洞の存在そのものには論議があり，Rutz らは，実際は複合的な構造で，中硬膜静脈の前枝と蝶形骨小翼縁の下方に存在する硬膜静脈洞（蝶形骨小翼縁洞ともいうべき）から成り立つとしている[2]．CTで観察すると頭蓋骨内板に圧痕がみられる（図5b）．

中硬膜動脈によって血管溝が形成されるが，髄膜腫が，中硬膜動脈により栄養される場合，左右

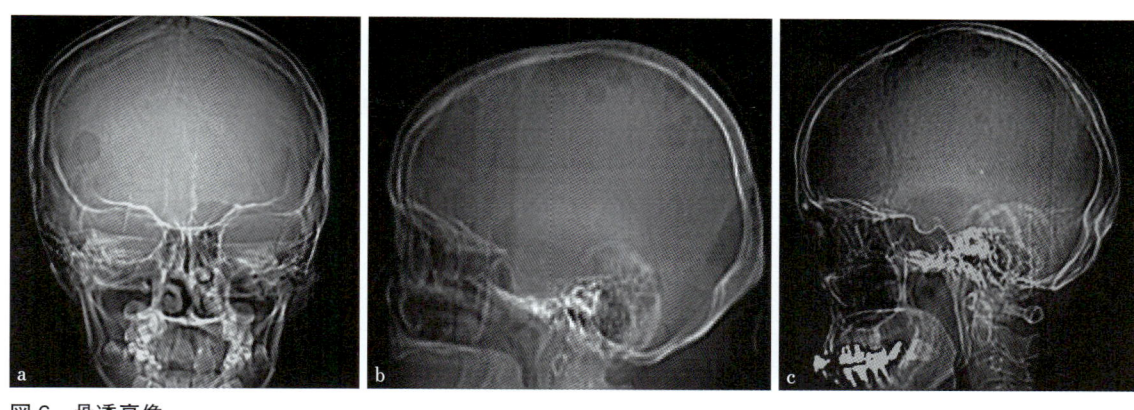

図6　骨透亮像
a：正面像．LCH．b：側面像．多発性骨髄腫，いわゆる punched out lesion．c：側面像．肺癌の骨転移．

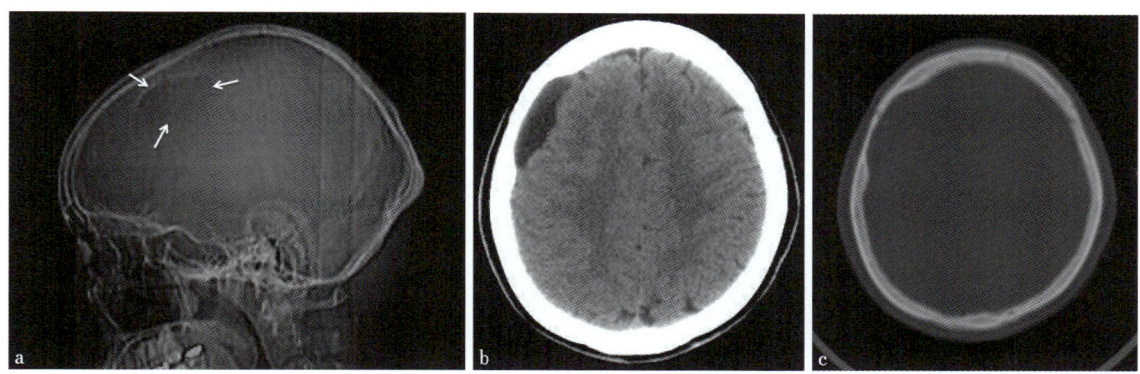

図7　くも膜嚢胞に伴う骨の菲薄化
a：側面像．b：CT．くも膜嚢胞を右前頭部に認める．c：CT．頭蓋骨に菲薄化を認める．

差が認められることがある．

骨透亮像

種々の疾患で頭蓋骨に骨透亮像がみられるが，スカウトビューにても観察できる．

LCH（Langerhans cell histiocytosis，Langerhans細胞組織球症）（図6a），多発性骨髄腫（図6b），頭蓋骨転移（図6c），などである．CT にて，骨転移の有無を見る場合，画像を bone window にして観察する必要があるが，スカウトビューを先に見ておけば，ある程度の大きさの骨転移の有無を知ることができる．

頭蓋骨に隣接する長期間存在する腫瘤性病変により，非局所的な薄化がみられることがある．

図7は，くも膜嚢胞に伴う変化である．

前頭骨内板過骨症（hyperostosis frontalis interna）（図8）

前頭骨の内板にそって，骨の増生があるもので，高齢，閉経後の女性に多いとされ，その頻度は5〜12%となっている．

合併する疾患に糖尿病，甲状腺疾患，末端肥大症，妊娠，多毛症，男性化症，肥満などがある[3]．臨床的意義はないとされているが，稀な遺伝性のてんかん（Unverricht-Lundborg 病）に合併するとした報告もある[4]．

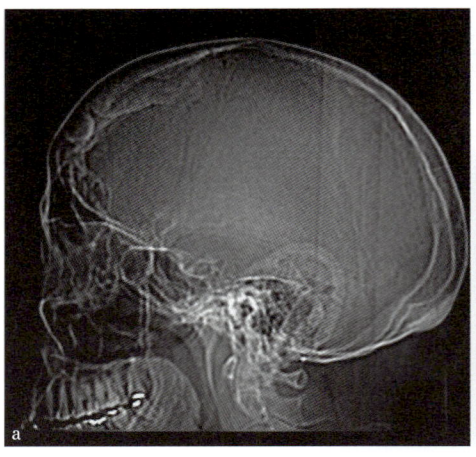
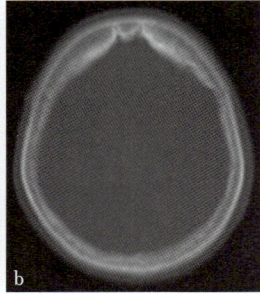

図8 hyperostosis frontalis interna
a：側面像．前頭骨に骨肥厚を認める．
b：CT．前頭骨内板の肥厚を認める．

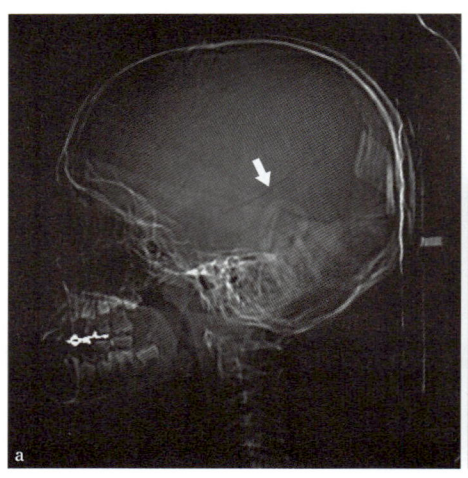
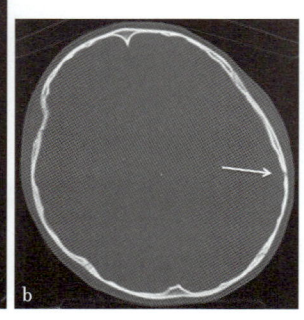

図9 骨折
a：側面像．骨折．
b：CT．骨折（矢印）の描出はやや不良．

石灰化，骨化

　腫瘍，感染症をはじめ，種々の疾患で，石灰化が生じる．大きさにより単純X線撮影にて観察可能となる．
　また，靱帯の骨化も観察できる．頭蓋内では，petroclinoid ligamentに骨化が起こる．

骨折，外傷

　スカウトビューでも，陥没，線状骨折，離開骨折などを観察することができる．稀に，スカウトビューにて観察できる骨折が，CTでは観察しにくい場合がある（図9）．特に，骨折線がCTの断面に平行になっている場合は，骨折をCTで観察しにくくなる．
　出産時に生じる骨膜下血腫が，完全に吸収されずに，骨化した骨膜下血腫として年長時に，発見されることがある．本来の頭蓋骨の位置の外側に存在するのが，特徴的所見となる（図10）．

副鼻腔病変

　副鼻腔の単純X線撮影については，別の項目（Ⅱ編3章「副鼻腔」，28頁）があるが，ここでは，頭蓋内病変に伴って隣接する副鼻腔が，拡張する

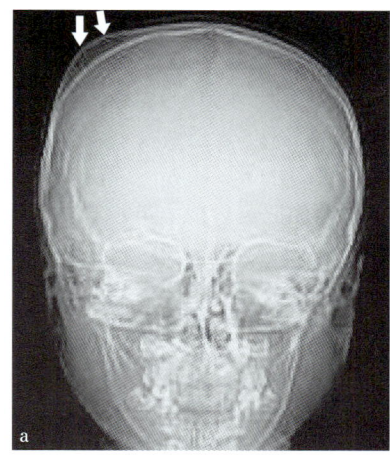
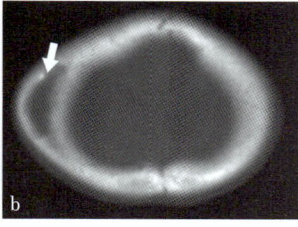

図10　右頭蓋骨外側に位置する骨化した骨膜下血腫
a：正面像．
b：CT．骨膜下血腫の外側部分に骨化がみられる．

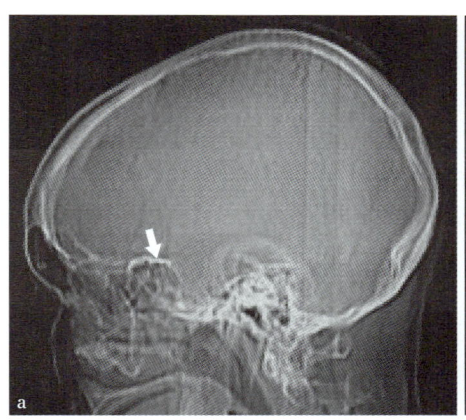
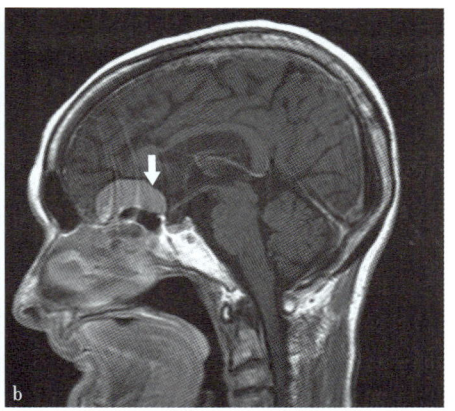

図11　髄膜腫に伴う変化
a：側面像．篩骨洞の膨張，骨皮質の骨硬化を認める．
b：MRI T1強調画像．造影後前頭蓋底に髄膜腫を認める．

状態(pneumosinus dilatans)を提示する．

図11では，前頭蓋底髄膜腫により篩骨洞が膨張し，骨皮質に骨硬化(blistering)がみられている．

骨硬化像

骨硬化性の転移(図12)，線維性骨異形成症(fibrous dysplasia)による骨硬化像を観察できる．頭蓋骨，顔面骨が，骨硬化性に増殖した状態が獅子様顔面・頭蓋(leontiasis ossea)と呼ばれている．Paget病，線維性骨異形成症にみられる．

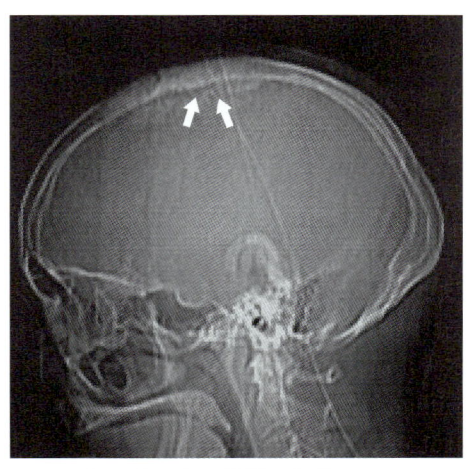

図12　側面像，骨硬化性の転移

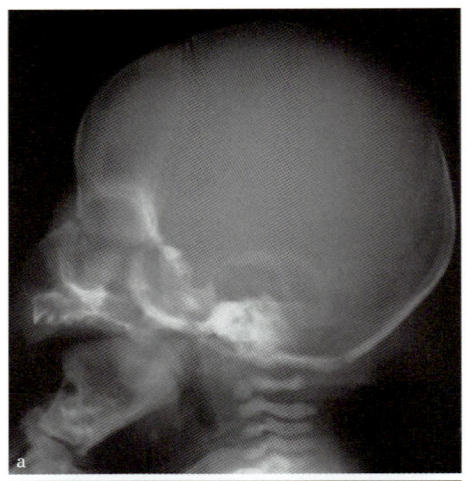

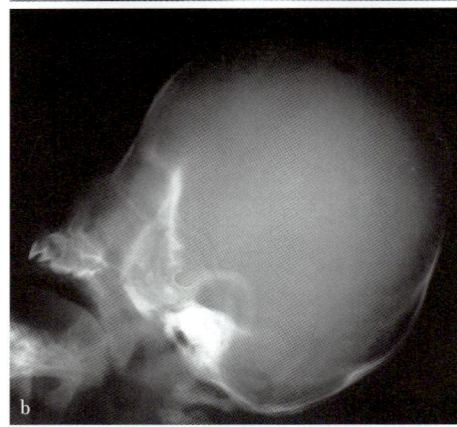

図 13　縫合早期癒合症
a：側面像．出生直後．冠状縫合がシャープに観察できる．
b：側面像．4 か月．短頭症の状態．冠状縫合は認めない．

トルコ鞍

単純 X 線撮影でのトルコ鞍の観察は，下垂体腫瘍，トルコ鞍上部腫瘍や頭蓋内圧亢進を対象として行われてきた．スカウトビューにてもトルコ鞍の拡大は，ある程度の大きさの下垂体腺腫において，観察することができる．

縫合

縫合の状態は，頭蓋縫合早期癒合症（craniosynostosis）の診断に不可欠である．最近では，CT の 3D 表示が多用されているが，単純 X 線撮影が基本となる．頭蓋骨縫合のみが早期に癒合する非症候性と，頭蓋に加え顔面骨や全身骨などにも変化がみられる症候性とに分けられる．後者には，Crouzon 病，Apert 症候群がある．単純 X 線撮影での縫合の観察で注意を有する点は，新生児期には縫合はぼやけているのが正常で，むしろはっきり見えているのは，縫合部での異常を意味している（図 13a）．生後 4 か月の単純 X 線撮影では，冠状縫合が認められず短頭症の状態を示している（図 13b）．

骨系統疾患

全身疾患であるので，骨格系の単純 X 線撮影（skeletal survey）の一環として，頭蓋単純 X 線撮影が施行される．

代表的な疾患について，簡単に触れる．縫合部に不規則な骨がみられる状態を，wormian bone と呼ぶ．鎖骨頭蓋骨異形成症（cleidocranial dysplasia），骨形成不全症（osteogenesis imperfecta）に認められるとされている．鎖骨頭蓋骨異形成症では，頭蓋骨には，wormian bone がみられ，鎖骨の低形成を伴う．

頭蓋骨，鎖骨は，膜性骨化であるので，本疾患の原因は，膜性骨化の障害と考えられていたが，骨接合部の異形成とする説が有力である．骨形成不全症は，青色強膜，難聴，易骨折性を主な症状とし，出生後直ちに死亡する重症型から，偶然発見されるほとんど無症状の症例まである．

骨硬化を頭蓋骨にびまん性に認めるものに，大理石病（marble bone disease），濃化異骨症（pycnodysostosis），Camurati-Engelmann 病（図 14）などがある．

おわりに

スカウトビューを提示しながら，頭蓋単純 X 線撮影にて認められる種々の所見を紹介した．はじ

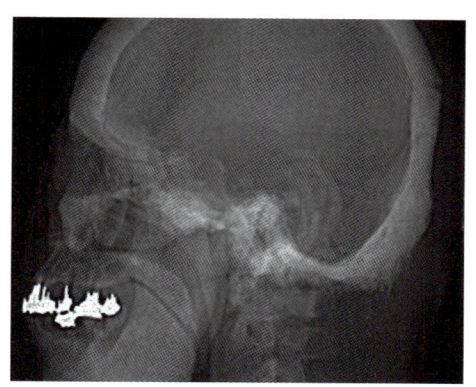

図14　Camurati-Engelmann 病
側面像．頭蓋骨が肥厚し，硬化している．難聴あり．側頭骨 CT 撮影時のスカウトビュー．

時に得られるスカウトビューは有用と考えている．
　頭部 CT の読影に際しては，スカウトビューをぜひ見て所見を拾ってほしい．

文献

1) 中田　肇, 他：頭部 CT 検査に併用した頭蓋単純 X 線検査の価値；3050 例の検討．日本医放会誌 42：341-345, 1982
2) Rutz DSM, et al：The sphenoparietal sinus of Breschet：Does it exist? An anatomic study. AJNR 25：112-120, 2004
3) Waclawik AJ：Images in Neurology；Hyperostosis Frontalis Interna. Arch Neurol 63：291, 2006
4) Korja, M, et al：Hyperostosis frontalis interna as a novel finding in Unverricht-Lundborg disease. Neurology 68：1077-1078, 2007

めに触れたごとく，頭蓋単純 X 線撮影そのものの臨床的意義は少ない．しかしながら頭部 CT 撮影

（菅　信一）

ビューワー VIEWER 「単純 X 線写真」という用語について

　本書のタイトルが『単純 X 線写真の読み方・使い方』であるので，「単純 X 線写真」という用語について考えてみたい．同じ意味で，単純写真，X 線写真，X 線像，レントゲン写真など，さまざまな呼び方がある．単に X 線ということもある．英語では，最近は radiograph という用語が最も多い（plain radiograph でもよいが，この表現は少ない）．かつては roentgenograph, roentgenogram などという表現が多かったが，これらは言うまでもなく発見者 Wilhelm Conrad Röentgen に由来する．日本語の X 線に対応するように英語でも X-ray が X 線写真を意味することがあり，また X-ray を他動詞に使って "I will X-ray your chest" などのようにも使われる．

　胸部単純 X 線写真のことを「胸写」と呼ぶことを，私は好まない．安っぽい印象のあることがこの言葉を嫌う最大の理由であるが，造影剤も何も使わないという意味を言外に含む「単純」，または「X 線」という言葉がほしいのである．今をときめく CT, MRI よりも 1 枚の単純 X 線写真をじっくり読影するほうが正確な診断への近道であることも決して少なくないことは，本書を熟読すればわかるであろう．少なくともそれを目標としたい．

　単純 X 線写真のことを平面写真と呼んでいたことがあった．これは上述の plain radiograph を plane radiograph と誤って，その和訳として使ったのではなかろうか．たしかに単純 X 線写真そのものは平面的なものであるが，奥行きの深いものであり，むしろ立体的な感覚でとらえなければならないものである．一歩進めて，1 枚の写真から経時的な変化を読み取って，「物語を作る」つもりで読影していただきたい．

（林　邦昭）

2章 側頭骨

CT・MRI時代における単純X線写真の意義

単純X線撮影の意義

　側頭骨の画像診断を扱った最近の代表的なテキストでは，単純X線写真はほとんど取り上げられておらず，CTやMRIを中心とした画像診断プロトコールが示されているものが多い[1]．非常に微小な構造の診断を要求されるこの領域において，単純X線撮影の意義が乏しくなったことを示していると思われる．ただ，一部の総説では，スクリーニング的な目的での単純X線撮影の必要性が触れられている．なお，通常のCTと比べて低線量で分解能の高いコーンビームCT（cone-beam CT；CBCT）が普及しはじめ，通常の単純X線撮影や断層撮影を施行する機会はさらに減少しているものと思われる．側頭骨の単純X線撮影が持つ意義は，施設によってある程度異なると思われる．CT，CBCTやMRIのない医療施設では，大きな異常を除外する目的で単純X線写真が撮像されていることもある．一方，CTやMRIが可能な施設においては，症状や理学的所見からCTやMRIによる評価が必要と考えられる，あるいはこれらの検査が予定されている患者に対して，とりあえず単純X線写真を撮っておくという考え方には，医療経済やX線被曝の観点から問題があると考えている．ただ，単純X線写真の所見もふまえてCTやMRIの適否を決定するという場合も考えられる．

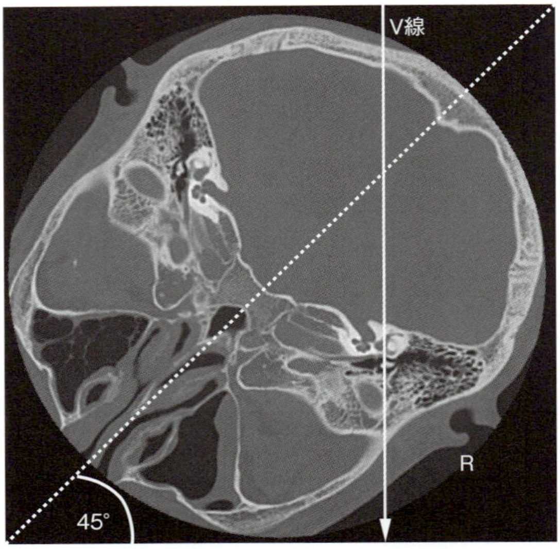

　単純X線撮影や断層撮影がCT以上に有用な状況としては，人工内耳や人工中耳の術中・術後評価が挙げられる．実効スライス厚を薄くできるMDCT（multi detector-row CT）の普及によってかなり改善されたとはいえ，CTにおける金属アーチファクトは1つの問題である（「人工内耳術後」，23頁）．また，CTまでは必要としないが乳突蜂巣の発達・含気などを評価しておきたいという状況もある．例としては，子どもの急性・滲出性中耳炎の予後判定，鼓膜チューブ留置の期間，鼓膜穿孔のない伝音・混合難聴耳の中耳炎の関与推定，急性中耳炎に伴う合併症の可能性推定などが挙げられる．

図1　Stenvers法における体位での錐体骨とX線方向の関係
右耳を撮影する場合．

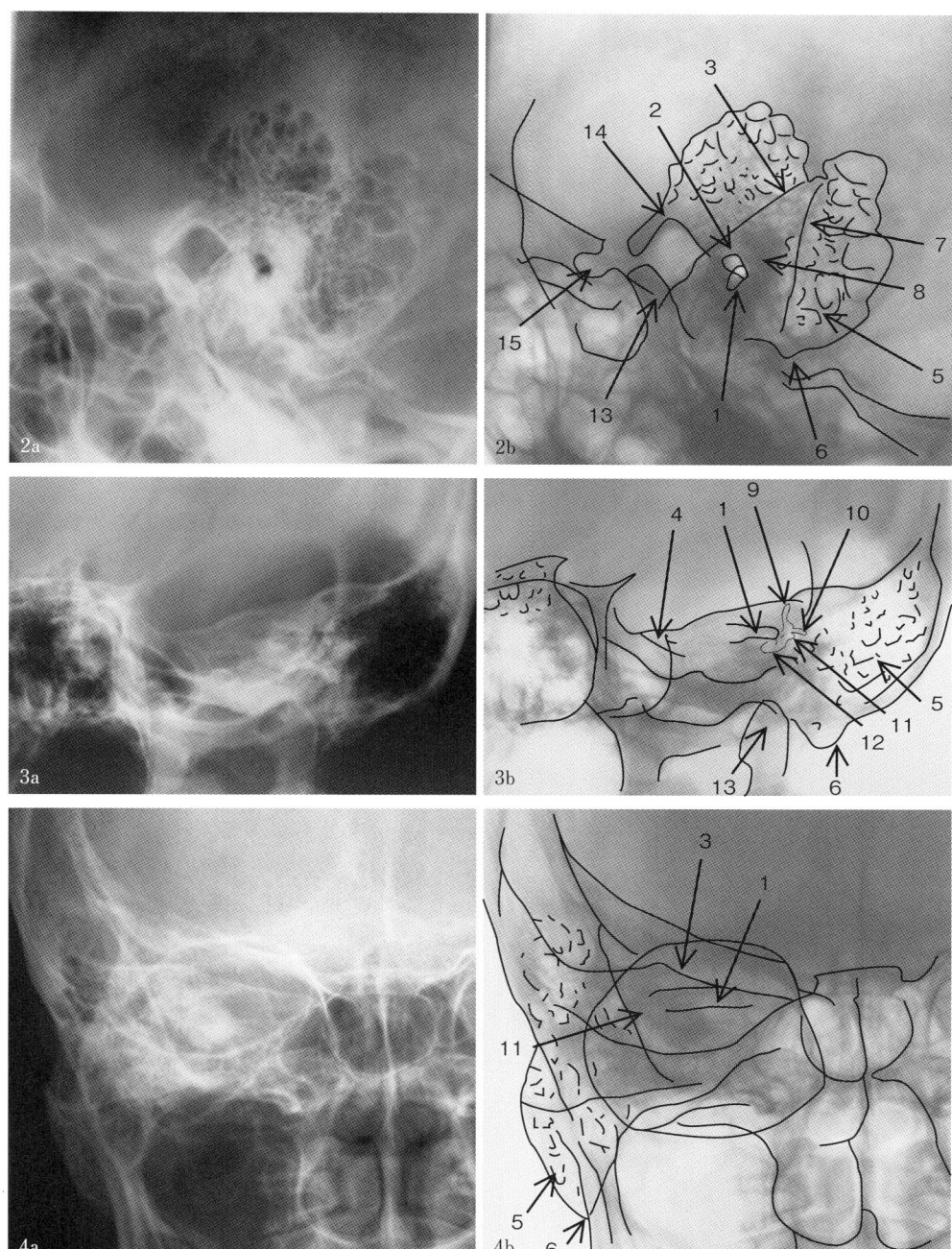

図2 Schüller法での正常像(a)とシェーマ(b). 開口位での撮影
図3 Stenvers法での正常像(a)とシェーマ(b)
図4 経眼窩法での正常像(a)とシェーマ(b)
1. 内耳道, 2. 外耳道, 3. 錐体上縁, 4. 錐体尖, 5. 乳突蜂巣, 6. 乳様突起先端, 7. S状静脈洞溝前縁, 8. 迷路骨包, 9. 上半規管, 10. 外側半規管, 11. 前庭, 12. 蝸牛, 13. 下顎骨関節突起, 14. 顎関節窩, 15. トルコ鞍

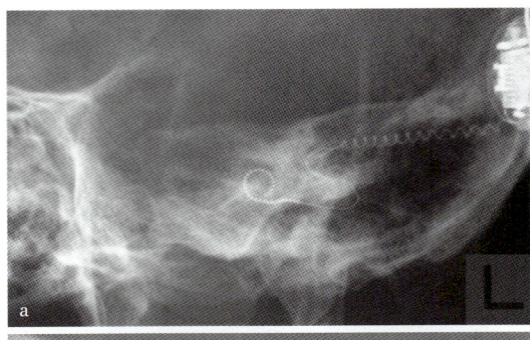
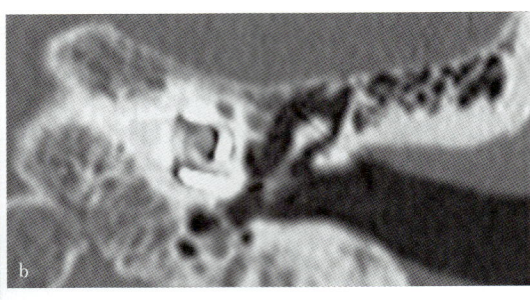
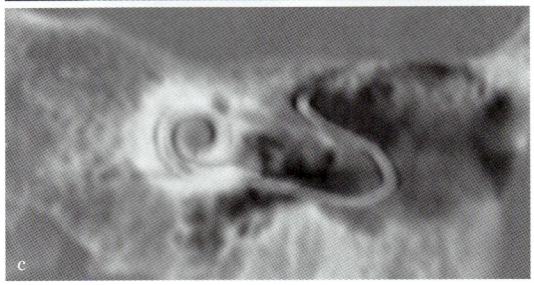

図5　左人工内耳術後
a：Stenvers法では，挿入された電極の状態が明瞭に観察できる．
b：CT冠状断再構成像では，電極は太く描出され，周囲にアーチファクトが認められる．また，全体的なオリエンテーションが把握しづらい．
c：蝸牛に合わせて厚いスライスでの再構成画像．蝸牛と電極の関連などはより明瞭に把握できるが，やはり電極の各チャンネルの状況などは把握困難である．

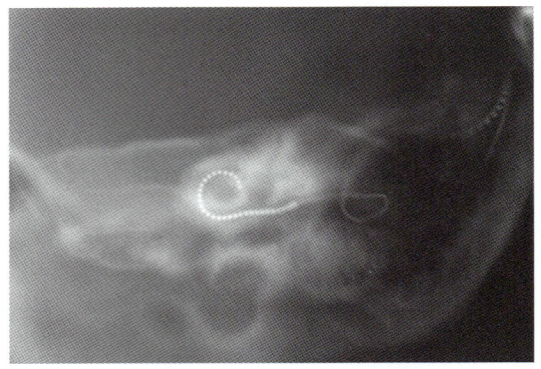

図6　左人工内耳術後
Stenvers法に近い角度での断層撮影．蝸牛と電極の詳細な状況が把握できる．

撮影法とそのコツ

　側頭骨の単純X線撮影として代表的なのは，Schüller法，Stenvers法および経眼窩法である．その他，頭部撮影に用いられるさまざまな撮像法が応用可能である（正面および側面像，Towne法，頭蓋底撮影など）．ここでは，側頭骨を評価するために特化されたSchüller法およびStenvers法について触れたい．

1．Schüller法

1）撮影目的

　外耳道，鼓室，乳突蜂巣，側頭骨各部（鱗部・乳突部），顎関節などの評価．

2）撮像法とポイント

　検側を下にした腹臥位とし，側頭部をカセッテ面に付け，正中矢状面をカセッテ面に平行とする．X線の中心線は検側外耳孔に向け，頭側方向に20～25°傾ける．検側の乳様突起部や鱗部などが対側と重ならず，外耳道と内耳道が重積していることなどがポイントである．

2．Stenvers法

1）撮影目的

　内耳骨迷路，内耳道，錐体骨，乳突蜂巣などの評価．

2）撮像法とポイント

　腹臥位とし，検側の頬部，前額部をカセッテ面に付け，正中矢状面をカセッテ面に対して検側に45°傾ける（図1）．OM線（眼窩耳孔線：orbitomeatal line）がカセッテに対して直角になるように下顎を引かせる．X線の中心線は検側の外耳孔に向け，

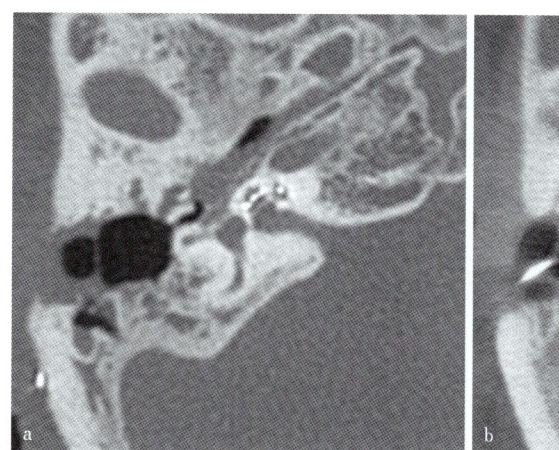

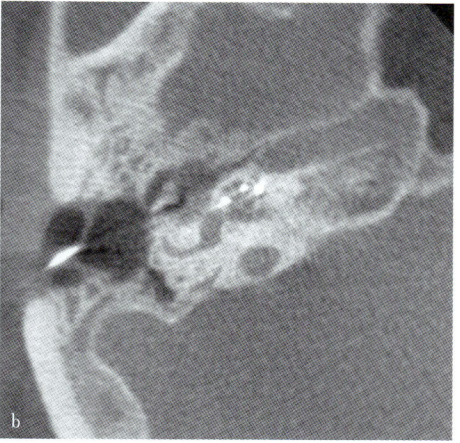

図7 右人工内耳術後
a：CTに比べて，b：CBCTの画像はややノイズが目立つものの，人工内耳の状況などは明瞭に評価可能である．

足側に12°傾ける．錐体部および迷路が正面像として描出され，内耳道，半規管，乳突部が明瞭に撮像されていることが必要である．

正常解剖と読影のコツ

Schüller法，Stenvers法，経眼窩法における正常像を図2〜4に示す．Schüller法では乳突蜂巣の発達や含気状況が明瞭に観察できる．錐体骨の評価もできるが，短軸方向であるため，Stenvers法，経眼窩法，Towne法などがより優れている．内耳道の評価はStenvers法で可能であるが，その径の評価には経眼窩法が優れている．単純X線写真では，主に骨の破壊や変形，含気腔の変化などに注意して読影する．いずれの手法においても重なる他の構造が問題となるので，比較的恒常的に描出される構造を始点として観察するとよい．例えば，Stenvers法では錐体骨上縁から錐体尖を同定し，それから内耳道を観察する．内耳道底外側に前庭があり，それと連続する上および外側半規管を観察する．なお，乳突蜂巣や錐体部の含気腔が発達した例では，単純X線写真での各構造の評価が困難な場合がある．

主な疾患

1．人工内耳術後

人工内耳で蝸牛内に挿入される電極の評価には，単純X線撮影や断層撮影が優れている（図5，6）．CTでは金属アーチファクトのため電極の状況を十分に描出できない．人工内耳の術後評価にはStenvers法が優れているとの報告があるが[2]，独自のprojectionを提唱しているものもみられる[3]．同様の理由で人工中耳の状況についても，CTでは忠実な再現が困難と考えられる．近年のCBCTを用いた検討では，CTに比べて非常に低線量で良好な高精細の断層像が得られると報告されている[4]（図7）．なお，最新のMDCTでは実効スライス厚がより薄くなったことなどにより，金属アーチファクトの影響はさらに低減されている．

2．内耳，内耳道奇形

先天性感音難聴を評価する際に，内耳道の狭窄や内耳奇形の一部は単純X線写真によって診断可能である（図8，9）．ただ，詳細な評価は困難であり，CTやMRIがすぐに施行できる場合には，単純X線写真は必須の検査ではない．

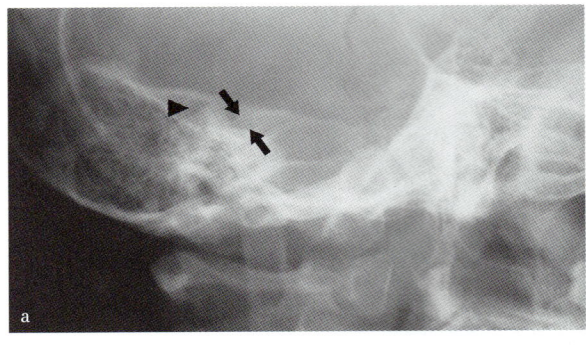

図8 右内耳道狭窄
a：Stenvers法にて，内耳道が不明瞭で，かろうじて狭窄した内耳道が確認できる（矢印）．内耳の評価は困難であるが，半規管の描出は認められる（矢頭）．
b：CT冠状断再構成画像にて，内耳道狭窄が明瞭である（矢印）．内耳骨迷路には明らかな異常を指摘できなかった．なお，内耳道内の蝸牛神経などの評価にはMRIが必要である．

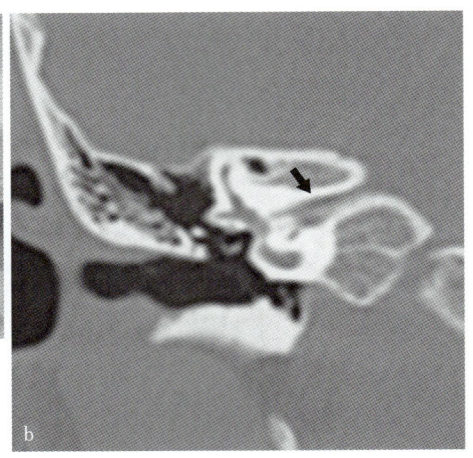

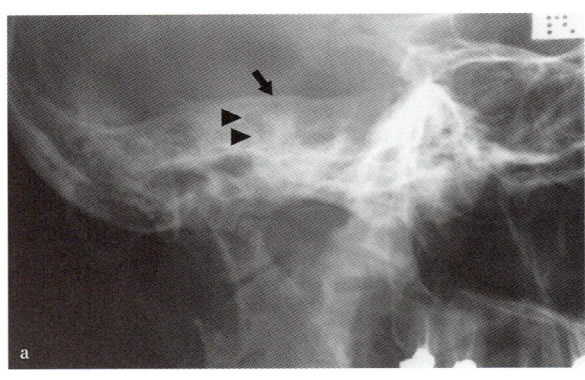

図9 右内耳奇形
a：Stenvers法にて，内耳道は短く細い（矢印）．半規管が同定できず，骨迷路に相当する部分に嚢状構造が認められる（矢頭）．
b：CTでは，蝸牛および前庭が嚢状構造として認められる（矢頭）．

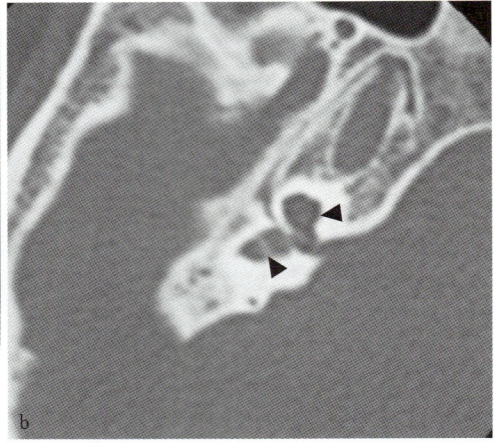

3．中耳炎，真珠腫

中耳炎や真珠腫においては，単純X線写真によって乳突蜂巣の発達や含気状況を把握することが可能である．この目的では，Schüller法が優れている（図10）．真珠腫の広がりや耳小骨の変化などに関してはCTでの評価が必要となるが，ある程度の骨破壊を伴う場合には単純X線写真での評価が可能である（図11）．

4．腫瘍性病変

聴神経腫瘍の所見として，内耳道の拡大が有名である（図12）．しかし，近年の聴神経腫瘍の診断は，内耳道内に限局した病変をターゲットとしており，MRIが画像診断の中心である．側頭骨に生じるさまざまな腫瘍性病変も，ある程度の骨変化を伴うと単純X線写真による診断が可能である（図13）．

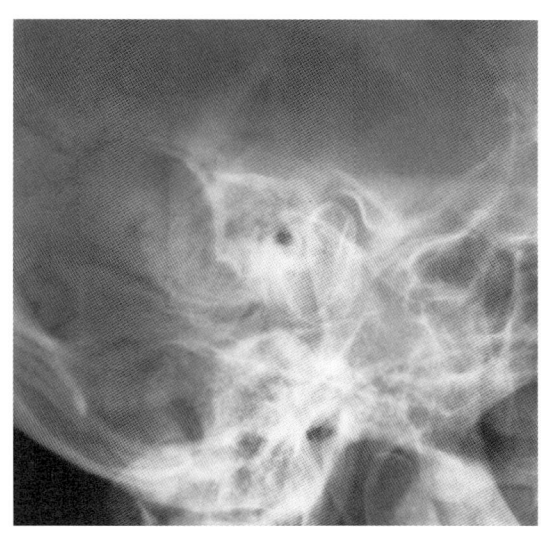

図 10 右真珠腫性中耳炎
Schüller 法にて，乳突蜂巣の発達・含気が不良である．
正常例(図 2)参照．

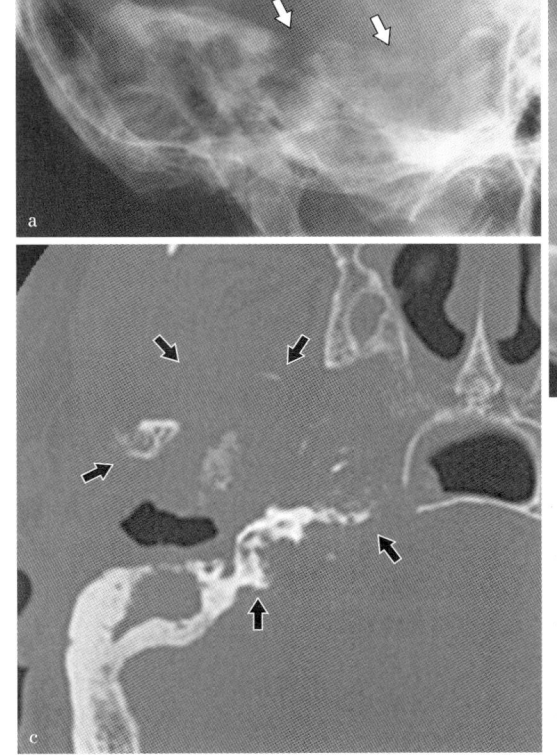

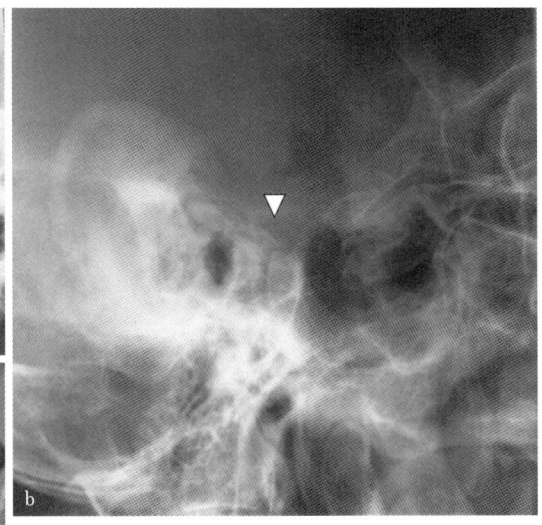

図 11 広範な骨破壊を伴う右真珠腫
a：Stenvers 法では，錐体上縁の不整・不連続が認められ(矢印)，錐体骨の透過性が不均一である．内耳道や半規管などの構造も同定しがたい．
b：Schüller 法でも錐体骨の辺縁に加えて顎関節窩も不明瞭である(矢頭)．顎関節窩に及ぶ骨破壊が示唆される．
c：CT では，錐体骨の広範な破壊が認められ(矢印)，顎関節窩に及んでいる．

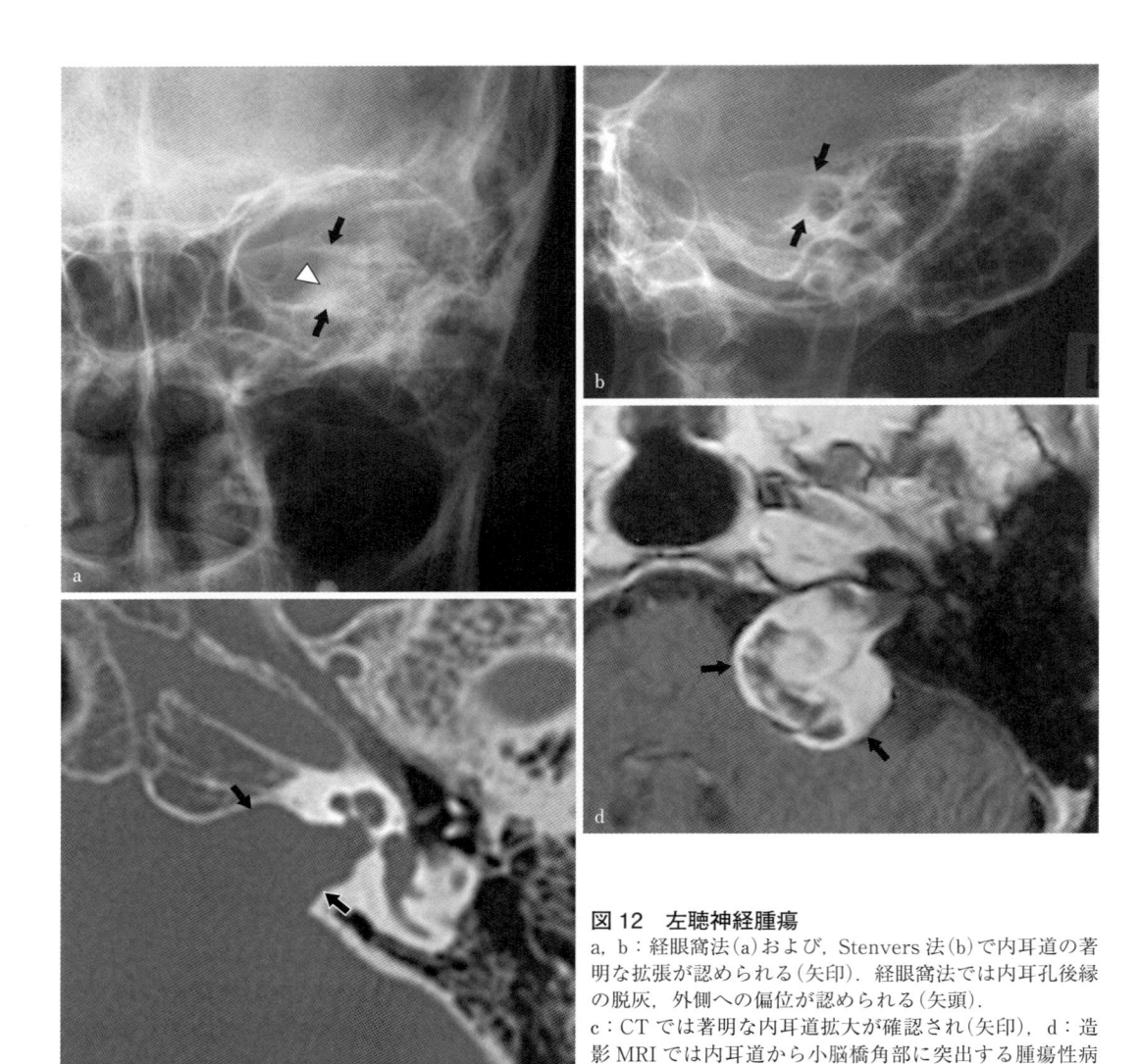

図 12 左聴神経腫瘍
a, b：経眼窩法（a）および，Stenvers 法（b）で内耳道の著明な拡張が認められる（矢印）．経眼窩法では内耳孔後縁の脱灰，外側への偏位が認められる（矢頭）．
c：CT では著明な内耳道拡大が確認され（矢印），d：造影 MRI では内耳道から小脳橋角部に突出する腫瘍性病変が認められる（矢印）．

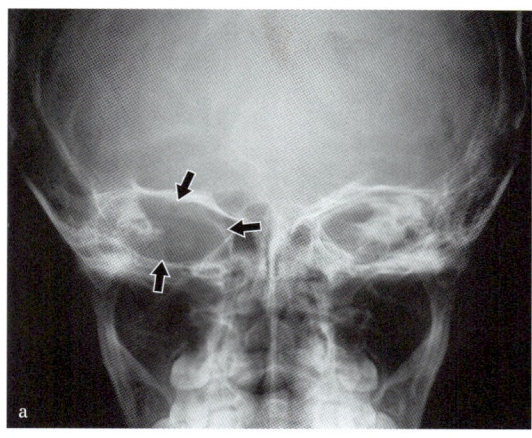

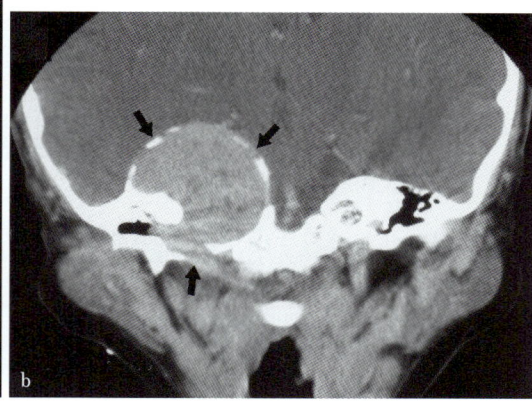

図 13 顔面神経鞘腫
a：経眼窩法にて，右錐体骨内側に広範な"欠損"が認められる（矢印）．迷路骨包や半規管などは比較的保たれている．
b：造影 CT では，錐体内側から鼓室に及ぶ膨張性の腫瘍が認められる（矢印）．

5．側頭骨骨折

骨折の診断そのものは単純 X 線写真でも診断可能な場合があるが，顔面神経，内耳との関係などを把握するには CT が必要である．縫合線などとの鑑別が重要である．

おわりに

単純 X 線写真でも，注意して読影することによって，ある程度の情報を獲得することができる．ただ，その意義や限界を理解したうえで適応を考慮すべきであろう．

文献

1) Swartz JD, et al：Imaging of the temporal bone. Thieme, 1998
2) Todd NW, et al：Interobserver agreement of coiling of Med-El cochlear implant；Plain x-ray studies. Otol Neurotol 25：271-274, 2004
3) Xu J, et al：Cochlear view；Postoperative radiography for cochlear implantation. Am J Otol 21：49-56, 2000
4) Ruivo J, et al：Cone beam computed tomography, a low-dose imaging technique in the postoperative assessment of cochlear implantation. Otol Neurotol 30：299-303, 2009

（小玉隆男）

3章
副鼻腔
単純X線検査の適応と限界

単純X線撮影の意義

CT，MRIの普及した近年，副鼻腔領域における単純X線検査の精査的役割は従来と比べて減じている．しかし，その長い歴史と簡便性のため，単純X線検査は診断の出発点として現在も日常的に施行され，まだまだ臨床家にとっても馴染みが深い．副鼻腔領域の単純X線検査では，X線束の方向や骨同士の重なりに伴って生じる死角を減じるために複数方向の撮影を組み合わせるが，より詳細な検討が必要なときには，さらに次の診断ステップのCT，MRIへ進むべきである．適応や限界を踏まえて単純X線検査を適切に利用し，CT，MRIと上手に使い分けることは，無駄な検査を減らし，被曝低減や経済的利点にもつながるものと思われる．

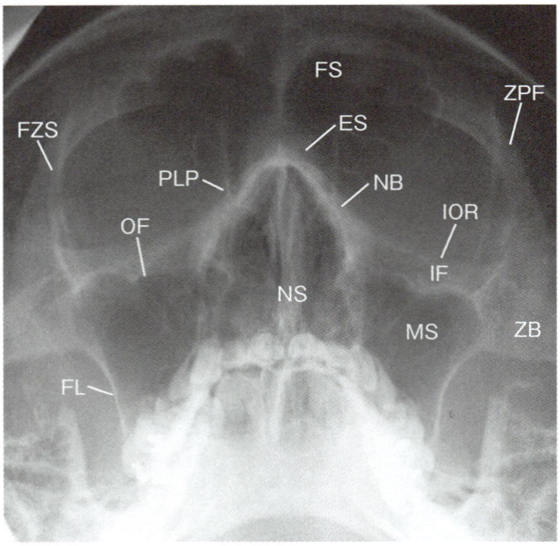

撮影のコツ

副鼻腔の単純X線検査には数多くの撮影方法があるが，通常はWaters撮影とCaldwell撮影もしくは側面撮影を行い，場合によってその他の撮像（軸位撮影，Rhese撮影，眼窩撮影，Towne撮影など）を追加する．重要な所見の1つである鏡面形成（air-fluid level）を見逃さないために，副鼻腔の単純X線検査は立位または坐位で行うのが好ましい．

1．Waters撮影（図1）

上顎洞全体の観察，および前頭洞と篩骨洞の観察にも適した撮影方法である．副鼻腔以外にも眼窩，鼻根部，頬骨が描出されるので，顔面外傷の検索にもよく用いられる．眼窩耳孔線とフィルム/X線検出器の角度を37°になるように頭部を伸展・固定し，フィルムに対してX線束を直角に設定し，後ろ前方向で撮影する．頭部の伸展が不十分だと錐体骨が上顎洞と重なって読影時に邪魔になるし，逆に伸展させすぎると上顎洞の描出範囲が小さくなって病変を見逃しやすくなる．最適な撮影では側頭骨椎体が副鼻腔の真下に位置する．

図1　Waters撮影
ES：篩骨洞，FL：friendly line（上顎洞前外側壁），FS：前頭洞，FZS：前頭縫合，IF：眼窩下孔，IOR：眼窩下縁，MS：上顎洞，NB：鼻骨，NS：鼻中隔，OF：眼窩床，PLP：紙様板，ZB：頬骨体，ZPF：前頭骨頬骨突起

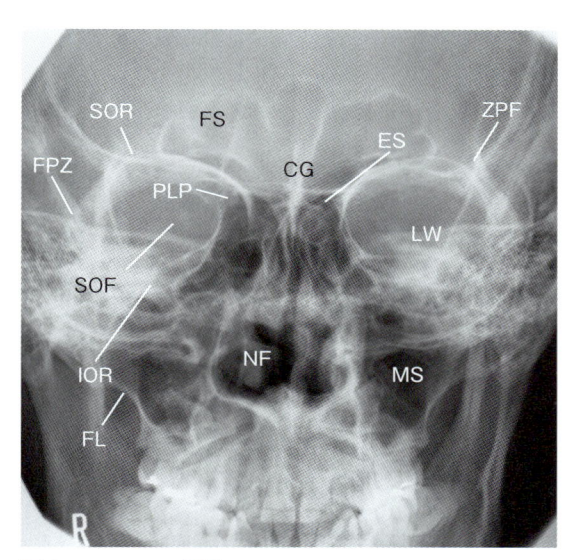

図2　Caldwell撮影
CG：鶏冠，ES：篩骨洞，FL：friendly line（上顎洞前外側壁），FPZ：頬骨前頭突起，FS：前頭洞，IOR：眼窩下縁，LW：蝶形骨小翼，MS：上顎洞，NF：nasal fossa，SOF：上眼窩裂，SOR：眼窩上縁，ZPF：前頭骨頬骨突起，PLP：紙様板

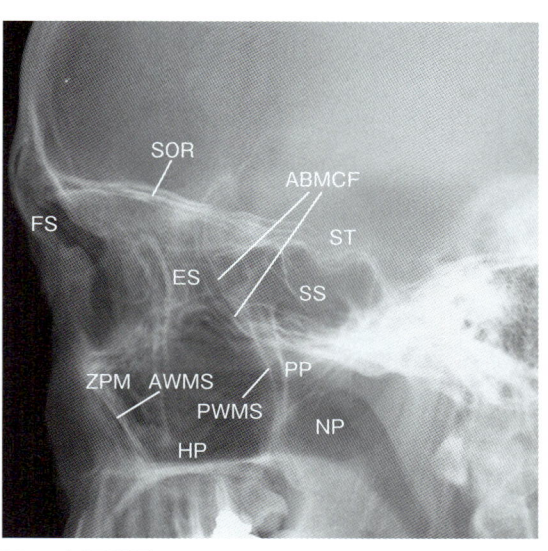

図3　側面撮影
ABMCF：中頭蓋窩前縁，AWMS：上顎洞前壁，ES：篩骨洞，FS：前頭洞，HP：硬口蓋，NP：上咽頭，SOR：眼窩上縁，PP：翼突板，PWMS：上顎洞後壁，SS：蝶形骨洞，ST：トルコ鞍，ZPM：上顎洞頬骨突起

2．Caldwell撮影（図2）

　前頭洞と篩骨洞の観察に適した撮影方法である．眼窩耳孔線とフィルムの角度を垂直に，つまり顔面をまっすぐフィルムカセッテに密着させ，眼窩耳孔線に対してX線束が頭側へ15°となるように後ろ前方向で撮影する．最適な撮影では錐体骨が眼窩の下1/3程度の高さになる．

3．側面撮影（図3）

　前頭洞の前後壁，後篩骨洞，蝶形骨洞，上顎洞，上咽頭，口蓋，トルコ鞍の観察に適した撮影方法である．頭部側面をフィルムカセッテに平行，もしくは鼻先を5°フィルム側へ向けて，眼窩耳孔線と平行にX線束を設定し，眼裂の外側の高さにフィルムの中心を合わせて撮影する．鼻先をずらした撮影では，上顎洞後壁の骨同士の重なりを防ぐことができる．

正常解剖

　副鼻腔は生下時には全く含気をもたず，成長とともに蜂巣（air cell）として発達するが，その広がりや形状は個々の症例によりバラエティに富み，左右差，年齢差，正常変異を認めやすい（図4）．

1）上顎洞

　副鼻腔の中で最大の蜂巣である．成人では錐体状の形態を示し，尖端が外上方に，底面が鼻腔側にある．歯の口腔槽への下降や上智歯の萌芽が完了していない小児では，上顎洞の外側への広がりは成人と比べて狭く小さい．上顎洞の上壁は眼窩の下面にあり，下壁は歯槽突起に達して部位により厚さが異なる．内側壁は鼻腔外側壁の一部となり，osteomeatal unit（OMU）と呼ばれる副鼻腔の排泄経路を含んだ臨床的に重要な構造が存在する．上顎洞内の隔壁が上顎洞を完全に二分することは少ない．

2）蝶形骨洞

　前蝶形骨内より発生する蜂巣で，6歳頃より本格的に発達する．思春期以降の蝶形骨の大きさと広がりは，無形成のもの，前蝶形骨内にとどまる低形成のもの，前蝶形骨から蝶形骨結合部を越えて後蝶形骨へ至り，さまざまな大きさで発達する

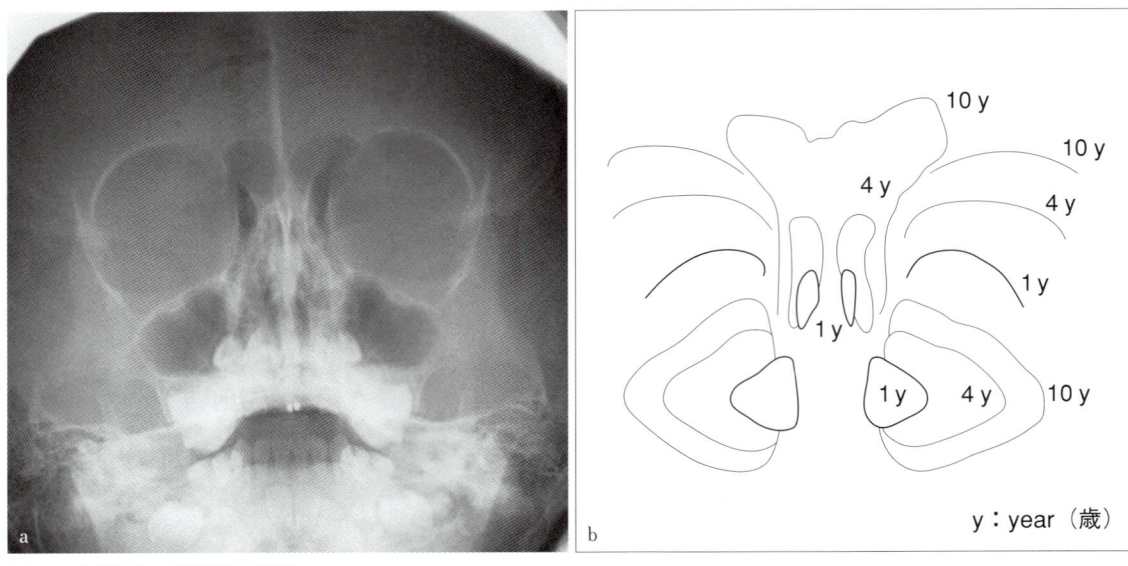

図4　上顎洞，前頭洞の発達
a：4歳児のWaters撮影，b：発達略図
副鼻腔は単純X線写真で生下時には認識できない．上顎洞は成長とともに徐々に大きさを増し，上智歯の萌芽したあとの6～7歳頃より急激に増大する．前頭洞は2～6歳くらいまでは認識できないこともあり，発達の程度に個人差や左右差も大きいが，7～8歳頃までには眼窩上縁と同等の高さとなり，10歳くらいで左右非対称がみられるようになる．

ものなど，非常にバラエティに富み，蝶形骨洞の隔壁も前端を除いて左右非対称な形状をとる．発達した蝶形骨洞では，上壁がトルコ鞍と，前壁が篩骨と共有され，後壁は斜台，下壁は上咽頭の上壁となる．

3）篩骨洞

鼻腔の外側上部と眼窩内側壁の間にある篩骨迷路の内部にある多数の蜂巣で，中・下鼻甲介の間の溝より発生する．4～5歳頃から形成されはじめ，成人では一側の篩骨洞につき3～18個の蜂巣を認めるようになる．篩骨洞の前方は涙骨と，下方は上顎骨と，後方で蝶形骨小翼と接する．篩骨洞上壁（篩骨窩）は前頭骨と接し，外側は眼窩内側壁の一部を形成する（紙様板）．

4）前頭洞

前篩骨蜂巣もしくは前頭陥凹より発生し，2～6歳頃に形成されはじめるが，その発達は副鼻腔のなかで最も遅れる．左右非対称なのが普通で，どちらか一方が低形成や無形成であることも稀ではない．

読影のポイント

1）上顎洞

Waters撮影で最もよく描出される．前頭洞や蝶形骨洞とは異なり，上顎洞は左右対称な広がりを示す．臨床的に異常と誤りやすい上顎洞の正常変異（normal variant）に，低形成と隔壁がある．

低形成は上顎洞の両側あるいは片側に起こり，片側性の場合に粘膜肥厚をきたした副鼻腔炎との鑑別が問題となるが，低形成では肥厚した骨壁を持つ上顎洞の上壁が下方へ，内側壁が眼窩内側へ彎曲して眼窩縁が相対的に大きくみえる特徴がある．このほかの上顎洞が小さくみえる病態として，線維性骨異形成，副甲状腺機能亢進症の"brown tumor"，骨Paget病などの膨張性発育を示す骨病変，小児期の重症感染症や腫瘍の後遺症，放射線治療後の変化などがある．

上顎洞の最外側にあたる頬骨陥凹は，含気も少なく骨に囲まれているために透過性が低下しており，粘膜肥厚と誤らないようにする．粘膜肥厚の

有無は頬骨陥凹のすぐ下方にある上顎洞下外側壁で確認する．

眼窩下縁も観察できるが，X線束がやや斜めとなるので小さな骨折や骨破壊を見逃すことがある．上顎洞の外側壁には後上歯槽孔と後上歯槽管があり，小さな円形の透亮像として認めるが，外傷患者などで骨折と誤らないように注意する．上顎洞内側壁はCaldwell撮影で最もよく描出されるが，鼻腔や蝶形骨洞との重なりのために，下鼻甲介と下外側壁を除いて詳細な観察は困難で，必要に応じて冠状断を含めたCTを追加すべきである．また，上顎洞と隣接する下鼻甲介には軽度の変形や，生理的に起こる周期的な粘膜肥厚を含む非対称性があるのが普通で，単純X線写真による過度の疑診は避けるべきである．上顎洞の上壁，つまり眼窩底部内側は，Caldwell撮影でX線束に対してほぼ垂直となり，よく描出される．

2）蝶形骨洞

頭蓋深部に存在して顔面骨に取り囲まれているため，単純X線検査で最も観察が難しい．全体像は側面撮影，軸位撮影，開口位のWaters撮影で描出され，蝶形骨大翼内での蜂巣の側方への広がりはCaldwell撮影やWaters撮影で観察される．Caldwell撮影では眼窩後壁をなす蜂巣の内側壁がぼやけてみえる．Waters撮影では上顎洞と重なる蝶形骨洞外側の陥凹が"イヌの耳"のようにみえることがある．側面撮影では蝶形骨洞の後方への発達の程度，蝶形骨洞上縁，トルコ鞍の概観を簡単に観察できるので，下垂体腺腫の術前に撮像されることがある．

3）篩骨洞

Caldwell撮影で最もよく描出される．篩骨洞は3〜18個の蜂巣からなるが，それぞれに重なりがあるため，個々の蜂巣の含気の程度により病変を認識できないことがある．読影に際しては，解剖学的に前後方向の深さが同じとなる鼻道の透過性が参考となる．Caldwell撮影で篩骨洞と眼窩を分ける紙様板は，前方より後外側方向に向かってX線束と斜めの位置にあるので，蝶形骨に近い後方の一部を除いて描出されない．Caldwell撮影では眼窩内側壁の上部に血管や神経が通る前篩骨溝があり，前頭蓋窩底部の目印となる．Caldwell撮影で篩骨洞と上顎洞を隔てる篩骨上顎板の破壊の有無を同定することは，腫瘍の進展範囲の診断に役立つ．

眼窩上部にある篩骨洞の蜂巣は，内側が軽度に屈曲した左右対称の形状を示すので，左右の蜂巣で透過性の低下や辺縁の骨破壊を認めた場合には診断的価値がある．また，眼窩上部では前頭洞の蜂巣が左右非対称なので，それぞれの蜂巣が篩骨洞のものか，前頭洞のものなのかを区別することも可能であるが，より詳細な検討が必要な場合は，冠状断を含めたCTを施行すべきである．

Waters撮影では眼窩から涙骨により隔てられた最前列の蜂巣のみが描出され，中部から後部は鼻腔と重なって評価困難である．側面撮影や軸位撮影では篩骨洞の概観を観察することは可能だが，重なりの多い画像となる．

4）前頭洞

全体像はCaldwell撮影とWaters撮影で，前後の壁は側面撮影と軸位撮影で最もよく描出されるが，いずれもX線束と平行な副鼻腔のみが描出された死角を持つ像であり，これらの撮像で異常がなくても臨床的に骨折などの病変が疑われる場合にはCTを追加すべきである．

前頭洞の水平部はCaldwell撮影と側面撮影で最もよく描出され，眼窩上部でその発達の程度がよくわかる．前頭洞を左右に分ける隔壁は頭頂側でどちらかに偏在しても尾側では正中に存在する．隔壁の尾側が偏在する場合には，貯留嚢胞などの圧排性腫瘤の存在を疑うべきである．Caldwell撮影では小さな蜂巣の濃度が上昇して病変と紛らわしいことがあり，Waters撮影でも濃度上昇の有無を確認する．通常に発達した前頭洞は，隣接する前頭骨よりもX線濃度が低く，読影に際しては上眼窩裂の濃度が比較の目安となる．前頭洞の発達が著明でも眼窩上縁のラインは保たれるため，眼窩上縁が眼窩側へ陥凹したり直線化したりする場合は貯留嚢胞を疑うべきである．発達した前頭洞では辺縁の分葉状突出や隔壁形成を認め

るため，これらがはっきりしない平坦な隔壁を認めた場合には貯留囊胞を疑う．眼窩上縁の内側壁はＸ線束に対して斜行するのでCaldwell撮影やWaters撮影で不明瞭に描出され，異常と誤らないようにする．前頭洞の輪郭を表すラインは通常1mm以内なので，ラインの消失や不明瞭化を認めた場合には活動性炎症や腫瘍性疾患を，ラインの肥厚や濃度上昇を認めた場合には慢性炎症を疑う．

主な疾患

1．急性副鼻腔炎（図5）

急性副鼻腔炎の診療における単純Ｘ線検査の有用性には議論もあるが，一般に単純Ｘ線写真で描出される上顎洞や前頭洞の鏡面形成（air-fluid level）の診断的価値は高い．一側性に鏡面形成を認めた場合には，細菌の混合感染による急性副鼻腔炎を強く疑うが，透過性の低下や粘膜肥厚の所見のみの場合には，年齢や臨床症状を踏まえてより慎重に診断する必要がある．アレルギー性の場合には両側対称性の所見を呈することが多い．合併症のない急性副鼻腔炎におけるCTの適応はないと考えてよいが，診断が不確定な場合や眼窩や頭蓋内への炎症の波及により外科的処置が必要と

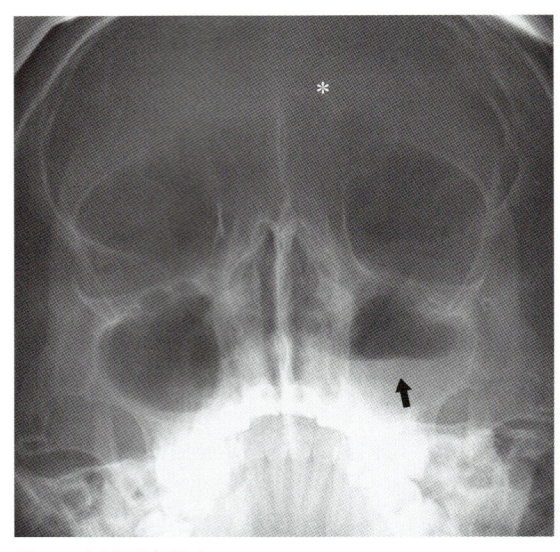

図5　急性副鼻腔炎
10歳，男児．Waters撮影で左上顎洞に典型的な鏡面形成（air-fluid level）を認め（矢印），前頭洞の透過性も低下している（＊）．右上顎洞にもごく少量の液体貯留を認める．

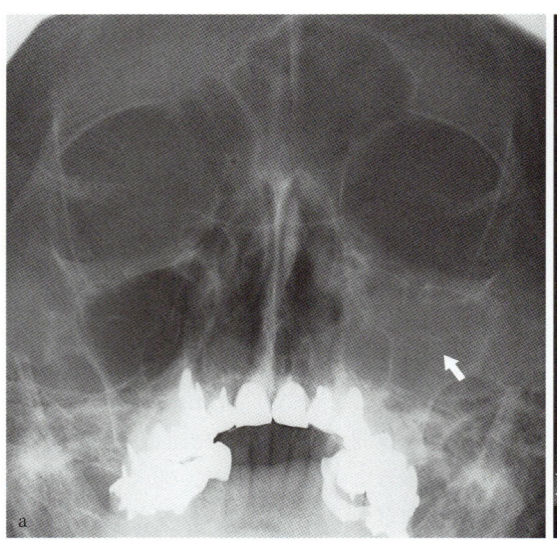

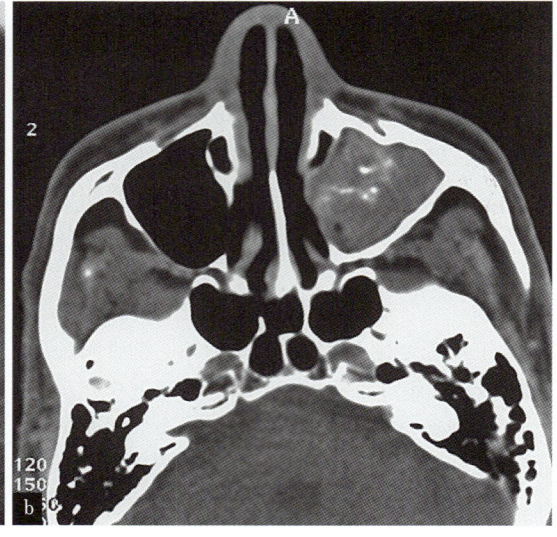

図6　副鼻腔真菌症
a：Waters撮影，b：非造影CT
70歳代，男性．Waters撮影（a）では左上顎洞の透過性が低下し，内部に大きさの異なる点状の石灰化が散在している（矢印）．非造影CT（b）では左上顎洞は軟部陰影で充満し，自然孔寄りに点状の高吸収域が多発している．左上顎洞の骨壁も対側と比べて肥厚している．

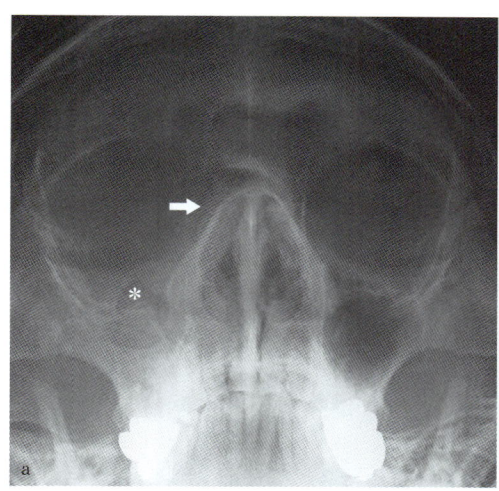

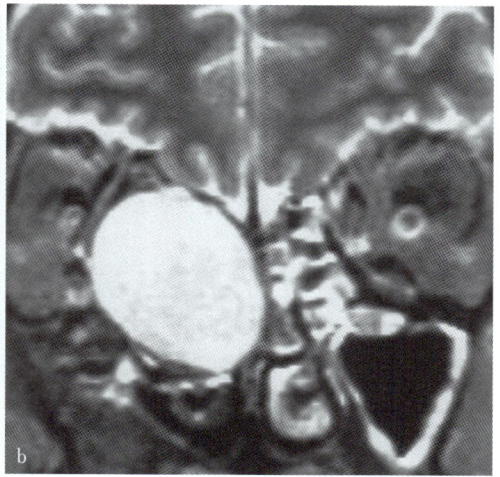

図7 貯留嚢胞および右上顎洞低形成
a：Waters 撮影，b：MRI T2 強調冠状断像
60 歳代，男性．Waters 撮影(a)で右眼窩内側の紙様板後部(矢印)が左側と比べて不明瞭で，右眼窩内側から下縁の骨肥厚が目立つが，貯留嚢胞の輪郭は指摘できない．右上顎洞は左側と比べて小さく(＊)，低形成の所見である．MRI T2 強調冠状断像(b)では，篩骨洞右側より右眼窩内側へ突出する，境界明瞭な類円形腫瘤を認める．MRI では貯留嚢胞の輪郭や均一な内部性状がよく描出される．

考えられる場合は適応となる．

2．慢性副鼻腔炎

　急性炎症が持続し，鼻粘膜の線毛運動が低下すると，粘膜の肥厚や萎縮が起こり，慢性副鼻腔炎の像を呈する．単純 X 線検査では慢性炎症を反映した骨硬化性変化や骨肥厚，罹患腔の狭小化をきたす．副鼻腔炎の臨床症状が遷延して機能的副鼻腔内視鏡手術(functional endoscopic sinus surgery；FESS)を考慮する場合や非典型例では CT を追加する．頭蓋内合併症を疑う場合や腫瘍との鑑別には MRI が有用である．

3．副鼻腔真菌症(図6)

　真菌が原因となる副鼻腔炎で，アスペルギルスが 80% 以上を占め，このほかにムコール(糖尿病患者に好発)，カンジダ(易感染性宿主)などがある．上顎洞や篩骨洞に多く，通常は片側性である．副鼻腔内の嫌気的環境が関与し，菌球形成と粘膜や骨壁の肥厚を示す寄生型が多いが，骨破壊をきたすこともある．単純 X 線検査では慢性副鼻腔炎の所見に加え，罹患洞に石灰化を認めうる．骨破壊や頭蓋内進展を疑う場合には CT や MRI を追加する．

4．粘液嚢胞(図7)

　副鼻腔の開口部の閉塞が持続すると，貯留した分泌物の内圧上昇により骨壁の菲薄化や erosion が起こり，引き続いて副鼻腔が骨新生を伴って外側方向へ拡大，粘液嚢胞が形成される．発生部位は前頭洞が 60～65%，篩骨洞が 20～25%，上顎洞が 10%，蝶形骨洞が 1～2% と前頭洞に多い．前頭洞の病変では上眼窩内側壁が erosion を伴って菲薄化し，外側下方へ偏位する．篩骨洞の病変は前部に多く，眼窩内進展を伴うことも多い．稀な蝶形骨洞の病変では，視神経管への進展を伴うことがある．粘液嚢胞の広がりをみるには CT が，内部性状の把握や腫瘍との鑑別には MRI が有用である．

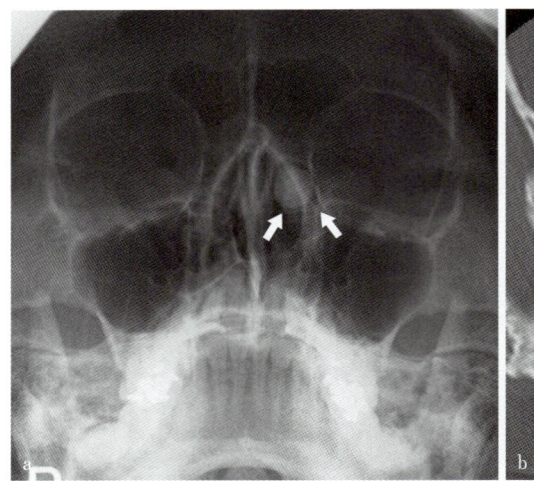

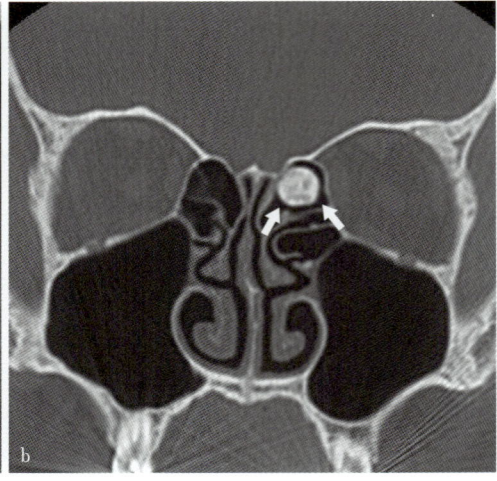

図8 骨腫
a：Waters 撮影，b：CT 冠状断像 骨条件表示
20歳代，女性．Waters 撮影(a)で左側の篩骨洞と重なって骨濃度の境界明瞭な腫瘤を認め，CT 冠状断像の骨条件表示(b)では篩骨洞内に緻密骨様の構造を示す類円形の腫瘤を認める（矢印）．骨腫は非常に緩徐に発育する良性病変で，篩骨洞や前頭洞に認めることが多い．単発性では臨床的にほぼ問題とならないが，多発性では Gardner 症候群を除外するために消化管の精査を考慮する．

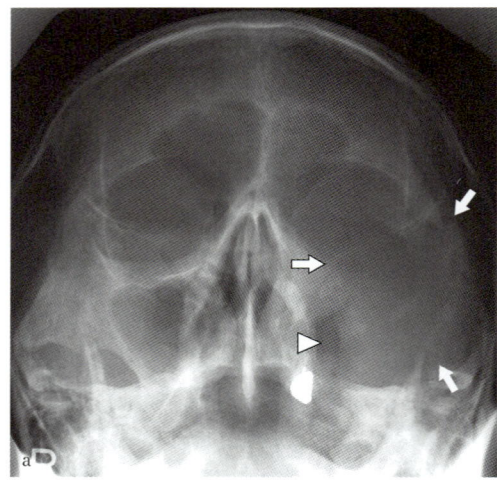

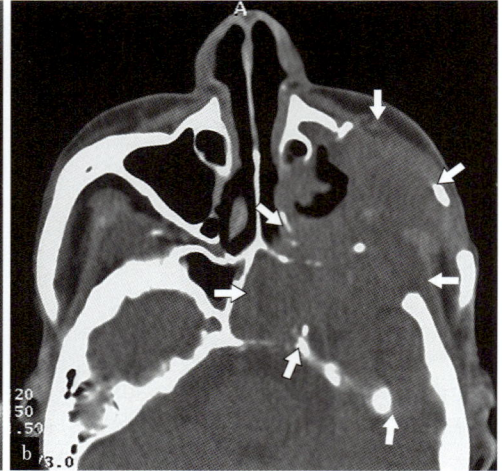

図9 上顎洞悪性腫瘍
a：Waters 撮影，b：非造影 CT
70歳代，男性．Waters 撮影(a)で左側の眼窩下外側縁，蝶形骨小翼，頬骨前頭突起，上顎洞外側に著明な骨破壊を認め（矢印），左上顎洞外側に凹凸不整な腫瘤の輪郭が描出されている（矢頭）．非造影 CT(b)では左側の上顎洞から蝶形骨や中頭蓋窩に進展する腫瘍を認める．Waters 撮影では骨破壊の全体像はよく描出されているが，詳細な観察には CT が適する．本症例は生検にて病理組織学的に悪性エナメル上皮腫と診断され，放射線治療と化学療法が施行された．

5．副鼻腔領域の腫瘍および腫瘍類似病変
（図8，9）

副鼻腔の単純 X 線検査では，炎症と腫瘍の鑑別が困難なことが多いが，骨破壊や石灰化を伴う病変では，その広がりをみるうえで診断的価値がある．また，副鼻腔領域の腫瘍を疑う場合，病変の

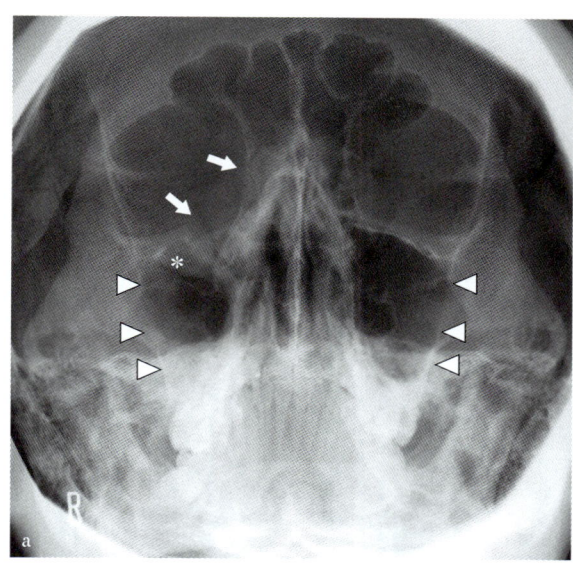

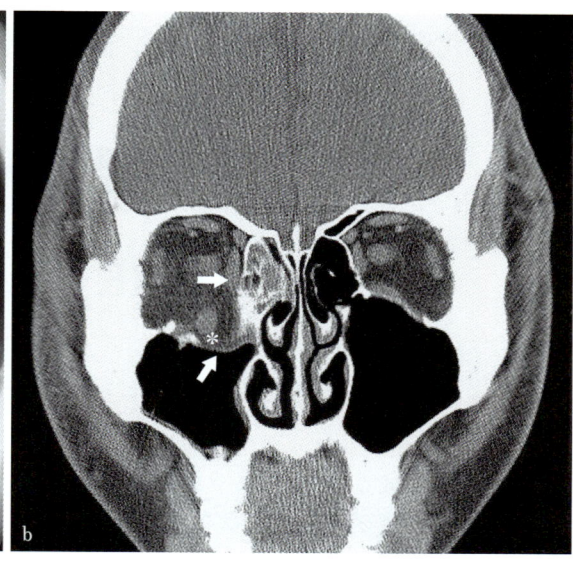

図10 右眼窩吹き抜け骨折
a：Waters 撮影，b：CT 冠状断像
20歳代，男性．Waters 撮影（a）で右側の眼窩下縁と内側壁に骨折を認め（矢印），右上顎洞へ突出する軟部陰影も認める（＊）．左右の上顎洞前外側壁のライン（friendly line）は保たれている（矢頭）．CT 冠状断像の骨条件表示（b）では，眼窩下縁と内側壁の骨折（矢印），右上顎洞や篩骨洞に陥入した軟部陰影（＊）がよくわかる．

立体的な広がりの把握が可能なCTやMRIが有用で，詳細な骨病変や石灰化の検出にはCTが，軟部組織の性状の把握にはMRIが優れる．鼻・副鼻腔領域の上皮性悪性腫瘍は扁平上皮癌が80％，腺様嚢胞癌が10％である．非上皮性悪性腫瘍では悪性リンパ腫が80％と最も多く，このほかに形質細胞腫，悪性黒色腫，横紋筋肉腫，嗅神経芽細胞腫，軟骨肉腫，高齢者の骨肉腫，悪性線維性組織球腫などがある．良性腫瘍には骨腫，線維性骨異形成，若年性血管線維腫，内反性乳頭腫，髄膜腫，神経鞘腫，血管腫などがある．また，歯原性腫瘍として歯根嚢胞，エナメル上皮腫などがあり，いずれも上顎洞へ病変が及ぶことがある．

6．顔面骨骨折（図10）

顔面骨骨折は顔面の殴打，交通事故，スポーツ，転倒・転落などで起こり，日常診療で遭遇する機会もしばしばある．Waters 撮影や Towne 撮影では撮像時に頸部を屈曲・伸展させるので，撮影前に頸椎病変を除外しておく必要がある．通常は Waters 撮影と側面撮影など2方向以上の撮影を組み合わせる．顔面外傷では1枚の写真で骨折の状態を大まかに観察できる Waters 撮影が特に有用とされるが，他の方向からの撮影や CT の追加が必要になることが多い．顔面骨骨折には ZMC 骨折（zygomatico-maxillary complexfracture：頬骨上顎骨複合体骨折），Le Fort 骨折，眼窩吹き抜け骨折，眼窩外側壁骨折，頬骨弓骨折などがある．

文献

1) Som PM, et al：Anatomy and Physiology. Som PM, Curtin HD（eds）：Head and Neck Imaging. pp87-147, Mosby, 2002
2) Harris JH Jr, et al：Face, including intraorbital soft tissue and mandible. Harris JH Jr, Harris WH（eds）：The Radiology of Emergency Medicine. pp49-135, Lippincott Williams & Wilkins, 2000
3) 矢村正行，興梠征典，山下康行：鼻腔・副鼻腔．酒井修（編）：頭頸部の画像診断，pp102-133，秀潤社，2002

（川波　哲，青木隆敏，興梠征典）

4章 咽頭・喉頭

CT・MRIの時代での意義

単純X線写真撮影の意義

　咽頭・喉頭領域では現在CTやMRIが中心で，一般に単純X線写真の役割はきわめて少なくなっているのが現状である．しかしながら，迅速な撮影が要求される救急領域や小児では単純X線写真が得られることが多い．アデノイドのサイズの評価，異物，クループや急性喉頭蓋炎，気管切開後のカニューレの位置の確認で単純X線撮影が使用されている．また，頸椎や頭部，胸部の単純X線写真で偶然，咽頭・喉頭の病変が発見されることも少なくない．これらの点から，咽頭・喉頭の単純X線写真の知識を習得しておくことは重要である．

撮影のコツ

　咽頭・喉頭領域は，内腔の空気と軟部組織のコントラストが明瞭になるように撮影または処理することが重要である．CR(computed radiography)がなかった頃は低電圧で焦点を縮小させたり，前頸部にウェッジ用のフィルターをのせて軟部の厚さを均一にして撮影していた．しかし，CRでは画質をコンピュータ処理できるので，補償フィルターなどを使用することなく，原則として立位で撮影される．幼児，小児の喉頭部側面像では，披裂喉頭蓋ヒダの腫大を評価するために，十分な吸気で頸部を伸展させて撮影することが大切である．排気時に撮影すると上気道が前傾し，咽頭後間隙が拡大しているように見える(bucklingという)ので注意を要する．

　急性喉頭蓋炎，クループや異物といった気道狭窄を起こすおそれのある患者を撮影するときには，常に気道確保ができるスタッフが付き添い，重力による閉塞を防ぐために患者に仰臥位をとらせてはいけない．

正常解剖

　咽頭は頭蓋底に掛かる12 cmの長さの筒で，輪状軟骨の高さ(第6頸椎レベル)で食道に移行する．咽頭は口蓋と喉頭蓋(舌骨レベル)で，上咽頭(鼻咽頭ともいう)，中咽頭(口腔咽頭ともいう)，下咽頭に分けられる．上咽頭の前方には鼻腔，中咽頭の前方には口腔，下咽頭の前方には喉頭がある．上咽頭後壁にはリンパ組織である咽頭扁桃が存在し，小児期には生理的に肥大し軟部腫瘤として認められる．正常咽頭後壁は椎前筋や靱帯などを含み，第4頸椎の高さで成人では2〜4 mmの厚さである．機能は主に，嚥下と呼吸である．

　喉頭は第3〜6頸椎レベルにみられる気道で，頭側は喉頭自由縁で中咽頭と境し，尾側は輪状軟骨下縁で気管に連続し，背側は下咽頭と接する．喉頭の機能は呼吸と発声である．

　この領域は内視鏡で直接観察できる部分が多い．単純X線写真は観察が難しい上咽頭，中咽頭の深部，下咽頭と喉頭の一部(声門下腔)の評価に用いられる．単純X線写真は器質的病変の診断とともに透視下で嚥下反射，運動を観察するのに有用で，安価，簡便に施行可能で，救急領域，特に

小児において好んで施行されている．咽喉頭腔の粘膜面，内腔形態の詳細はバリウムによる下咽頭造影にて評価できる．

読影のポイント

1．咽頭・喉頭側面像（図1a）

上咽頭天蓋から後壁，軟口蓋から口蓋垂，喉頭蓋の同定，特に喉頭蓋と披裂喉頭蓋ヒダの腫大を評価するのに重要である．成人の上咽頭後壁の軟部腫瘤影が認められた場合，上咽頭癌や悪性リンパ腫を除外する必要がある．退縮していないアデノイド（腫大した咽頭扁桃）がしばしば後壁腫瘤として認められることがあるので，内視鏡での精査が必要である．

中咽頭と下咽頭の境界をなす舌骨レベルでは喉頭蓋の正常形態を知っておくことが大切である．中咽頭，下咽頭後壁は，第4頸椎の椎体前縁から咽頭粘膜までの距離で異常を判定する．成人では3 mmの厚さである（1～2歳では5 mmまで，3～6歳では4 mmまで）．幼児では椎体の前後径の3/4以上，または1椎体の厚さ以上の場合，後壁腫大とする．上咽頭の前方部では，下鼻甲介後端と下顎骨筋突起とが重なり腫瘤状にみられるため注意が必要である．翼口蓋窩は上顎洞の後方にある間隙であるが，angiofibromaや神経鞘腫などでは拡大したり不明瞭になる．咽頭後壁から椎体前縁の間には咽頭後間隙と椎前間隙が存在し，咽後膿瘍や腫瘍を推定するうえで重要である．

2．咽頭・喉頭正面像（図1b）

喉頭蓋谷，梨状陥凹および喉頭室は空気を含む空間として観察されるが，これらは腫瘍や炎症の局在や進展を把握するうえで重要である．喉頭蓋谷は喉頭蓋の前方の陥凹で，中咽頭の下限になり，前方は舌根底部である．舌根部や声門上の悪性腫瘍が進展しやすい．梨状陥凹は咽頭喉頭蓋ヒダから食道上端までの高さに認める外側陥凹である．喉頭室は仮声帯と声帯の間に存在するスペースで，通常はスリット状にみられる．

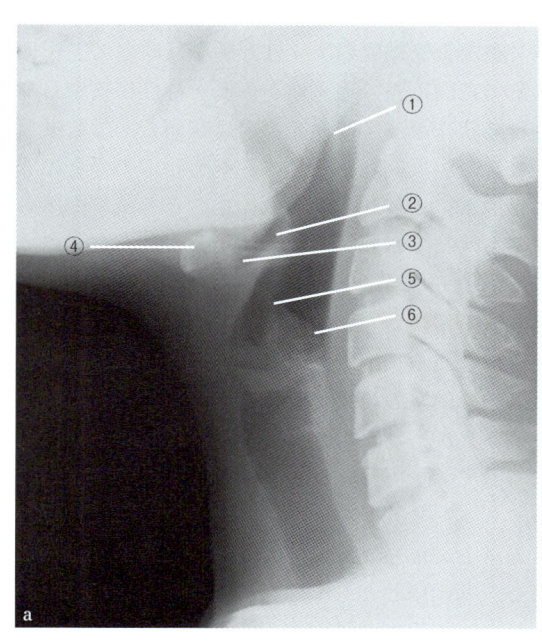

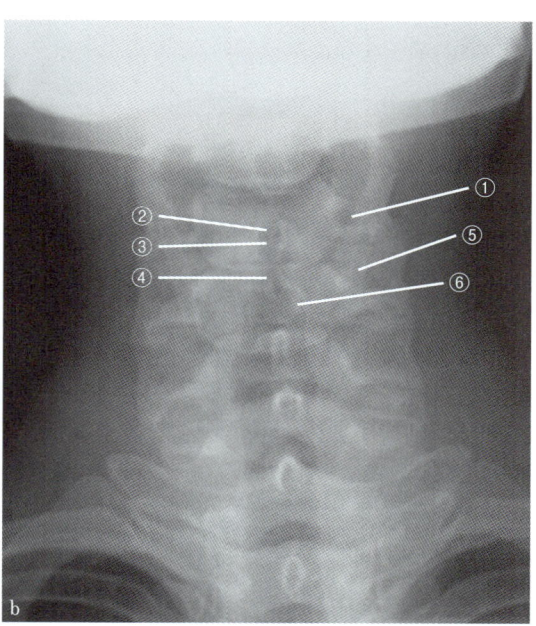

図1 咽頭・喉頭単純X線写真の正常例
a：側面像 ①口蓋垂，②喉頭蓋，③喉頭蓋谷，④舌骨，⑤披裂喉頭蓋ヒダ，⑥披裂部
b：正面像 ①梨状窩，②仮声帯，③喉頭室，④声帯，⑤甲状軟骨，⑥声門下腔

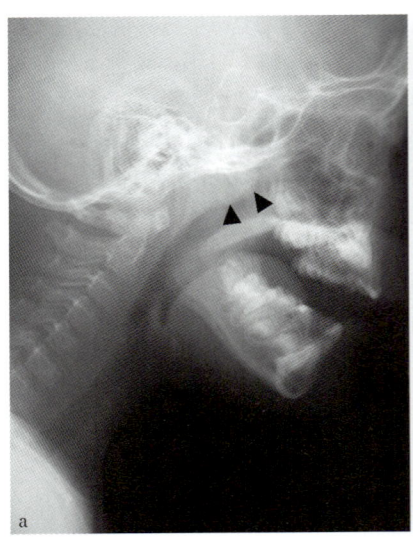

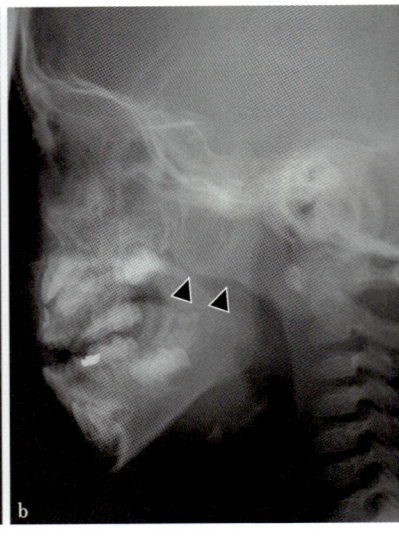

図2　アデノイド
a：アデノイドの肥大のない5歳の男児
b：アデノイドの肥大のある2歳の男児
アデノイドは上咽頭の軟部陰影（矢頭）として描出される．bでは腫脹し気道が狭窄している．
（兵庫県立こども病院耳鼻咽喉科　坂本浩先生の御厚意による）

3．喉頭断層像

　喉頭蓋と喉頭蓋谷および仮声帯と声帯の間の気腔として喉頭室がより明瞭になる．前額断では，仮声帯と声帯の辺縁および左右差に留意する必要がある．また，声門下腔の対称性の観察も重要である．しかし，現在はCTの普及で断層像を撮影することはきわめて少なくなっている．

主な疾患

1．アデノイド（咽頭扁桃肥大症，腺様増殖症）（図2）

　小児期に必ず認められる咽頭扁桃は新生児期には存在せず，3〜6か月頃から徐々に出現し，その後増大し13〜14歳以降次第に縮小する．咽頭扁桃が増大（アデノイド）し，気道狭窄をきたすことがある．咽頭側面像は気道狭窄の程度と部位の確認に有用である．咽頭扁桃が認められるべき年齢で，咽頭扁桃がみられない場合は，無ガンマグロブリン血症（agammaglobulinemia）を疑うことが大切である．

2．クループ（図3）

　クループとは，喉頭および周囲の炎症性浮腫により犬吠え様の金属性咳嗽をきたし，嗄声や吸気性喘鳴を伴うさまざまな急性上気道疾患の総称である．ウイルス感染，特にparainfluenza type I，IIによる急性喉頭気管気管支炎に伴うものが多く，狭義のクループ（本項ではこれをクループと呼ぶ）という．狭義のクループでは，喉頭や声門下腔，頸部気管粘膜の炎症性浮腫を反映して，正面撮影で声門下腔の透亮像が両側対称性に狭窄して先細り状になる．側面撮影では喉頭蓋，披裂喉頭蓋ヒダの腫大は認められず，気道狭窄の場合に非特異的に認められる下咽頭の拡大と，気管内圧の低下を反映する頸部気管の狭小化が認められる．

3．急性喉頭蓋炎（図4）

　急性喉頭蓋炎はクループとともに小児において上気道の閉塞の原因となる代表的な疾患である．一般にクループが2歳以下（3か月〜2歳）に多いのに対して，急性喉頭蓋炎は3歳以上（3〜5歳）に多い．

　通常*Haemophilus influenzae* type bが原因で，高熱，咽頭痛とともに急速に呼吸困難，気道閉塞症状を呈する．呼吸困難で初発することも多い．

　気道閉塞症状が最も顕著で，気道閉塞を起こして気道確保といった救急処置が必要になることが

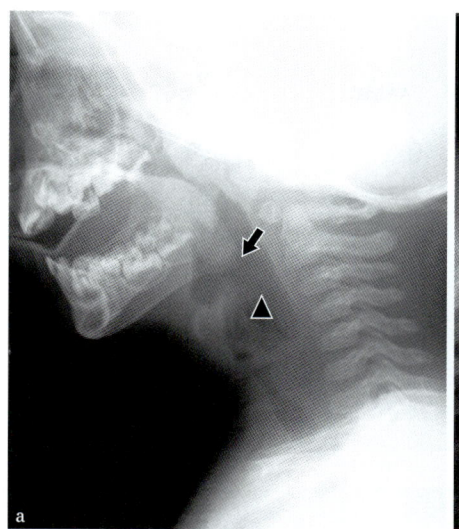

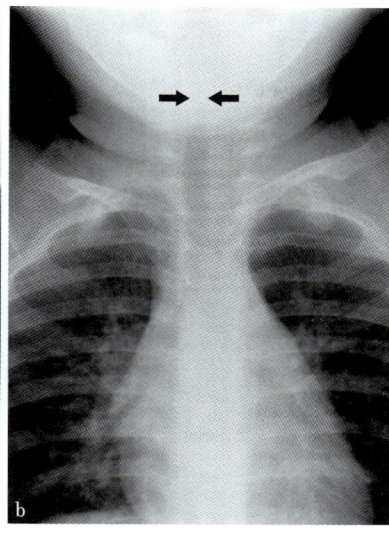

図3 クループ
1歳3か月の男児．前日夕より発熱，夜中より咳．オットセイ様の咳．吸気時の喘鳴．外来投薬のみで消失．
a：側面像．喉頭蓋（矢印）と披裂喉頭蓋ヒダ（矢頭）の腫大を認めない．
b：正面像．声門下腔が両側とも狭小化し，声門下腔の輪郭（subglottic shoulder）が消失している．

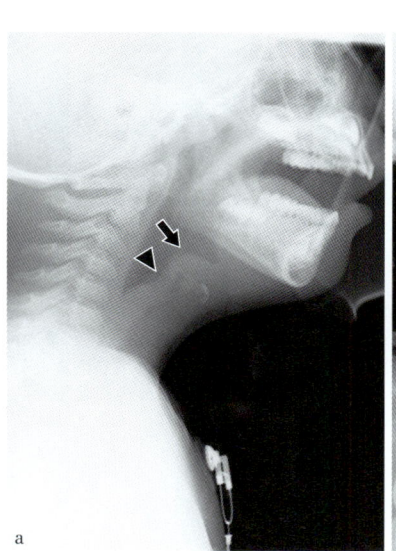

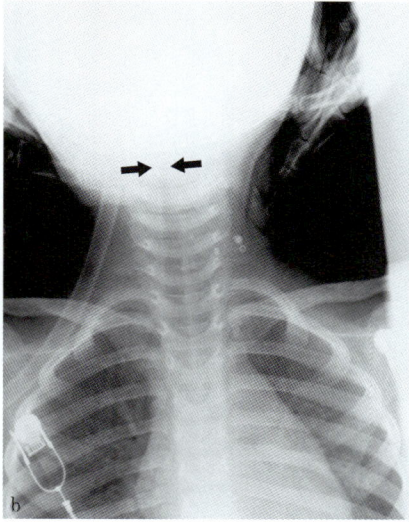

図4 急性喉頭蓋炎
2歳11か月の女児．前日夕より咽頭痛，発熱．夜半より呼吸困難が出現し，急性喉頭蓋炎と診断される．来院直後より意識レベルが低下して気管挿管．3日後に抜管．来院8日後に退院．
a：側面像．喉頭蓋（矢印）と披裂喉頭蓋ヒダ（矢頭）が腫大している．
b：正面像．声門下腔が両側とも狭小化し，subglottic shoulder が消失している．

ある．側面撮影では，喉頭蓋，披裂喉頭蓋ヒダの腫大を認める．

4. 唾石（図5），後鼻腔ポリープ（図6）

唾石は通常口腔内にあるが，頸部の単純X線写真で描出されることが多い．唾石は唾液腺の導出管に細菌や異物が核となり，これに石灰分が沈着して起こる．耳下腺管にも発生することがあるが，顎下腺管に最も多くみられる（約80％）．

後鼻腔ポリープは単純X線写真で上咽頭に描出されることがあり，CTで病変の局在を確認する．

5. 咽頭異物（図7）

一般に梨状窩と輪状軟骨後部に多い．喘鳴の原因になる．魚骨，鶏骨，アーモンド，硬貨などがよく知られている．まず単純X線写真でスクリーニングし，さらに必要に応じてCTが追加されることが多い．単純X線写真の場合，正面像と側面

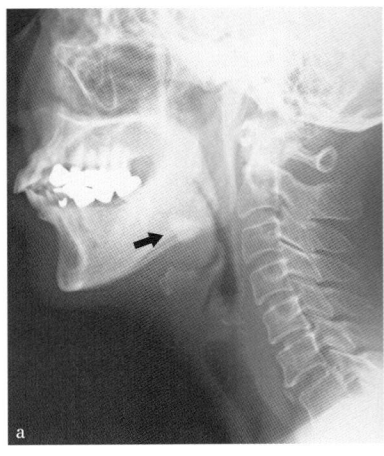

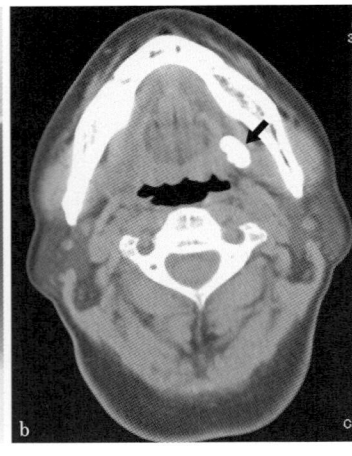

図5 唾石
60歳代．女性．10年前歯科で指摘されるも放置．最近，左顎下に違和感．
a：側面像．顎下部に石灰化（矢印）が認められる．
b：単純CT．左顎下部に著明な唾石（矢印）があることがわかる．

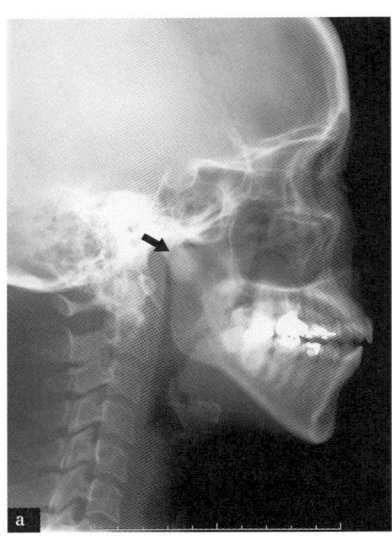

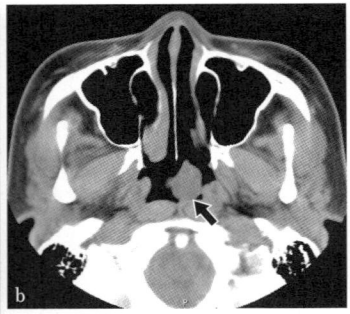

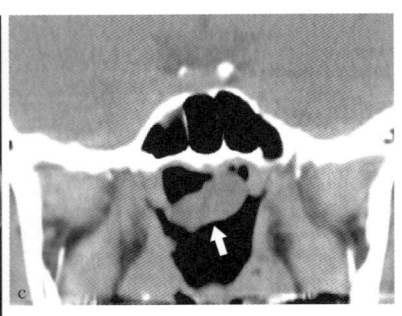

図6 後鼻腔ポリープ
20歳代．女性．感冒後，鼻閉，鼻漏が持続．
a：側面像．上咽頭に境界明瞭な腫瘤影（矢印）を認める．
b：単純CT横断像，c：単純CT冠状断像．後鼻腔の正中左寄りに筋肉より軽度低吸収を示す腫瘤（矢印）を認める．横断像，冠状断像にて鼻腔粘膜から発生したポリープであることがわかる．

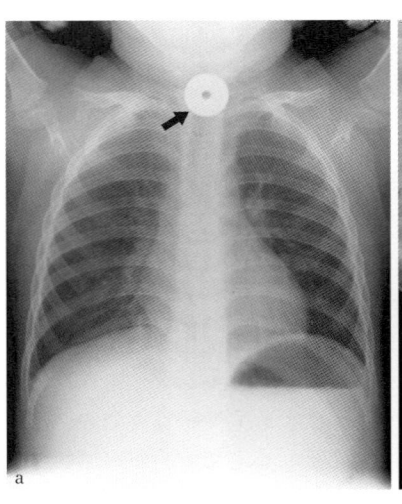

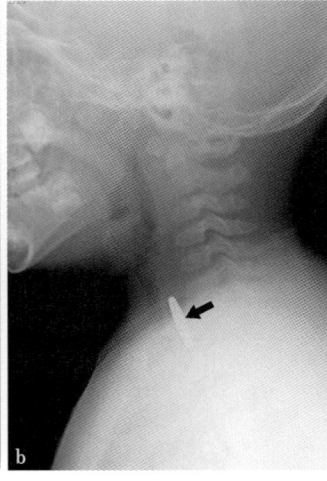

図7 咽頭異物（50円玉）
2歳男児．50円玉を飲み込んだということで受診．
a：胸部単純X線正面像．
b：頸部単純X線側面像．頸部に穴のあいた金属性異物（矢印）を認める．形状から硬貨と考えられる．

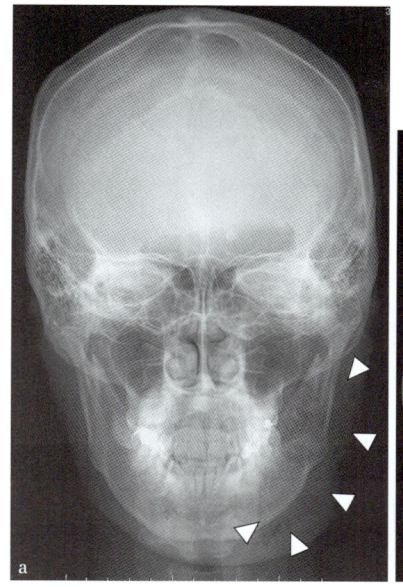

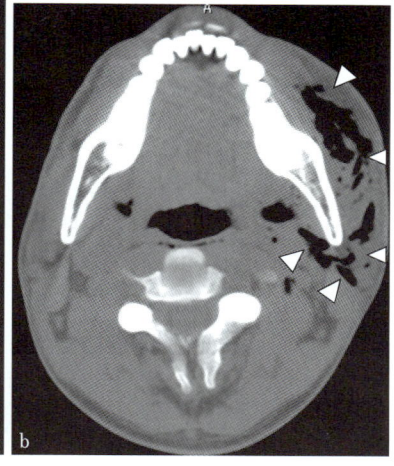

図8　皮下気腫
20歳代，男性．近医で左下顎智歯を抜歯．術中より顔面違和感あり．2日後紹介．
a：頭部単純X線正面像．左下顎部から左頬部の皮下組織内に透亮像（矢頭）を認める．
b：単純CT．左下顎骨周囲，頬の皮下組織内に多数の皮下気腫（矢頭）がある．

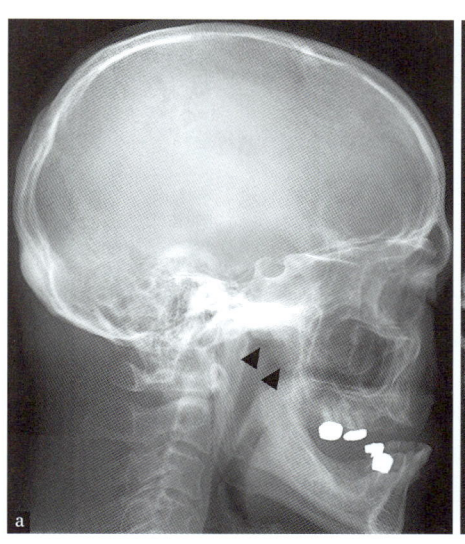

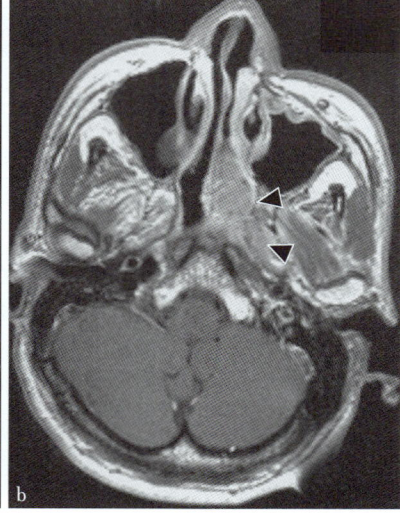

図9　上咽頭癌再発
50歳代，男性．2年前に生検で診断．放射線治療で消失．経過観察中．
a：頭部単純X線側面像．上咽頭から翼口蓋窩にかけて腫瘤影（矢頭）が認められる．
b：造影MRI．上咽頭から左鼻腔，左翼突突起近傍に不均一な増強を受ける腫瘤（矢頭）を認める．上咽頭癌の再発所見がみられる．

像を撮り，異物の位置や形状を確認する必要がある．異物が確認されれば内視鏡的に確認し摘出される．

6．皮下気腫（図8）

外傷，感染，医療行為などで皮下組織内に気腫が存在すると，軟部陰影の中に透亮像として描出される．広範囲なものでは単純X線写真で確認できるが，少量の場合はCTで初めて確認される．

7．咽後膿瘍

咽頭後壁の粘膜と椎体の間の疎性結合組織中に形成された膿瘍をいう．幼児に好発し急性経過をとる．最近は症状から先にCTを撮影されることが多い．

8．上咽頭癌（図9）

癌・肉腫ともに外側壁，後壁の順に多く，癌は潰瘍を形成しやすい．腫瘍が大きくなれば単純X

線側面写真（高圧撮影，断層撮影）で内腔に突出した腫瘍影を認める．CT は周辺の浸潤状況，staging に有用で，頭蓋底から脳内進展の評価には MRI がさらに優れている．

9．中咽頭癌・下咽頭癌

中咽頭では癌および Waldeyer 咽頭扁桃輪から発生する悪性リンパ腫が多い．下咽頭では癌が好発する．下咽頭癌は咽頭に発生する癌のなかで最も多く，腫瘤状になることが多い．内視鏡で観察できる部が大部分であるが，梨状窩のような深い部では唾液貯留などで直視するのが困難な場合がある．単純 X 線写真での評価は難しく，CT や MRI がすぐれた画像検査法である．

文献

1) 荒木　力，他（編）：すぐわかる小児の画像診断．秀潤社，2001
2) Swischuk LE：Imaging of the newborn, infant, and young child, 4th ed. William and Wilkins, 1997
3) Kriss VM：Handbook of pediatric radiology. Mosby, 1998

（中山圭子，赤土みゆき，井上佑一）

ビューワー VIEWER　読影準備と後処理

　単純 X 線写真は胸部・骨関係の検査法の中心として長く利用されてきた．近年 CT や MRI などの新検査法が登場してきて，その重要度はかなり減少した．特に胸部診断上では多くの弱点が指摘されているとはいえ画像検査の基礎であることには変わりはない．

　単純だから，手軽に扱えるから，限界があるからといった理由でその読影もかなりおざなりに行われている傾向が強くなったように思えるのは残念である．以前から，胸部 X 線撮影が行われたのに診療録のどこにも記載されていない場合が少なくなかった．わが国では諸外国に比べて放射線科医が極端に少ないことも相俟って読影結果が記載されていることはさらに少ない．

　読影する際，前準備が必要である．まず同一部位の検査の前歴があれば，これを利用する．以前の X 線写真を必ず用意するのにはかなりの労力が必要である．しかし，X 線写真もディジタル化が進んだので，これを利用すれば容易である．診療録だけではなく X 線画像のディジタル化も必要である．もちろん同時に読影報告も参照できるようにすべきである．

　これらの前準備はただ能率を上げるためばかりでなく，診断の質を上げるのに役立つ．前回の読影の努力が利用できるからである．さらに進んだ段階では同一部位の映像がある場合，経時差分技法が簡単にできるように準備したいものである．

　さらに撮影後の処理にも配慮が必要である．軽視されているために危険な事態も潜んでいることに注意を喚起したい．特に読影が制度化されていない医療機関で起こりやすいが，単純 X 線写真が撮影されているのに読影されていないことがある．長期の慢性疾患患者などの場合，何か月かに一度来院するようなことが起こる．来院時に初めて検査結果を見るような習慣は広く行われているので，この間危険な映像が放置されていることが起こりうる．検査を指示した医師が予測していなかったり，特に症状がない場合，単なる定期的処置であったりした場合起こりうる．さらに読影したのにその報告がみられないということさえ起こりうるのである．したがってわれわれは指示医が予想していないと思われる所見が得られた場合は緊急報告と称して電話連絡または特別形式の付箋をつける制度を作っている．この制度はぜひ必要である．

（中島哲二）

III

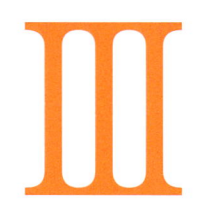

胸部

1章
胸部単純 X 線撮影
正常解剖と読影のコツ

胸部単純 X 線撮影の意義

　胸部単純 X 線撮影ほど疾患のスクリーニング検査に優れている画像診断法はない．簡便かつ安価で，診断効率もずば抜けている．そのためわが国においては，医療施設で頻用されるのみならず，学生の定期健康診断にも胸部撮影が行われるほど普及している．胸部 CT の出現により，その診断精度に関しての限界が囁かれてはいるものの，その簡便性において，当分の間は臨床の現場で見捨てられることはないであろう．また医療被曝の面からみても，他の放射線検査とは比較にならないほど微量であり，胸部単純 X 線写真の被曝線量は自然放射能による年間被曝量の数分の一とされている．この点からも，胸部単純 X 線写真から得られる情報と比較すれば放射線画像検査の唯一の欠点である放射線被曝量は，全く問題にならないといえる．空気という気体で満たされ，十分に膨らんだ肺臓内に起きる多くの病変は，炎症であれ腫瘍であれ，正常肺との強いコントラストにより，前処置なしに，容易に異常陰影として描出される．そのため，空気（陰性造影剤）で満たされた肺臓は，カルシウムなど（陽性造影剤）で構成される骨組織とともに，単純撮影には理想的な臓器といえる．

　医療施設においては患者の自覚症状や疾患と関連なく，入院前にはルーチンで胸部単純 X 線写真が撮影されるが，これは院内感染の防止を主な目的として行われている．結核などの呼吸器感染症は自覚症状が乏しい患者も多く，入院前の胸部単純 X 線写真の評価（図1）は必須の検査といえる．そして，感染症のみならず入院時の胸部単純 X 線写真をきっかけに，肺癌が偶然に見つかることも決して稀ではない（図2）．そのため，入院患者の写真読影に際しても，現病や臨床情報にあまりとらわれることなく，検診の読影のようにすみずみまでくまなく観察する態度を忘れないようにしたい．

胸部単純 X 線写真の撮影ポイント

1．撮影体位

　心臓は胸腔内で正中からやや左側前側に位置している．X 線は，管球内の焦点と呼ばれる数 mm 以下の実質的には，ほぼ点から照射され，放射状に広がる．このため，フィルムから離れるに従って被写体は拡大して投影される．心陰影の拡大と肺野との重なりを防ぐように，正面撮影は後前方向（P → A 方向），側面撮影は右左方向（R → L 方向）に行われる．正面像では肩甲骨が肺野に重ならないように，肺尖部が鎖骨で隠れないように撮影する．

2．中心線

　放射線束は末広がりであり，中心部（中心線）は体の正中部，通常は第 6，7 胸椎に垂直入射させる．この中心線がずれると，肺野濃度や被写体の拡大率に上下左右差がみられ，診断の妨げとなる．

3．撮影距離

　X 線が放射状に広がる性質上，胸部構造を実物

1章　胸部単純X線撮影

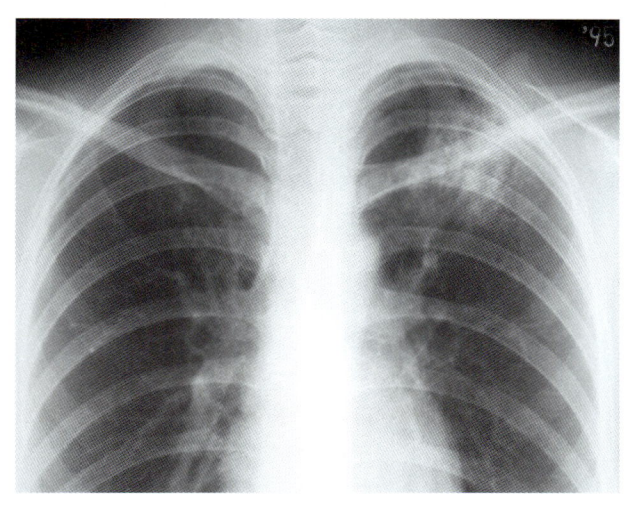

図1　活動性肺結核
重症の蕁麻疹の診断で入院時に撮られた胸部単純X線写真．左肺尖に浸潤影あり，活動性の肺結核に一致する所見である．呼吸器症状はないが，結核病棟のある病院へ直ちに転送となる．

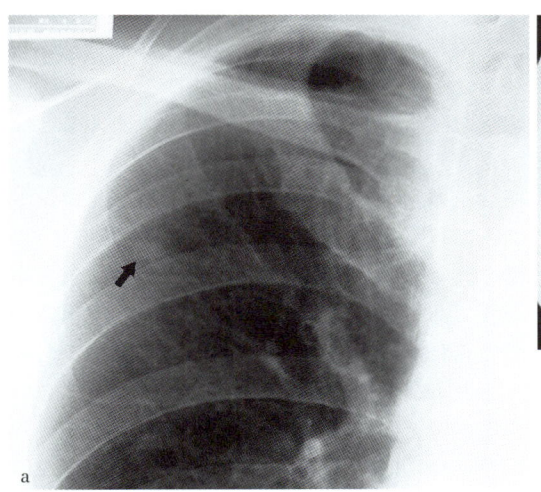

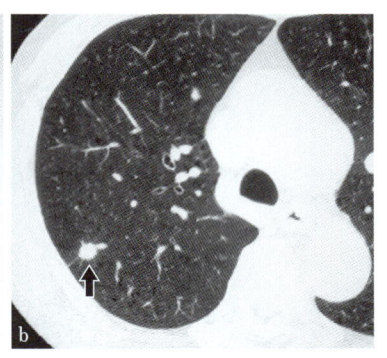

図2　小型肺腺癌
糖尿病の教育入院時の胸部単純X線写真(a)で右肺野に小結節(矢印)を指摘される．直ちに撮られた胸部CT(b)にて右上葉のS^2にspiculaを有する結節影(矢印)あり．切除され小型腺癌と診断された．

大に投影するためには管球内焦点とフィルムの距離を長くとるほうがよいが，現実的には2m程度とられる．

4．撮影時間，管電圧

心拍動や体動によるぼけを防ぐために撮影時間は短く，数mm秒程度に設定する．管電圧は一般的に120～140 kVpの透過性の高い高電圧域を使用することにより，骨や軟部組織の陰影は減弱し，肺野や縦隔内構造がより観察しやすくなる．

5．背臥位およびポータブル撮影と立位撮影の違い

胸部の背臥位撮影はポータブル装置を用いて前後方向（A→P方向）で撮影される．以下に立位との違いと読影時の留意点について述べる．

ポータブル装置は体幹と管球の距離が1mほどしかなく，フィルムから離れた構造の拡大がより目立つ．また，電圧も80 kVp程度と低いため，骨や軟部組織，血管構造や水などのX線吸収がよく，これらの構造がより強く投影される写真となる．腹圧により横隔膜は挙上し，乳腺などの軟部

組織も立位とは異なった方向へ広がる．立位で容易に確認できた胸水や液面はフィルムに平行な淡い陰影となって認識が難しくなり，循環動態も立位とはやや異なること，重力の影響で被写体の位置や形がわずかながらも変化していることも考慮する必要がある．逆にこれらの撮影状態の変化を想定しながらフィルムを見ると，一枚の画像から多くの情報が得られる．

6．胸腔外の要素

通常，写真に写り込むような異物は撮影時に照射野から取り除かれているが，時に束ねた髪の毛や貼付式のカイロなどが写り込み病変と紛らわしいことがある．また，乳頭や疣贅も肺野に重なると腫瘍と紛らわしいし，皮膚の圧排によって生じた線状陰影は気胸と見分けなければならないこともある．乳房切除後，大胸筋欠損，撮影体位などで肺野の透過性に左右差がみられることはしばしば経験する．

7．デジタル撮影

便宜上，この項で用語はフィルムで統一しているが，実際はいわゆる昔ながらのX線フィルムを使用した撮影は少なくなっており，中規模病院以上であればフィルムの代わりに輝尽性感光体板(imaging plate；IP)あるいは平面検出器(flat panel detector；FPD)を用いたデジタル撮影にほぼ置き換わっている．CR(computed radiography)ではX線フィルムカセッテの代わりにIPを使用し，暗室で現像する代わりにレーザービームのスキャンによりIPに蓄積されたX線エネルギー情報を読み取り，デジタル信号に変える．このデジタルデータを解析し画像化するときに曝射条件の不具合は補正されるため，撮影状況に左右されにくい安定した画像が供給される．この画像はモニター上で診断されるばかりではなく，フィルム出力すればシャウカステン上でも同様に見ることができる．フィルムカセッテあるいはIPの代わりにFPDと呼ばれる検出器を用いると，曝射されたX線がFPD内のヨウ化セシウムなどのシンチレーターを発光させ，その光をフォトダイオードで電気信号に変換し画像化するため，撮影後にすみやかに画像表示が可能である．どの施設，検査でもそうであるが，臨床医あるいは診断医がより質の高い検査画像を撮影者に要求しないと，現状で満足していると思われてしまい改善されないことが多いので，時に画像ができるまでの過程を振り返るのも診断力向上につながる．

正常胸部単純X線写真および解剖

胸部単純X線写真の読影には正常解剖だけでなくX線写真の特徴あるいは限界を理解しておく必要がある．例えば，立体構造を平面化している点ではいわゆるポートレート写真と同様であるが，X線写真では内部構造もすべて平面に投影していることや，単なる白黒写真ではなくX線軌跡に沿った吸収値の差を反映したものであることなどである．

吸収値の差はコントラストと呼ばれる．コントラストは被写体の大きさ(X線が通過する厚さ)に影響される．大きさが同じであれば質量に依存するはずであるが，実際には接して隣り合う構造が見分けられるのは大別して4種で，骨および石灰化，水および軟部組織，脂肪，空気の境界ぐらいである．例えば胸水(水)と心臓(軟部組織)が接していた場合には吸収値の差としては認識できない(silhouette sign 陽性)．一方で，筋間にある脂肪組織や縦隔気腫のように吸収値が異なった構造の境界線は容易に見える．ただし，これらの境界はX線束に平行であることが条件であり，構造がX線束に対して斜めに位置していたり垂直方向に重なっている場合には境界線は認識できなくなる．

当然写っていると思われる構造が意外に認識できないことがあるということも知っておくべきである．例えばフィルムに平行(X線束に垂直)に位置する胸骨は正面像ではほとんど同定できないが，側面像では明瞭であるし，はっきりと石灰化している胸膜プラークも，側胸壁にあれば容易に見えても，腹側あるいは背側ではほとんど指摘で

きないことがしばしばある．横隔膜や葉間線に関しても同様で，認識できるのはX線束に平行な横隔膜の稜線や小葉間裂だけで，大葉間裂は正面像では通常は描出されない．

　胸部単純X線写真というと肺野や縦隔だけに興味が集中しがちであるが，皮膚や皮下組織から骨格も含めた胸部全体が投影されていると知っていたほうが，肺野や縦隔の陰影も理解しやすい．また，消化管造影や血管撮影などの透視をリアルタイムで見ることは立体構造が平面になるときのイメージをつかむのにとても役に立つし，加齢による胸郭の変形や漏斗胸なども患者を診察してからフィルムに向いたほうが写し出されているものを想像しやすい．

1．胸部単純X線写真正面像

　胸部単純X線写真の読影でまず見落としてはいけないのは肺癌であり，次に結核などの感染症，要するに肺野病変である．肺の真ん中の大きな腫瘍は誰にでも見えるので難しい知識はいらないが，X線写真上の肺の範囲と血管や骨などの正常構造陰影の濃さは見慣れておく必要がある．

　図3はX線写真上の肺葉の範囲である．肺は心臓や大動脈弓，横隔膜と重なっており，縦隔上で接合線という左右の肺が接した陰影を形成しうる．これらの実質臓器に重なった肺病変は見落としがとても多いが，陰影の濃さあるいはsilhouette signなどによって存在を知ることができる．

　前項で述べたように条件良く撮影されている写真では，縦隔内構造や心臓，横隔膜，骨に重なった肺血管陰影も観察できる（図4）．

　気管透亮像は椎骨に重なって正中を下行する．胸郭に入ると右側では上葉と接して気管支の右側壁が右気管傍線①として1mmぐらいの厚さで観察でき，気管傍リンパ節腫大，上葉の肺炎や無気肺，腫瘍があると変化する．この領域は上大静脈⑲あるいは腕頭動脈の陰影が重なるので病変と紛らわしいことがしばしばある．左側壁は左総頸動脈や鎖骨下動脈，上縦隔の軟部構造と接するために最初から同定できない．

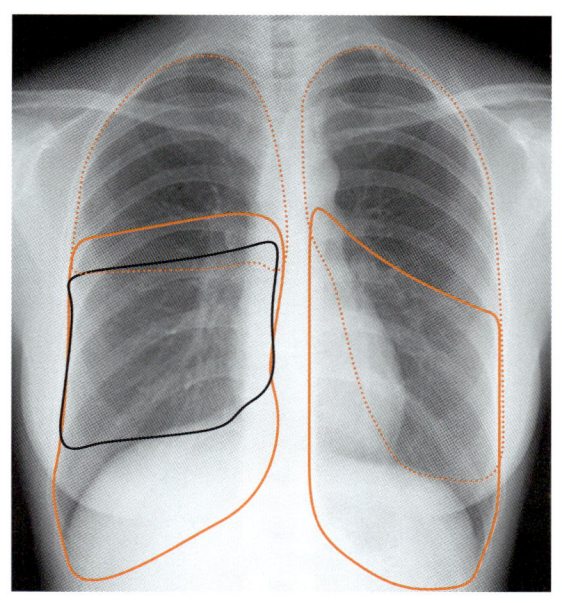

図3　胸部単純X線写真上の肺葉範囲
〔上葉（舌区）………，中葉 ───，下葉 ───〕

　左右の肺は肺門や心陰影，横隔膜に重なって存在している．後接合線②，前接合線③は左右の肺が縦隔上で接することによって構成される陰影である．葉切除や無気肺，緊張性気胸など，片側肺の縮小と対側の過膨張によりこの接合線が正中を越えて観察されることもある．

　おおよそ第5，6胸椎の高さで気管は左右の気管支に分岐する．この角度は60〜70°ぐらいであるが，肺の容積変化や縦隔内腫瘤などにより変化する．右主気管支は右側下方へ下行した後に右上方に向かう上葉気管支を分岐する．右主気管支上に奇静脈弓④が観察される．左主気管支は右側より長く，左外側に向かう上葉気管支を分岐する．

　縦隔内に縦走する奇静脈食道線（右食道傍線）⑤が見えるが，これは右肺が食道右側壁あるいは奇静脈と接して描出され，上方では奇静脈弓まで連続性が確認できることもある．食道裂孔ヘルニアの際に大きくふくらんで見える．

　下大静脈（肝静脈）の右縁⑥は右心横隔膜角に重なる．同部は心膜嚢胞やMorgagni孔ヘルニアが好発する部位としても知られる．心周囲脂肪組

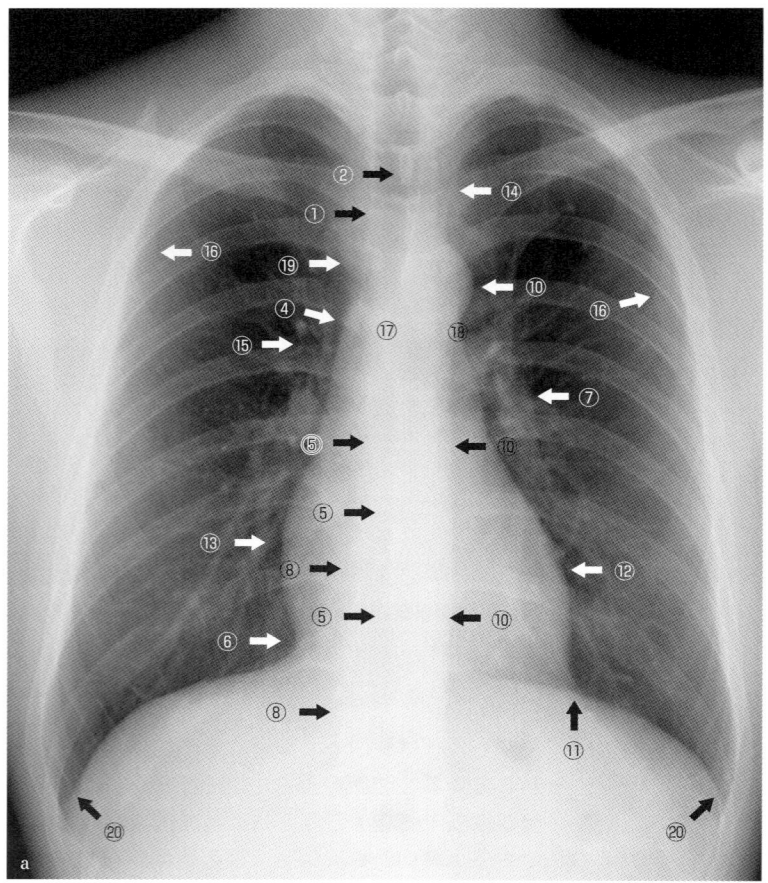

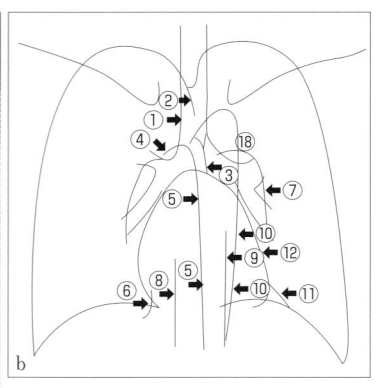

図4 胸部単純X線写真
a：正面像, b：模式図
① 右気管傍線, ② 後接合線, ③ 前接合線, ④ 奇静脈弓, ⑤ 奇静脈食道線(右食道傍線), ⑥ 下大静脈辺縁(肝静脈), ⑦ 左肺動脈, ⑧ 右脊椎傍線, ⑨ 左脊椎傍線, ⑩ 下行大動脈の左縁, ⑪ 心周囲脂肪組織, ⑫ 心左縁, ⑬ 心右縁, ⑭ 左鎖骨下動脈, ⑮ 右上葉気管支からB³bの接線, ⑯ 肩甲骨の内側縁, ⑰ 気管分岐部, ⑱ 大動脈肺動脈窓, ⑲ 上大静脈, ⑳ 肋骨横隔膜角

織⑪は多量の脂肪沈着があると心拡大と紛らわしい.

　左右の脊椎傍線⑨⑧は肺底区の空気と脊椎の境界でみられる線であり，含気の低下により消失する.

　胸部下行大動脈の左縁⑩は大動脈弓から下降するなめらかな境界として描出される．大動脈瘤や大動脈炎などで凹凸がみられる他に，心陰影に重なった左下葉病変の指摘に役立つ．すなわち肺癌や肺炎，虚脱などで下葉の含気が低下した場合にはこの線は消失する(silhouette sign 陽性)．胸椎の前彎が直線化(straight back)していると胸郭の前後径が減少して左房や肺静脈が下行大動脈と接してこの線が消失するときがあるため，心臓に重なる陰影の濃さや気管支血管陰影の異常所見とともに判断する必要がある.

　通常，心左縁⑫は左室側壁を，心右縁⑬は上大静脈から右房右室の辺縁を見ている．左肺尖部では鎖骨下動脈や無名静脈から鎖骨下静脈が正常でも淡い陰影を呈する．肺尖部で骨に重なる病変や肺門部病変は左右の陰影の濃さでしか指摘できないこともある．加齢により肋軟骨の骨化，骨棘が肺病変と紛らわしいこと，乳頭などの胸腔外構造が描出されていることもあるので注意を要する．肺動静脈はX線束と平行に走行した場合には結節状に見えることがあり，特に側面像でしばしば病変と誤って解釈される．気管支壁は正常では肺門から離れるとすぐに指摘できなくなり，末梢まで容易に確認できるのは気管支壁が病的に肥厚していたり，加齢による軟骨の石灰化が高度なと

きである．X線束と平行な気管支壁は時にリング状の構造として観察でき，正常でも前上葉内側気管支（B^3b）⑮はよく見えることが多いので，評価に役立つ．

気管分岐部⑰より分岐した左主気管支に左肺動脈は騎乗して背側に向かい，左肺門は右側よりやや高位にみられる．この肺動脈の騎乗に接して左上葉気管支は外側に向かって分岐した後に肺尖後枝，舌支に分岐する．大動脈肺動脈窓⑱は大動脈と左肺動脈の上縁に挟まれる透亮像である．縦隔腫瘍やリンパ節腫大などで凸状の陰影がみられ，病変を指摘しやすい部である．

下葉支に分かれる．下葉支は中葉支分岐部で後外方に上下葉支（B^6）を分岐する．これらの分岐部は円形の透亮像として観察されることもある．中葉支は縦隔側前方に向かう内側中支（B^5）および外方に向かう外側中支（B^4）に分かれるが，胸部正面像

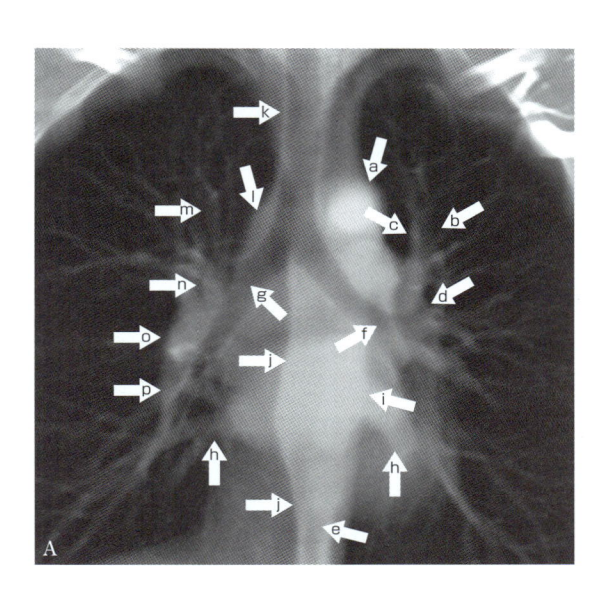

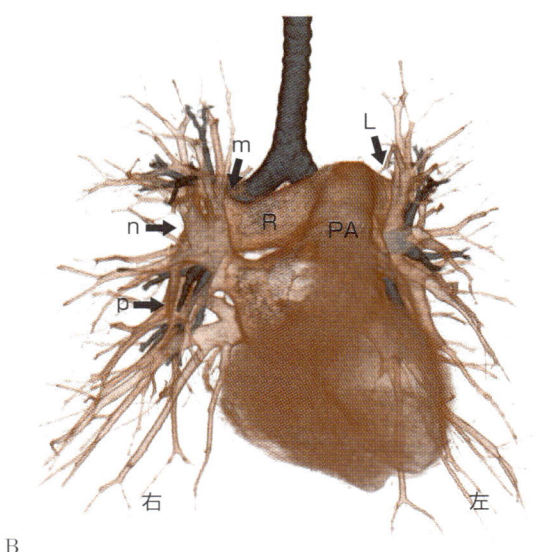

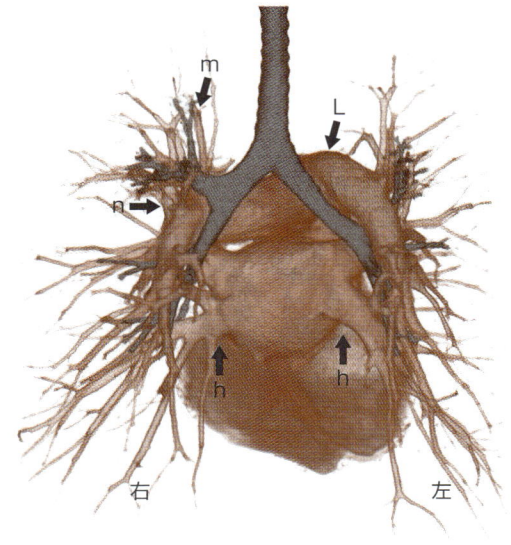

2．気管分岐部を中心とした縦隔陰影

図5AはMDCTを用いて作製した冠状断再構成画像（疑似断層写真），図5Bは肺動静脈，気管および気管支の3次元再構成画像である．

前述のごとく約60〜70°の角度で気管から左右の気管支は分岐する．右側ではすぐに上葉（気管）支を分岐した後に中間気管支幹となり，中葉支と

図5 気管分岐部
A：冠状断再構成画像（疑似断層写真），B：3次元画像（左：正面，右：背面）
a：大動脈弓，b：左肺尖後区動静脈 A^{1+2}, V^1，c：左肺尖後区静脈 V^2，d：左下行動脈，e：食道内の空気，f：左上葉支の分岐部，上気管支管，下気管支管の分岐部，g：右上葉気管支の分岐部，h：下肺静脈，i：下行大動脈線，j：奇静脈食道線，k：右気管傍線，l：奇静脈弓，m：右肺動脈前幹，n：右上肺静脈（V^{2+3}），o：右肺動脈，中葉枝の分岐部，p：右下行肺動脈，q：右上葉前上枝（B^3b），PA：肺動脈幹，R：右肺動脈，L：左肺動脈

では中葉は下葉に重なる．下葉支は縦隔側から内側，後，外側前肺底支($B^{7, 10, 9, 8}$)と分かれるが，正常肺では同定は難しい．左側では上葉支を分岐した後に外下方に下葉支は走行し，前肺底支(B^8)，外側肺底支(B^9)，後肺底支 B^{10} の区域支に分かれる．上葉支は肺尖後枝(B^{1+2})，前上葉支(B^3)と舌支($B^{4, 5}$)に分かれる．

肺動脈は3次元画像(図5B)で走行のなめらかさを見ていただきたい．胸骨のすぐ後ろに位置する右室から起始した肺動脈幹は上方背側に向かい，左右の肺動脈に分かれる．縦隔気腫や気縦隔撮影でもないかぎり，心嚢内にある肺動脈幹から左右の肺動脈分岐部は描出されないが，走行を想像することができる．右肺動脈は気管分岐部のやや下方を横走して心嚢内で前幹(上幹)を分枝し，葉間動脈(下行肺動脈)として中間気管支幹の前側を横切る．上方に向かう A^2 を分岐した後に，下葉気管支の外側を併走して下行する．最初に分枝した前幹は上葉気管支に併走して $A^{1, 3}$ に分かれる．下行肺動脈は中葉気管支のやや上方で中葉支(A^{4+5})を分岐し，後方に A^6 を分岐する．左肺動脈は左主気管支を乗り越えて後方にまわり，下葉気管支の背外側を平行して下行する．A^3 は通常は B^3 の内側に位置するが，舌区肺動脈は気管支の内側(縦隔型)あるいは外側(肺葉型)のいずれもとりうる．

左房は通常，胸郭の中心部付近で左右の房室の中では最背側にあり(図5B)，左右の上および下肺静脈が流入する．右上肺静脈は右中葉気管支の腹内側から上行し，左肺静脈は左上葉気管支の腹内側から上行してすぐに肺門部で分枝する．このため正面像では肺門部で肺動脈と上肺静脈の分枝，気管支は重なって陰影をつくり，肺門部構造を複雑にしている．肺門陰影の濃さと大まかな血管走行を見慣れておくとよい．一方で下肺静脈は上肺静脈の下方で左房に流入し，両手を広げたように分枝しているが，これは心陰影に重なる．

3．側面像および肺門部断層像(図6, 7)

側面像は通常右 → 左方向に撮影されるが(図6)，左右の構造が同一の平面に重なるために理解が難しい．読影のためのいくつかポイントを挙げると，透過性がよい正常領域 ⑨ ⑫ ⑬ を理解すること，肺門部血管構造を結節と誤らないこと，中葉舌区病変と下葉病変との区別，少量の胸水を指摘できること，胸骨骨折や脊椎に重なる陰影を見つけることなど正面写真で評価が難しい病変を指摘することである．左右の肺門の疑似断層像(図7)を作製して理解の一助とした．

気管 ① は前後径約2cmの透亮像として描出され，気管透亮像から前方にかけて大動脈弓から分岐する血管陰影が重なり，気管の背側では透亮像がみられる．気管から気管分岐部，左右の気管支を挟んで前側に右肺動脈 ③，後方に左肺動脈 ④ が認められる．左上葉気管支口 ⑤ は前述の左肺動脈の騎乗に輪郭されて明瞭な透亮像として観察される．左肺動脈は左上葉支口に沿って後方に回り込んで下葉気管支とともに下行する．左気管支後壁は肺動脈と接するために独立した陰影をつくらないが，右側では肺門から右主気管支，上葉支と中間気管支幹の後壁は描出されるため，右気管支を同定するのに役立つ．inferior hilar window ⑨，retrocardiac space, retrosternal space などの正常透亮像を知っておくと同部の陰影指摘に役立つ．

左右の横隔膜の鑑別は，心陰影と連続して腹側で境界が見えずに胃泡があるのが左横隔膜，心陰影と重なっても silhouette sign を示さずに前方まで観察されるのが右側であり，背側では拡大率のより高いほうの肋骨まで右横隔膜は連続して描出される．横隔膜と肋骨は後肋骨横隔膜角を形成し，少量の胸水を指摘するのに役立つ．

読影のコツ

近年，医療現場において医師の臨床能力に対する期待のあまりの高まりに，臨床の場で時として戸惑うこともある．この傾向は今後よりいっそう強くなることはあっても，決して弱まることはないであろう．検診の胸部間接X線写真の見落としに対しての医療訴訟など，以前には考えられな

かった事例も散見される．米国では医療訴訟の中で最も頻度の高いものが，肺野結節影の見落としといわれている．見落としを避けるには，複数の医師による二重読影と過去の写真との比較読影が理想である．特に異常陰影を見つけた際には，過去の写真との比較読影はCT検査よりも有効なこともあり，決してないがしろにしてはならない．そのため安易にCT等の検査を依頼することなく，以前の写真を取り寄せ，まず比較読影してみる努力を惜しまないようにしたい．そして画像診断の第一歩は，病変の発見と病変存在の否定であることは胸部写真読影においても同様である．写真上に描出された異常所見を見過ごしたり（異常に気付いても精査に回さない），見落としたり（病変に気付かない）しては，鑑別診断に進めない．

　画像診断の中でも，最も基本となる胸部単純X線撮影の読影のコツは，たくさんの正常写真をできるだけ多く読むことに尽きる．疾患ごとの画像所見を記載した教科書をいくら読んでもコツはつかめず，臨床医としての実力は上がらない．呼吸器疾患においては，同一疾患が多彩な異常パターンを呈するため，知識量の蓄積のみでは診断能の向上に限界がある．その点，骨疾患などにおいては，教科書をたくさん読んで，疾患ごとの異常陰影を覚えれば，臨床医としての実力は勉強量に比例して上がるであろう．

　学生時代の知識蓄積の努力と異なり，研修医として胸部単純X線写真を勉強する際には，臨床の場では単純X線写真上の所見のみで疾患を診断することははじめから諦めて，病変の発見努力のみに集中してトレーニングするほうが，診断能向上の近道かもしれない．そのためには，胸部単純

図6　側面像
①気管，②上行大動脈から大動脈弓，③右肺動脈，④左肺動脈，⑤左上葉気管支口，⑥肩甲骨，上肢帯筋の軟部影，⑦心，⑧下大静脈（肝静脈），⑨inferior hilar window，⑩左肋骨，⑪右肋骨，⑫retrocardiac space，⑬retrosternal space，LPV：左肺静脈，RPV：右肺静脈，TI：中間気管支幹

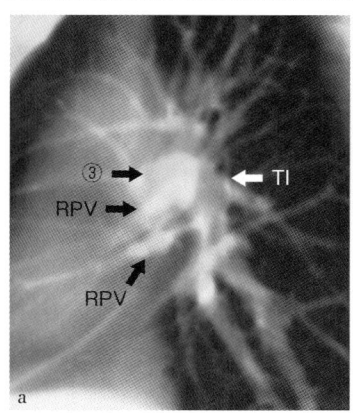

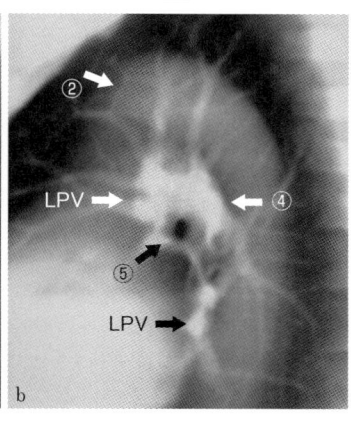

図7　MDCTによる肺門部2.5 cm厚断層像
a：右肺門，b：左肺門
②上行大動脈から大動脈弓，③右肺動脈，④左肺動脈，⑤左上葉気管支口

X線写真の読影に熟練した専門医のもとで，ある一定期間集中して胸部単純X線写真を読影することが望ましい．その訓練期間は個人の能力により異なると思われるが，3か月ほど集中すれば十分であろう．その期間に，捨ててよい所見と捨ててはいけない所見の判断能を身につけるように努力する．これさえできるようになれば，胸部単純X線写真の読影は恐くはない．異常所見に気付けば，次にCT検査や臨床検査を組み立てて，それでも判断に迷うときは専門医に相談するように心掛ければ，少なくとも読影医自体が訴訟に巻き込まれるような事態は避けられる．

とはいえ，この病変を見落とさない読影が最も難しく，ただ漫然と写真を眺めていても異常所見は見えてこない．ではどのようにして写真を見たらよいのであろうか？　まず胸部単純X線写真の読影に際し，患者の臨床情報はきわめて重要であると同時に，あまりに強烈な臨床情報はかえって正確な読影の邪魔にもなりうることを忘れないようにしたい．心拡大の有無のために依頼された検査において，主治医が心胸郭比のみ測定し，肺癌病変を見落とすことは決して稀ではない．まず臨床情報から離れて純粋に写真の異常を見つける努力が大切である．次に患者の訴えなどの臨床情報から，疑うべき所見を探すように読影をするべきである．このことは言うは易しであるが，なかなか実行は難しいかもしれない．そのためにも胸部単純X線写真は，臨床医と放射線科医による二重読影が望ましい．

また胸部単純X線写真は，立位と臥位などの撮影体位や呼気と吸気などの呼吸の状態により得られる情報が大きく異なってくる．そのため読影の前にその写真がどのような条件のもとで撮られたかを知ることが重要であり，診断の第一歩である．特に医療施設内で撮影された写真は，患者の重症度によりさまざまな条件で撮影されることが多い．立位で肋骨横隔膜角を不鮮明化する胸水も，背臥位撮影では背側に均等に分布するため発見が難しくなる．そのため立位がとれない患者において胸水を否定するためには，側臥位方向の撮影は

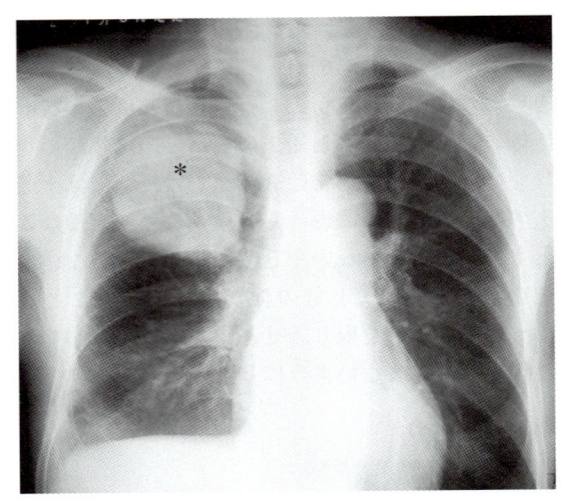

図8　腫瘤形成型肺癌（扁平上皮癌）
右上葉に大きな腫瘤（*）を認める．喀痰細胞診にて扁平上皮癌と診断された．

必須となることなども知っておく必要がある．深吸気では描出されない小さな気胸が，深呼気撮影で初めて見えてくることもある．

1．正面像の読影

肺野の大きな腫瘤陰影（図8）を見つけることなどは，誰にでもできるし，特に訓練を必要とするとは思えない．見る人が見れば指摘しうる異常所見を見落とさないためにはどうしたらよいのであろうか？　それには一定の目の動きで胸部単純X線写真を探る必要がある．読影に慣れてくれば，異常所見が自然に眼の中に飛び込んでくるようになるかもしれないが，それまでは一定の順で正常構造に隠れている所見を探す努力がどうしても必要である．あまり細かく追う必要はないが，基本となるのは中心陰影の読影と左右肺野の比較読影である．すなわち漢字の「小」の字を描くように視線を動かすことである．

1）中央陰影

まず中央陰影の評価としては，気管の走行と内径に注目してみると，気管の屈曲から甲状腺腫の存在を疑いうる（図9）．気管の内径の狭窄も重要な所見ではあるが，原因となるのは再発性多発性

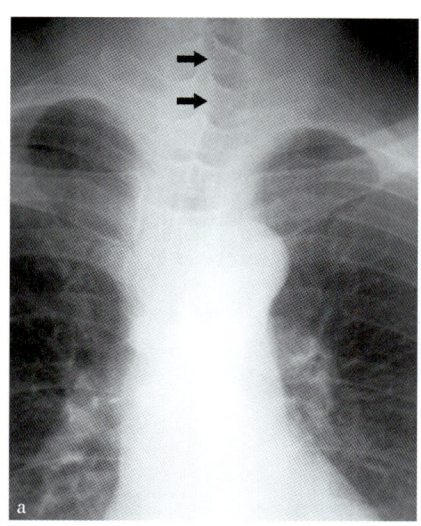

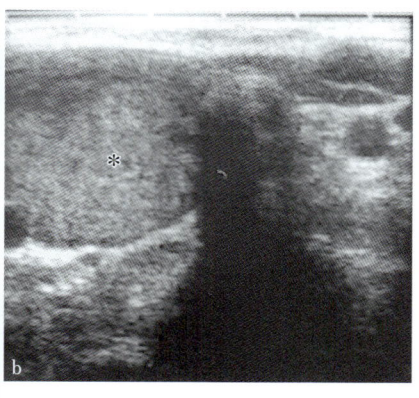

図9 甲状腺腫
検診の胸部写真(a)にて気管の左方への偏位（矢印）を指摘される．頸部の超音波検査(b)にて甲状腺右葉の著明な腫大（＊）が確認された．

軟骨炎やアミロイドーシスなどいずれも，きわめて稀な疾患である．気管の透亮像は成人では必ずまっすぐである．鎖骨上縁から2cmほどの高さで「く」の字に屈曲する気管を見た際には甲状腺腫瘍を疑い，頸部の超音波検査を施行するべきである．甲状腺腫瘍による気管のシフトを検診の写真でとらえることは決して稀ではなく，多くは見過ごされてしまっている．

2）上縦隔

次に上縦隔では右上縦隔に注目したい．右側の縦隔縁は通常，上大静脈により形成されるため，上大静脈は外側に膨らむことはない．左側では大動脈弓と肺動脈との間のいわゆるaortic-pulmonary windowに注目したい．この部のリンパ節の腫大や大動脈瘤も写っていながら見落としやすい病変の代表である．心陰影，縦隔陰影は個体差やバリエーションがとても多く，簡単に診断のコツを述べることは難しいが，やはりたくさんの正常写真を読むことに尽きる．

3）肺野

次に肺野の評価方法に関して述べるが，前述したように基本は左右の比較である．上から下に同じ高さの肺野の左右を何度も比較しながら読影し，わずかな左右差から重要な病変を見落とさないようにしたい．特に注意する部位として肺尖部と肺門部を挙げておきたい．若年者の肺尖に淡い異常陰影を認めたならば，活動性の結核の可能性がきわめて高いように，重要な観察部位である．肺尖部は鎖骨と肋骨が重なり合うために，病変が隠れて見え難くなることをよく経験する．そのために左右の肺尖の濃度差に注目することが重要となる．結核のみならず肺癌の頻度も高く注意が必要である．左右の肺尖部の左右差で発見された肺癌を(図10)に示す．肺門部も同様で，特に結核の好発部位であるS^6は肺門陰影に重なり見落としやすい病変である．肺門陰影濃度の左右差だけが病変発見の手掛かりとなりうるため，肺門部はその形や高さよりも濃度の左右差がより重要な所見といえる．肺野はいわゆる写真上の肺野よりも広く，心陰影の背後や横隔膜下にも存在している．そのため，肺野病変発見のためにはこの正常構造内に隠れた病変(図11)にも注目して読影する必要がある．正確には言えないが，20％ほどの肺野は心陰影などの正常構造に隠れていると思われる．

2．側面像の読影

側面像は正面像の補助的または補完的な意味合いで撮影されているが，正面像にはない側面像のもつ有用性を理解して読影する必要がある．側面撮影をルーチンに行うか否かに関してはいろいろ

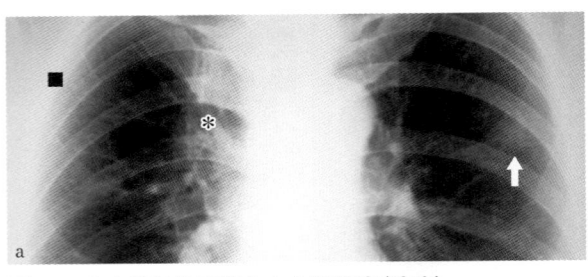

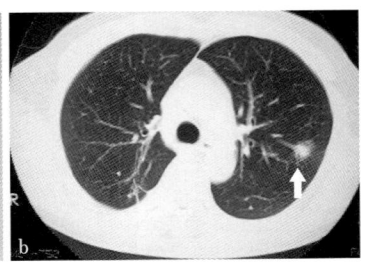

図10 右上葉結核瘢痕と左上葉肺癌(腺癌)
胸部写真(a)を左右比較しながら読影すると上肺野では右内側に結核瘢痕像(＊)を，左上肺野には左第3肋骨前縁に重なる小結節(白矢印)が指摘できる．胸部CT(b矢印)にて左S^{1+2}の腺癌が疑われ切除された．

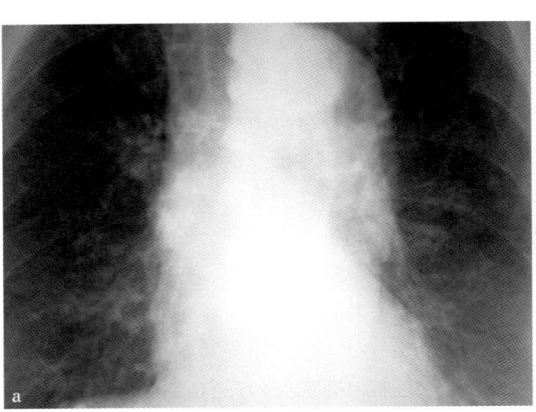

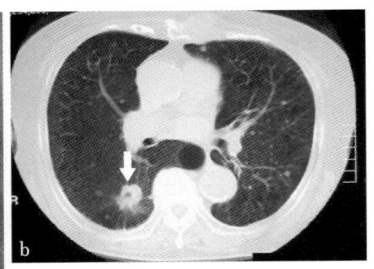

図11 右下葉肺癌
胸部写真正面像(a)から右肺門に重なる肺癌の存在を疑うことは困難である．多発する小結節の疑いで施行された胸部CT(b)から，右S^6の不整な辺縁の結節と肺内にびまん性に散布する小結節(矢印)より，肺内転移を伴う右下葉の原発性肺癌と診断した．

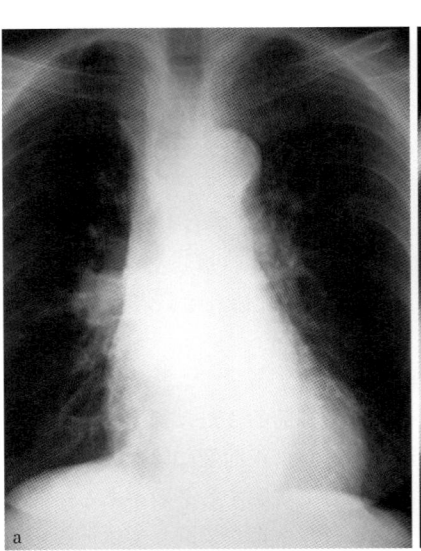

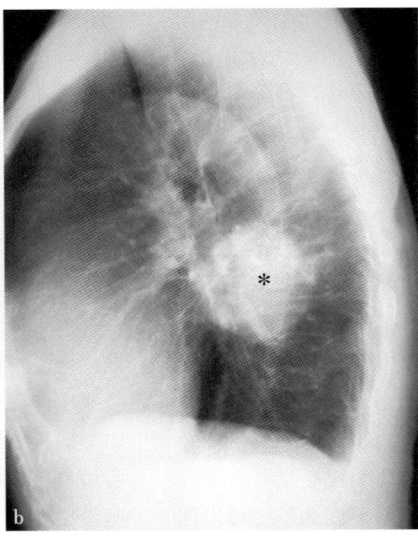

図12 右下葉肺癌(扁平上皮癌)
血痰を主訴として来院．胸部写真の正面像(a)から，肺門と心陰影に大部分が重なるため，大きな肺内腫瘤があることを指摘することは難しい．しかし側面像(b)からは容易に肺内の腫瘤の存在を指摘できる(＊)．

な意見があると思われるが，無症状の若年者の検診には側面撮影は不要と思う．なぜなら若年者の検診の対象となる疾患は肺結核がほとんど唯一の疾患であり，結核の好発部位は肺尖部であり，その肺尖部は側面撮影では挙上した両側の上腕の重なりにより全く評価できない．そのため若年者の検診には側面像は基本的に不要と考えられている．側面撮影が正面撮影よりも診断に優位な点も知っておきたい．まず胸骨の評価に関しては側面撮影が圧倒的に優れる．正面では全く胸骨は評価できず，交通外傷による胸骨骨折に際しては側面撮影が必須である．気管や胸椎に関しても同様である．正面像では，気管や胸椎は心陰影に重なり評価が難しい．肺野に関しては側面像では左右の肺野が重なるため，正面撮影より病変の描出能に劣ると言わざるを得ない．しかし，正面像で心陰影に重なる前縦隔病変を，側面像の胸骨背側透亮帯の消失から診断したり，正面像で心陰影などに重なる肺野病変を側面撮影から確診したりすることなどは日常診療でよく遭遇する（図12）．また，少量の胸水の同定には正面像よりは側面のほうが優れている．通常，正面像における肋骨横隔膜角の鈍化には350 ml以上の胸水貯留が必要とされるが，側面像では150 ml程度で鈍化がみられるとされる．

文献

1) 佐藤雅史：胸部写真の読み方と楽しみ方．学研メディカル秀潤社，2003
2) 多田信平：エッセンシャルX線解剖学図譜：必須・X線解剖用語3900．医療科学社，2004
3) Felson b：Felson's principles of chest roentgenology 2nd ed. Saunders, 1999

（三角茂樹）

ビューワー VIEWER long but wrong report

　画像診断のレポートはなるべく短いほうがよい．長々として，しかも間違ったレポートは困る．40年も前のことだが，米国のクリーブランドクリニックにレジデントとして勤めていたころ，自分の行った血管造影のレポートをかなり詳しく書いた．残念ながら，私の診断は正しくなかった．"It was a long but wrong report"と，私は小声で言った．自嘲のつぶやきだったが，LとRの発音で苦労したり誤解されたりすることのないアメリカ人には，私のつぶやきはジョークとしては通じなかったようだ．あるいは，私の発音が悪くてLとRの区別ができていなかったのかもしれない．全部巻き舌になって，"wrong, wrong report"と聞こえていたとしたら……．

　米国では，日本の放射線科のおかれた立場の弱さを実感させられた．向こうではシャウカステンにかけてもらったフィルムを見ながら英語で，つまり母国語でマイクロフォンに向かって所見を吹きこむ．一方こちらでは，日本語に英語やドイツ語を混ぜながら手書きする．原則として，すべての放射線学的検査のレポートを放射線科医が作るアメリカに日本の放射線科は逆立ちしてもかなわないと悲観したのであった．

　コンピュータが報告書作成に使われるようになってから，わが国でも母国語による，印刷された報告書が出るようになった．音声入力も取り入れられてきている．モニター診断が普及すれば，報告書作成のシステムのうえでは欧米との格差が解消されることになる．わが国の特異な医療システムのために，放射線科医はいつまで経っても不足したままだが，わが国でもCTやMRIだけでなく単純写真のレポートが放射線科医によって作成される日の来ることを，首を長くして待っている．この願いがlonging（切望）で終わらないことを！

（林　邦昭）

2章 無気肺

肺葉性無気肺を中心に

　無気肺の単純X線像に関しては，Fraser & Pare[1]や，Heitzman[2]の教科書で詳細な記載がなされている．この中で使用されているatelectasisという用語は，ギリシア語のateles（不完全）およびektasis（膨張）によって表現されたものであるが，むしろ肺の含気減少の意味合いが強い．一方，Felsonら[3]は無気肺の主たる病態を肺の容積減少とし，collapse（虚脱）という用語を好んで用いている．臨床的にも，atelectasisとcollapseは明確な区別なしに使用されていることが多い．無気肺は文字通りの含気のない状態（airlessness）を意味するものではないが，原語であるatelectasisが無気肺と和訳されたためにしばしば混同されている．通常は，無気肺を肺のある程度以上の含気減少と容積減少をきたした状態と定義して差し支えないと思われる[4]．

　無気肺の単純X線像は，肺の含気減少と容積減少の程度によって左右され，さまざまな所見を呈する．典型像ではその診断が比較的容易であるが，診断に苦慮する非典型な像を呈する症例も少なくない[5]．本項では臨床的によく遭遇する肺葉性無気肺を中心に解説する．

病態の解説

無気肺の成因による分類

　無気肺の発生機序は，①吸収性無気肺，②受動性無気肺，③癒着性無気肺，④瘢痕性無気肺の4つに大きく分けられる[1]．これらが単独で，あるいはいくつかが組み合わさって無気肺を惹起する．

1）吸収性無気肺（resorptive atelectasis）

　癌や粘液栓，異物などによる気道内腔の閉塞や，リンパ節腫大，縦隔腫瘍による気管支の圧排，気管支結核後の狭窄などによって起こる無気肺であり，"閉塞性無気肺（obstructive atelectasis）"とも呼ばれる．気管支の閉塞が生じると肺胞内には漏出液が貯留し，drowned lungと呼ばれる状態となるが，感染を合併しなければ，肺胞内の空気とともに速やかに吸収され，無気肺が成立する．一方，感染が生じると，肺胞内には炎症性の滲出液が貯留するため，肺の容積は減少せず，閉塞性肺炎と呼ばれる状態になる．この場合，肺の容積はむしろ増加することさえある．

　気道閉塞による肺の含気の変化は，閉塞のレベルや程度，Kohn孔などの気道側副路の発達の程度に左右される．一般に，葉気管支レベルの閉塞では気道側副路からの空気の流入がなく，末梢肺の含気は消失する．ただし，葉間裂が不完全分葉の場合および区域気管支より末梢の閉塞では，側副換気により末梢肺の含気は保たれることが多い．

2）受動性無気肺（passive atelectasis）

　代表的なものは，気胸や胸水によるもので，肺が外圧によって拡張不全に陥った状態である．肺内の大きな腫瘍やbullaなどによる限局性の無気肺もこの範疇に入り，圧迫性無気肺（compressive atelectasis）ともいわれる．

3）癒着性無気肺（adhesive atelectasis）

　RDS（呼吸窮迫症候群，respiratory distress syndrome）や，急性の放射線肺炎などでみられる

無気肺であり，肺界面活性物質の障害が原因と考えられる．

4) 瘢痕性無気肺 (cicatrization atelectasis)

陳旧性肺結核や気管支拡張症，あるいは肺線維症などでみられる肺胞の線維性瘢痕化によって起こる無気肺である．末梢の気道も破壊され閉塞するが，中枢側の気管支は開存し拡張するため，癒着性無気肺とともに"非閉塞性無気肺"と称される．慢性炎症に伴う中葉症候群がその代表である．

これらの分類は，多分に病理学的なニュアンスを含んでおり，単純X線診断上明確な区別をすることは困難なことが少なくない．なお，本項で呈示する症例は吸収性無気肺と瘢痕性無気肺である．

無気肺の単純X線所見

成書によって若干の違いがあるが，Fraser & Pare[1] で挙げられている無気肺の単純X線所見を以下に示す．

[直接所見]
・葉間裂の偏位

[間接所見]
・限局性の肺野透過性低下
・横隔膜挙上
・縦隔偏位
・代償性過膨張
・肺門偏位
・肋間腔狭小化
・air bronchogram の消失
・葉間肺動脈陰影の消失(下葉無気肺)

"葉間裂の偏位"は，無気肺の診断において最も信頼でき，かつ認識しやすい所見である．これは，無気肺の主たる病態を肺の容積減少とする考え方に基づくもので，唯一の直接所見とするゆえんである．容積減少によるその他の所見としては，胸腔内圧の変化を代償する胸腔内外構造の変化(横隔膜挙上，縦隔偏位，肺門偏位，肋間腔狭小化)と代償性過膨張が挙げられる．一般に，急性に生じた無気肺では，縦隔偏位や横隔膜挙上の所見が目立つが，気管支拡張症などに伴う慢性の無気肺では，代償性過膨張が顕著である場合が多い．ただし，代償性過膨張による透過性亢進の所見は単純X線上しばしば指摘が困難であり，この場合，肺血管影の変化に注目することで間接的にその存在を疑うことができる．

一方，肺の含気減少に基づく所見として，限局性の肺野透過性低下と，葉間肺動脈陰影の消失を含めた silhouette sign がある．前者は，無気肺の最も重要な間接所見であり，Felson の教科書では直接所見として記載されている[3]．しかし，この肺野透過性低下には単に肺の含気減少だけでなく，前述したように閉塞部位より末梢での分泌物や炎症性滲出液などの要因が大きく関与していることが多く，これらは肺の容積減少の程度にも影響する．silhouette sign の重要性は強調するまでもないが，特に右中葉の無気肺における心右縁の不鮮明化は診断の唯一の鍵となることがある．しかし，容積減少が高度の無気肺では，心大血管辺縁や横隔膜陰影の消失が認められないこともあるので注意が必要である．その他の間接所見として，肺内結節影が移動したり消失することがあり，"shifting granuloma"と呼ばれる．また，juxtaphrenic peak や upper triangle sign も間接所見に挙げられるが，詳細は後述する．

肺葉性無気肺の単純X線像

図1は肺葉性無気肺のX線像のシェーマであり，葉間裂の偏位と限局性の肺野透過性低下および silhouette sign を示している．典型像では葉間裂の偏位に伴って肺門を要とし胸膜に至る扇型の陰影を呈し，mediastinal wedge と呼ばれる．さらに容積減少が進めば，楔型を示すようになる．

以下，症例を供覧しながら各肺葉の無気肺について解説する．

読影のポイント

1. 右上葉無気肺

正面像では，右上葉は肺門を中心に上内側に収

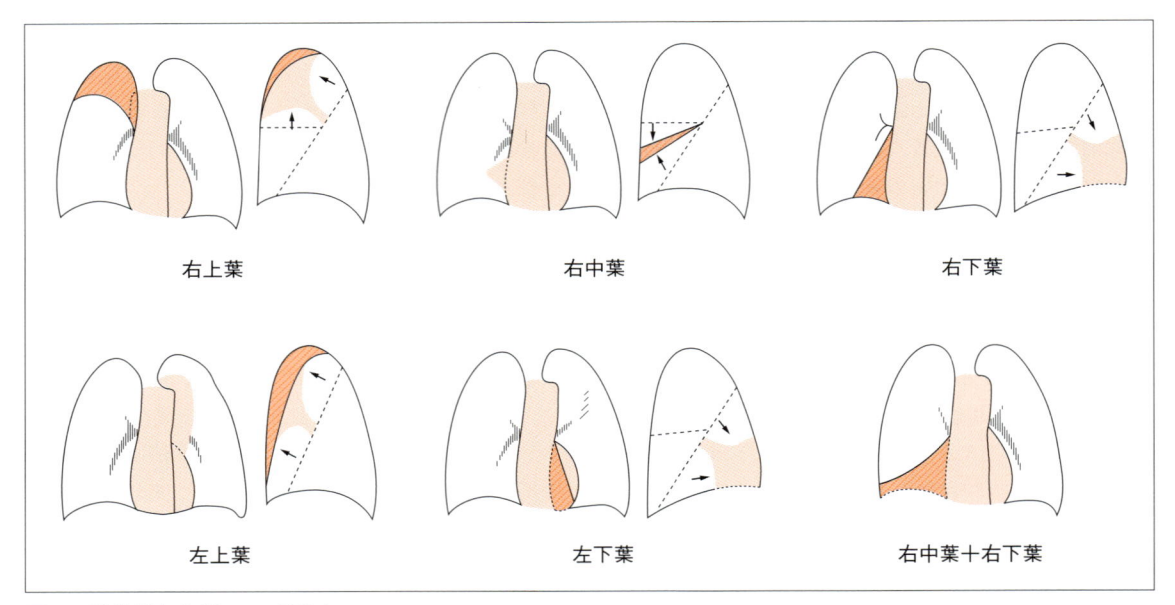

図1 肺葉性無気肺のX線像シェーマ
〔林　邦昭,他：新版胸部単純X線診断；画像の成り立ちと読影の進め方.秀潤社,2000より改変して転載〕

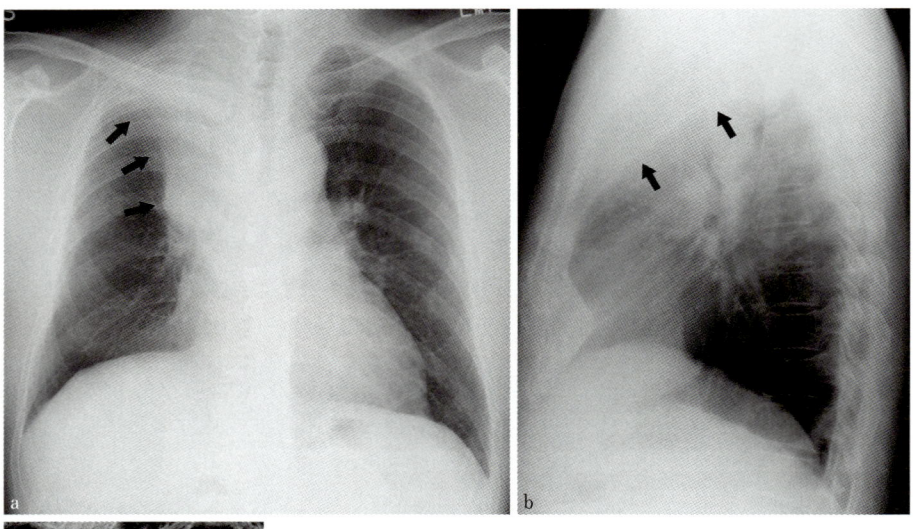

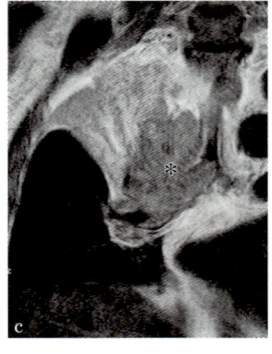

図2　右上葉無気肺
50歳代,男性,扁平上皮癌.
a：正面像.虚脱した右上葉が右上肺内側に認められる.挙上した小葉間裂と肺門部の腫瘍により,逆S字状の曲線を呈している(矢印)(Golden S sign).
b：側面像.大葉間裂は前方に偏位し,肺尖から前胸壁にかけて帯状の陰影が認められる(矢印).
c：MRI T2強調冠状断像.肺門部の腫瘍(＊)と無気肺の分離が容易であり,Golden S signの成り立ちが理解される.

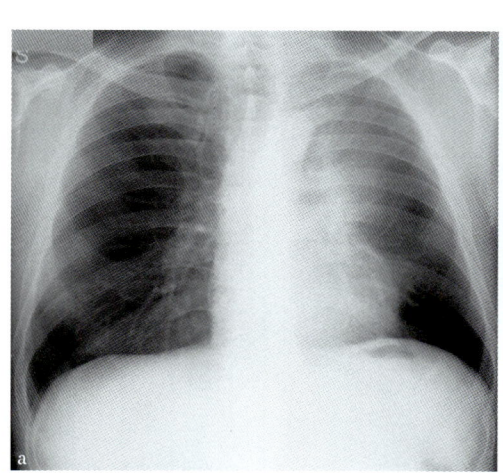

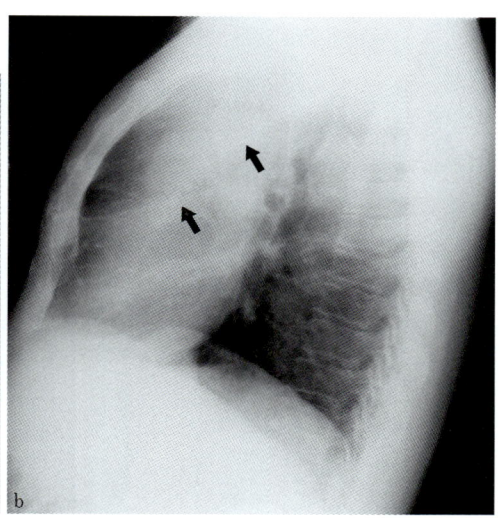

図3 左上葉無気肺
50歳代，男性，扁平上皮癌．
a：正面像．左上肺野内側に肺野透過性低下がみられるが，その外側の境界は不鮮明であり fade out したような印象を受ける〔前述の右上葉無気肺のX線像（図2a）とは異なることに注目〕．肺門部陰影や大動脈辺縁はやや不鮮明であり（silhouette sign 陽性），横隔膜の挙上もみられる．
b：側面像．大葉間裂は前方に偏位し前胸壁に対して平行である（矢印）．

縮し，扇型の陰影を呈する．その外側縁は，挙上した小葉間裂によって境されており鮮明であることが多い．図2は肺癌の症例で，右上葉無気肺の典型像であるが，正面像で矢印のごとく偏位した小葉間裂と肺門部の腫瘤により，逆S字状の曲線を示している．この所見は Golden S sign と呼ばれるが，中枢部に腫瘤が存在しなくても認められることがあり注意が必要である．側面像では，肺門を中心に洋傘を開いたような像（open umbrella）を示す．

このように無気肺の典型像では，その診断は容易であるが，時に読影困難な症例に遭遇することがある．これには，高度の容積減少を示すもの，腫瘤状陰影を示すもの，無気肺葉の占拠部位が非典型的なものに分類することができる[5]．右上葉の無気肺では，容積減少が高度なために単に縦隔影の拡大と読影されたり，肺門部に腫瘤状の陰影として認められ，縦隔腫瘍と誤診されたりすることがある．また，通常内側へ偏位する虚脱肺が外側胸壁に接するように偏位すると，肺尖部の胸膜肥厚や胸水と紛らわしい所見を呈することがあ

る．これは，peripheral upper lobe atelectasis と呼ばれ，小児でみられることが多いとされる．

2．左上葉無気肺

左上葉は舌区を含むため，右上葉の無気肺とはX線像が異なる．正面像では，上肺野内側中心に肺野濃度の上昇がみられるが，その外側の境界は不鮮明で fade out したような印象を受ける（図3a）．これは偏位した葉間裂が右上葉の場合と異なり，X線に対して斜方向に走行するためである．肺門部陰影や大動脈辺縁は不鮮明となる（silhouette sign 陽性）．また，上葉の無気肺では，横隔膜傍部のテント状の陰影がしばしば認められ，juxtaphrenic peak と呼ばれる（図4a）．その成因については，下副葉間裂の関与が考えられている．側面像では，葉間胸膜は前方に偏位し，前胸壁に対して平行な均等影として認められる（図3b）．左上葉の無気肺は右肺のヘルニアを起こしやすく，胸骨後部の透過性は亢進したままで，その範囲が広くなることもある．この場合，上行大動脈の前縁の鮮明化が認められる．mediastinal

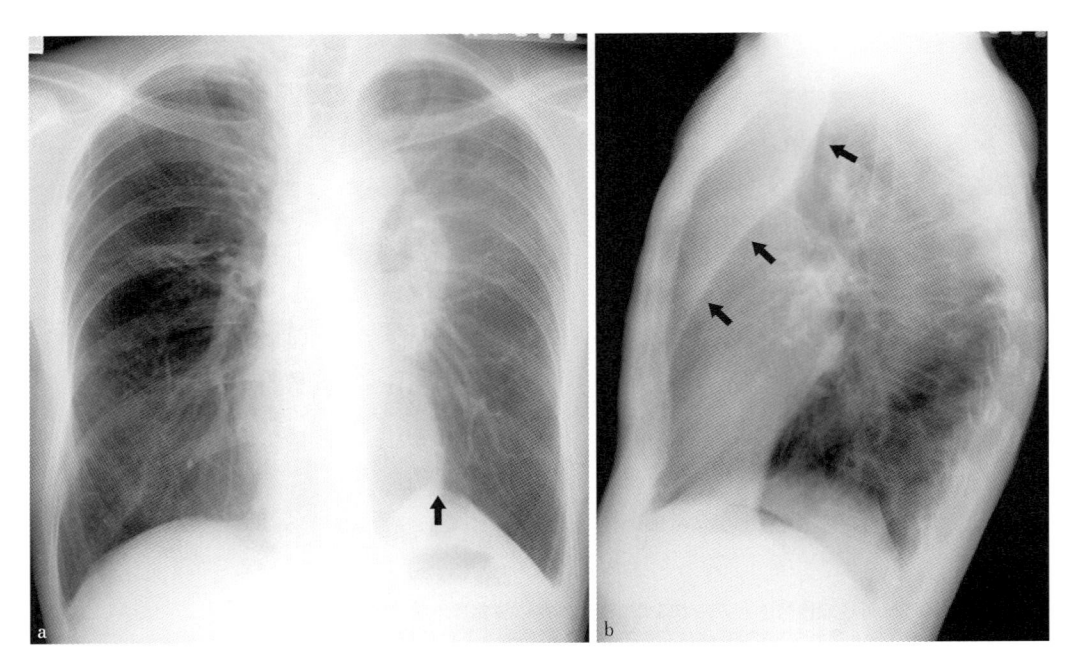

図4 左上葉無気肺
70歳代,男性,扁平上皮癌.
a:正面像.虚脱した左上葉は肺門周囲中心に肺野透過性低下として認められる.大動脈弓の辺縁は不鮮明である.横隔膜傍部のテント状の陰影,すなわち juxtaphrenic peak が認められる(矢印).
b:側面像.肺門を中心とした扇型の陰影(矢印)がみられる.

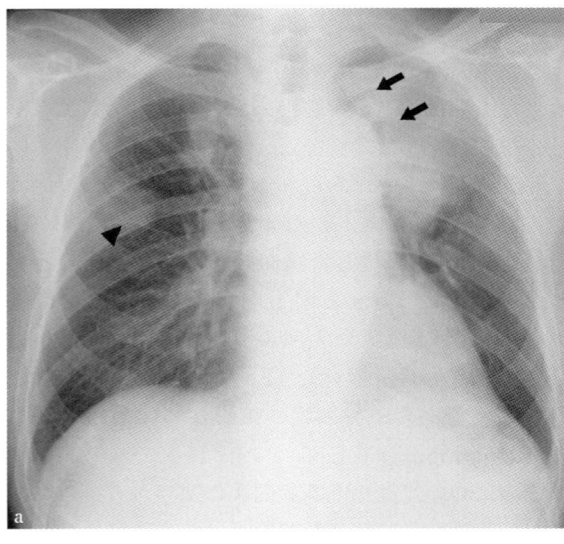

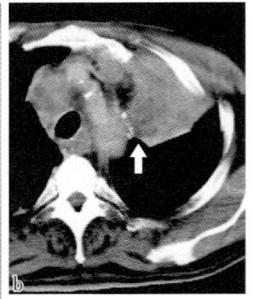

図5 左上葉無気肺
70歳代,男性,小細胞癌.
a:正面像.大動脈周囲が明るく無気肺に陥った上葉の内側縁が鮮明である(luftsichel)(矢印).右肺に1か所肺内転移がみられる(矢頭).
b:造影 CT.luftsichel の成因は,虚脱した上葉と縦隔の間に下葉が入り込んでいるためである(矢印).

wedge は同定が困難なことも多い.
　無気肺の程度が高度になるにつれて,肺門中心の肺野透過性低下として認められるようになり(図4a),腫瘤状の陰影で,その外側縁が鮮明なた

めに縦隔腫瘍と誤診されることがある.また,大動脈周囲が明るく,虚脱した上葉の内側縁が鮮明に認められることがあり(図5a),この所見は luftsichel,あるいは periaortic lucency[4] と呼ばれ

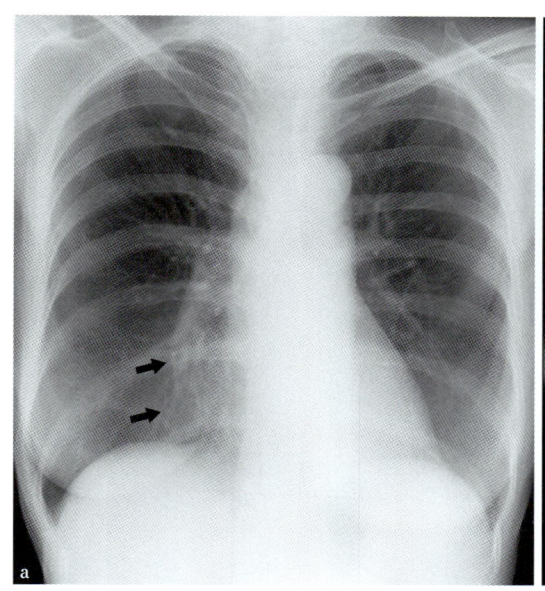

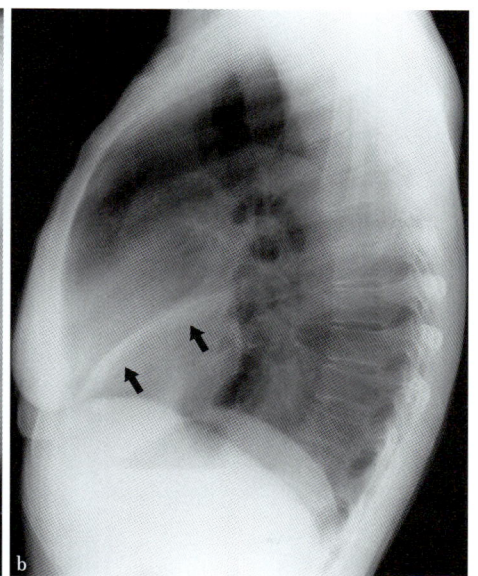

図6 右中葉無気肺
50歳代，女性，気管支拡張．
a：正面像．右下肺野内側に淡い陰影が認められる（矢印）．
b：側面像．典型的な右中葉の無気肺の所見である（矢印）．

る．その成因は無気肺に陥った上葉と縦隔との間に下葉が入り込むためである（図5b）．左上葉の無気肺に多いが，右上葉でも起こるとされる．

3．右中葉無気肺

　右中葉は最も無気肺になりやすい領域だが，正面像のみでの診断は困難なことが少なくなく，右下肺野内側の淡い陰影（図6a），あるいは心右縁の不鮮明化（図7a）が唯一の所見であることも多い．側面像では，肺門より肋骨横隔膜角に向かう帯状の陰影として明瞭に認められる（図6b）．高度の無気肺では葉間胸膜の肥厚と鑑別が困難である．lordotic view（肺尖撮影）が診断に有用であり，心陰影を底辺とした三角形の陰影として認識される（図7c）．

　右中葉は下葉と異なり肺葉の固定が不十分なため偏位しやすいことが知られている．側面像で虚脱した中葉の陰影が水平方向に近い場合は，"tipped up" positionと呼ばれる．正面像では，辺縁の鮮明な三角形の陰影を呈し，あたかも典型的な右中葉の無気肺のlordotic viewを見ているようである．逆に，無気肺に陥った中葉の位置が低く下方に偏位したものを，"tipped down" positionという．高度な例では正面像で異常を指摘できない．

4．下葉無気肺

　下葉の無気肺は両側とも基本的には同様の所見を呈し，正面像では，肺門を頂点とし横隔膜を底辺とする三角形の陰影として認められる（図8a，9a）．肺門は下方内側に偏位し，肺門が小さくなった印象を受ける．葉間肺動脈および横隔膜の辺縁は消失し，左下葉の無気肺では下行大動脈の辺縁も認められない（silhouette sign 陽性）．左下葉の無気肺は右下葉と比べて肺のヘルニアを起こしやすく，正面像で右肺のヘルニアの所見がしばしば認められる（図8a）．右下葉の無気肺では，前縦隔の右方偏位によって右上肺野内側に三角形の陰影がみられることがあり，upper triangle signと呼ばれる（図9a，図10a）[8]．側面像では，下位胸椎部

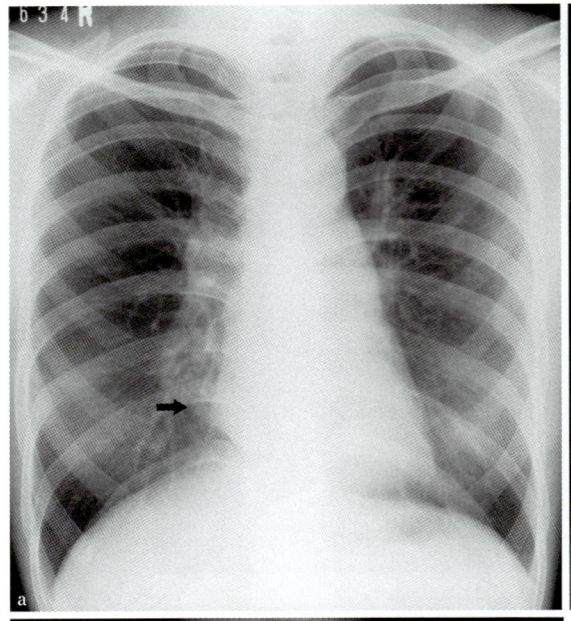

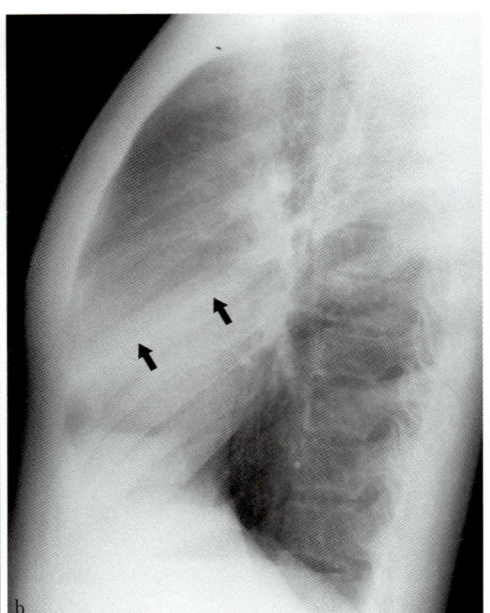

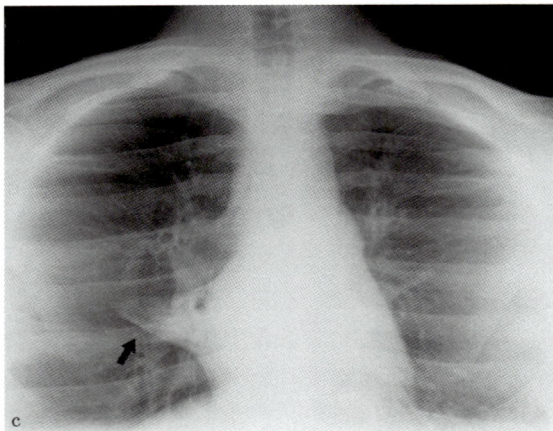

図7 右中葉高度無気肺
20歳代，女性，気管支拡張．
a：正面像．心右縁がやや不鮮明な印象がある（矢印）．
b：側面像．斜走する線状影がみられるが（矢印），無気肺と断定できない．
c：lordotic viewで右中葉の無気肺が明らかとなった（矢印）．虚脱した中葉内に拡張した気管支がみられる．

の肺野透過性低下がみられるが，mediastinal wedgeは明瞭に同定できないことも多い．横隔膜の辺縁は同部で消失する（図9b）．

高度の下葉無気肺は，単純X線写真上しばしば診断困難であり，正面像では無気肺に陥った下葉を全く同定できないこともある（図10a，図11a）．側面像でも，上葉の代償性過膨張のために，横隔膜の辺縁を最後方まで追跡できることがある（図11b）．高度の無気肺は，気管支拡張症などに伴う慢性の非閉塞性無気肺に多く，虚脱した肺葉内に拡張した気管支が同定される（図10b，図11c）．

右下葉の無気肺は，解剖学的構築によりしばしば中葉の無気肺を合併する．この右中下葉の無気肺は，心右縁が消失することで右下葉の無気肺と区別され，典型像では診断が容易である．しかし，肺下胸水や横隔膜挙上，縦隔腫瘍（図12）と紛らわしい所見を呈することもあり注意が必要である．

その他の無気肺

1．板状無気肺（plate-like atelectasis）

板状無気肺は，下肺野を水平に走行する板状あ

2章　無気肺　63

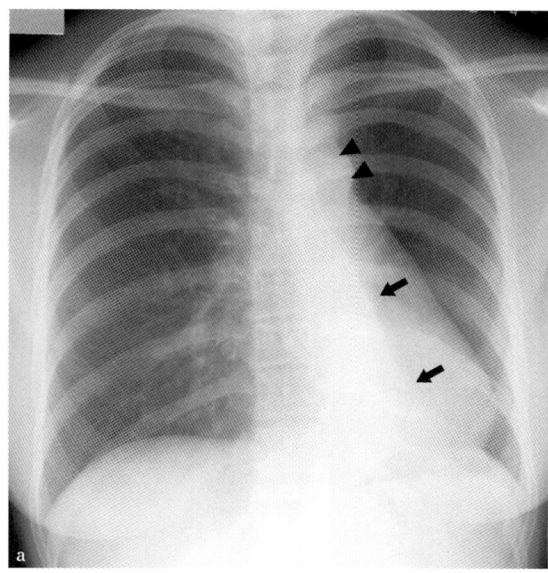

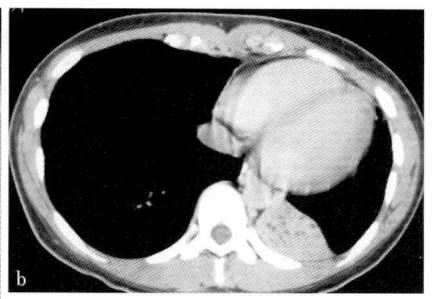

図8　左下葉無気肺
20歳代，女性，気管支結核．
a：正面像．虚脱した左下葉が心陰影に重なって三角形の陰影として認められ（矢印），同部で下行大動脈と横隔膜のシルエットが消失している．右肺のヘルニアもみられる（矢頭）．
b：造影CT．無気肺に陥った左下葉の内部には，粘液で充満した拡張気管支が樹枝状の低吸収域として認められ，mucous bronchogramと呼ばれる．

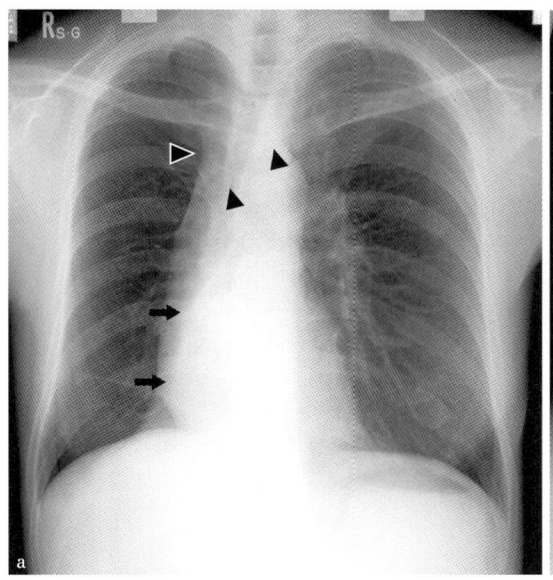

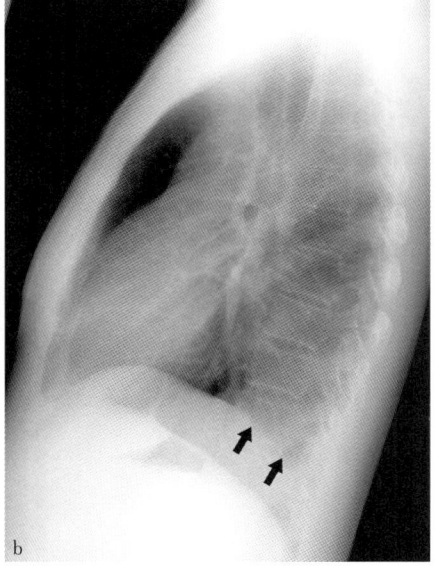

図9　右下葉無気肺
40歳代，女性，扁平上皮癌．
a：正面像．虚脱した右下葉が心陰影に重なって認められる（矢印）．前縦隔の右方偏位によって右上肺野内側に三角形の陰影がみられる（矢頭）（upper triangle sign）．
b：側面像．下位胸椎部の肺野透過性低下しており，同部で横隔膜の辺縁が不鮮明となっている（矢印）．

るいは線状の陰影として認められ，discoid atelectasisともいわれるが，斜方向や垂直方向に走行することも少なくない．低換気による肺胞の虚脱により生じる．経過を追うと，陰影は次第に幅広くかつ淡くなり消退していく．胸腹部の炎症や手術後にみられることが多く，臨床的意義に乏しいことが多い．

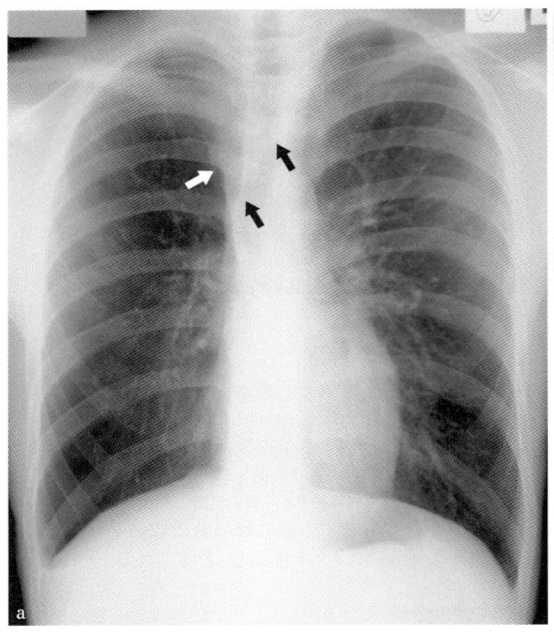

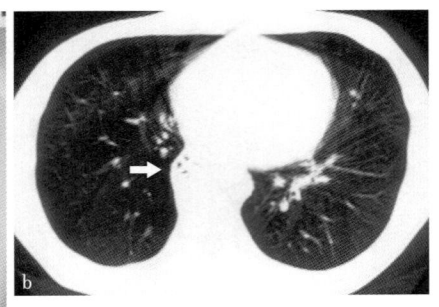

図10 右下葉高度無気肺
20歳代，男性，気管支拡張．
a：正面像．虚脱した右下葉は指摘できないが，右肺門は小さく右肺血管影の減弱がみられる．また，右上肺野内側に三角形の陰影，すなわちupper triangle signがみられ（矢印），右下葉の高度無気肺が疑われる．
b：CT．内部に拡張した気管支を伴う高度に虚脱した右下葉がみられる（矢印）．

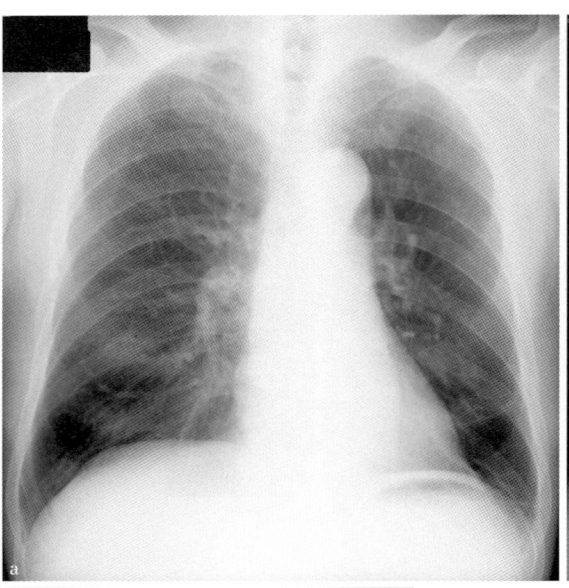

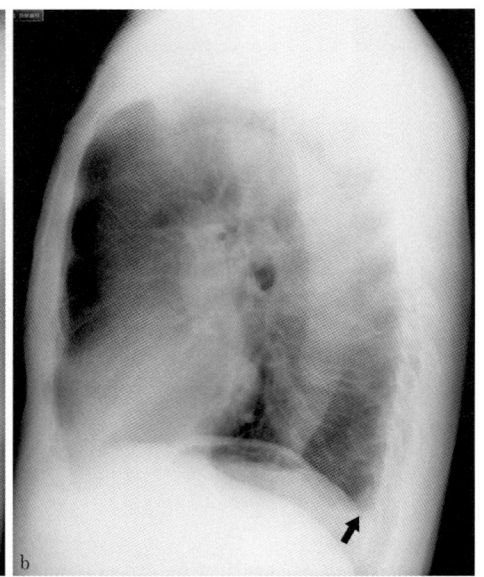

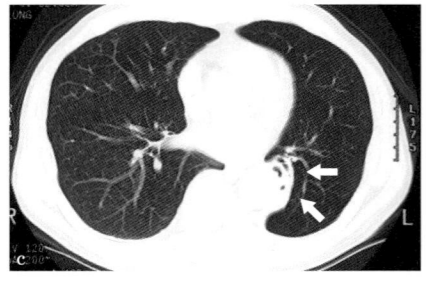

図11 左下葉高度無気肺
70歳代，男性，気管支拡張．
a：正面像．虚脱した左下葉は指摘しがたい．
b：側面像．上葉の代償性過膨張のために，横隔膜の辺縁を最後方まで追跡することができる（矢印）．
c：CT．高度に虚脱した左下葉が認められ，内部に拡張した気管支がみられる（矢印）．

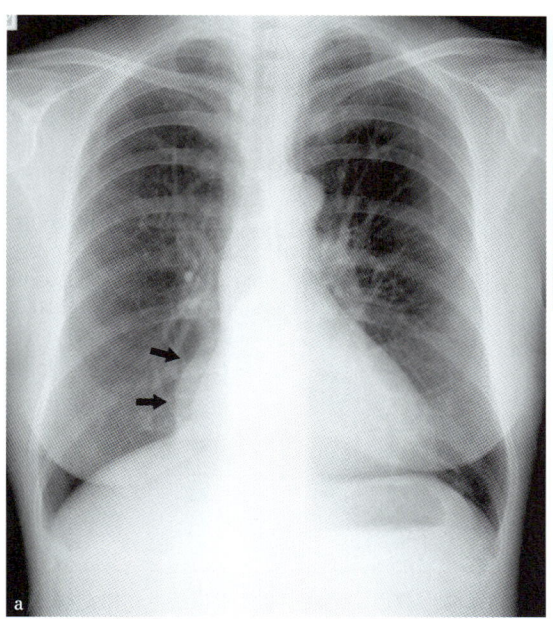

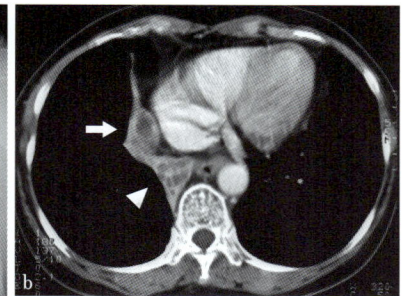

図12　右中下葉無気肺
60歳代，女性，気管支結核．
a：正面像．縦隔腫瘍を思わせる腫瘤状陰影が認められる（矢印）．右肺門は小さく下方に偏位している．
b：造影CT．縮小した右中葉（矢印）および右下葉（矢頭）が認められ，内部に粘液を含んだ拡張した気管支がみられる．

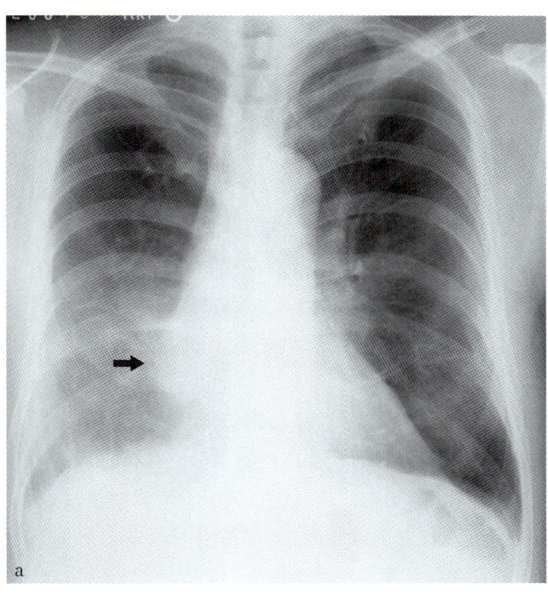

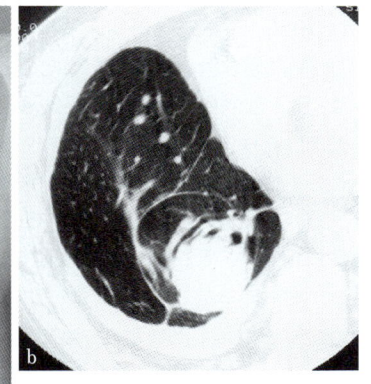

図13　円形無気肺
60歳代，男性，アスベスト曝露者．
a：正面像．心右影に重なって，右下肺野内側に腫瘤影が認められる（矢印）．右胸水貯留が疑われる．
b：CT．肥厚した胸膜に鋭角に接する円形の腫瘤がみられる．腫瘤に向かう血管や気管支は円弧状に集束し（comet tail sign），腫瘤の肺門側にair bronchogramが認められる．

2．円形無気肺（rounded atelectasis）

　肺野末梢に円形の腫瘤様陰影を呈する無気肺で，臨床的に肺癌などとの鑑別が重要である．そのX線所見としては円形の腫瘤影以外に，下葉の胸膜直下に多い，血管や気管支が腫瘤影に向かって円弧状に集束する，腫瘤の肺門側にair bronchogramがみられる，周囲の肺組織の代償性過膨張，腫瘤影に接した胸膜肥厚などが挙げられる（図13）．特に血管や気管支の円弧状集束はcomet tail signと呼ばれ，円形無気肺に特徴的である．円形無気肺の成因についてはいくつかの説があるが，基本的な病態は，胸膜を巻き込んだ折

れ込みを伴う末梢肺の虚脱である．

おわりに

　無気肺の単純X線像について肺葉性無気肺を中心に述べた．肺葉性無気肺の診断は典型的な症例では単純X線写真で十分であるが，非典型的な画像所見を呈するものが少なくなく，注意深い読影が必要であることを強調しておきたい．

文献

1) Fraser RG, et al：Diagnosis of diseases of the chest. WB Saunders, 1999
2) Heitzman ER：The lung；Radiologic-pathologic correlations. CV Mosby, 1984
3) Felson B：Chest roentgenology, WB Saunders, 1973
4) 林　邦昭，他：胸部単純X線診断；画像の成り立ちと読影の進め方．秀潤社，2000
5) Ashizawa K, et al：Lobar atelectasis；Diagnostic pitfalls on chest radiography. BJR **74**：89-97, 2001

（芦澤和人，林　邦昭）

ビューワー　X線写真の今昔

　老人の昔話として楽しんでいただきたい．私の現役時代にはX線写真といえばフィルムに焼き付けたものしか存在しなかった．

　私が医師になったのは1955年であり，最初に勤務したのは結核療養所であった．当時は社会が非常に貧しく，X線フィルムは比較的高価な医療材料であったので使用はかなり制限されていた．大きなフィルムを使うことも簡単ではなく，肺下部や横隔膜が欠けている写真などは日常茶飯事であった．「胃透視」と称して当時の暗い蛍光板の透視だけで検査し，フィルムは1枚も撮影しない消化管検査があったことを後で知った．

　国家公務員共済組合連合会が中心病院として虎の門病院を造ったのは1958年であり，翌年私もここに勤務するようになったが，このころから経済の回復とともにX線フィルムは次第に自由に使えるようになった．

　当時の大学病院では診療各科が，それぞれX線装置を持ち，独自に検査することが一般的で，当然簡単な装置が多く，現像は手動が常であった．虎の門病院では放射線機器を中央に集め，かなり高額な装置を用意した．フィルムも中央管理する予定であったが，それまでの自由な自己処理に利点を感ずる医師からは反対があった．もっとも強く反対したのが整形外科で，この科だけは自己個別管理をした．他は放射線部が管理した．経済の成長とともに，首都圏人口の増加，公務員の増員などの影響で開院以来患者は加速度的に増加した．使用されるX線フィルムも指数関数的に増加し，現像は必然的に自動現像されるようになった．当然の結果として撮影済みのX線フィルムの保管，管理が大きな問題となった．まず保管場所の確保が難しく，素早く準備ができる管理法はかなりの難題であった．最初に音を上げたのは皮肉にも中央化に反対した整形外科であった．紆余曲折の検討後，整形外科も含めて放射線部ではなく事務部に管理を引き受けてもらった．

　私が病院を引退した後，この問題はまったく変質した．画像のディジタル化が急速に進んだのである．簡単にはフィルムレス化とも言われているが，フィルムに焼き付けることがなくなってきつつあるのだ．

　物理的なフィルムの保管場所の問題は消失した．次はこのディジタル情報の確実な管理，運営である．これも別の難題であることは疑いない．

　振り返れば一般社会での写真の処理と同じであった．印画紙に焼き付けてアルバムに整理していた従来の方法がディジタルカメラの普及で急速に変わったのと同じである．

（中島哲二）

3章
肺感染症

1. 感染性肺炎
単純X線写真でどこまで診断に近づけるか

　胸部単純X線写真は，症状や検査所見とともに肺炎の存在の診断に用いられる．肺の感染症の起因微生物には一般細菌，抗酸菌，ウイルス，真菌，リケッチア，クラミジア，原虫などがあり，これらの感染性の強さや宿主の免疫状態，治療内容により同じ微生物による感染でも異なった病態をとる．一般にこれらの起因微生物の同定は，症状や検査所見および単純X線写真からは困難で，治療は細菌学的あるいは免疫学的検査による起因微生物の同定に基づいた抗菌薬の選択が最善である．しかしながら，実際には同定が困難なことも多く，起因微生物不明のまま経験的に治療が行われること（エンピリック治療）も多い．2000年の日本呼吸器学会の肺炎診療のガイドライン（以下，旧ガイドライン）[1]では，肺炎を症状や検査所見および単純X線写真により重症度別に分類し，それぞれの起因微生物をカバーする抗菌薬を選択するとしている．しかし，臨床の場では有効な抗菌薬を選択するために，画像から考えられる起因微生物が求められることもある．その後のガイドラインの改訂により画像診断による分類は，エビデンスが確立されていないために削除されたが，この分類は感染性肺炎の理解のためにわかりやすい．そのため，本項では解説のために旧ガイドラインを用いることとする．

　肺の感染症は一般に市中感染と院内感染に分類され，画像診断を理解するためにもこの分類は有用である．院内感染は市中感染と比較すると病変の範囲が広く重篤である．

　このように感染のタイプや頻度，画像所見が患者の背景や状態，免疫不全の有無により異なるために，臨床情報が画像診断においても重要である．例えば，骨髄を含めた臓器移植に関係した患者ではサイトメガロウイルス（cytomegalovirus：CMV）肺炎が，また，免疫不全状態の白血病患者では侵襲性アスペルギルス症が最も高頻度である．AIDS（acquired immunodeficiency syndrome）患者では，さまざまな日和見感染が発症するが，最も高頻度で予後に影響するのは，ニューモシスチス肺炎（*Pneumocystis jirovecii* pneumonia：PCP）である．したがって画像の読影は背景となる疾患や免疫低下の有無，程度などの適切な臨床情報をもとに行うことが基本である．また，画像所見のみでは感染症と非感染症との鑑別すら困難なことも多いが，感染症とすればその起因微生物の同定につながるまでの画像情報が得られることもあり，感染の有無を知ることは大変重要である．

　本項では代表的な肺感染症の単純X線写真の所見を中心に，どの程度まで診断に迫れるかを解説する．

単純X線写真の特徴とCTの適応

　単純X線写真は物質のX線吸収の差を写真上

に白黒の濃度差として描出したものである．これにX線解剖と疾患の病理像を加味して画像の診断を行う．単純X線写真では空気，脂肪，軟部・水，骨，金属が濃度差により識別可能で，これは多くが肺，すなわち空気で構成される胸部では，病変が空気の濃度の中に軟部・水，あるいは脂肪，骨濃度として現れるために好都合である．したがって多くの胸部疾患での画像診断の基本は，最もシンプルな単純X線写真である．その単純な方法ゆえ医療費は安く，迅速に画像が閲覧できるといった特徴から安易感が浮かび上がるが，その1枚の写真の中には驚くほど多くの情報が濃縮されていて，いかに的確な読影を行うかは，読影医の技量に左右される．

今日CTが広く普及したために，単純X線写真の読影が未熟だという理由で，診断をCTに頼る傾向があることは否めない．熟練した診断医であれば，単純X線写真で診断が可能な場合が多くあり，不必要なCT検査は行うべきではない．

表1に肺感染症の単純X線写真での鑑別点を示す．

同様の所見を示す感染症の鑑別は画像のみでは困難であるが，前述の患者の背景や症状などを合わせると，ある程度の鑑別が可能と思われる．以下にそれぞれの肺感染症について解説する．

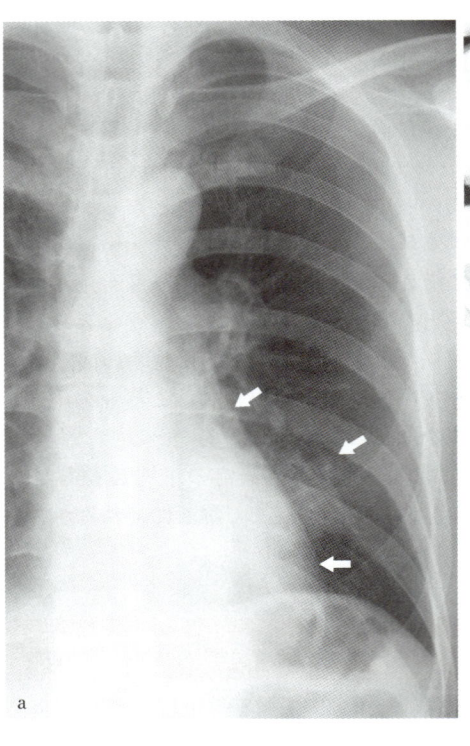

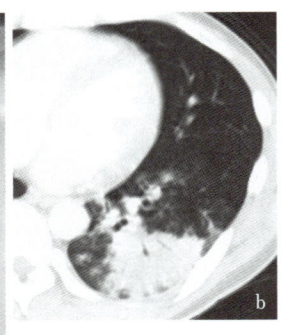

表1 肺感染症の単純X線所見での鑑別

浸潤影	細菌，結核菌，真菌，マイコプラズマ，クラミジア，ニューモシスチス（進行例），ウイルス（進行例）
すりガラス陰影	ウイルス，ニューモシスチス，マイコプラズマ（早期例），クラミジア（早期例）
結節または腫瘤	真菌，マイコプラズマ，結核菌，敗血症性塞栓
微細結節	結核菌，ウイルス，ニューモシスチス
縦隔・肺門リンパ節腫大	結核菌，真菌，クラミジア
空洞	ブドウ球菌，嫌気性菌，グラム陰性菌，結核菌，真菌，敗血症性塞栓

図1 気管支肺炎
a：胸部単純X線写真正面像．心陰影に重なり左肺下葉に区域性に分布する境界不鮮明，内部不均一な浸潤影とその周囲に斑状影が認められる（矢印）．浸潤影は斑状影が融合したものと想像される．この症例は，ブドウ球菌による市中感染性の気管支肺炎であるが，咳嗽，発熱，血液検査から呼吸器感染症が示唆され，これに単純X線写真での病変の分布が区域性であること，小葉大の斑状影とそれらが融合したと考えられる内部不均一な浸潤影から気管支肺炎と診断できるが，このパターンを示す他の起因微生物の鑑別は画像所見のみでは困難である．
b：CT．この症例は，たまたまCTが行われているが，この症例も含め一般に市中肺炎ではCT所見には胸部単純X線写真に付加する情報は少ない．

疾患の解説と読影のポイント

市中肺炎

　一般社会生活を送っている人にみられる肺炎で，通常は背景因子がなく発症する．起因微生物としては，肺炎球菌が15～65%で最も多く，インフルエンザ桿菌，マイコプラズマ，クラミジア，ウイルスがこれに続く．

　旧ガイドラインでは市中肺炎を重症度により分類し，その後に軽症から中等症を細菌性肺炎と非定型肺炎に分け，それぞれの起因微生物をカバーする抗菌薬を選択するとしている．重症度および細菌性肺炎と非定型肺炎の分類は，身体所見，検査成績および胸部X線写真から行われる．

1．細菌性肺炎

　細菌性肺炎は病理学的所見から大葉性肺炎と気管支肺炎に分類され，それぞれに代表的な起因菌の存在が従来からいわれているが，最近は抗菌薬の早期使用により非典型的な所見を示すこともあり，同一の菌でも多彩な画像所見を呈する．例えば，以前は肺炎球菌は大葉性肺炎のパターンを呈する代表とされていたが，最近は気管支肺炎のパターンを示す例が増加している．

　空洞を形成するものには，黄色ブドウ球菌，肺炎桿菌，嫌気性菌，緑膿菌などがある．

1）気管支肺炎（図1）

　肺炎球菌を含めほとんどの細菌が起因菌となる．高齢者でしばしばみられる誤嚥性肺炎もこのパターンを呈し，起因菌としては肺炎桿菌，嫌気性菌が多い．単純X線写真では，小葉大の2 cmほどまでの境界不明瞭な結節や斑状影が，肺の区域に沿って散布したパターンを呈する．気管支内腔に病変が及ぶとその領域の容積減少を生ずる．病変は不均一のため，air bronchogramは通常みられない．進行すると斑状影が癒合し，大葉性肺炎様の所見を呈する．

2）大葉性（肺胞性）肺炎（図2）

　代表的な起因菌は肺炎球菌，肺炎桿菌（クレブシエラ），レジオネラである．旧ガイドラインでは肺炎球菌，レジオネラは重症肺炎に分類されている．肺炎球菌では無菌性，反応性の胸水貯留がよくみられる．肺炎桿菌は大酒家や高齢者，糖尿病患者で発症しやすい．

　単純X線写真では，病変の分布が肺の区域に沿わず，区域の境を越えて多区域にまたがる，均一で濃度が高く境界明瞭な浸潤影を呈し，air bronchogramがしばしば観察される．

　背景に肺気腫が存在し，これに肺炎が加わると炎症が肺気腫による気腔を避けて拡がるために，画像では図3に示すような穴のあいたチーズに例えられる所見を呈し，これをSwiss cheese

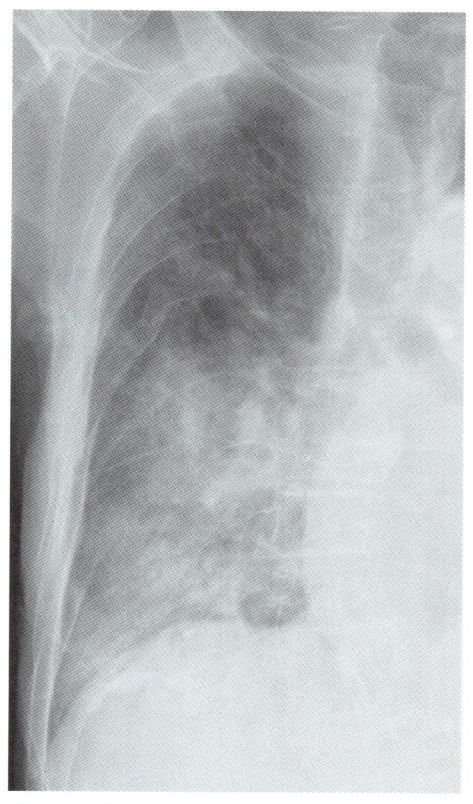

図2　大葉性肺炎
肺炎球菌による肺炎の症例．単純X線写真正面像で右中から下肺野を中心に非区域性で広範，一様に拡がる浸潤影が認められ，air bronchogramを伴っている．臨床情報を考慮し，病変の分布，拡がりから大葉性肺炎と診断できる．

appearance と呼ぶ．重要なのは肺線維症の蜂窩肺に類似した画像所見のために，両者の鑑別が必要になることで，図3bのCTのように他の部位に肺気腫が存在する場合にはその可能性を考え，症状や検査所見から感染の有無を知ることが必要である．また蜂窩肺は通常，両側性で肺底区を中心にみられることも鑑別点になる．図3aの単純X線写真では，肺底区は肺気腫のために透過性がむしろ亢進し蜂窩肺はみられない．

2．非定型肺炎

旧ガイドラインではマイコプラズマ肺炎，肺炎クラミジア肺炎，Q熱が含まれる．単純X線写真は，細菌性肺炎と比較し非定型肺炎で高頻度にみられるすりガラス陰影，または skip lesion の有無の確認に用いられる．レジオネラ肺炎やオウム病も軽症ではこの像を呈する．

1）マイコプラズマ肺炎（図4）

旧ガイドラインでは非定型肺炎と重症肺炎の両者の起因微生物に含まれている．小児から若年者に好発し，3〜5年の周期で初秋から初冬にかけて地域性に流行し，強い乾性咳嗽を特徴とする．最近では周期と無関係な発症例もみられる．

病理像は，硝子膜の形成を伴った胞隔への単核球の浸潤や壊死性細気管支炎を示し，病変の進行に伴い滲出性変化が加わり，出血性や化膿性の気管支炎の像を呈する．単純X線写真では，その病理像を反映し，両側や片側肺にスキップした気管支肺炎像や進行した場合の融合像を示すが，肺門から放射状に広がるすりガラス陰影や網状結節性陰影などのびまん性間質性病変を示すことがあり，この場合は症状が強く，重症で強い呼吸不全

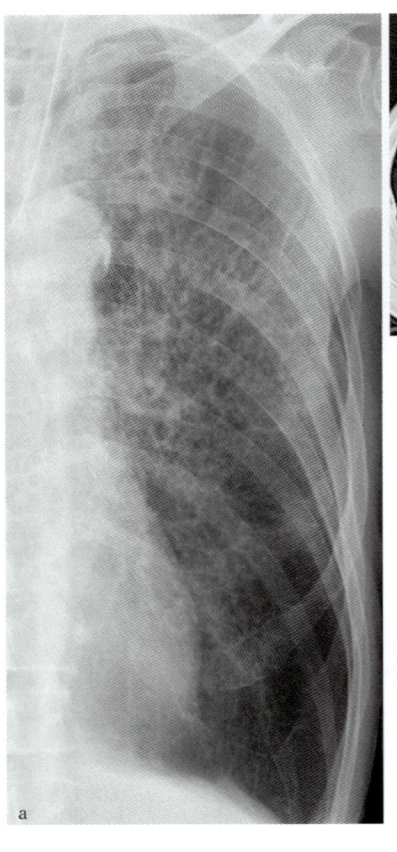

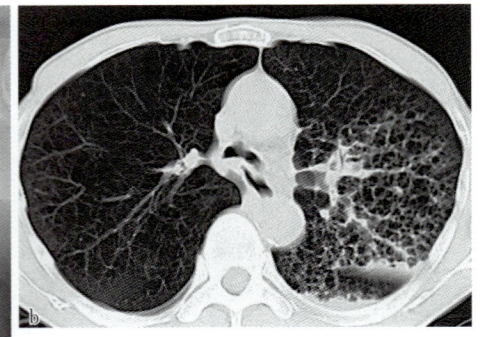

図3 Swiss cheese appearance
a：単純X線写真正面像．気管挿管され，ポータブル撮影である．左上中肺野を中心にすりガラス陰影が拡がり，内部に透亮像と線状影を伴い，一見，蜂窩肺様にみえる．下肺野，特に肋骨横隔膜角近傍は明るく，左横隔膜は平低化している．
b：CT．両側肺は小葉中心性肺気腫を呈し，気腔を避けてすりガラス陰影と浸潤影が拡がっている．

を伴う．重症の場合は，びまん性間質性病変の評価にCTが有用である．小児では頸部や縦隔リンパ節腫大を伴うことがある．

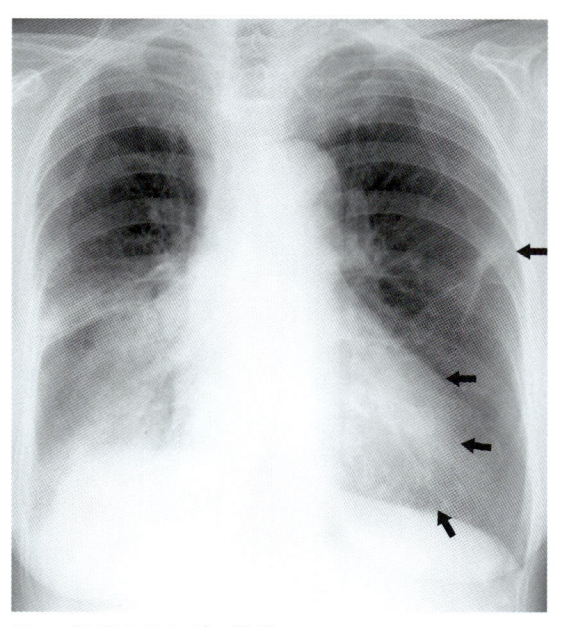

2）肺炎クラミジア肺炎（図5）

クラミジアには，非定型肺炎の起因菌である*Chlamydophila pneumoniae*（肺炎クラミジア），オウム病の起因である*Chlamydophila psittaci*，母子感染による新生児肺炎の起因菌である*Chlamydia trachomatis*がある．

肺炎クラミジア肺炎は市中肺炎の13〜18%を占める．ヒトからヒトに飛沫感染し，接触が密接な者の間で小規模，緩徐に広がる．マイコプラズマ肺炎と比較して高齢者でも発症する．急性上気道炎や急性気管支炎，肺炎の像を呈し，単純X線写真ではマイコプラズマ肺炎同様の非定型肺炎像を示し，画像所見のみでは，他の非定型肺炎との鑑別は困難である．

3）Q熱

*Coxiella burnetii*による人畜共通感染症で，欧米では比較的多い．日本ではあまりよく知られていないが，実際には多いという報告もみられる．画像はマイコプラズマ肺炎，肺炎クラミジア肺炎と同様の非定型肺炎像を呈すると報告されている．

3．重症肺炎

旧ガイドラインではレジオネラ肺炎，マイコプ

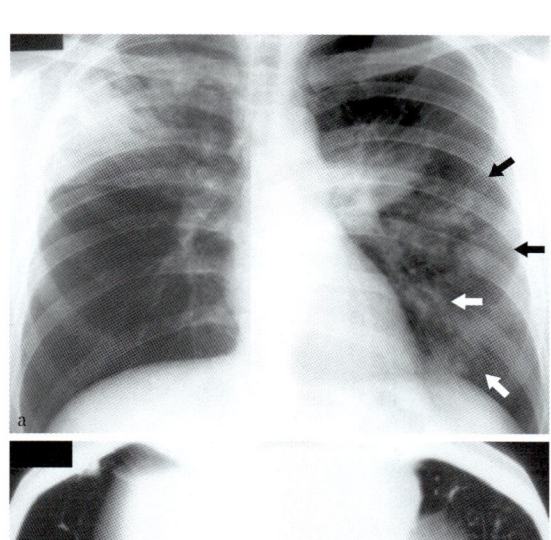

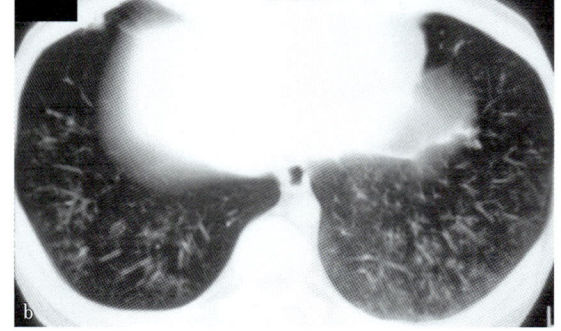

図4 マイコプラズマ肺炎
a：単純X線写真正面像．右上から中肺野，左肺門部を中心に広い範囲に広がる浸潤影が認められ，一部でair bronchogramを伴っている．さらに左下肺野には区域性に広がる小葉大の結節影（白矢印）を認め，気管支壁にも肥厚が認められる．単純X線写真での病変の全肺に占める割合から中等症で，skip lesionがみられ非定型肺炎が疑われるが，それ以上の画像診断は困難である．
b：CT．単純X線写真では描出が困難であった細気管支の壁肥厚やびまん性のすりガラス陰影が認められ，重症肺炎が示唆される．

図5 肺炎クラミジア肺炎
単純X線写真正面像で右中から下肺野を中心に広い範囲に非区域性に広がる浸潤影が認められ，一部でair bronchogramを伴っている．この周囲にはすりガラス陰影濃度の病変がみられる．さらに左中肺野，下肺野にも索状影や浸潤影（矢印）を認める．単純X線写真での病変の全肺に占める割合から重症度は中等症で，すりガラス陰影を伴い，また左肺にはskip lesionがみられ非定型肺炎と診断できるが，マイコプラズマ肺炎との鑑別は困難である．

ラズマ肺炎，肺炎球菌肺炎，オウム病，PCP が含まれる．単純 X 線写真は病変の広がりの評価に用いられ，陰影が一側肺の 2/3 以上のものが重症肺炎分類の基準の一つである．PCP は院内肺炎の項(次頁)で述べる．

1）レジオネラ肺炎(図6)

通常の抗菌薬に抵抗する市中肺炎の鑑別疾患として重要である．グラム陰性桿菌の *Legionella pneumophila* が起因菌で，菌が高温多湿を好むために循環型温泉や空調の浄化水を介した感染が示唆されている．病理所見は非特異的な壊死性ないし化膿性気管支肺炎の像を呈し，画像所見はこれを反映して気管支肺炎から大葉性肺炎の像を示し，進行するとびまん性均等性病変となり，12～64％で致死的経過をとると報告されている．胸水は 60％ と比較的高頻度に認められ，空洞は稀と報告されている．

一側または両側の下肺野あるいは外套領域に初発した陰影が急速に拡大して均等陰影を形成した場合には疑う必要がある．

2）オウム病

人畜共通感染であり，オウム，インコ類などの鳥から感染する．急性または徐々に発症し，肺感染は呼吸細気管支から始まって，周囲の肺胞から間質に広がる．軽症例から，時に呼吸不全や多臓器障害を呈する重症例まである．単純 X 線写真では肺門から末梢に広がるすりガラス陰影や非区域性の均等性斑状影を呈し，特異的な所見は示さない．

4．ウイルス性肺炎(図7)

市中肺炎の起因ウイルスとしては，インフルエンザ，パラインフルエンザ，RS(respiratory syncytial)ウイルスなどがあり，麻疹，水痘ウイルスも特に小児では稀に肺炎を発症する．重症急性

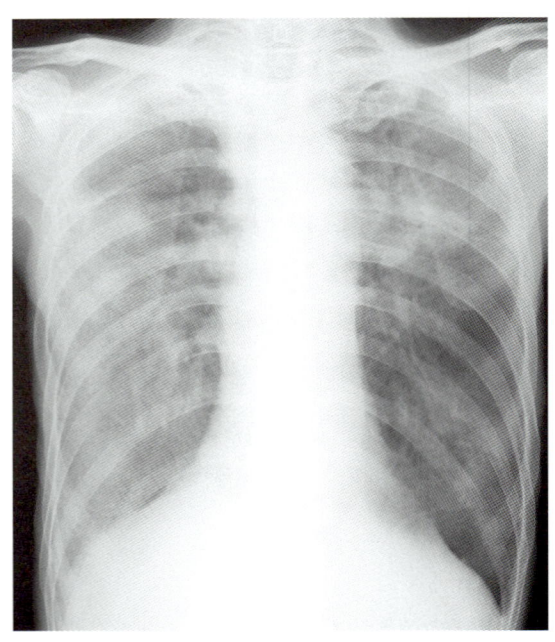

図6 レジオネラ肺炎
単純 X 線写真正面像で両側肺に広範な浸潤影を認め，air bronchogram を伴っている．病変の広がりからびまん性の重症肺炎が疑われる．PCP はすりガラス陰影が少なく否定的である．レジオネラ肺炎は鑑別すべき疾患に挙がるが，単純 X 線写真の所見は非特異的で，その他の重症のオウム病やマイコプラズマ肺炎，肺炎球菌による肺炎との鑑別は困難である．

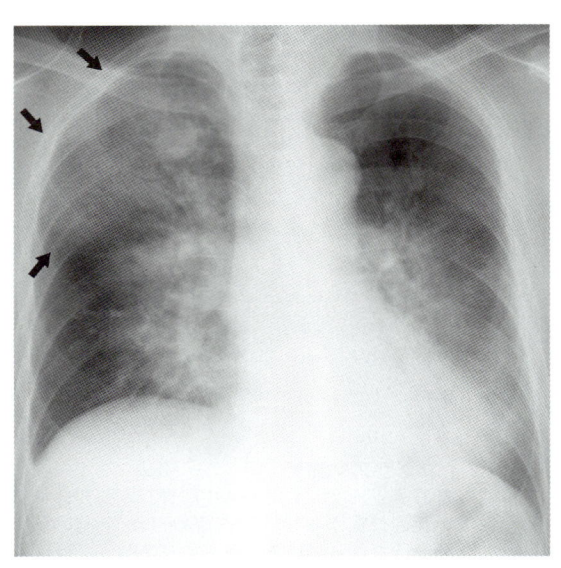

図7 インフルエンザウイルス肺炎
単純 X 線写真正面像で両側の肺に広範な浸潤影とその周囲のすりガラス陰影(矢印)が認められる．この症例はびまん性の重症肺炎が疑われ，インフルエンザウイルス感染が証明されているが，特に進行した浸潤影がみられる例では臨床情報がなければ画像所見は非特異的で診断は困難である．

呼吸促迫症候群(severe acute respiratory syndrome；SARS)は別に述べる.

インフルエンザウイルス感染症は予後良好だが，高齢者や心疾患，慢性肺疾患を基礎に持つ患者では肺炎を併発し，急速に進行して重篤になる場合がある.

ウイルス性肺炎の主な病理所見は壊死性細気管支炎で，炎症性細胞浸潤は細気管支周囲から小葉間間質に進展し間質性肺炎の像を呈する．さらに細菌の混合感染も加わって気管支肺炎や肺胞性肺炎の像に移行する．稀に重篤な出血性肺炎から急性呼吸促迫症候群(acute respiratory distress syndrome；ARDS)に進展することがある.

比較的初期の画像所見は，全肺にびまん性にすりガラス陰影や散布性斑点状陰影を呈し，通常の市中感染のなかでは比較的特徴的であるが，PCPは否定できない．病変がびまん性に広がる機序として，病原体が小さいために肺門近傍の娘枝に侵入しやすく，末梢領域だけでなく肺門部領域にも病変を伴いやすいといわれている．また病原体の吸入だけでなく，血行性散布により肺の間質にびまん性に病変が進展するといわれている．細気管支炎により肺の過膨脹がみられることもある．病変が淡い場合や細気管支炎による気管支壁および気管支血管束の肥厚は，単純X線写真では検出が困難で高分解能CT(high-resolution CT：HRCT)が描出に優れている．画像所見のみからは起因ウイルスの同定は困難で，また特に進行し，すりガラス病変に浸潤影が加わった場合には，他のびまん性肺疾患との鑑別は困難である.

その他，真菌も稀に市中肺感染の起因微生物となるが，院内肺炎の項で述べる.

院内肺炎

旧ガイドラインでは，入院後48時間以降に発症した肺炎と定義されている．広義には医療従事者や病院来訪者も対象に含まれるが，多くは原疾患や抗癌薬，ステロイドホルモン，免疫抑制薬の投与による免疫不全や糖尿病，腎不全，肝障害などの背景因子を有する患者での発症で，日和見感染としてみられ難治性で重篤なものが多い.

1．細菌性肺炎

市中感染と共通する菌には肺炎球菌，黄色ブドウ球菌，インフルエンザ桿菌，肺炎桿菌，レジオネラ，緑膿菌，大腸菌，セラチアなどがあり，この中ではグラム陰性桿菌が圧倒的多数を占める．広範で濃厚な浸潤影をきたし，しばしば肺化膿症に進展し壊死に伴う空洞を形成する.

メチシリン耐性黄色ブドウ球菌(methicillin-resistant *Staphylococcus aureus*；MRSA)肺炎(図8)は代表的な院内肺炎である．黄色ブドウ球菌感染症はペニシリンGにより制圧されたが，その後ペニシリナーゼ産生ブドウ球菌が出現し，メチシリンにより制圧された．さらにメチシリン耐性黄色ブドウ球菌が出現し，院内感染の起因菌として昨今重大な問題となっている．肺炎は誤嚥が

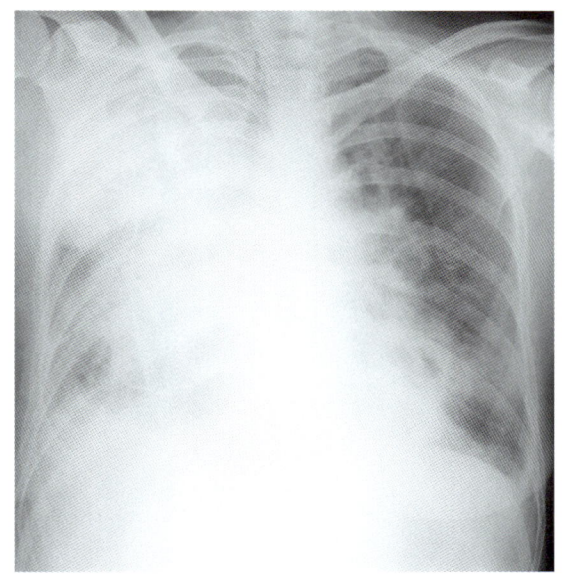

図8　MRSA肺炎
単純X線写真正面像で両側の肺に濃度の高い広範な浸潤影を認め，一部でair bronchogramを伴っているように見える．この症例は進行した子宮癌の化学療法中に発症したことを考慮するとびまん性，日和見感染性の重症肺炎が疑われ，MRSA肺炎は鑑別すべき疾患に挙がるが，画像所見は非特異的であり確定診断には細菌学的な起因菌の同定が必要である.

原因のことが多く，高齢者や免疫不全宿主（compromised host）に起こる．画像所見はメチシリン耐性のない黄色ブドウ球菌による肺炎と同様で，区域性の広がりや数区域にまたがる濃厚な浸潤影を呈し，空洞を形成することがある．また肺水腫様の陰影の報告もある．病変は市中肺炎と比べ短期間に広範に広がりやすいが，他の起因菌同様その同定は画像所見からは困難である．

2．ウイルス性肺炎

免疫不全患者では全身感染症の一部として発症し，CMVやヘルペスウイルスが起因となる．

1）サイトメガロウイルス（cytomegalovirus；CMV）肺炎（図9）

ヒトは通常幼小児期までにCMVの不顕性感染を起こしているとされ，免疫不全状態で再燃する．特に臓器移植後でしばしばみられ，鑑別の第一に挙がる日和見感染症で，死亡率が高く臨床的に重要である．

病理所見は間質性肺炎と炎症性または出血性の結節で，重症例ではDAD（diffuse alveolar damage）をきたす．画像所見はこれらの病理所見が病変の重症度や分布，疾患の進行の割合により組み合わされ，すりガラス陰影や浸潤影，腫瘤影，網状影として表現されるものと考えられる．われわれの検討でも，病初期にはすりガラス陰影濃度を示し，病変の進行とともに浸潤影に変化して胸水が出現し，線維化を残して軽快する例と，増悪し致死的な呼吸不全に至る例がみられた[2]．淡い病変や微細な結節の検出にはHRCTが有用である．

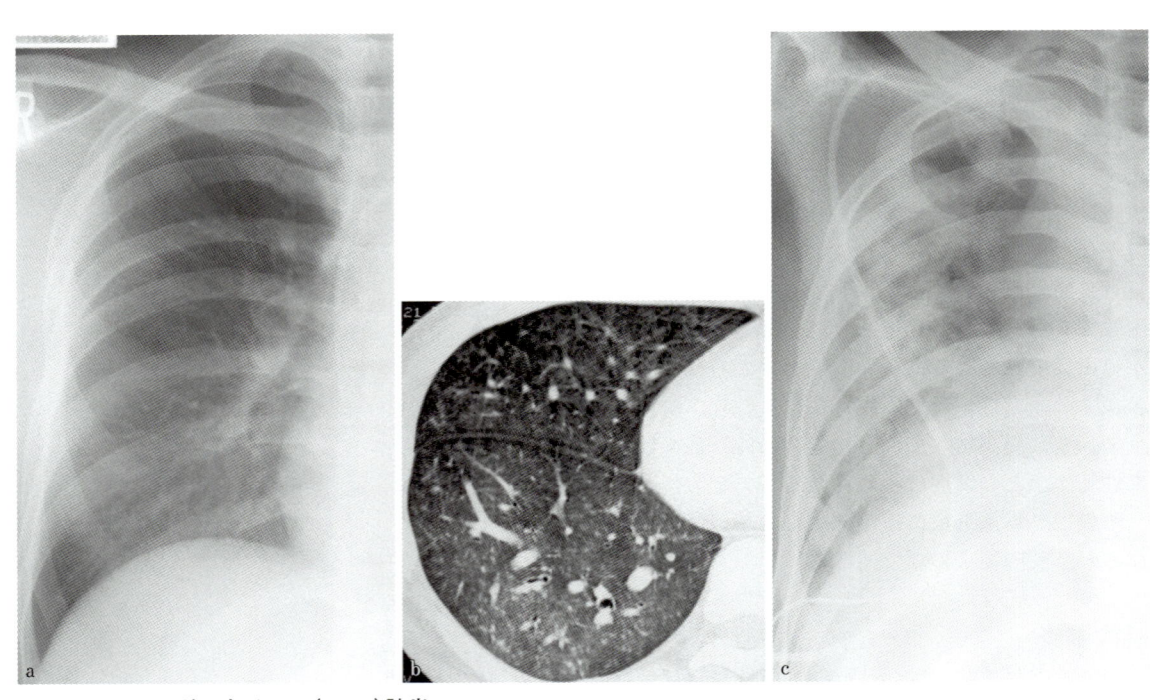

図9 サイトメガロウイルス（CMV）肺炎
a：単純X線写真正面像．肺の濃度は全体に下肺野で上昇して見え，肺血管の辺縁が不明瞭であることからすりガラス陰影病変が疑われる．
b：CT．びまん性に分布するすりガラス陰影が確認できる．この症例は白血病に対する骨髄移植後であり，CMV肺炎が強く疑われるが画像所見のみでは他のウイルス肺炎やPCPは否定できない．
c：1か月後の単純X線写真正面像．治療が行われたが，病変はびまん性の浸潤影に進行した．この進行した単純X線写真のみでは，多くのびまん性肺疾患との鑑別は困難である．

2）ヘルペス肺炎

ヘルペス肺炎は合併する皮膚や口腔，食道病変により臨床的に疑われる．画像所見は CMV 肺炎と類似し，境界不鮮明な 3〜20 mm のびまん性結節影や斑状に分布するすりガラス陰影などが報告されているが，CMV 肺炎同様，他のウイルス性肺炎との鑑別は画像所見のみでは困難である．

3．真菌性肺炎

白血病や骨髄移植などで強力な化学療法を行っている患者の肺感染症では鑑別の第一に挙がる．院内感染症のほとんどがアスペルギルス症で，そのほかにムコール，カンジダ，クリプトコッカス，ノカルジア，放線菌などがある．

1）肺アスペルギルス症

アスペルギルス症は宿主の免疫状態により異なった病態を示す．

免疫過敏状態ではアスペルギルス過敏症肺疾患を呈し，喘息や過敏性肺臓炎，アレルギー性気管支肺アスペルギルス症（allergic bronchopulmonary aspergillosis；ABPA）（図 10）をきたす．ABPA は免疫過敏により比較的中枢側の気管支拡張を生じ，その内部の粘液栓が画像で手の指様の肺腫瘤影として認められる．急性期にはその周囲に浸潤影を伴う．慢性化すると，囊胞性や静脈瘤様の中枢側の気管支拡張像がみられる．軽度の気管支拡張の検出には CT が有用である．

免疫正常状態では組織侵入性に乏しい非侵襲性アスペルギルス症を呈し，アスペルギローマ（図 11）を形成する．アスペルギローマは陳旧性結核の空洞や bulla の内部に作られた菌球（fungus ball）で，画像ではこの疾患に特徴的な air crescent sign を示す．これは菌球と空洞壁との間の三日月型の空気の透亮像である．

ABPA とアスペルギローマは通常は市中感染としてみられるが，免疫低下状態では侵襲性アスペルギルス症（図 12）を呈し，急激に発症し強い血管親和性を特徴とする．画像所見は多彩であるが，初期には単発または多発性の浸潤影や結節影を示し，この初期の陰影が円形であることが比較的特徴的とされている．CT の halo sign は比較的早期の CT 所見で結節影の周辺の淡い濃度域で，血管侵襲による出血性梗塞を反映しているが，侵襲性アスペルギルス症に特異的な所見ではない．air

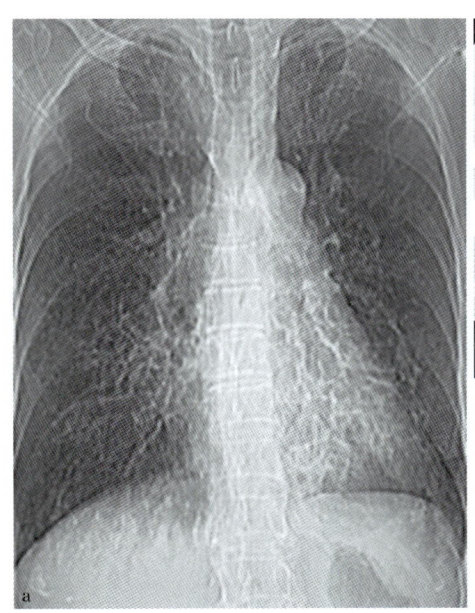

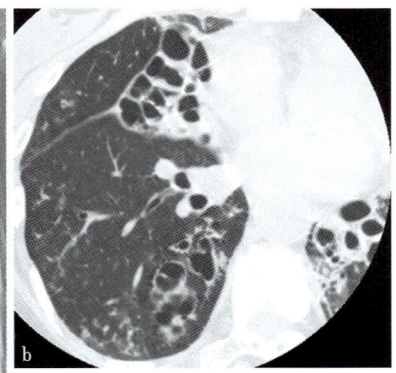

図 10　アレルギー性気管支肺アスペルギルス症（ABPA）
a：単純 X 線写真正面像．両側下肺野を中心に壁の肥厚を伴う気管支の拡張を認める．
b：CT．気管支拡張の分布，程度が詳細に描出されている．広範で著明な気管支拡張から他の原因は否定できないが，慢性化した ABPA を鑑別の 1 つに含め，以後の精査を行う必要がある．

crescent sign が侵襲性アスペルギルス症の改善中にみられることがあるが，好中球回復期に認められるもので，早期診断には役立たない．

2）クリプトコッカス肺炎(図13)

主にハトの糞を介して経気道的に感染する．市中感染では慢性の肉芽腫（クリプトコッコーマ）が単発や多発の結節として画像でみられ，時に空洞を伴う．この場合は通常無症状で偶然発見されることが多い．限局性のクリプトコッカス肺炎を呈する場合もあり，区域や肺葉に限局した結節や浸潤影がみられ遷延する．画像のみでは肺癌や結核，細菌性肺炎との鑑別が困難なことが多い．

免疫不全患者では，潜伏していた病原体が防御能の低下したときに活性化し，日和見感染として

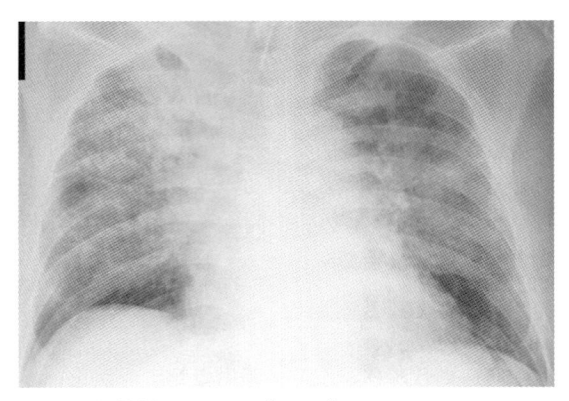

図12　侵襲性アスペルギルス症
臥位単純X線写真正面像で両側の肺に広範な浸潤影を認めるが，左では斑状または結節状に見える部位もあり，それらの周囲の濃度はやや低くすりガラス濃度のhaloのように見える．単純X線写真のみでの診断は困難であるが，この症例は免疫低下状態で発症し，呼吸器感染症状があり，この単純X線写真から重症の肺感染症と診断された．また肺病変が比較的円形に近い点，その周囲に出血性梗塞の可能性があるすりガラス病変が疑われることから，侵襲性アスペルギルス症の可能性は示唆される．

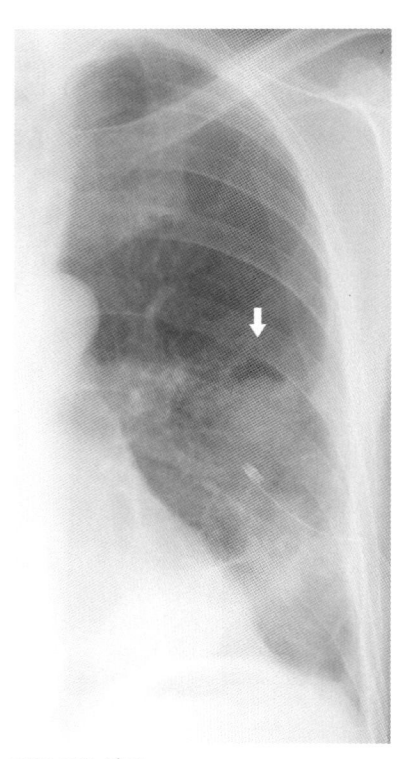

図11　アスペルギローマ
単純X線写真正面像で左中肺野に腫瘤を認め，air crescent sign（空洞辺縁の三日月型のair density，矢印）を伴っている．アスペルギローマ（非侵襲性アスペルギルス症）を強く疑う所見である．治療のためのドレナージチューブが挿入されている．

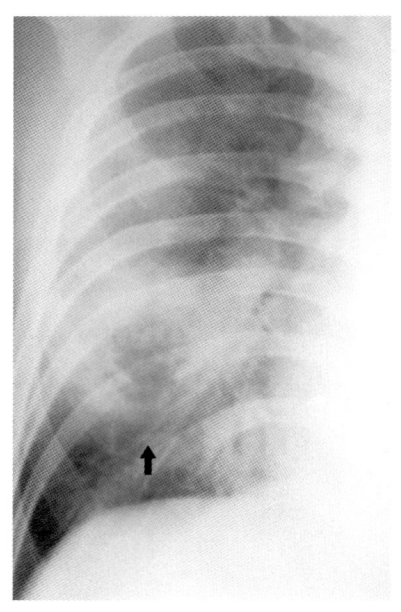

図13　クリプトコッカス肺炎
単純X線写真正面像で右中から下肺野に大きな腫瘤影がみられる．周囲との境界は不明瞭で，内部には空洞（矢印）を認める．肋骨横隔膜角は明瞭で明らかな胸水は認めない．この症例は高度の免疫低下を伴うAIDS患者であり，症状は肺感染症を示唆するものであった．単純X線写真は空洞を伴う境界不明瞭な腫瘤影で真菌感染の可能性を示唆するが，それ以上の診断は困難である．

発症する．重篤で，時に両肺に及ぶ広範な浸潤影や血行性散布を示すびまん性の粟粒結節を呈する．空洞形成は稀ではない．限局した結節や浸潤影から移行もある．広範な病変の場合は，画像のみでは他の重症肺炎との鑑別は困難である．中枢神経系への親和性が強く髄膜炎をしばしば合併する．

3）ノカルジア肺炎（図14）

ほとんどが免疫不全状態での発症である．画像所見は浸潤影や塊状影を示し，空洞を伴うことが多い．胸膜に病変が及ぶことが多く，胸壁に瘻孔を形成することがあり，特徴的な所見とされている．

その他の真菌症として，肺カンジダ症があり，気管支肺炎像や血行性散布を示す粟粒結節を呈する．

4．ニューモシスチス肺炎（PCP）（図15, 16）

ニューモシスチス・イロベチイは真菌の一種で，免疫不全の患者に対しては重篤な肺合併症を引き起こし，治療が行われなければ陰影は進行しARDSをきたす．市中肺炎として発症し，その後にAIDSなどの免疫不全が判明する場合もある．AIDS患者では，PCPは60%に発生する．最も予後を左右する疾患で，CD4陽性Tリンパ球数が$200/\mu L$以下で感染の危険がある．病理像と画像所見の対比では，初期には虫体がI型肺胞上皮や肺胞の毛細血管膜を侵し，この段階ですりガラス陰影がみられる．次に肺胞内に滲出液が出て，肺胞腔が虫体とフィブリン，壊死物質からなる滲出液で満たされると浸潤影が出現する．治療により病変が軽減し肺胞の修復過程が起こると線維化を生じ，線状や網状影に変わることが示されている．したがって典型例の画像所見は，ごく初期には肺

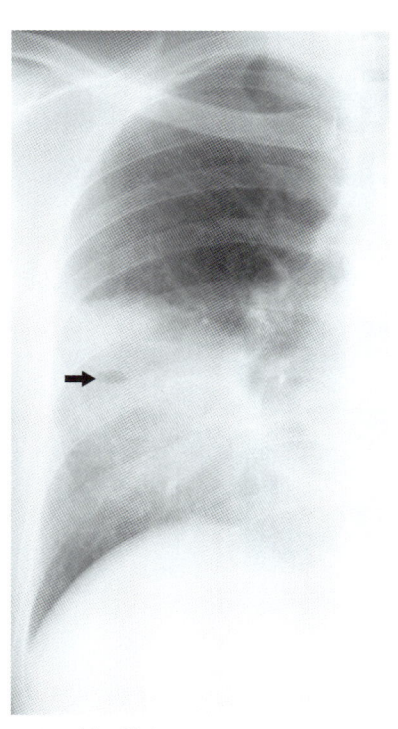

図14 ノカルジア肺炎
単純X線写真正面像で右中から下肺野に大きな腫瘤影が認められ，周囲との境界は比較的明瞭で，内部には液面像を伴う空洞（矢印）を認める．明らかな胸水は認めない．この症例はAIDS患者であり，症状は肺感染症を示唆するものであった．単純X線写真は壊死，空洞を伴う腫瘤影で真菌感染の可能性を示唆するが，それ以上の診断は困難である．ノカルジア肺炎にみられることがある胸壁の瘻孔を形成していた．

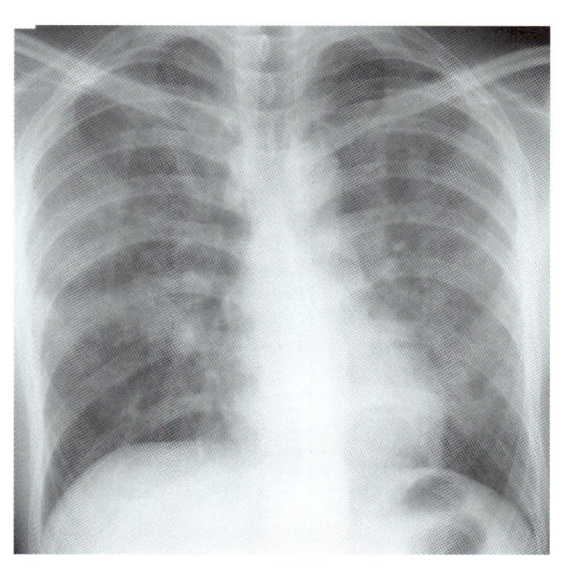

図15 ニューモシスチス肺炎（PCP）
単純X線写真正面像で両側の肺にびまん性に分布するすりガラス陰影が認められ，その中心部の一部では濃度が上昇し浸潤影となっている．また病変の分布は肺門側に強く，肋骨横隔膜角などの胸膜直下は比較的保たれている．この症例はびまん性肺病変で発症したAIDSであり，発症する病変の頻度からPCPが強く疑われた．また画像所見もこれを裏付けるものであるが，画像のみでは，PCPほどではないが比較的よく見るCMV肺炎の合併は否定できない．

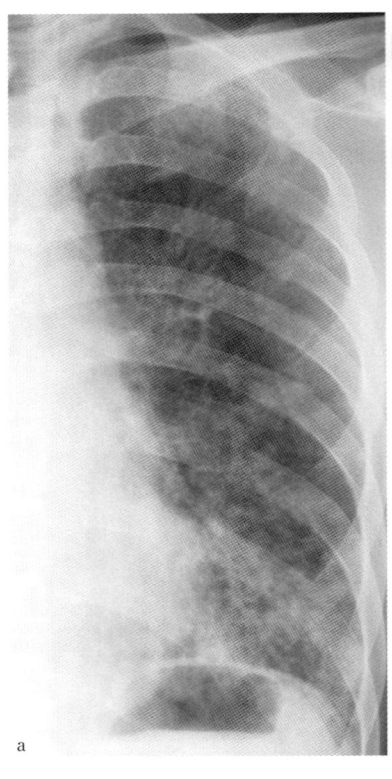

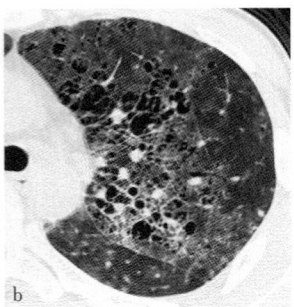

図 16　嚢胞性ニューモシスチス肺炎
a：単純 X 線写真正面像．びまん性に分布する浸潤影とすりガラス陰影が認められ，これらの内部は不均一で嚢胞状に見える部位もある．
b：CT．嚢胞性病変が明らかである．この症例はびまん性肺病変で発症した AIDS であり，嚢胞性病変を伴っている場合は AIDS に合併した PCP が強く疑われる．

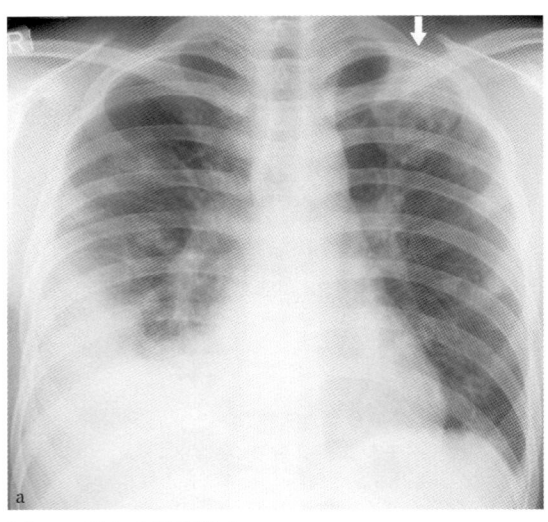

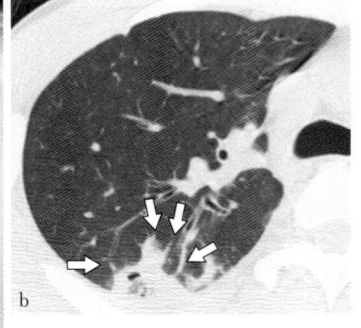

図 17　敗血症性塞栓症
a：単純 X 線写真正面像．左上葉に比較的大きな腫瘤（矢印）を認め，内部に空洞を伴っている．このほかにも比較的小さな結節が両側の肺に多発している．この症例は進行癌に対する化学療法中の免疫低下状態で発症しており，強い感染症状を考慮に入れると単純 X 線写真から septic emboli の可能性があるが，空洞を伴う真菌感染も否定はできない．
b：CT．結節は胸膜に接し，楔状の浸潤性病変で空洞を伴い，その頂点に向かう血管（feeding vessel sign）（矢印）が観察され，これは septic emboli に比較的特徴的な所見で強く疑うことができる．

門側優位のモザイク状のすりガラス陰影で，進行すると両側びまん性の浸潤影や線状，網状影に移行する．特徴は胸膜直下が保たれることである．また囊胞性病変は AIDS の PCP の 10% 前後でみられ，これも特徴的な所見で気胸の原因となる．胸水やリンパ節腫大は通常はみられない．

ペンタミジンの予防吸入が行われていると画像所見は非典型的となり，限局性の肺胞性陰影や多発結節，空洞性結節，腫瘤，粟粒結節，胸水などが 5～10% でみられる．

^{67}Ga シンチは感度(80～90%)が高いが，特異性(50～74%)に欠ける．

5．敗血症性塞栓症(septic emboli)（図17）

免疫不全患者や中心静脈カテーテル挿入患者，経静脈性の麻薬を常用している AIDS 患者などで細菌や真菌の敗血症に伴い肺病変をきたす．単純 X 線写真では早期から空洞を伴う多発結節や非特異的な斑状影を示し，胸水を通常伴う．CT は診断に有用で，空洞を伴う多発性の境界明瞭な結節や胸膜下の楔状の浸潤性病変が認められ，これらの肺門側に肺血管が連続する所見(feeding vessel sign)が特徴的であるが，これは感染症以外では肺の血管炎でもみられる．不明熱を症状とし，CT で空洞を伴う多発性の結節と feeding vessel sign が観察される場合には，本疾患を強く疑う必要がある．

重症急性呼吸促迫症候群(SARS)，新型インフルエンザウイルス肺炎

コロナウイルスによる重症の肺炎で，ARDS をきたし死に至る場合がある．数年前世界中で大流行したが，その後の発生の報告はない．また新型インフルエンザウイルス肺炎も 2010 年世界中で大流行した．これらの新型の肺炎は起因微生物の変更によるもので，今後もくり返し発生すると考えられる．これらの画像所見は，非特異的な片側または両側性に分布する斑状からびまん性のすりガラス陰影及び浸潤影で，他のびまん性肺疾患との鑑別は画像所見のみでは困難とされている．詳細は文献[3]を参照されたい．

おわりに

以上，肺感染症の画像所見を胸部単純 X 線写真を中心に解説した．肺感染症はその分類がいまだ確定したものはなく，また画像所見は重複するものも多く，さらに同一の起因微生物でも異なった所見を呈し一見難解である．しかし，画像から得られる情報は多く，理解のためには画像所見から何が得られ，その限界が何かを整理することが肝要である．

文献

1) 日本呼吸器学会呼吸器感染症に関するガイドライン作成委員会(編)：成人市中肺炎診療の基本的考え方．日本呼吸器学会，2000
2) 阿部克己，他：骨髄移植後のサイトメガロウイルス肺炎の HRCT 像．日本医放会誌 58：75-78，1997
3) 酒井文和，他：SARS の画像所見．日胸 62：791-795，2003

（阿部克己，吉信　尚，福島祥子）

2. 結核・非結核性抗酸菌症

わが国の 2010 年度新規登録結核患者数（対人口 10 万）は 18.2 と，欧米先進国（米国 4.1，カナダ 4.9，ともに 2010 年）[1]と比べ未だ高い．検診等で結核患者に遭遇することは稀ではなく，外来診療で咳嗽や微熱を訴える患者において，結核の可能性は常に念頭におく必要がある．1999 年に発せられた結核緊急事態宣言以降，結核罹患率は減少傾向だが，計画当初より減少速度は鈍化してきている．その理由の 1 つは人口の高齢化であり，新規登録患者の半数以上（51.2％）を 70 歳以上の高齢者が占める．また，外国籍の患者も増加しており，20 歳代の新規登録患者の 29％が外国籍である[1]．このような社会的要因に加え，働き盛り世代の排菌陽性結核患者の受診の遅れが依然多いことも問題である．

肺結核は画像で診断されるものではないが，検診やスクリーニング検査の読影に際して結核の胸部単純 X 線像の理解が診断の遅れ防止の一端を担うといえる．早期発見，早期治療へつながることはいうまでもなく，周囲への感染拡大の予防という社会的な役割，公衆衛生上の意義も高い．

近年，非結核性抗酸菌症，特に Mycobacterium avium complex（MAC）による肺感染症が増加傾向にある．特に右中葉や左上葉舌区を中心とする小結節や気管支拡張症を示す MAC 症の増加は，わが国のみならず，世界的にも認められ，無症状で検診発見される症例も少なくなく，特徴的な X 線像を認識しておくことは重要である．

疾患の解説と画像所見

結核菌（Mycobacterium tuberculosis）は抗酸菌属の桿菌の 1 つで通性ないしは偏性好気性の遅発育菌である．好気性の結核菌は酸素が十分に供給されない環境下では発育・増殖を止め休止状態となる．免疫細胞が被包化病巣を形成し，酸素を遮断することで病勢を抑え自然治癒へ向かう．病巣の中心部に乾酪凝固壊死がおこり，壊死部が軟化融解し排出されると空洞が形成される．空洞化すれば好気性の結核菌は酸素下でさらに増殖し病巣は拡大する．誘導した気管支が閉塞し酸素の供給が止まれば膠原線維による被包化と病巣の収縮がはじまり瘢痕治癒を迎える．

十分な結核免疫成立以前に初感染に引き続き発病する場合を初感染発病または一次結核症と呼ぶ．日常診療で多くみられるのは，冬眠状態の結核菌が宿主の免疫低下や再感染により活動化する二次結核症である．

二次結核では，右 S^1，S^2，左 S^{1+2} や S^6 が高頻度に侵されるため，典型的な胸部単純 X 線像は，肺尖〜上肺野または肺門周囲の粒状・結節影や空洞，斑状影，浸潤影である．肺尖部では酸素分圧が高く，またリンパによる排除機能が劣るため，好気性の結核菌は増殖しやすく，かつ排除され難いことが一因とされている．肺結核画像の本態は個体の結核菌に対する特異免疫機能の発現により形成される乾酪性肉芽腫である[3]．CT では比較的コントラストの高い結節を呈し，それらを反映し単純 X 線写真でも比較的所見は明瞭である．

当院の肺結核患者 57 名の胸部単純 X 線正面像の検討では，観察しうる肺病変のうち 73％は上肺野に存在し，29％は肺尖部に認められた．肺尖という狭い領域に 1/4 以上の病変が存在し，左上肺野（30％）に比し右上肺野（44％）に多かった．また，病変の目立ち度（認識のしやすさ）を三段階に分けて検討すると 52％の患者の単純 X 線写真で明らかな病変を有していた．X 線所見では 81％の患者が結節陰影を有し，かつ集合性結節（50％）を呈す

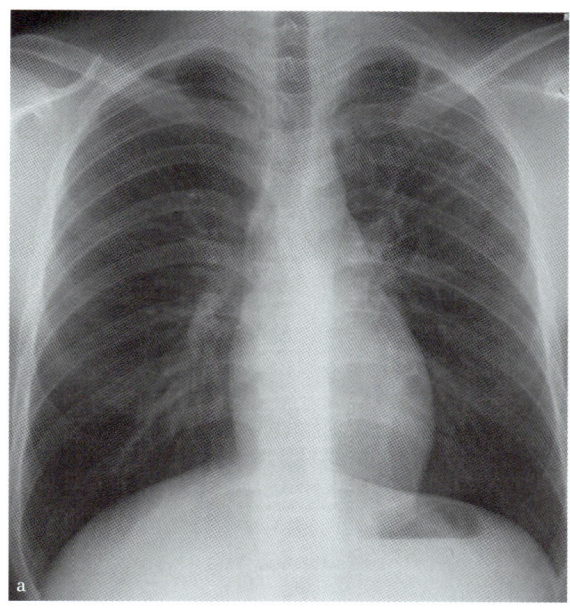

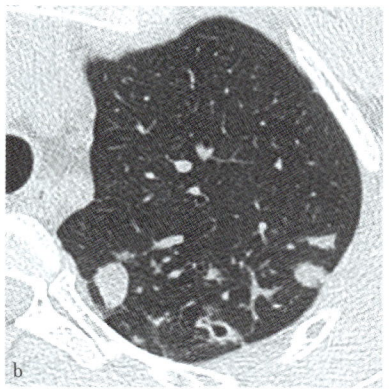

図1　肺結核の典型像
20歳代．女性．健診にて胸部異常陰影指摘．
a：胸部単純X線写真．左肺尖部から上肺野に線状影，小結節影や小空洞が認められる．
b：HRCT．左S^{1+2}に高コントラストの結節や分岐状影（tree-in-bud appearance）がみられ，小空洞を形成している．

る頻度が高かった．Kryslらの報告でも188名の肺結核患者のうち80％が上肺野に病変を認め，二次結核の肺内分布の特徴といえる[4]．

図1のように典型的な分布や所見を示す場合には結核を疑いうるが，宿主の免疫状態や菌量の多寡や結核菌の進展形式（経気道性，リンパ行性，血行性）の違いにより，細気管支周囲に限局した小結節，多区域性の浸潤影やびまん性粒状影などバラエティーに富む．バリエーションについては後述する．

撮影・読影のポイント（見落としがちな所見）

1．肺尖撮影

前述のごとく，肺尖部は結核の好発部位であるが，解剖学的に肺病変を見落としやすい領域である．肺尖部のX線上の特徴は第1～3胸椎が前傾になるため椎体が分離同定されず，椎弓と椎弓板隙が認識されること，第1,2横突起と第1,2肋骨が頭頸部に重なりあうため肺尖頂部の見え方に影響すること，右S^1の縦隔側が椎弓，椎弓根，気管に重なって弓状に張り出すことである[5]．また，肺尖部では腕頭動脈の蛇行（図2a）や第一肋軟骨の骨化（図2c），また非特異的な胸膜下肺領域の線維化であるapical cap（肺尖帽）（図2b）などを病変と捉えてしまうこともある．正常構造を念頭に置き，左右をよく見比べるのが重要である（図3）．

肺尖撮影法は鎖骨や肋骨，腕頭動静脈に重なる肺尖部肺野を最も良く描出する撮影法で，被検者は上半身を30°ほど後傾し，肺尖背部をイメージングプレート/フィルム面につけて撮影する．脊柱が後彎し，前後方向に入射するX線は同じ肋骨の前部と後部が重なるような角度で胸郭を横切り，胸部が短縮して描出される．そのため鎖骨は上方に投影され，肋骨の間を覗き込むような像が得られる（図4）．しかしながら，CTが普及した現在，ほとんど施行されなくなった．

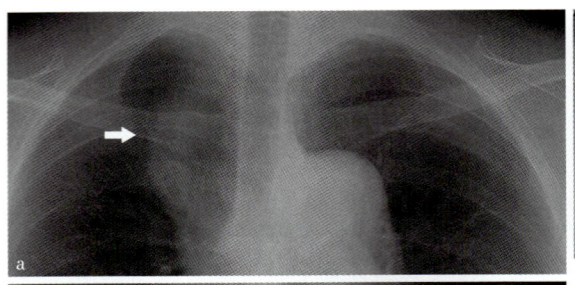

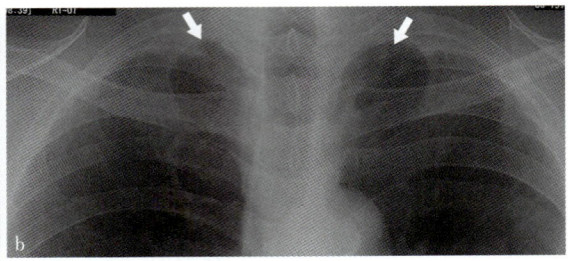

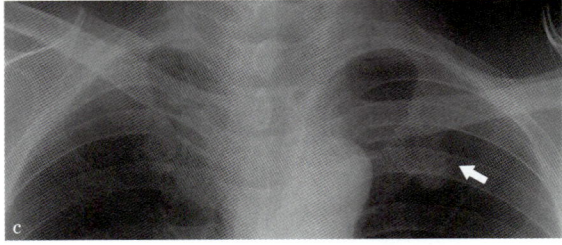

図2 肺尖部
a：腕頭動脈の蛇行．動脈硬化の顕著な高齢者において時に認められる．
b：apical cap．肺尖部胸膜下の稠密な線維化組織であるapical capが肺尖部の結節影と紛らわしいこともある．
c：左第一肋軟骨の石灰化が目立つ．骨との連続性に注意する．

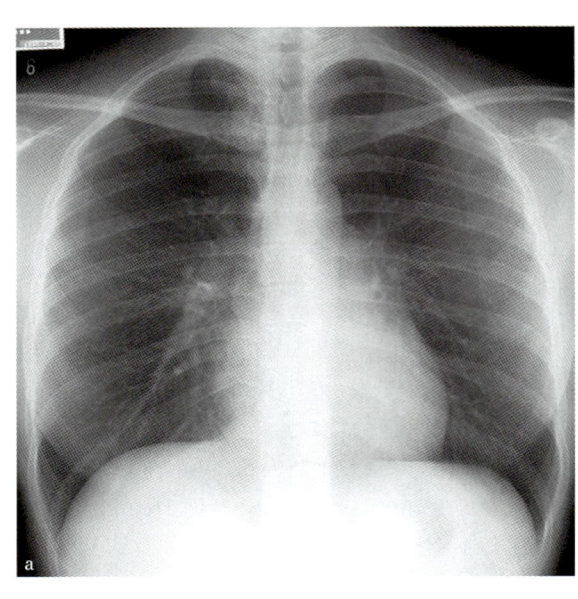

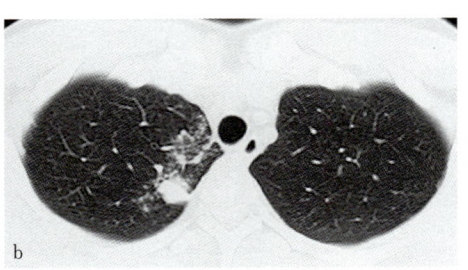

図3 肺結核
20歳代，女性．職場検診で異常を指摘．
a：胸部単純X線写真．右肺尖部内側の透過性が対側に比べ低下している．左右を比べて観察するとその違いに気づきやすい．
b：CT．右肺尖部に大小の結節を認める．

2．側面像

側面像では肩関節や上腕骨と重なるため，肺尖部の観察には不向きであり，イメージングプレート/フィルムから離れた肺の病変は不明瞭になる，などの弱点もある．読影に際して留意すべき点を述べる．

肺尖部の他，正面像で見落としやすい部位としてS^{6}病変があげられる．単純X線写真でS^{6}頂部は右側では奇静脈弓，左側では大動脈弓の近傍で，底部は第8～9胸椎体レベルに位置する．S^{6}頂部は前後径が薄く，病変のコントラストは低くなる特徴がある．またS^{6}縦隔側の病変は単純X線写真正面像で肺門影に重なり見落としやすい[5]（図5）．肺門に重なる場合は肺門濃度の左右差が出現するため，左右差をよく比較することが肝要で，その確認には側面像が有用である．ただし側面像ではS^{6}病変は椎体と重なって描出されるので注意を要する．

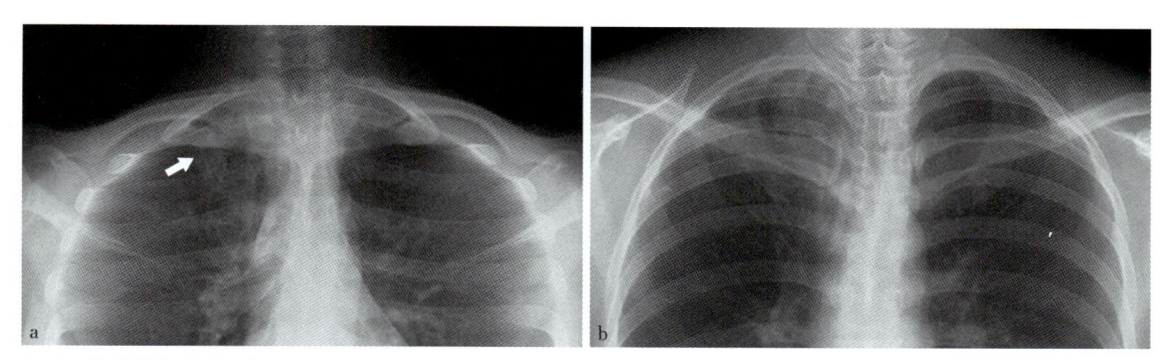

図4 肺尖撮影(肺結核)
30歳代,女性.
a:肺尖撮影では鎖骨や前肋骨との重なりがなく,肺内の結節が明瞭に描出されている(矢印).b:標準的な背腹撮影.

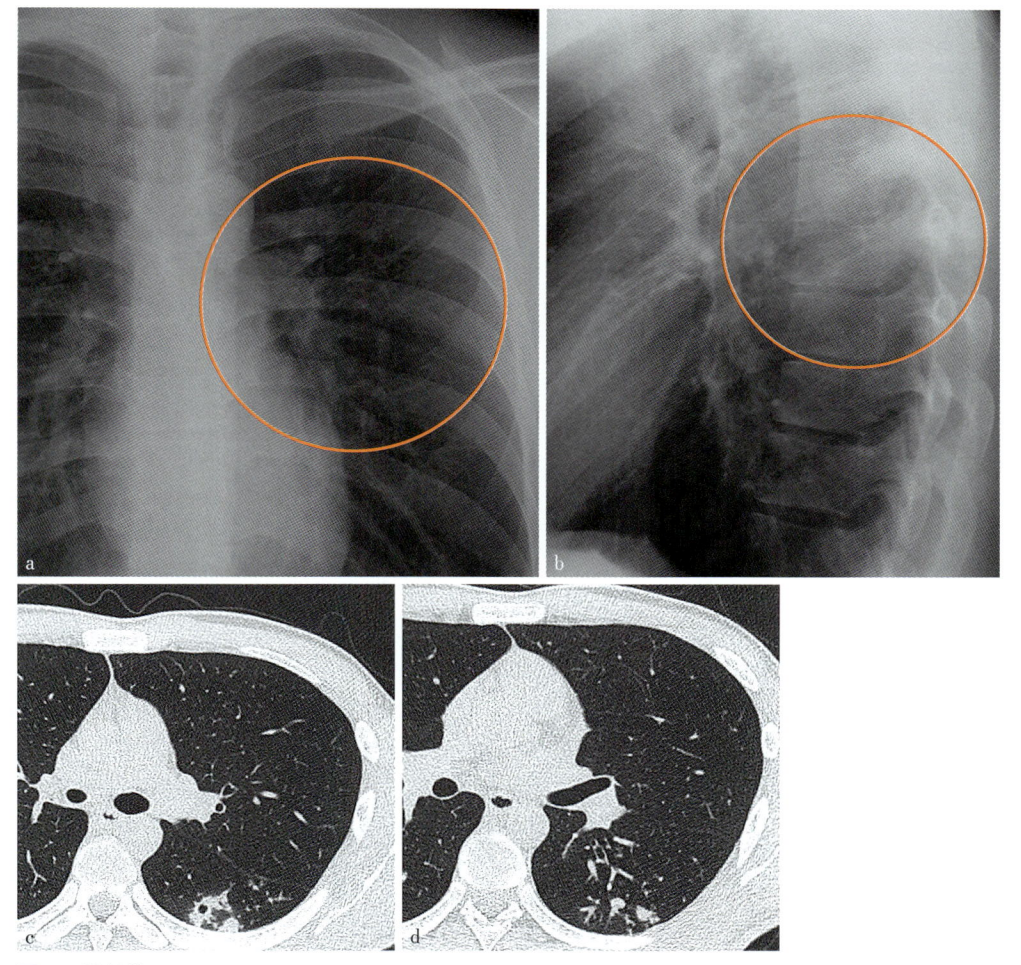

図5 肺結核
20歳代,男性.血痰.痰よりGaffky 6号,TB-PCR(+).
a,b:胸部単純X線写真.a:正面像,b:側面像.左肺門陰影に重なって,またその周囲に微細な結節影や線状影がみられる.
c,d:HRCT.左肺S^6に空洞を伴う小結節や分岐状影がみられる.

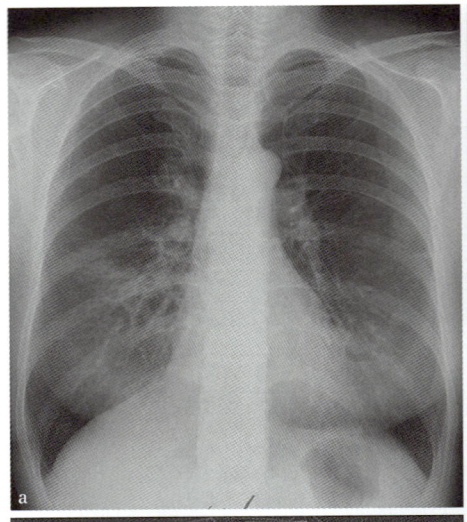

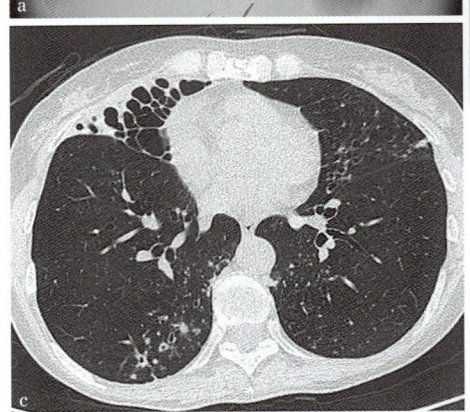

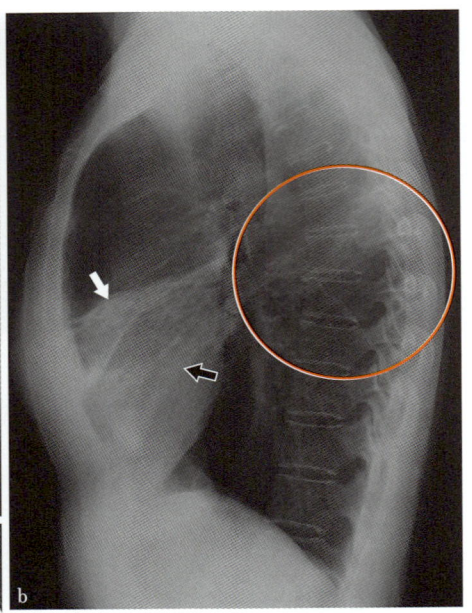

図6 側面像が診断に有用な症例
50歳代，女性．喀痰より *M. avium* 検出．
a：正面像．右肺門部〜下肺野に浸潤影，左下肺野に tram-line 様の陰影が認められる．
b：側面像．心陰影に重なる中葉(白矢印)と舌区(黒矢印)の容積減少と気管支拡張が理解しやすい．S^6 の小結節(円で囲んだ部分)も認識できる．
c：HRCT．中葉と舌区に高度〜軽度の気管支拡張を認める．下葉 S^6 には小葉中心性の小結節を認め，MAC症を強く疑う所見である．

　側面像はその他，前縦隔腫瘍や下葉病変の描出に優れ，また，心陰影，肺門影，気管支内病変，横隔膜に重なる病変や中葉，舌区の病変の評価にも有用である．中葉や舌区の病変は正面像で指摘が難しいこともあるが，側面像では葉間裂が接線方向になり，また背景となる心陰影も均一なため検出しやすいのである．中葉や舌区を好発とするMAC症では有用である(図6)．

結核のバリエーション

1．結核性肺炎

　区域性，肺葉性の肺胞性陰影を呈する肺結核で乾酪性肺炎とも呼ばれる．若年者で多く，過剰な免疫応答によるものと考えられているが，高齢者や免疫低下患者にもみられる．単純X線写真では細菌性肺炎と同様，気管支透亮像を伴う肺胞性均等影を呈し，その内部に空洞形成や気管支拡張を認める(図7)．空洞形成やCTでの周囲肺野の小葉中心性結節の存在が細菌性肺炎との鑑別ポイントとなる．ただし，高度な肺気腫患者では空洞や気道散布巣を欠く場合もあり，CTでも診断が困難である(図8)．

2．気管支結核

　中枢側の気管支壁に結核菌が結核性潰瘍や肉芽を形成し，肺野病変に比して気道病変が著しい場合，臨床的に気管・気管支結核と称される．女性

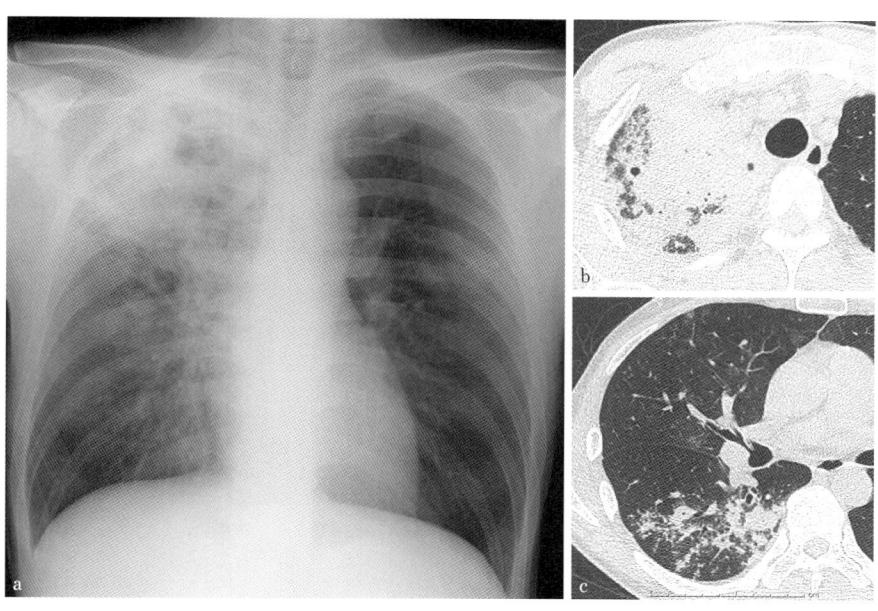

図7 結核性肺炎
40歳代，男性．喀血．喀痰よりGaffky 3号　TB-PCR（＋）．
a：胸部単純X線写真．右上肺野に広範な浸潤影がみられ，その内部に円形の透亮像が認められる．右中下肺野や左中肺野にも大小の境界不明瞭な結節が散在．
b, c：HRCT．右上葉にはコンソリデーションを認め，空洞あるいは拡張した気管支も認められる．右下葉中葉には大小の結節や空洞が散在し tree-in-bud のパターンも認められる．

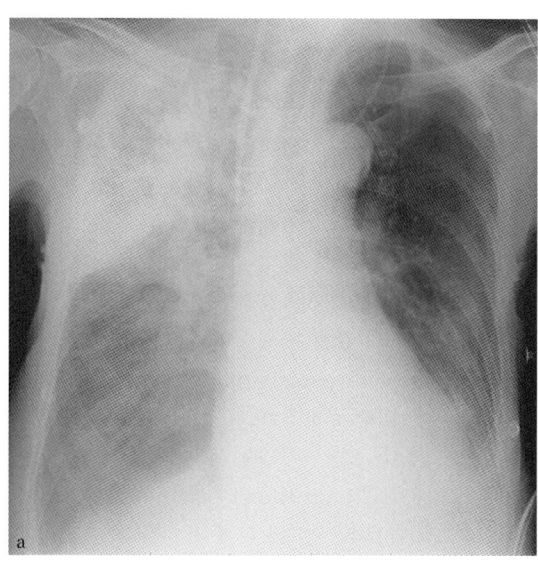

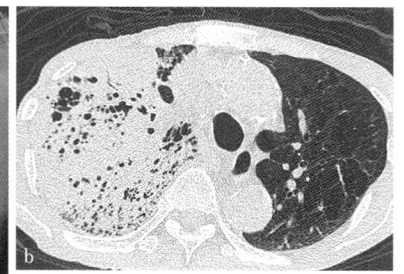

図8 肺気腫患者の結核性肺炎
80歳代．男性．発熱精査にて受診．Gaffky 8号．喫煙歴30本/日×50年．
a：胸部単純X線写真．右上葉に浸潤影を認め，中下肺野の透亮性も低下．
b：HRCT．既存の肺は気腫性変化が高度．右肺上葉にはコンソリデーションと肺気腫による虫食い状の透亮像を認めるが，明らかな散布像は認めない．

に多く，左主気管支が高頻度に侵される．胸部単純X線写真では気管支の狭窄や患側肺門部の異常影，末梢肺野の異常陰影や含気低下などがみられるが，気道狭窄像は縦隔や肺門陰影との重なりのため見落としやすい．CTでは気管支壁の肥厚，内腔の狭小化やポリープ状病変などが認められ

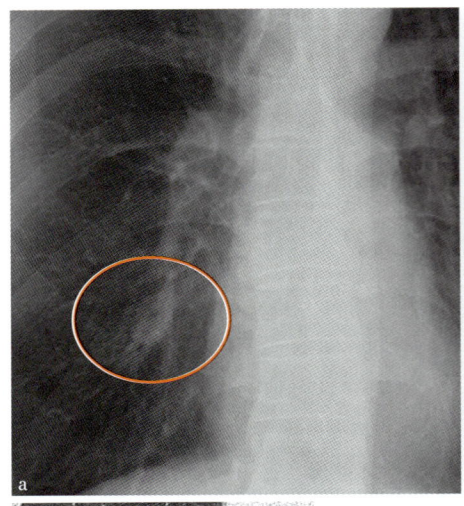

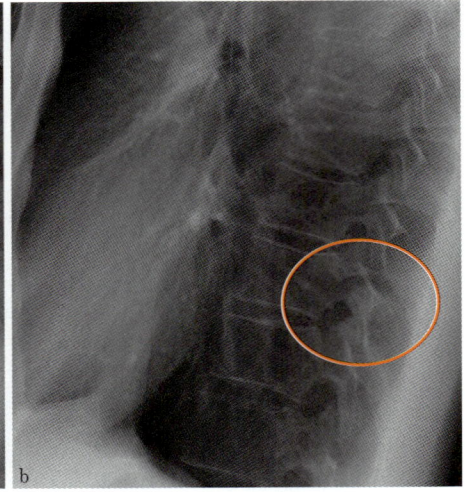

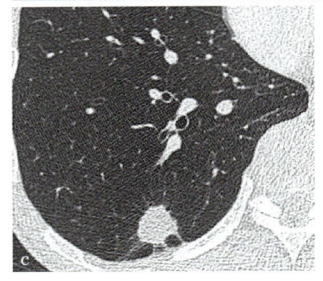

図9　結核腫

40歳代，男性．健診にて右肺野に異常影指摘．肺癌の疑いにてVATS(video-assisted thoracic surgery)施行，結核腫の診断．

a, b：胸部単純X線写真．右下肺野，血管陰影に重なる結節影を認める(a)．側面像では椎体に重なった浸潤影を認め同病変と思われる(b)．

c：HRCT．右下葉の胸膜直下にspiculaを伴う充実性結節を認める．周囲に気道散布巣はみられず肺癌との鑑別は困難である．

る．肺所見が軽微な割に排菌量が多く，見落としやすいため注意深い観察が必要である．

3．結核腫

結核腫とは，乾酪壊死が炎症細胞や線維組織で被包化された類円形の病巣を指す放射線学的用語である．胸部単純X線写真にて，孤立性結節として健診などを契機に発見されることが多い．結節辺縁の性状は平滑なものから凹凸不整なものまでさまざまで，肺癌との鑑別が問題となるが，周囲の経気道性分布を示す小結節や気管支の拡張は鑑別に有用な所見である(図9)．また，結節中心部や層状，斑点状の石灰化や造影CTにて結節の辺縁部のみが輪状に増強されるパターン(rim enhancement)は乾酪性壊死を有する肉芽腫を疑う所見である．

4．粟粒結核

結核菌の全肺野への血行性散布であり，初感染後にリンパ節より血流へ流入し，血行性に進展する場合と，陳旧性病変の再燃により生じる場合がある．胸部単純X線写真では微細な結節が全肺野にびまん性に分布するのが特徴である(図10)．血行性転移(特に甲状腺癌)，サルコイドーシス，DPB(diffuse panbronchiolitis)など粒状影を呈する病態との鑑別を要するが，その分布が鑑別のポイントとなる(図11)．一般的に塵肺やLangerhans細胞組織球症(Langerhans cell histiocytosis；LCH)は上肺野優位，サルコイドーシスは上中肺野優位，肺転移，びまん性汎細気管支炎は下肺野優位の分布を呈する．しかし，粟粒結核では病変の進行とともに結節の融合が生じ，特徴が不明瞭化し，また進行例では気道病変が混在するため，病変は下肺野よりも上肺野で密となる．

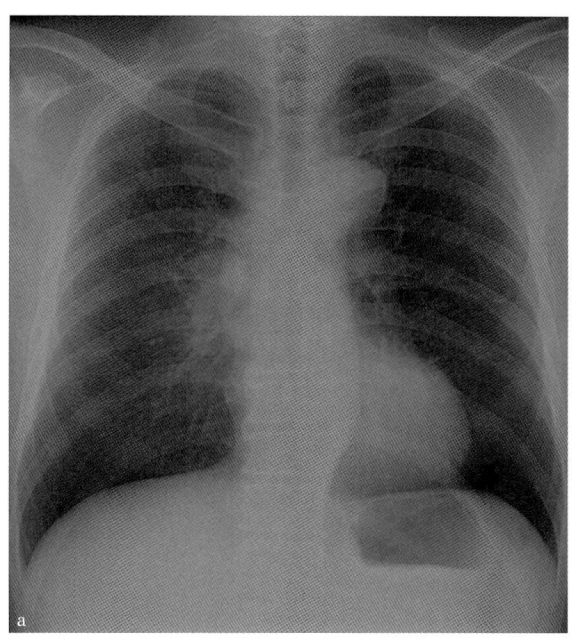

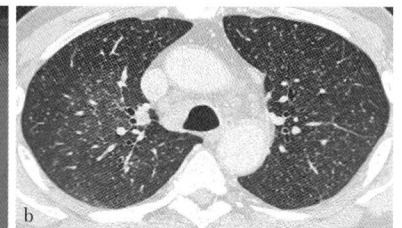

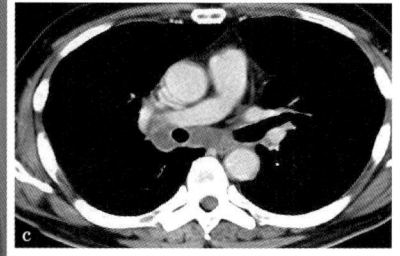

3章 肺感染症 2.結核・非結核性抗酸菌症

図10 粟粒結核
60歳代,男性.Behçet病にて眼科通院中.レミケード®治療3回目(開始1か月半)後,発熱,呼吸苦が出現し受診.
a:胸部単純X線写真.両肺に網状粒状影,右傍気管と右肺門部の腫大が認められる.
b:HRCT.両肺びまん性に網状粒状影がランダムに分布している.
c:造影CT.右肺門や気管分岐部に内部造影効果の乏しい腫大リンパ節を認める.

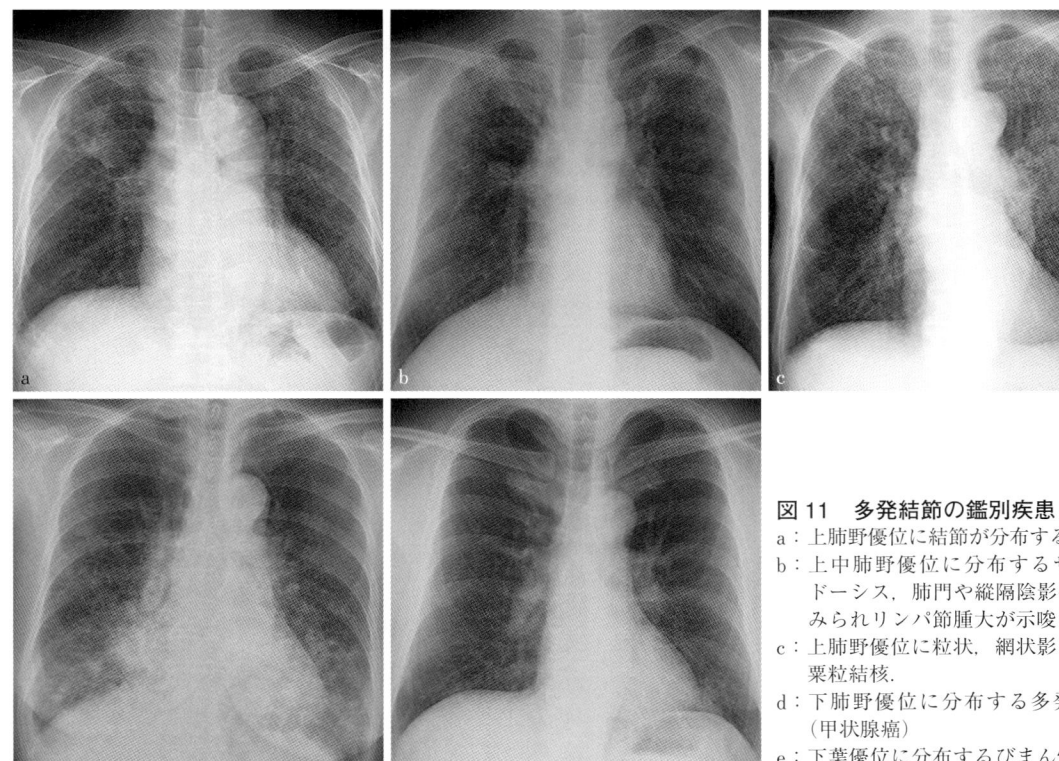

図11 多発結節の鑑別疾患
a:上肺野優位に結節が分布する珪肺症.
b:上中肺野優位に分布するサルコイドーシス,肺門や縦隔陰影の拡大もみられリンパ節腫大が示唆される.
c:上肺野優位に粒状,網状影を認める粟粒結核.
d:下肺野優位に分布する多発肺転移(甲状腺癌)
e:下葉優位に分布するびまん性汎細気管支炎.

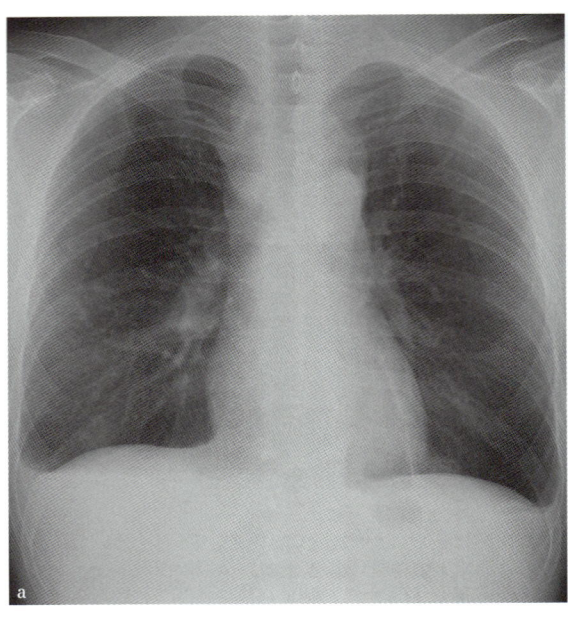

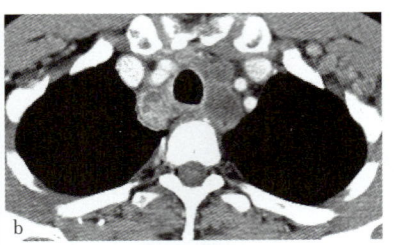

図 12　AIDS 患者における結核
HIV 陽性の 47 歳男性．CD4 リンパ球数 13/μL．発熱主訴に来院．喀痰より TB-PCR（+）．
a：胸部単純 X 線写真．両側胸水貯留と縦隔陰影の拡大，右中下肺野の小結節影を認める．
b：造影 CT．鎖骨上窩から縦隔にかけて内部に低吸収域（乾酪壊死を反映）を伴う腫大リンパ節が多発している．

5．免疫低下患者における結核

　免疫低下状態にある患者の結核症では，防御メカニズム破綻の機序や程度によりさまざまな病理組織反応が惹起され，免疫能正常な宿主の二次結核とは異なる非典型的画像所見を示す傾向がある．結核のリスクファクターとして HIV（human immunodeficiency virus）感染，糖尿病，透析患者，悪性腫瘍，ステロイドや免疫抑制剤使用患者，全身性エリテマトーデス（systemic lupus erythematosus；SLE）や抗 TNFα 製剤使用患者など挙げられる．

　Kiyan らの肺結核の胸部 X 線所見の検討では免疫正常者 80 名に比して非 AIDS（acquired immunological deficiency syndrome）免疫低下患者 63 名では，区域性，亜区域性のコンソリデーションや多発空洞の頻度が高く，粟粒結核や肺門・縦隔リンパ節腫大も多く観察された．肺外結核の発生頻度が多いのも特徴だ[6]．腎不全患者や SLE 患者では空洞性病変は比較的少ないとされる．病理学的に乾酪壊死や肉芽腫形成をきたしがたく，そのため空洞形成をおこしがたいためと考えられる．

　糖尿病患者の結核症が非典型的な X 線所見を呈することが多いことは以前から報告されており，糖尿病の結核症は下肺優位の分布が多く，また全肺野に広汎に分布する症例も多い．空洞形成は糖尿病群で多くみられ，多発する傾向があり，その分布も下葉に多いとされる．今後糖尿病や治療に伴う易感染性の患者の増加が予想され，このような免疫低下状態における結核症の画像所見を理解しておくことは重要である[7]．

　AIDS 患者もまた非典型像を呈することは知られており，CD4 リンパ球の数によって呈する画像が異なるとされる．CD4 リンパ球数が 200/μL 以上の時期では，多くの症例で上肺野優位の典型的な二次結核の像を呈するが，200/μL を下まわると下葉の病変，空洞形成の欠如，縦隔や肺門部リンパ節腫大，粟粒結核などの一次結核に似た病型を示す[8,9]（図 12）．

非結核性抗酸菌症

　非結核性抗酸菌症（non-tuberculous mycobacteriosis；NTM）とは，結核菌群とらい菌以外のさまざまな抗酸菌による感染症を包括したもの

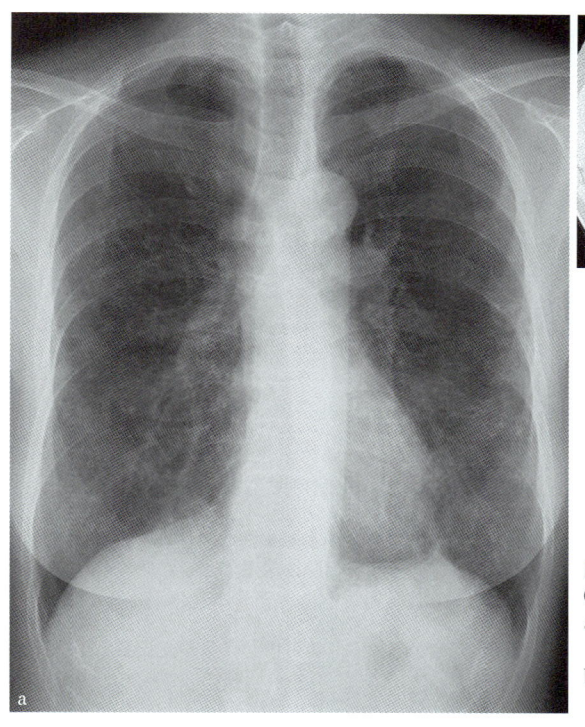

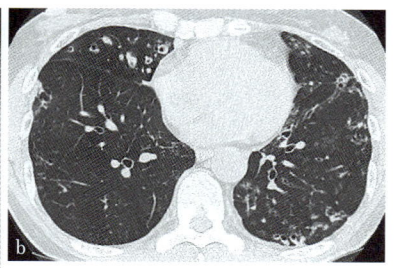

図13 肺MAC症，結節，気管支拡張型
60歳代．女性．喀痰より M. avium 検出．
a：胸部単純X線写真．中下肺野を中心に気管支の拡張，壁肥厚所見が目立つ．肺尖部では所見は乏しい．
b：HRCT．中葉，舌区や下葉に気管支拡張や壁肥厚が認められる．周囲には小さな結節が多発している．

で，結核菌とは異なり，土壌や水などの生活環境に生息している．わが国ではMAC（M. avium と M. intracellulare を一括した総称）の発生頻度が高く，次いで M. kansasii であり，これら3種が全体の90％以上をなす．一般に病原性は低く，ヒトからヒトへの感染はないとされる．NTM は臨床症状が乏しく進行も緩徐であるが，一般に難治性で，一部の菌種を除き薬剤のみで治癒させることは困難なのが現状である．

2008年に肺非結核性抗酸菌症の診断基準が改訂され，臨床的基準の項目にはCT所見が組み込まれた．症状出現前に検診や人間ドックなどの画像において疑われることも多く，画像所見の役割は高い．最も重要なMAC症と次に頻度の高い M. kansasii 症の画像所見を概説する．

1．肺MAC症

肺MAC症の病型は大きく5つに分けられる．慢性感染症として「結節・気管支拡張型」，「空洞形成型」，「孤立性結節型」，特殊な型として急性〜亜急性に発症する「過敏性肺炎型」「全身播種型」がある．近年増加傾向にある「結節・気管支拡張型」，「空洞形成型」は検診などで発見されることも多く，画像の特徴を理解する必要がある．

1）結節，気管支拡張型

最も多くみられる型で増加傾向にある．生来健康なやせ形の中高年女性に多く，咳嗽，喀痰や血痰を呈することがあるが，健診などで異常を指摘され来院する患者も少なくない．中葉舌区が高頻度におかされ，同一肺区内で末梢肺野の小結節と気管支拡張が混在する．肺病変は緩徐に進行し，広範な症例では病変はS^2，S^3，S^6，S^8 などへ広がり，空洞を形成することもある．S^1 に病変をきたしにくく，結核性肺炎類似の広汎なコンソリデーションを呈することは乏しく，また4肺葉以上の気管支拡張所見をみた場合は結核よりもMAC症が強く示唆される[10,11]（図13）．

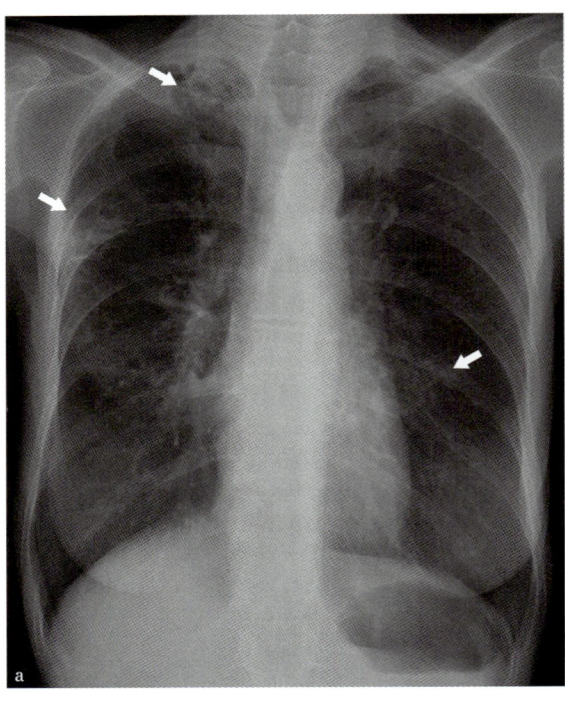

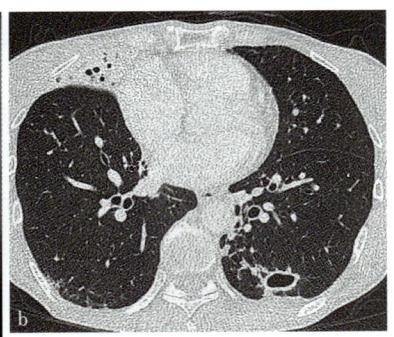

図14 肺MAC症，空洞形成型
50歳代．女性．喀痰より *M. avium* 検出．
a：胸部単純X線写真．両側肺尖部の線維硬化性変化や，右肺尖部や右上肺野の空洞性病変（矢印）が認められる．結核の鑑別は困難である．
b：HRCT．両側肺尖部に空洞形成を認め，S^6に小結節や壁の薄い空洞が認められる．中葉に気管支拡張と虚脱肺がみられる．

2）空洞形成型

　喫煙歴や多量飲酒，既存の肺疾患（陳旧性肺結核，珪肺症や肺気腫）を有する男性に多いとされるが，基礎疾患のない女性にみられることもある．胸部単純X線写真では肺尖部の空洞を示し，肺結核との鑑別が困難なことも多い（図14）．上葉S^1，S^2や下葉の空洞や結節を主体とするが，MAC症でみられる空洞は隣接する胸膜の肥厚を伴うことが多く，空洞は小さく，壁は比較的薄いという特徴をもつ．また周囲の気道散布病巣は乏しい傾向があり，また中葉や舌区に少なからず気管支拡張や小結節を認める点は結核との鑑別に有用な手がかりとなる．この病型は比較的進行が速く，肺の破壊が進行する症例もみられる[10,11]．

3）孤立結節型

　まれに孤立性結節を呈することがあり，結核腫や肺癌との鑑別が問題となる．画像は特徴的なものではなく，結核種同様の感染性肉芽腫の所見である．中葉，舌区病変を伴わないことも多く，また増大傾向やspiculaを呈するものもあり，画像での肺癌との鑑別は困難であり，切除材料にてMACの診断に至る症例が多い[10]．

2．*M. kansasii* 症

　発症年齢はMACと比較して幅があり，先行病変を伴わない30代から50歳前後の患者や，閉塞性疾患や陳旧性肺結核，塵肺など肺局所の抵抗性が低下した高齢患者に多いとされる．非結核性抗酸菌症のうち化学療法に対する感受性が非常に高い．

　胸部単純X線撮影では，結核に類似し鑑別困難なことが多い．特徴的所見は片側かつ右上肺野優位（S^1とS^2）の空洞性病変で，周囲散布巣の乏しい小さな薄壁空洞やtail sign（胸膜側へ向かって凸の線状影）やdrainage area disease（肺門へ向かう線状影）を伴う限局性の陰影である（図15）．結核と同様，糖尿病や慢性肝疾患，アルコール中毒など宿主の抵抗性が低下していると広汎な肺野病変を呈することもある[10,11]．

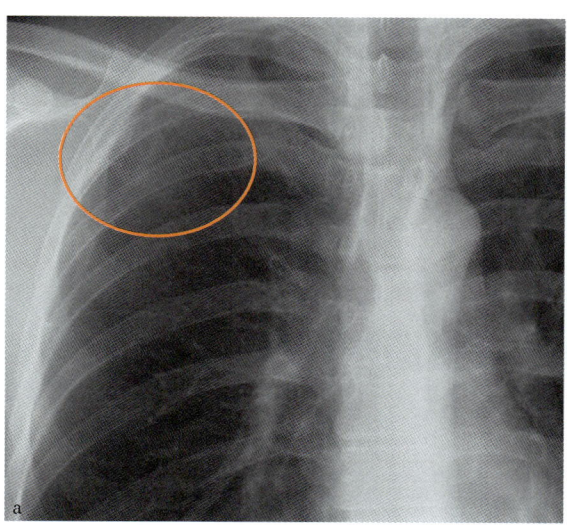

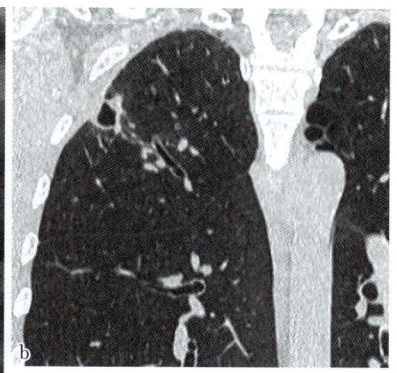

図15　*M. kansasii* 症
40歳代，男性．喀痰より *M. kansasii* 検出．
a：胸部単純X線写真．右上肺野の胸膜直下に空洞性病変と胸膜肥厚を認める．その周囲には肺門へ向かう細かい線状影(drainage area disease)を認める(円で囲んだ部分)．
b：CT MPR冠状断像．比較的壁の薄いいびつな空洞を認める．既存肺には軽度の気腫性変化もみられる．

おわりに

　肺結核は減少傾向であるが，未だ遭遇する機会の多い疾患であり，常に鑑別にあげなければいけない疾患である．結核罹患率が減少する一方で増加傾向にあるのが非結核性抗酸菌症であり，健診や日常外来で遭遇する頻度も増加している．菌種だけでなく宿主の反応性や免疫構築や既存の肺病変によって呈する像も異なる．単純X線写真が発見の契機となることも多く，これらの疾患の特徴的X線所見を理解しておく必要がある．

文献

1) 結核の統計―年報：結核研究所疫学情報センターホームページ. http://www.jata.or.jp/rit/ekigaku/toukei/nenpou/
2) 氏田万寿夫：肺抗酸菌症. 村田喜代史, 他(編)：胸部のCT 第3版. MEDSi, 2011
3) 尾形英雄：肺結核のCT画像と病理所見. 結核 84：559-568, 2009
4) Krysl J, et al：Radiologic features of pulmonary tuberculosis；an assessment of 188 cases. Can Assoc Radiol J 45：101-107, 1994
5) 伊藤春海：肺結核の画像；呼吸器画像診断学の貴重な教育資源. 結核 85：869-879, 2010
6) Kiyan E, et al：Clinical and radiographic features of pulmonary tuberculosis in non-AIDS immunocompromised patients. INT J TUBERC LUNG DIS 7：764-770, 2003
7) Perez-Guzman C, et al：Atypical radiological images of pulmonary tuberculosis in 192 diabetic patients；a comparative study. INT J TUBERC LUNG DIS 5：455-461, 2001
8) Perlman DC, et al：Variation of chest radiographic patterns in pulmonary tuberculosis by degree of human immunodeficiency virus-related immunosuppression. Clin Infect Dis 25：242-246, 1997
9) Keiper MD, et al：CD4 T lymphocyte count and the radiographic presentation of pulmonary tuberculosis. A study of the relationship between these factors in patients with human immunodeficiency virus infection. Chest 107：74-80, 1995
10) 氏田万寿夫, 他：非結核性抗酸菌症の画像診断. 画像診断 20：990-999, 2000
11) Koh WJ et al：Nontuberculous mycobacterial pulmonary diseases in immunocompetent patients. Korean J Radiol 3：145-157, 2002

（狩野麻実，氏田万寿夫）

4章 肺腫瘍

1. 肺結節と間違えやすい正常構造や病変
偽病変を作らないために

　肺癌の死亡者数は増加の一途をたどっており，撮影目的のいかんを問わず，胸部単純X線写真の読影では肺癌を疑う陰影がないかどうか注意深い読影が要求される．近年，多検出器型CT（multidetector-row CT；MDCT）の普及もあり，ともすれば安易にCTが行われることがある．しかしながら，各診療科の医師が胸部単純X線写真で肺結節を疑って，胸部CT検査を依頼する症例のなかには，胸部単純X線写真のみで肺腫瘍以外と診断できるものもある．医療被曝に関連した発癌が問題となっている昨今，無用な医療被曝を最小限にとどめる努力が必要である．そのためには胸部単純X線写真で肺結節と間違えやすい病変や正常構造を理解しておくことが重要である．

第1肋軟骨の骨化(student's tumor)

　第1肋軟骨は中高年者では非常に高い頻度で骨化する．健常者のCTでは88％にこの所見がみられる[1]．第1肋骨との結合部の肋軟骨の骨化が強いと，胸部単純X線写真正面像で肺結節とまぎらわしい．特に片側性の場合には，肺結節と誤認しやすい(図1)．胸部単純X線写真の読影を初めて学ぶ医学生がこれを肺結節と誤認しやすいよう

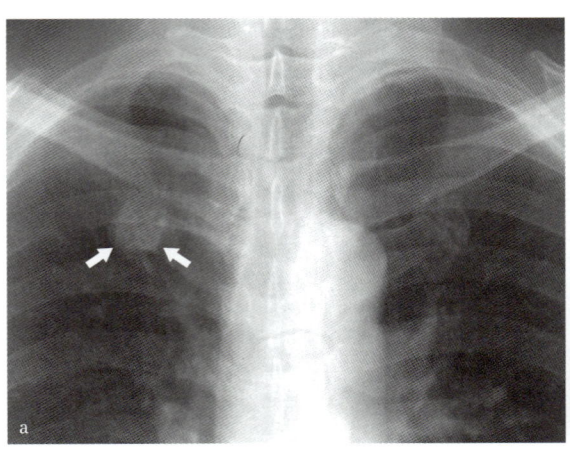

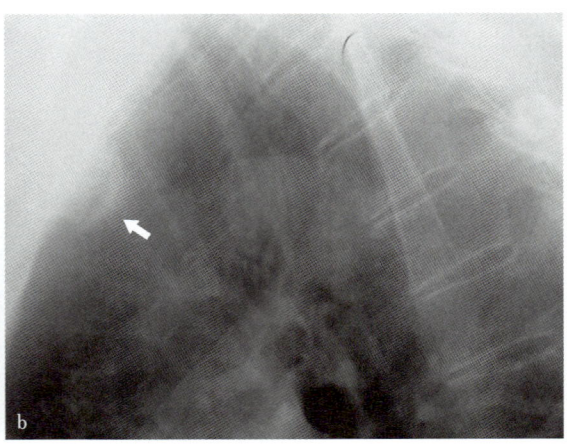

図1　第1肋軟骨の骨化
a：正面像．右鎖骨のすぐ足側に結節が見える．この陰影は第1肋骨と肋軟骨の接合部に接合部に重なって下方に突出している．
b：側面像．肺内に正面像でみられた結節に相当する陰影はなく，前胸壁から肺に向かって突出する半球状の陰影(矢印)がある．

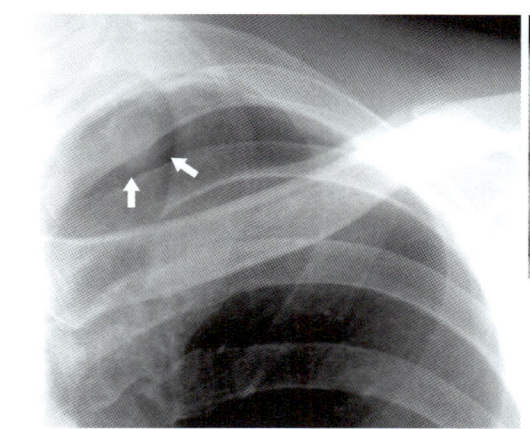

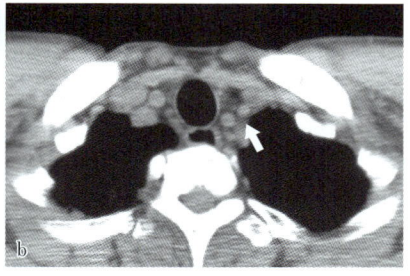

図2　apical opacity
a：正面像．境界やや不鮮明な陰影(矢印)が左肺尖部にある．
b：CT．その陰影の精査のために行われた CT では，肺野に結節はなかった．この陰影は肺尖に膨隆している左鎖骨下動脈(矢印)によるものである．

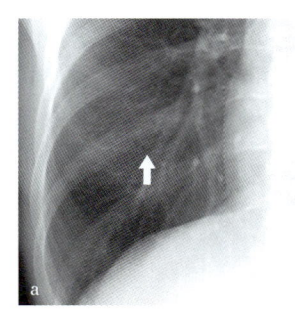

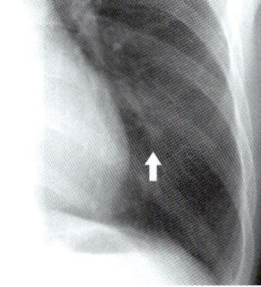

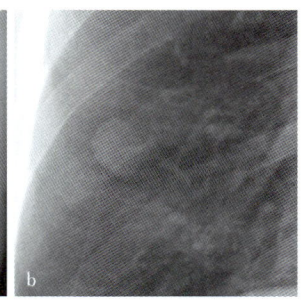

図3　乳首
a：正面像．小結節(矢印)が両側下肺に左右対称性にみられる．
b：右下肺野の拡大．円形の結節の外側縁が明瞭だが，内側縁は不鮮明である．

で，米国では「医学生の腫瘍(student's tumor)」と呼ばれている．肺結節との鑑別点は，陰影が第1肋骨の骨部と軟骨部の接合部に一致すること，側面像で前上部胸壁から肺内に向かう骨性突出があること，である．

apical opacity

　肺尖部の第1肋骨内側縁と胸椎外側縁のほぼ中央で，後部第2, 3肋骨間に大きさ1 cm前後の内部均一な淡い結節がみられることがある(図2)．これは apical opacity と呼ばれる正常構造で，肺に深く入り込んだ鎖骨下動脈の apical portion を見ているものである．その描出率は3.7％で，右側のみが1.2％，左側のみが1.9％，両側で見えるのは0.6％と報告されている[2]．この陰影は淡いため見落とされがちで，むしろ apical opacity に気付いた場合には淡い肺結節と誤認される可能性がある．

乳首

　乳首が胸部単純X線写真正面像で下肺に重なって投影されることがある(図3)．その頻度は男性で9.3％，女性で8.8％，男女合わせると8.9％と報告されている[3]．

　乳首の典型的な所見は両側対称性や，不鮮明な辺縁，辺縁の空気による低吸収帯(radiolucent "halo")，結節の外側の辺縁が明瞭だが内側で不明瞭なこと，である．結節の辺縁が不明瞭にみえる理由は，乳首が正面像の撮影時にX線検出器に押しつけられ胸壁からなだらかに立ち上がるために起きる．これは incomplete border sign と言われるサインで，肺内の円形腫瘤は，胸膜に接してい

ない限り空気に取り囲まれて全周が鮮明に見えるが，肺外腫瘤の辺縁の一部が胸壁からなだらかに立ち上がる場合，その辺縁は不鮮明になる．これが incomplete border sign の成り立ちである．この所見は肺野結節と乳首の鑑別に役立つ．ただし，一部の症例では側面像の検討や乳頭にマーキングしての正面像の追加撮影が必要である．また，いぼ(疣贅)などの胸壁から急峻な角度で突出する皮膚病変が，乳首と同様に境界鮮明な結節として肺に重なって見えることがある．その陰影がいぼ(疣贅)であることを確認するためには患部の視診が役に立つ．

骨島

骨島(bone island)は骨髄腔に残った正常の緻密骨で，内軟骨腫(enostosis)とも呼ばれることがある．限局性の均一な骨硬化像を呈し，境界は明瞭または棘状で，この棘状構造が周囲の骨梁と連続していることが特徴である．胸部では肋骨，脊椎，鎖骨にみられる．肋骨に骨島がみられる頻度は 0.43％と報告されている[4]．肋骨の骨島は胸部単純 X 線写真正面像で，脊椎の骨島は側面像で肺

結節と紛らわしいことがある(図4)．撮影方向や撮影時期にかかわりなく，骨の同一部位に常に重なって見えていることが肺結節との鑑別点である．

骨棘

胸椎椎体の辺縁の骨棘，肋骨頭関節の骨棘は，胸部単純 X 線写真側面像で胸椎に重なる類円形の陰影として見える(図5a)．胸椎椎体の辺縁の骨棘は椎間腔の前方部分に重なって見える．正面像では右方に突出する骨棘が縦隔陰影内に認められる(図5b)．肋骨頭関節は肋骨頭と胸椎体の肋骨窩の間の関節である．第 2〜9 肋骨は，同じ番号の胸椎の上肋骨窩と上位の胸椎の下肋骨窩とにかけてはまりこむので，この関節の骨棘は，これらのレベルでは椎間腔の後方部分に重なる陰影として側面像で見える．

肺血管の正接像

肺動脈や肺静脈の正接像は円形陰影として見える．その正接像は肺血管の長軸像に重なっていること，一方向の撮影でしか認められないことが肺

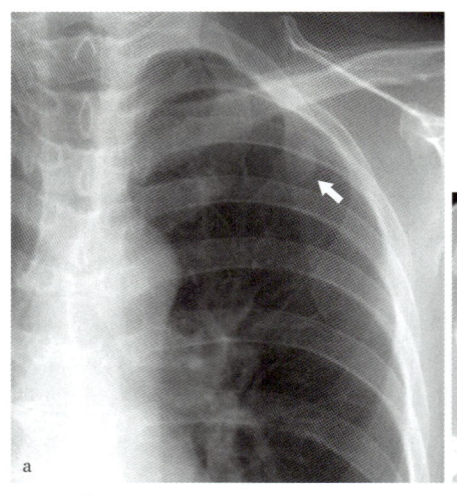

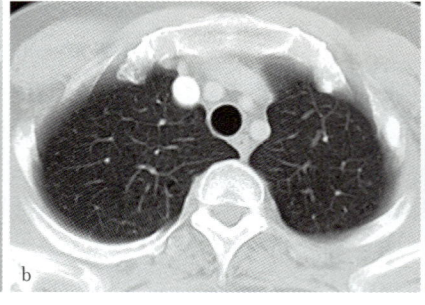

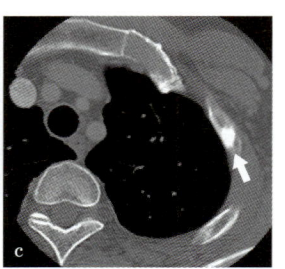

図4 肋骨の骨島
a：正面像．左側の前部第 2 肋骨に重なって結節(矢印)が見える．
b：CT(肺表示)．肺表示の CT では肺結節はない．
c：CT(骨表示)．骨表示の CT で第 2 肋骨に骨島(矢印)がある．

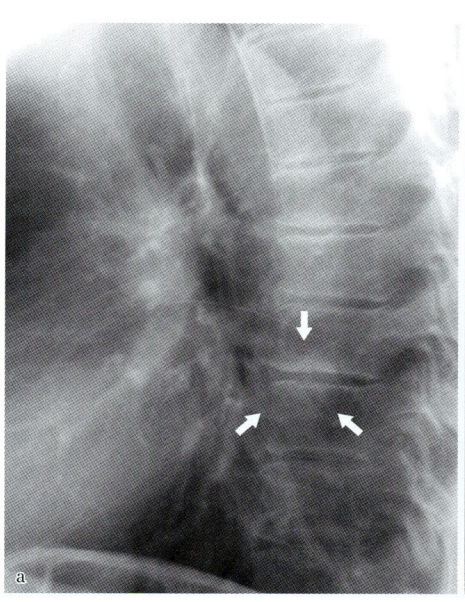

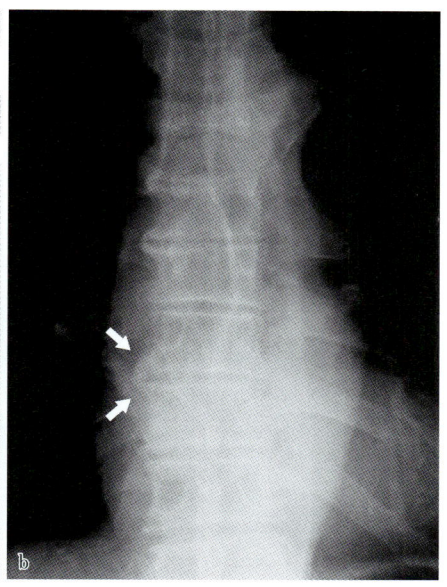

4章 肺腫瘍 1．肺結節と間違えやすい正常構造や病変

図5 胸椎椎体の骨棘
a：側面像，b：正面像
側面像(a)では，胸椎椎間腔の前方部分に重なる陰影(矢印)がみられ，正面像(b)では椎間腔から外側に突出する骨陰影(矢印)として見え，骨棘であることがわかる．

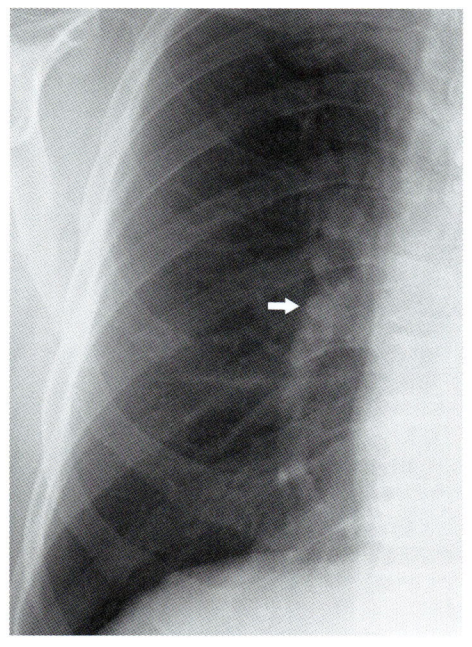

図6 右側の上-下葉上動脈(A^6)
A^6の接線像(矢印)が右下葉動脈に重なって結節状に見える．

結節との鑑別点である．
　右側の上-下葉上動脈(A^6)の正接像が胸部単純X線写真正面像で右下葉動脈に重なる結節として見えることがある(図6)．これは側面像では認められない．
　下肺静脈は上-下葉静脈(V^6)と総肺底静脈が合流して形成され，左房に注ぐ．右側の下肺静脈はしばしば水平かつ冠状方向に走行するので，側面像で円形陰影として見えることがある(図7)．これは正面像では見えない．

肋骨骨折の仮骨

　肋骨骨折は，仮骨を形成して癒合する二次性骨折治癒で治っていく．架橋仮骨が形成される時期に胸部単純X線写真が撮影されると，肺結節と一見紛らわしい(図8)．陰影の上縁や下縁が肋骨の上縁や下縁に移行していれば，正しい診断にたどり着く．

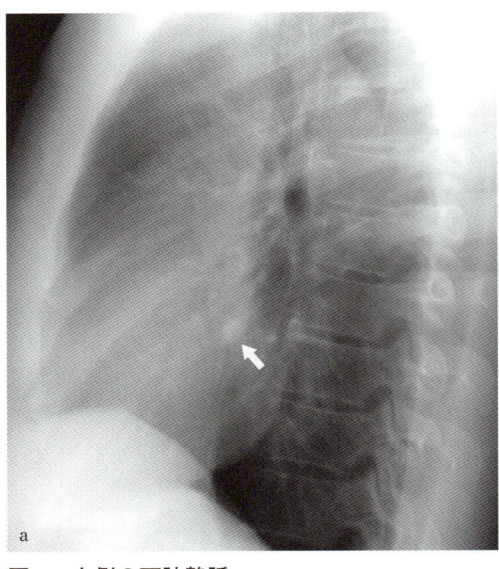

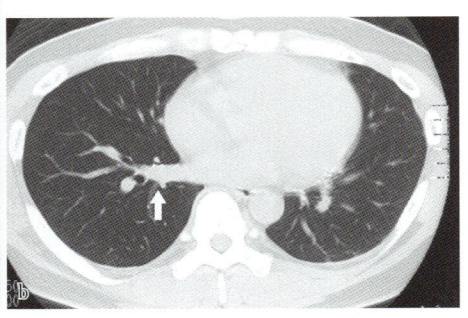

図7 右側の下肺静脈
a：側面像．"結節"（矢印）が左房の後上部に重なって見える．
b：CT．右側の下肺静脈（矢印）が水平かつ冠状方向に走行していることがよくわかる．

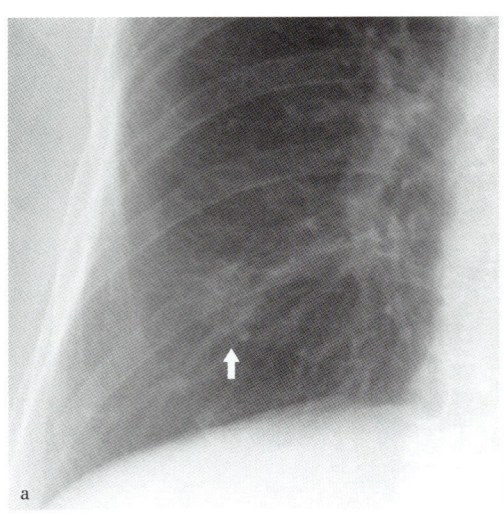

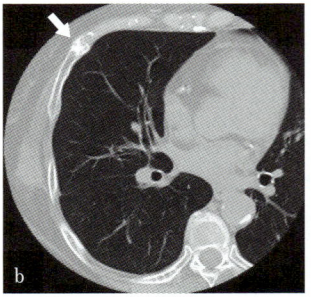

図8 肋骨骨折
a：正面像．右下肺に境界不明瞭な結節（矢印）が見える．
b：CT（骨表示）．骨表示のCTでは右側の第5肋骨前端に仮骨が形成された骨折（矢印）がある．

頭髪

　束ねた頭髪や三つ編みの頭髪が上肺に重なって投影されて，肺病変と紛らわしいことがある．陰影を頭側に追っていくと，胸郭外に連続していることに気がつけば診断は容易である．

vanishing tumor

　胸水が被包化されて限局性に貯まることがある．大葉間裂や小葉間裂の間に被包化胸水が貯留すると，境界明瞭な肺腫瘤と誤認されることがある（図9）．正面像や側面像で，辺縁が大葉間裂や

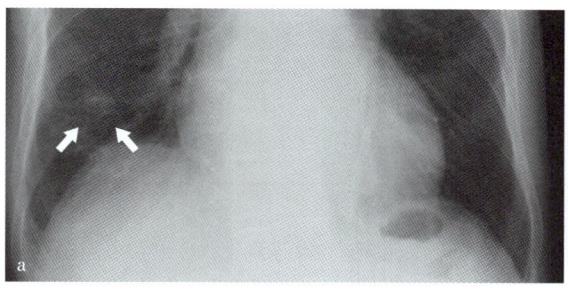

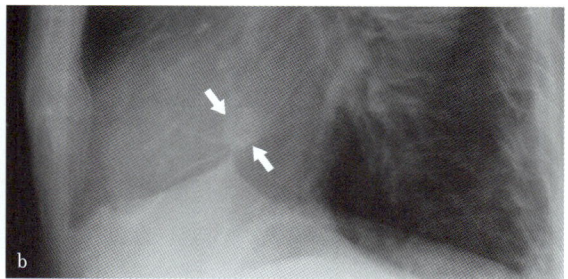

図9 被包化された葉間胸水
a：正面像．正面像で境界明瞭な円形陰影（矢印）が右下肺の外側部分にある．
b：側面像．側面像では大葉間裂（矢印）に連続しているので，被包化された葉間胸水と診断を下せる．

小葉間裂と交わることに注目すれば，診断は容易である．心不全の患者では治癒によって胸水が減量すると，腫瘤が消失しやすいので，この場合にvanishing tumorというニックネームがつけられている．

文献

1）Lucet L, et al：Computed tomography of the normal sternoclavicular joint. Skeletal Radiol **25**：237-241, 1996
2）Abiru H, et al：Normal radiographic anatomy of thoracic structures：analysis of 1000 chest radiographs in Japanese population. Br J Radiol **78**：398-404, 2005
3）Miller WT, et al：The troublesome nipple shadow. AJR Am J Roentgenol **145**：521-523, 1985
4）Onitsuka H：Roentgenologic aspects of bone islands. Radiology **123**：607-612, 1977

（鈴木一廣）

ビューワーVIEWER　空気を読む

　最近の流行り言葉に"全く，あいつは空気を読めない！"という表現がある．特定の相手またはあるグループの意思や感覚を共有できない，あるいは，共有しようとしないという意味で使われる．これがいいのか悪いのかは，実は，時と場合によって異なる．今ではKYと略して，あまりいい意味には使われないことが多いようである．

　面白いことに，これとはまったく無関係に，きわめて物理的に"空気を読む"作業が胸部単純X線診断である．心臓や横隔膜と言っても実は見ているものは全部空気．つまり，心臓や横隔膜に限りなく近接する肺の空気や，気管支内腔の空気を見ているのである．もちろん，体外やお腹にも空気があるが，それらを含めてほぼ空気の診断である．

　つまり，このことから2つのことが明らかになる．1つは心臓と言っても"心臓みたいに見える"にすぎなかったり，横隔膜と思っても違ったりする場合があることを認識しなければならないことである．2つ目は，ほとんど常に空気で輪郭されて臓器が見えているので，診断に際しては，どの臓器のどの部が空気に隣接するかという空気輪郭の画像解剖の知識が必要になることである．単に"空気を読む"のではなく，"空気しか読めない"状況にあることを十分に自覚しなければ，胸部の単純X線写真を読めるようにはなりません．

（齋田幸久）

2. 肺癌
肺癌を見逃さないために

　胸部単純X線写真は，多くの場合，肺癌診療において最初の画像診断のツールとして用いられ，病変の検出（存在診断），精査が必要な病変かどうかの判断（質的診断），病変の大きさや浸潤・転移などの広がりの診断（病期診断）という大きな役割を担っている．

　本項では，1) 単純X線写真で肺癌を拾い上げるコツ，2) 単純X線写真で拾い上げた所見の解釈の仕方，3) 単純X線写真でみえる癌に伴う病態，4) 単純X線写真の診断に役立つ新しい技術，を解説する．

肺癌を見つけるために
―所見の拾い上げと解釈

　単純X線写真は本来3次元の胸部構造を2次元で観察するために，病変を拾い上げにくい死角や，見つけにくい病変の性状があるという認識が必要である（表1）．肺尖部，縦隔，肺門，横隔膜，骨などの既存構造と重なり合う（図1），腫瘍径が小さい，腫瘍の濃度が低い，結節影や腫瘤影を呈さない，背景肺に先行あるいは併存する他疾患がある，などの場合には，癌の拾い上げが難しくなる．

　異常所見を拾い上げるためには，構造が重なる場所に関して特に注意を払うこと，左右を見比べること，また過去の画像と比較することが重要である．肺癌は単純X線写真上，必ずしも結節影や腫瘤影として見えるとは限らないことも，常に念頭に置く必要がある．また，病変を発見していながらその質的判断を誤り，癌の診断が遅れるようなことは避けたい．たとえば，瘢痕巣のような線状・索状影のみがとらえられる癌，肺炎様の浸潤影を呈する癌，無気肺，閉塞性肺炎，air trappingによる過膨張などの2次性変化のみが観察される肺門部肺癌などがある．繰り返す肺炎や部分無気肺として対症的に治療が行われ，結果は中枢型肺癌や粘液産生型肺腺癌という症例も少なからずみられる．

1. 既存構造と重なり合う肺癌（図2）

　既存構造と重なると，濃度差が小さくなるため病変の指摘は非常に困難になる．

表1　見落としやすい肺癌
- 肺尖部，縦隔，肺門，横隔膜，骨に重なる（図1, 2）
- 小さい
- 結節影・腫瘤影を呈さない（図3）
- 濃度が低い（図4）
- 既存病変がある（図5）
- 病変が複数ある

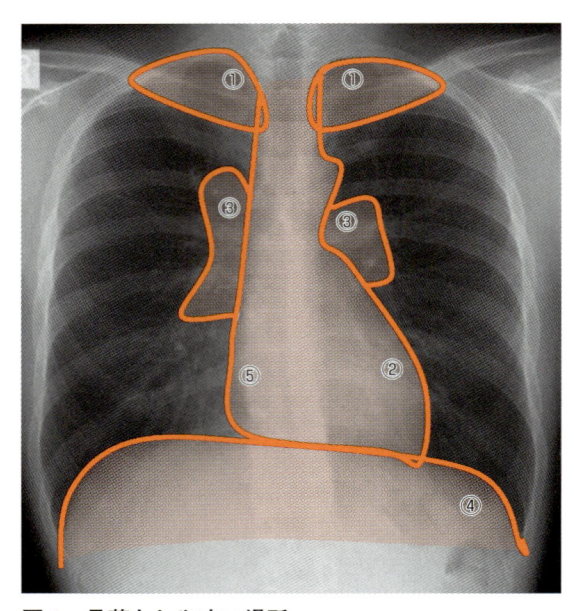

図1　見落としやすい場所
①肺尖部，②縦隔，③肺門，④横隔膜，⑤骨に重なる部位

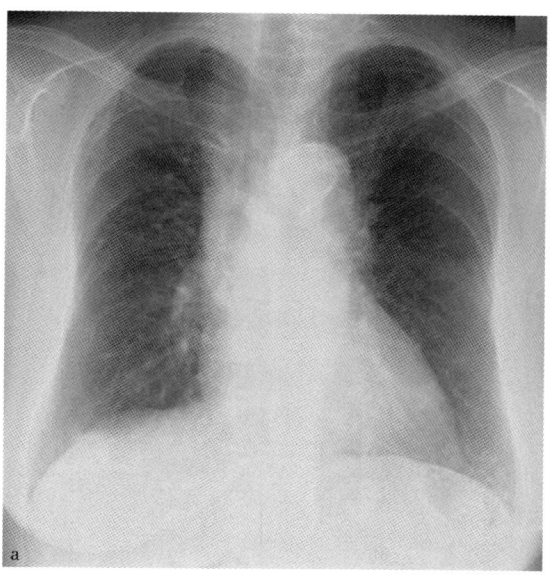

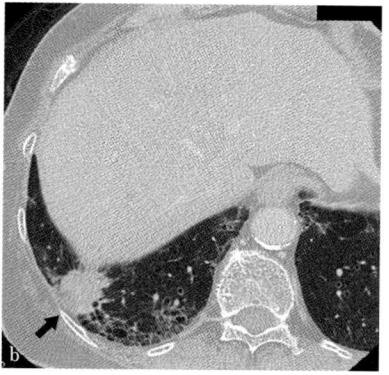

図2 横隔膜陰影に重なる病変
単純X線写真上(a)異常を指摘することが難しい．CT(b)では，右S9b末梢肺底部に径25 mmのspiculaを伴う結節(矢印)がある．腺癌であった．

表2　Proposed Adenocarcinoma Classification (IASLC/ATS/ERS)

Preinvasive lesions
 Atypical adenomatous hyperplasia (AAH)
 Adenocarcinoma in situ (AIS) (≤ 3 cm formerly BAC)
  Nonmucinous
  Mucinous
  Mixed mucinous/nonmucinous
Minimally invasive adenocarcinoma (≤ 3 cm lepidic predominant tumor with ≤ 5 mm invasion)
 Nonmucinous
 Mucinous
 Mixed mucinous/nonmucinous
Invasive adenocarcinoma
 Lepidic pattern predominant (formerly nonmucinous BAC pattern, with > 5 mm invasion)
 Acinar pattern predominant
 Papillary pattern predominant
 Micropapillary predominant
 Solid pattern predominant
Variant of invasive adenocarcinoma
 Invasive mucinous adenocarcinoma (formerly mucinous BAC)
 Colloid
 Fetal (low and high grade)
 Enteric

〔Travis WD, et al：International Association for the Study of Lung Cancer/American Thoracic Society/European Respiratory Society international multidisciplinary classification of lung adenocarcinoma. J Thorac Oncol 6：244-285, 2011 より転載〕

注：WHO分類第4版にむけて新しい肺腺癌の組織学的分類が2011年にIASLC/ATS/ERSから発表されている(表2)[1]．細気管支肺胞上皮癌(bronchioloalveolar carcinoma；BAC)という用語はなくなり，adenocarcinoma in situ (AIS)，lepidic pattern predominant adenocarcinoma (minimally invasive あるいは invasive)という用語が提唱されている．"lepidic"は，鱗状と訳されるが，1層の癌細胞が肺胞上皮を置換しながら発育している状態をlepidic growth(肺胞上皮置換型発育)という．

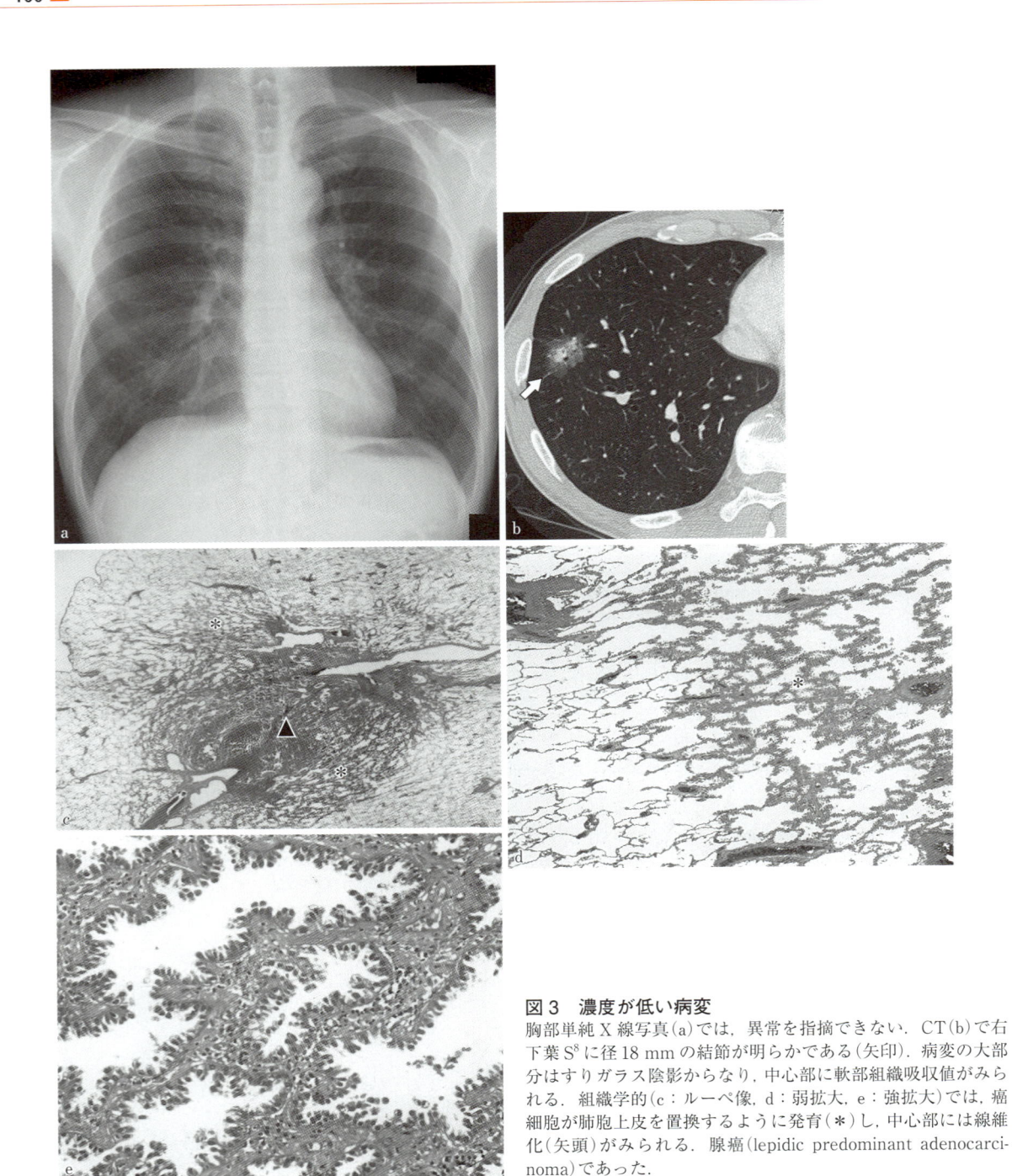

図3 濃度が低い病変
胸部単純X線写真(a)では，異常を指摘できない．CT(b)で右下葉S^8に径18 mmの結節が明らかである(矢印)．病変の大部分はすりガラス陰影からなり，中心部に軟部組織吸収値がみられる．組織学的(c：ルーペ像，d：弱拡大，e：強拡大)では，癌細胞が肺胞上皮を置換するように発育(*)し，中心部には線維化(矢頭)がみられる．腺癌(lepidic predominant adenocarcinoma)であった．

2. 濃度が低い肺癌(図3)

一層の腫瘍細胞が肺胞上皮を置換するように発育する部分の割合が多い腺癌〔adenocarcinoma in situ (AIS) や lepidic pattern predominant adenocarcinoma[1)注]〕の場合には，腫瘍自体に本来の気腔が残存するため正常肺との濃度コントラストが小さくなり，単純X線写真上存在の認識が難しくなる．CTでは，すりガラス陰影(ground-glass

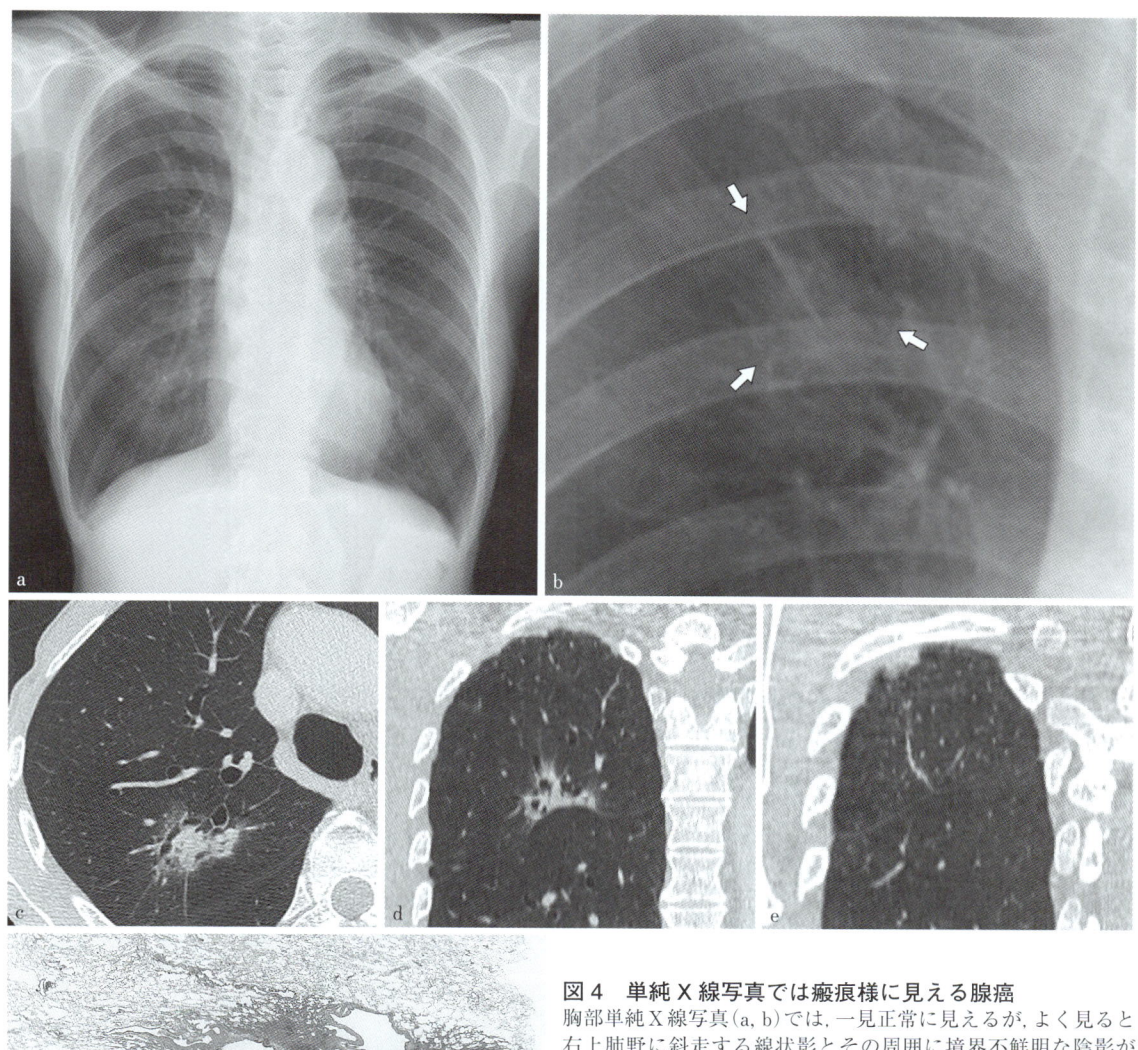

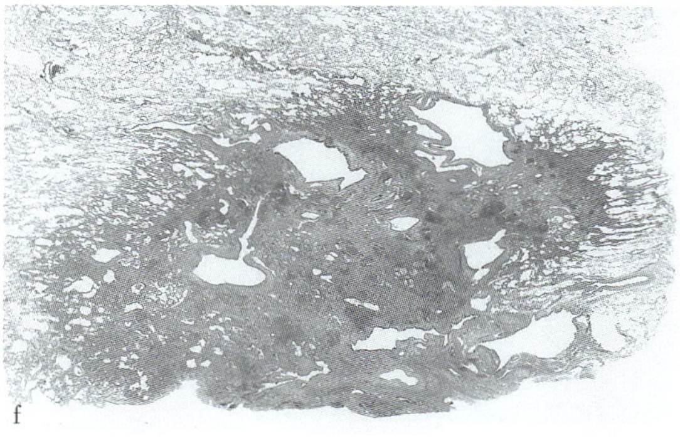

図4 単純X線写真では瘢痕様に見える腺癌
胸部単純X線写真(a, b)では,一見正常に見えるが,よく見ると右上肺野に斜走する線状影とその周囲に境界不鮮明な陰影がみられる(b, 矢印).CT(c, d, e)では,大部分は軟部組織濃度を示し,辺縁部にすりガラス陰影の境界明瞭で分葉を呈する38 mm×32 mm の結節である.内部に拡張した気管支が透見され,胸膜など周囲構造の強い収束を伴う.中心部瘢痕を伴い辺縁は肺胞上皮置換型発育を示す高分化腺癌と判断できる.組織学的(f)には,瘢痕を伴う乳頭状〜腺房状に増殖する腺癌で辺縁は肺胞上皮置換性に発育していた(invasive adenocarcinoma, acinar predominant with papillary and lepidic patterns).

opacity:GGO)が主体の病変として認識されるような病変である.実際には,AIS の場合は単純X線写真での指摘は困難である.

3. 結節や腫瘤を呈さない肺癌(図4)

辺縁部は腫瘍細胞が肺胞上皮置換性に発育し,腫瘍中心部には瘢痕を形成したり,充実部分を伴うような腺癌(lepidic pattern predominant

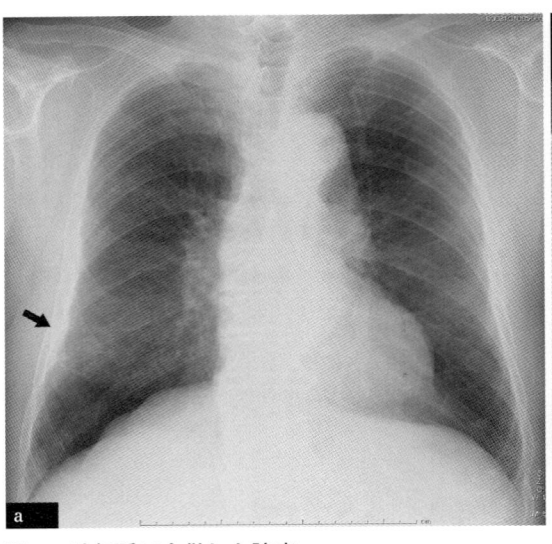

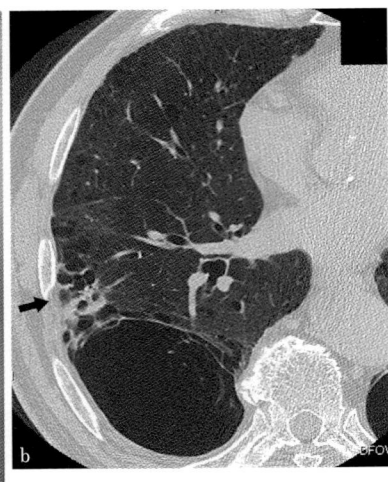

図5 肺気腫に合併した肺癌
胸部単純X線写真(a)では，全肺にわたって肺気腫による肺野透過性の亢進がみられ，右下肺野外側には境界不鮮明な陰影がある(矢印)．CT(b)でも不整形の浸潤影(矢印)で，炎症が疑われる．組織学的には腺癌であった．

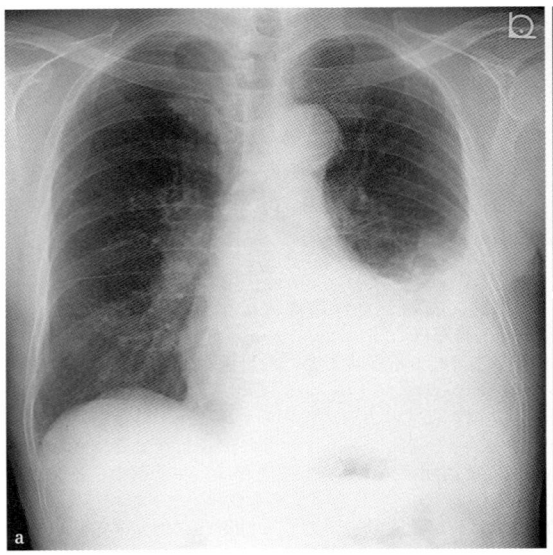

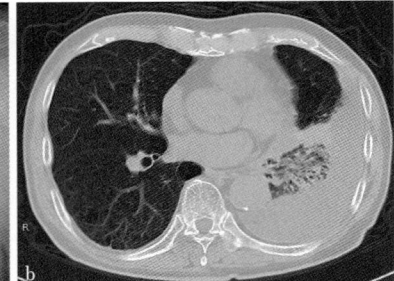

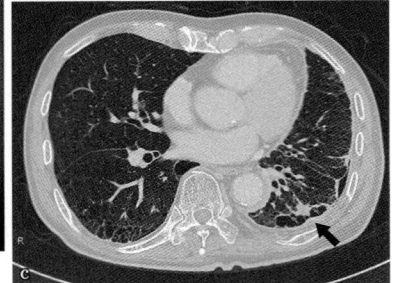

図6 癌性胸膜炎
胸部単純X線写真(a)およびCT(b)で，大量の左胸水がみられ，原発巣ははっきりしないが，胸水を抜いたのちのCT(c)で，左下葉に径1cmの結節(矢印)と胸膜の不整な肥厚像が明瞭となる．FDG-PET/CT(d)で結節(矢印)と胸膜に強い集積がみられる．肺腺癌の胸膜播種であった．

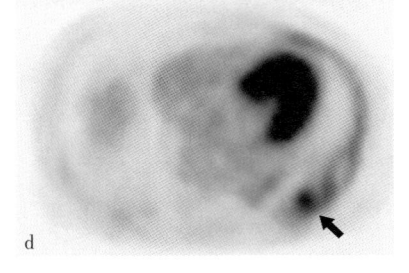

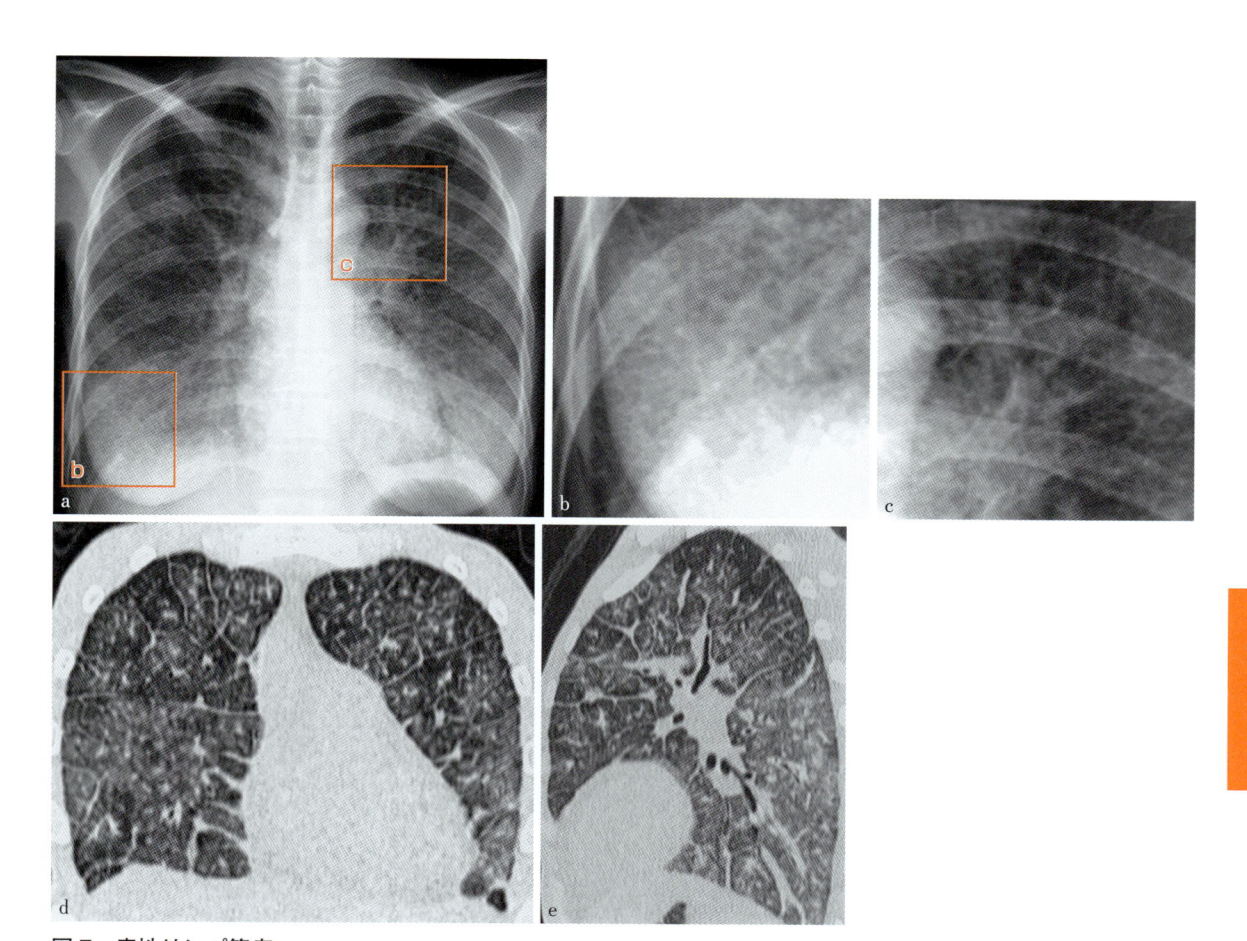

図7　癌性リンパ管症
胸部単純X線写真（a〜c）では，両側肺門部腫大，肺紋理増強，肺門部から広がる索状・線状影（Kerley A, B, C 線），肺野全体の透過性低下がみられる．CT（d, e）で小葉間質の肥厚，血管気管支束の肥厚，不均一に広がるすりガラス陰影が明らかである．

adenocarcinoma）は，胸部単純X線写真上は境界不鮮明なため，胸膜陥入による線状影や周囲構造の偏位のほうが目立つ．そのため，陳旧性の瘢痕巣と判断され，数年にわたって経過観察されたのち，増大傾向に気づかれて初めて組織学的検索がなされ，肺癌と判断されるような，すでに数cmに及ぶような進行癌症例も稀ではない．

4．既存肺病変に併発した肺癌（図5）

　背景肺に肺気腫，陳旧性炎症性病巣，塵肺，間質性肺炎など病変がある場合にも，癌は結節影や腫瘤影を呈さなかったり，異常陰影が既存病変に重なってしまうことがあるため注意が必要である．特に過去のX線写真との比較が重要となる．

転移病巣や癌に伴う病態で発見される肺癌（図6〜8）

　癌性胸水（図6），癌性リンパ管症（図7），血行性肺転移，骨転移（図8）などの転移病巣が，肺癌発見のきっかけになり，残念なことに発見時にすでに病期Ⅳ期ということもある．

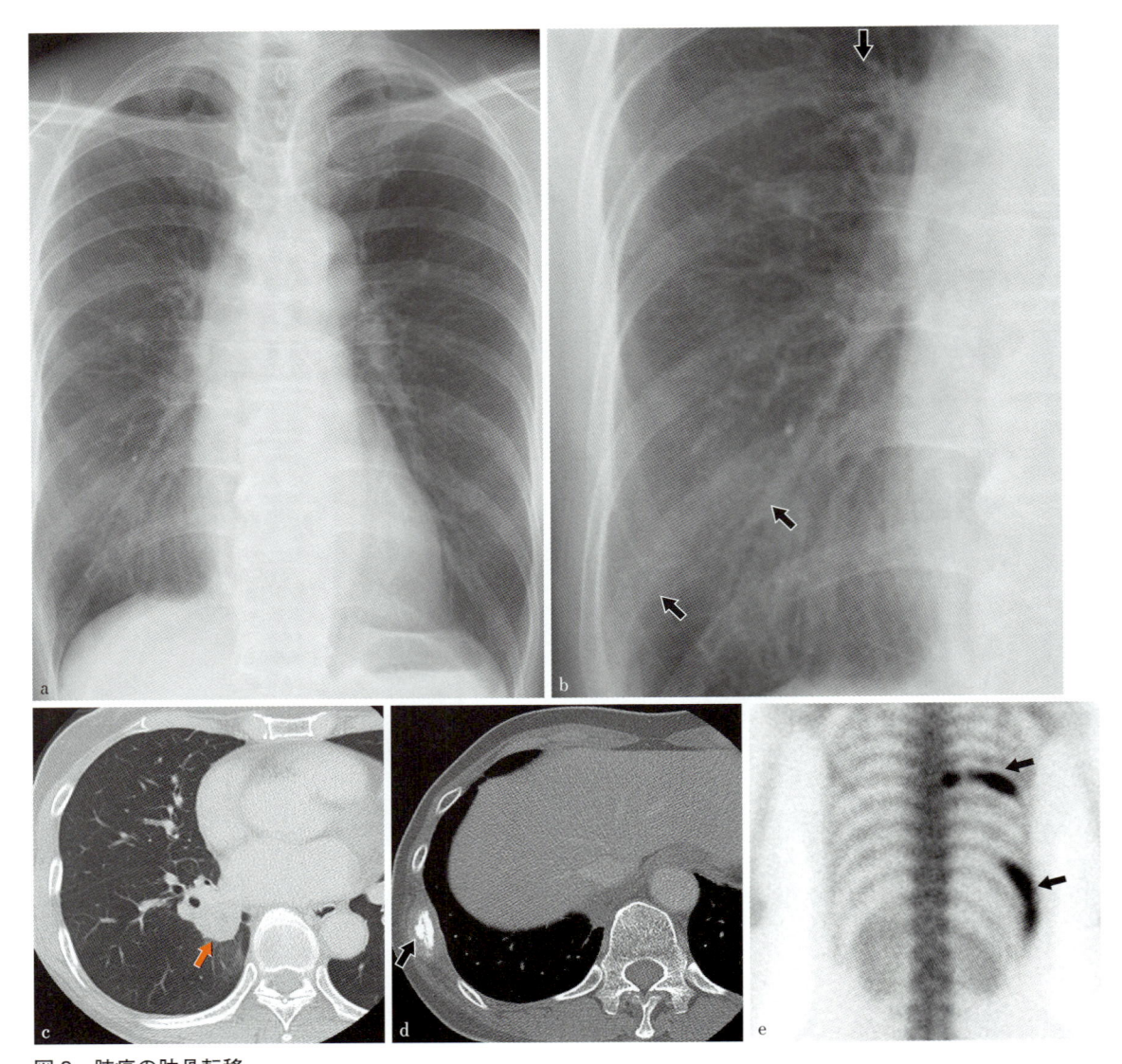

図8　肺癌の肋骨転移
胸部単純X線写真(a, b)で第7肋骨の後方部分と第10肋骨の後側方部分の辺縁が不明瞭である(矢印)．CT(c, d)で右下葉に径2.5 cmの原発巣(c, 色矢印)と肋骨転移(d, 矢印)がみられ，骨シンチグラフィー(e)で肋骨には強い集積がある(矢印)．

　また，悪性腫瘍の既往がある患者が呼吸困難を訴えた場合，単純X線写真では肺野のわずかな透過性低下，あるいは透過性亢進，肺門陰影の腫大など，わずかな異常しかないように見える場合でも，急性肺動脈血栓塞栓症と引き続き起こる肺梗塞，あるいは pulmonary tumor thrombotic microangiopathy(PTTM)[2,3](図9)などの重篤な病態の可能性がある．悪性腫瘍に伴う凝固能亢進のため，肺動脈血栓症が生じたり，腫瘍細胞そのものが塞栓となって肺動脈腫瘍塞栓症を引き起こすことがある．PTTMは，肺の細小動脈壁への癌の多発転移で線維細胞性内膜増生や局所の血栓形

4章 肺腫瘍 2. 肺癌

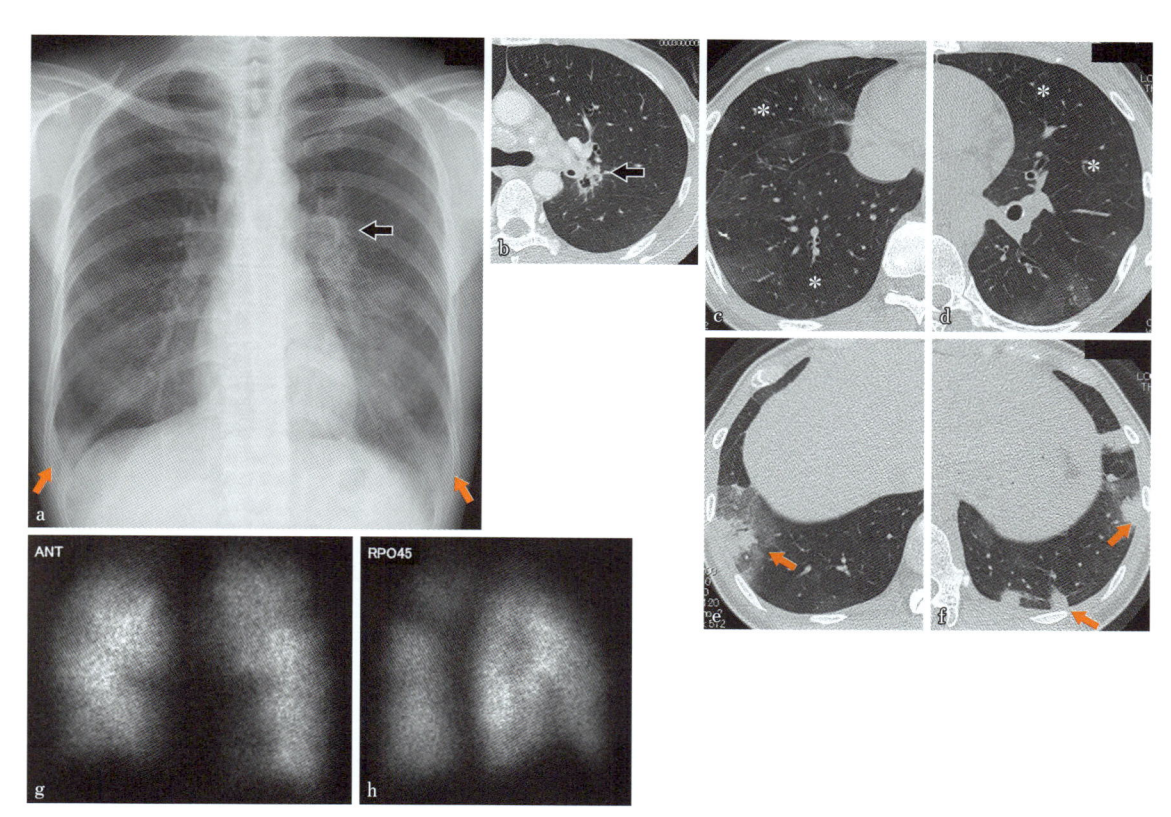

図9 肺癌に合併したPTTMと肺梗塞
単純X線写真(a)では，左肺門部に重なる境界不鮮明な結節影(a，矢印)と両側下肺野に境界不鮮明な斑状のすりガラス陰影や浸潤影(a，色矢印)がみられる．CT(b～f)では左上葉にspiculaや分葉状の辺縁を持つ内部に空洞を伴う結節(b，矢印)があり，びまん性にモザイク状の肺野透過性亢進(*)と両側下葉胸膜直下に辺縁にすりガラス陰影を伴う浸潤影(e, f，色矢印)がみられる．肺血流シンチグラフィー(g, h)では両肺に多発性の小欠損を認める．組織学的に，原発性肺腺癌に伴うPTTM，腫瘍塞栓および肺梗塞と診断された．
〔図9a, g, hは，宇留賀公紀，他：CTガイド下肺生検にて診断しえたpulmonary tumor thrombotic microangiopathyを伴った原発性肺腺癌の1例．日本呼吸器学会雑誌46：928-933, 2008 Fig1,4 より転載〕

成が促され，血管内腔の狭小化や閉塞が起こる結果，肺高血圧症，肺性心，溶血性貧血，播種性血管内凝固症候群（disseminated intravascular coagulation；DIC）などが生じる非常に予後の悪い病態である．その機序にはvascular endothelial growth factor（VEGF）やtissue factor（TF）などのサイトカインの関与が指摘されている．臨床的には高度の低酸素血症，肺血流シンチグラフィーでは多発欠損像，D-dimer高値，血小板減少など凝固系の異常がみられる．したがって，低酸素血症が強い場合には，急性肺動脈血栓塞栓症，肺梗塞，あるいはPTTMなどを想起して，凝固系のチェックや造影CT，肺血流シンチグラフィーなどの効率的なdecision treeの構築が望まれる．

単純X線写真におけるコンピュータによる診断支援技術

画像がデジタル化され，モニタ診断が一般的になったことでコンピュータによる肺癌検出能向上への期待が高まっている．本項では2つの技術について紹介する．

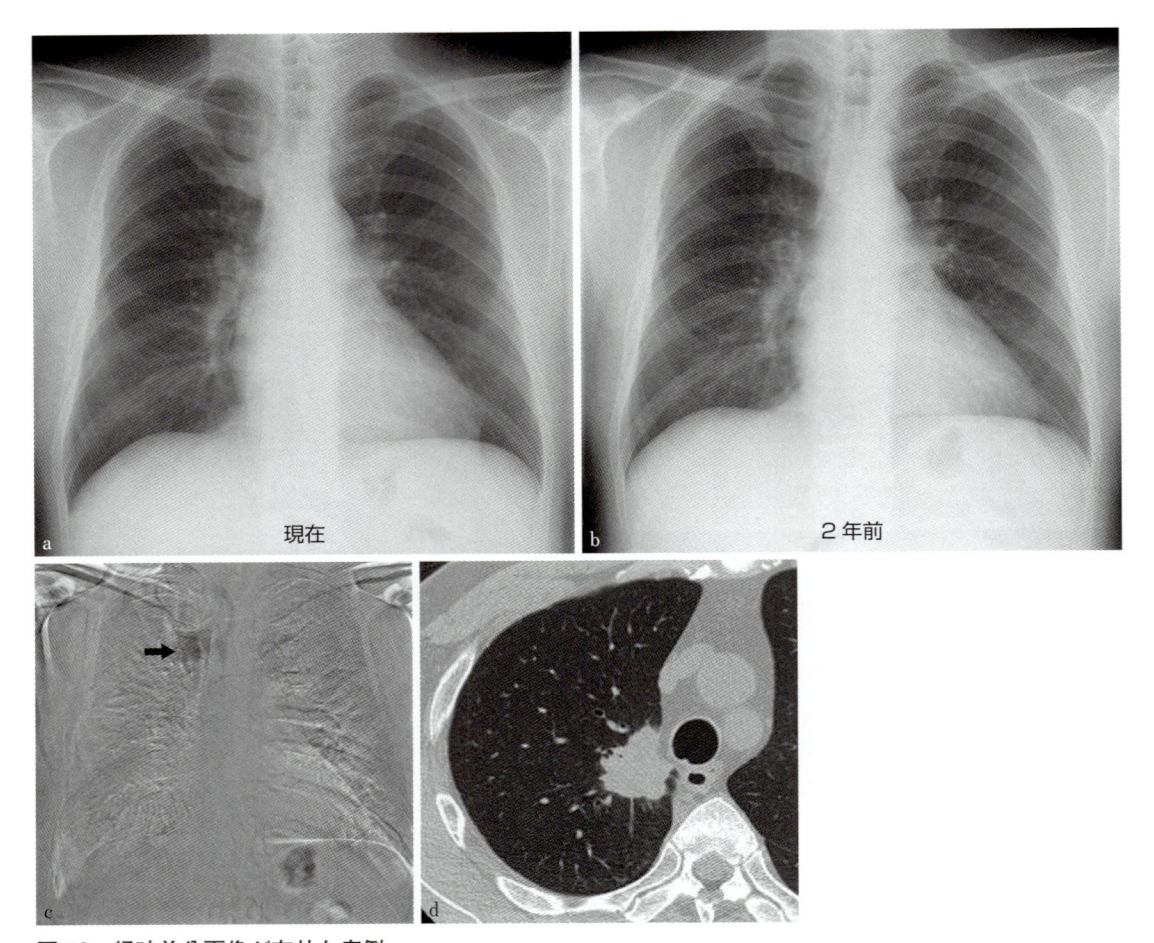

図10 経時差分画像が有効な症例
単純X線写真(a)では2年前(b)と比較しても病変を指摘することは難しいが，経時差分(c)を行うと右上肺野縦隔側寄りに3cm大の結節影が明瞭に描出される(矢印)．CT(d)では，右S^1aに境界明瞭で分葉を呈する径3cmの腫瘤がみられる．腺癌であった．
(清野・川畑診療室　川畑雅照先生のご厚意による)

1．経時的差分画像（temporal subtraction；TS）

現在の画像から過去の画像を差分して，変化のあった部分のみ強調して表示する技術である．過去画像との比較の際にTSを用いることで，診断精度の向上，見落としの防止，読影時間の短縮などが期待できる(図10)[4]．

2．エネルギー差分画像（dual energy subtraction；ES）

通常の単純X線写真に加えて，異なるX線エネルギーで撮影された画像を処理し作製した2種類の画像(軟部組織画像と骨部画像)を観察することで，既存構造に隠されてしまうような病変の検出や石灰化病変の判定への寄与が期待できる(図11, 12)．

4章 肺腫瘍 2. 肺癌　107

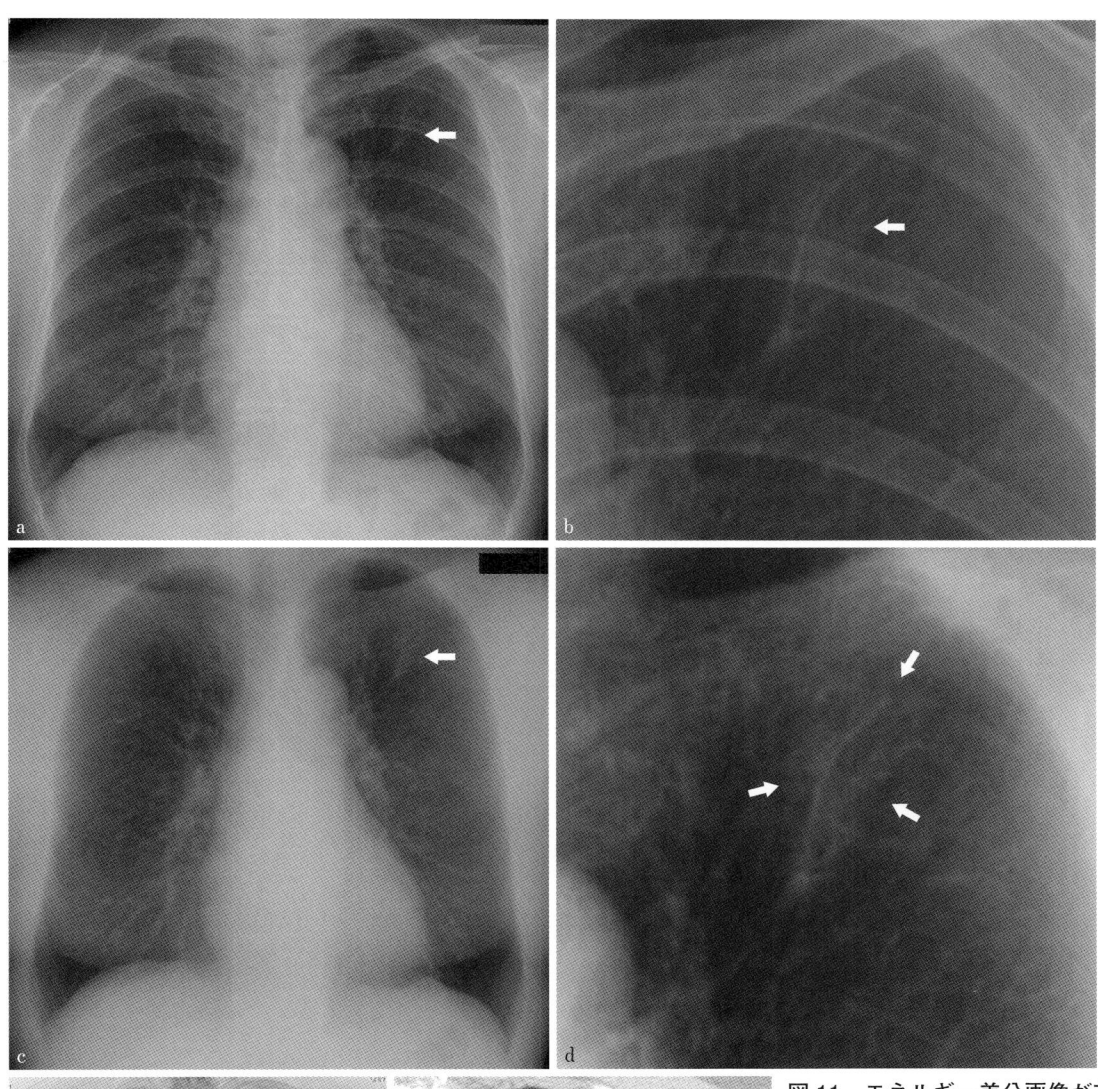

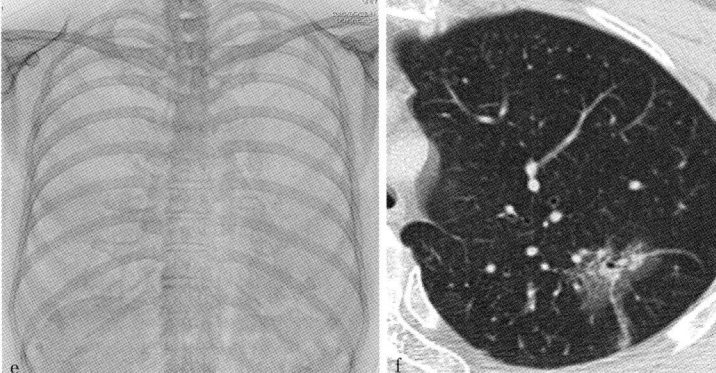

図11　エネルギー差分画像が有効な症例1

単純X線写真(a, b)では，左上肺野に斜走する索状影がみられる(矢印)．エネルギー差分画像の軟部組織画像(c, d)では，索状影の周囲の長径2.5 cmの結節影が明瞭である(矢印)．骨部画像(e)では異常はみられない．CT(f)では，病変は大部分はすりガラス陰影，一部に軟部組織濃度を呈する．胸膜陥入や周囲構造の収束を伴う．組織学的に，大部分は肺胞上皮置換型発育を示し中心に線維化を伴う24×14 mmの腺癌であった．

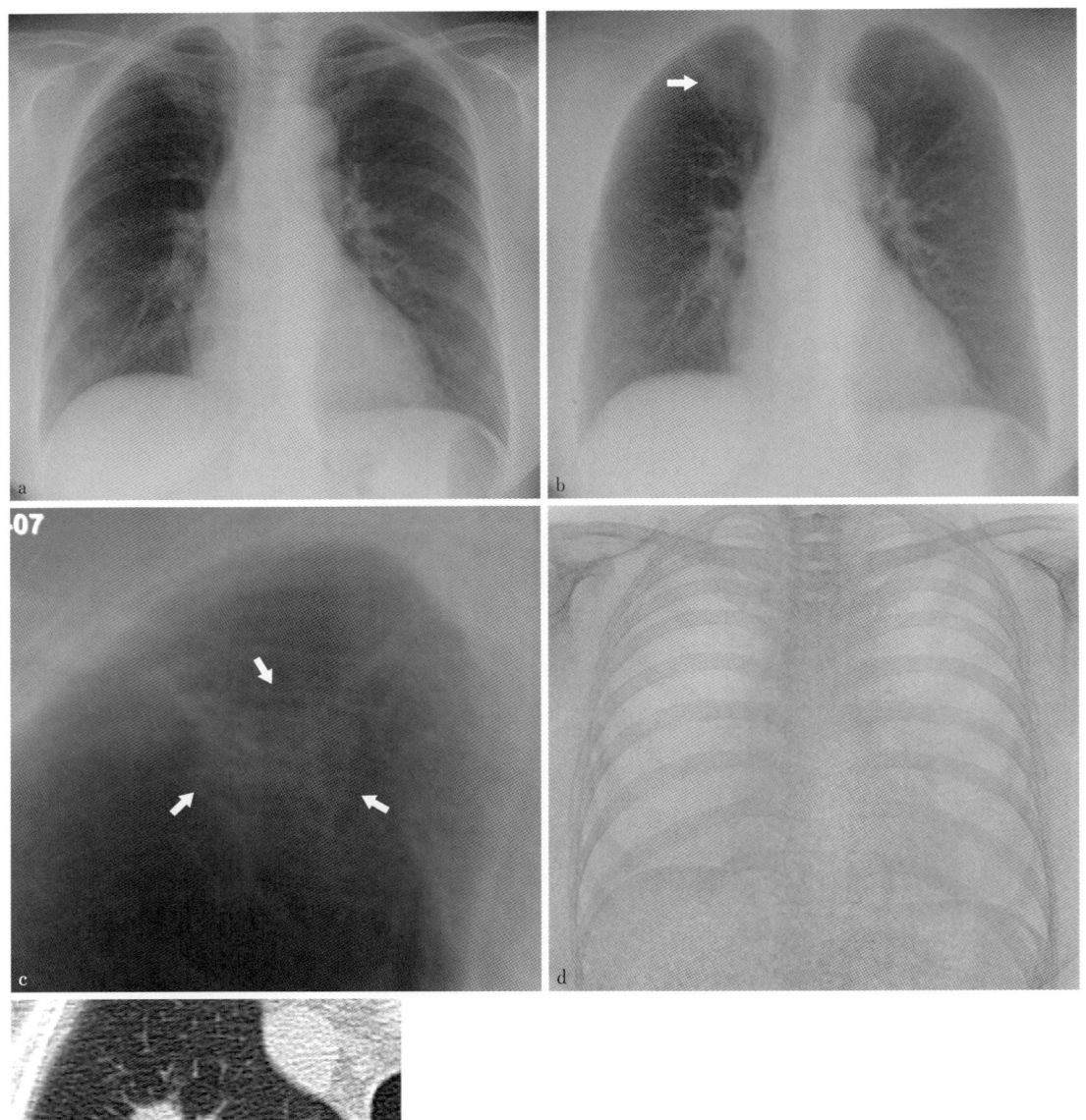

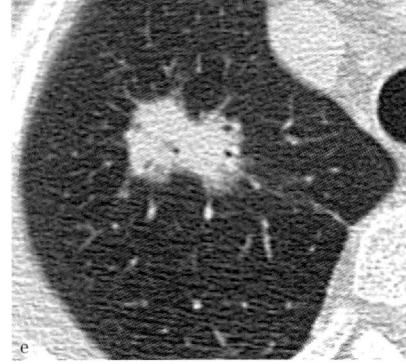

図12 エネルギー差分画像が有効な症例2
単純X線写真(a)では，多少左右差のある第一肋軟骨の骨化と診断された．エネルギー差分画像の軟部組織画像(b, c)では胸膜陥入を伴う2.5 cm大の不整形の結節が明らかになる(矢印)．骨部画像(d)では異常はみられない．CT(e)では，25×18 mmの境界は明瞭で一部分葉状を示し，spicula，胸膜陥入など周囲構造の引き込みを伴う．組織学的に腺癌であった．

おわりに

　単純X線写真は1枚の画像の中に2次元の方向に多くの情報が圧縮されている．情報量が非常に多いゆえに，病変発見のキーとなる所見が見落とされてしまう危険性があること，また肺癌は単純X線写真上必ずしも結節や腫瘤の形を呈さないことがあるということを常に念頭に置いて読影することが大切である．また，何よりも日常的に数多くの単純X線写真を見て正常パターンを眼に焼き付けること，異常所見を見たときにはCTとの対比を行いその画像の成り立ちを理解することをお勧めする．

文献

1) Travis WD, et al：International Association for the Study of Lung Cancer/American Thoracic Society/European Respiratory Society international multidisciplinary classification of lung adenocarcinoma. J Thorac Oncol 6：244-285, 2011
2) von Herbay A, et al：Pulmonary tumor thrombotic Microangiopathy with pulmonary hypertension. Cancer 66：587-592, 1990
3) 宇留賀公紀，他．CTガイド下肺生検で診断された肺腺癌に合併したPTTMの1例．日呼吸会誌 46：928-933, 2008
4) Sasaki Y, et al：Clinical usefulness of temporal subtraction method in screening digital chest radiography with a mobile computed radiography system. Radiol Phys Technol 4：84-90, 2011

（黒﨑敦子）

3. 良性肺腫瘍と腫瘍類似疾患
各良性疾患の特徴

　良性肺腫瘍の頻度は肺腫瘍全体の2～7%である．この頻度の差は，その定義の違いによると思われる．また，腫瘍類似疾患となると，定義は曖昧で，多彩な病態，病変が含まれることにもなる．そこで，本項では，2004年に公刊された国際保健機関（WHO）による肺・胸膜・胸腺・心臓腫瘍の組織分類に基づいて，肺良性腫瘍および腫瘍類似疾患を抜粋して記載した（表1）．この中には鑑別として重要なため，一部低悪性度であるが悪性腫瘍に分類されるもの，1999年版に分類されていたが，今回の改訂では記載されていなかった疾患も含むようにした．

　肺の良性腫瘍性病変の中では過誤腫が最も多く，本邦では次いで硬化性血管腫の頻度が高い．いずれも肺野孤立性結節影として，胸部単純X線やCTで発見されることが多い．その他は各疾患とも稀であるため，このなかから比較的遭遇する可能性の高い疾患，結節影ないし腫瘤影を形成する疾患および特徴的な画像を呈する疾患を選び，胸部単純X線写真，X線CT像を主体に呈示し解説する．

疾患の解説

1. 肺過誤腫（hamartoma）（図1）

　過誤腫は1904年にAlbrechtが腫瘍様奇形として報告したのに始まるが，その定義は変遷し，小児期には稀で年齢とともに発見率が高くなること，しばしば増大傾向にあること，特定の染色体異常が発見されていることなどから，最近では先天性，奇形というより新生物と認識されている．2004年のWHO分類では"benign neoplasms composed of varying proportions of mesenchymal tissue, such as cartilage, fat, connective tissue and smooth muscle, typically combined with entrapped respiratory epithelium"とされる．benign mesenchymomaと呼称すべきという考えもあるが，hamartomaという名称がまだ正式に用

表1 肺良性腫瘍および腫瘍類似性疾患の分類

Malignant epithelial tumors（一部抜粋）
  Preinvasive lesions
    Squamous carcinoma *in situ*
    Atypical adenomatous hyperplasia（図6）
    Diffuse idiopathic pulmonary neuroendocrine cell hyperplasia
Benign epithelial Tumors
  Papillomas
    Squamous cell papilloma
    Glandular papilloma
    Mixed squamous cell and glandular papilloma
  Adenomas
    Alveolar adenoma（図5）
    Papillary adenoma
    Adenomas of the salivary-gland type
    Mucinous cystadenoma
Others（1999年の分類で提示されていた疾患）
  Diffuse lymphoid hyperplasia（図7）
    （Lymphoid interstitial pneumonia）
  Nodular lymphoid hyperplasia（図8）
  Localized organizing pneumonia（図13）
  Amyloid tumor（nodular amyloid）
  Hyalinizing granuloma
  Micronodular pneumocyte hyperplasia
  Endometriosis

Miscellaneous Tumors
  Hamartoma（図1）
  Sclerosing hemangioma（図4）
  Clear cell tumor
  Germ cell tumor（Teratoma）
  Intrapulmonary thymoma
Lymphoproliferative tumors
  Lymphoid granulomatosis
  Langerhans cell histiocytosis（図9）
Mesenchymal tumors
  Epithelial hemangioendothelioma
  Chondroma
  Congenital peribronchial myofibroblastic tumor
  Diffuse pulmonary lymphangiomatosis（図10）
  Lymphangioleiomyomatosis（図11）
  Inflammatory myofibroblastic tumor（図12）
    （Inflammatory pseudotumor）
Metastatic Tumors
  （eg., Benign metastasizing leiomyoma）（図14）

WHO分類〔Travis WD, et al（eds）：Pathology and Genetics of Tumours of the Lung, Pleura, Thymus and Heart. World Health Organization Classification of Tumours. pp9-144, International Agency of Research on Cancer（IARC）Press, 2004〕より良性腫瘍（一部低悪性度を含む）および腫瘍類似性疾患を抜粋

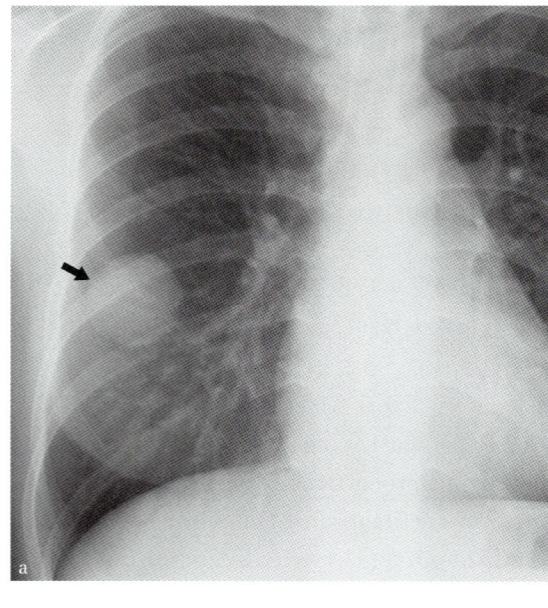

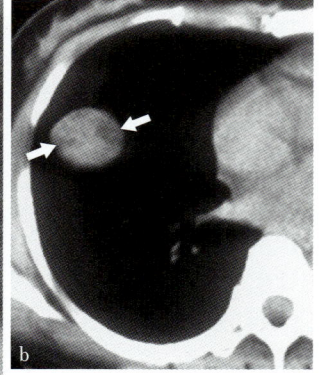

図1 過誤腫
30歳代，女性．
a：胸部単純X線写真では右中下肺野境界部に約3.5 cm大の円形不透過影（腫瘤影）を認める（矢印）．腫瘤影の辺縁は平滑，周囲肺野との境界は明瞭で，血管影の集束や連続性は認めない．内部のX線透過性は，中心部より辺縁寄りがやや良好で，明らかな石灰化影は指摘できない．
b：胸部非造影CT像では，中葉に辺縁平滑，境界明瞭な腫瘤影がみられる．内部のX線吸収値は不均等で，高吸収値を示す微細石灰化が介在し，辺縁部には脂肪を示唆する低吸収域（矢印）も混在している．

いられている．

過誤腫は肺の良性腫瘍の中で最も頻度が高く，約7割を占める．ほとんどが無症候性で，30〜40歳以降に胸部単純X線写真で偶然発見されることが多い．男女比は約2〜3：1と男性に多い．大部分は肺実質内に発生するが，約16％で気管支内腔にポリープ状に発生するものもある．症例のほとんどは単発性であるが，稀に多発性の症例も報告されている．

胸部単純X線写真上，肺野のものは，円形または類円形の境界明瞭な腫瘤影として認められる．大きさは1〜3 cm程度のものがほとんどであるが，6 cmを超えるものもある．辺縁は比較的平滑なものがほとんどで，時に分葉構造を呈する軟骨の間隙によって凹凸（lobulated margin）がみられることがある（肺癌でみられるspiculaやnotchとは異なる）．その他，「角が丸みを帯びる」とか「辺縁が角々とした」と表現されるような特徴を呈するものもある．腫瘍内部のX線不透過性は一般的に均等であるが，腫瘍内部の軟骨成分，石灰化，結合線維や筋線維，脂肪組織などの構成成分の比率によって異なるため濃淡のある例も多い．石灰化は20〜30％にみられ（CTの報告では5〜50％と報告される頻度に差がある），"popcorn calcification"が典型的である．

腫瘍内石灰化のパターンは，良，悪性の鑑別に比較的有用である．びまん性（diffuse），層状（laminated），中心性（central），ポップコーン様（popcorn-like）などと形容される良性腫瘍にみられやすい石灰化のパターンが知られている（図2）．前三者は感染症後の結節（特に結核腫や真菌の一部）によくみられるパターンで，ポップコーン様は，過誤腫の軟骨基質の石灰化によることが多い（図3a〜c）．良性パターンの石灰化がみられた場合，良性腫瘍である可能性は高いが，良性腫瘍の約40〜60％は石灰化を有さない．点状（斑点状）（punctate），偏在性（eccentric）の場合は良性のみならず，悪性にも多くみられる．CTでは原発性肺癌で5％程度にみられるという報告もあるが，カルチノイドでは1/3の症例で石灰化や骨化がみ

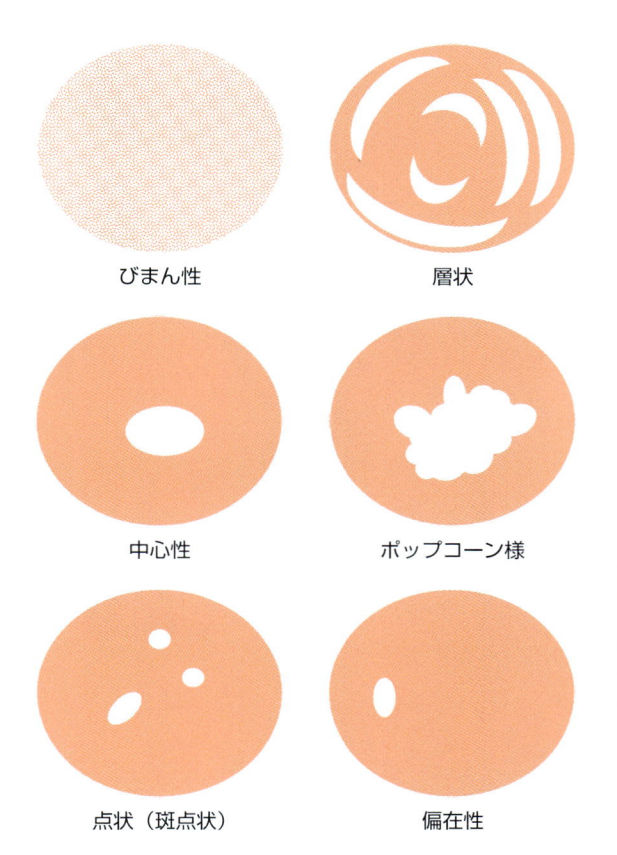

図2　腫瘍内石灰化のパターン模式図

びまん性　　層状　　中心性　　ポップコーン様　　点状（斑点状）　　偏在性

られ，その頻度が高い．また，骨・軟骨原発悪性腫瘍や石灰化をきたすことがある原発巣（甲状腺癌，大腸癌など）の場合は，転移巣も石灰化をきたすことがあるので注意が必要である（図3d）．

周囲の正常肺を圧排するように発育し浸潤性変化がなく，手術の際に手で把持し胸膜を切開するだけで容易に核出される症例が多い．腫瘍の核出のみでも再発は認められない．

2. 硬化性血管腫（sclerosing hemangioma）（図4）

1956年にLiebowとHubbellが出血と器質化，脂肪組織，ヘモジデリンを貪食した組織球の間質内浸潤，硬化傾向を伴う血管の増生などを特徴とした例を硬化性血管腫として報告した．当初はangiomatous neoplasmと考えられたが，種々の

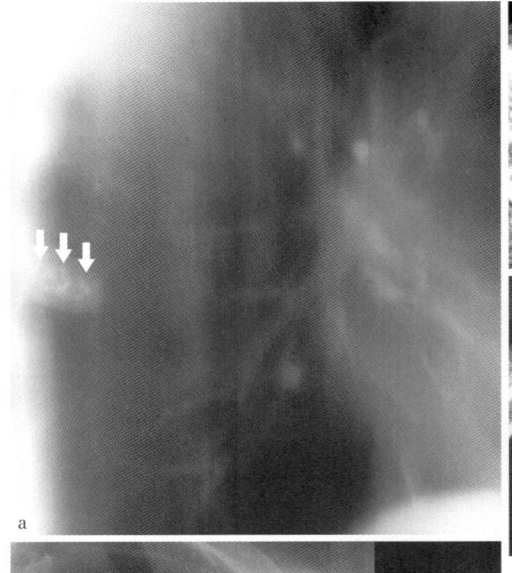

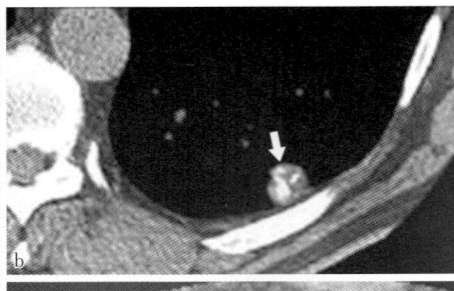

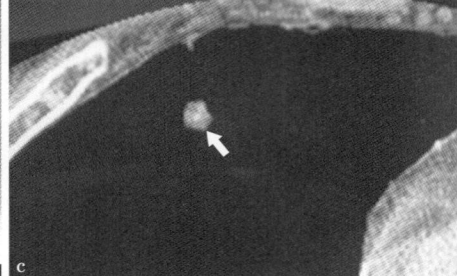

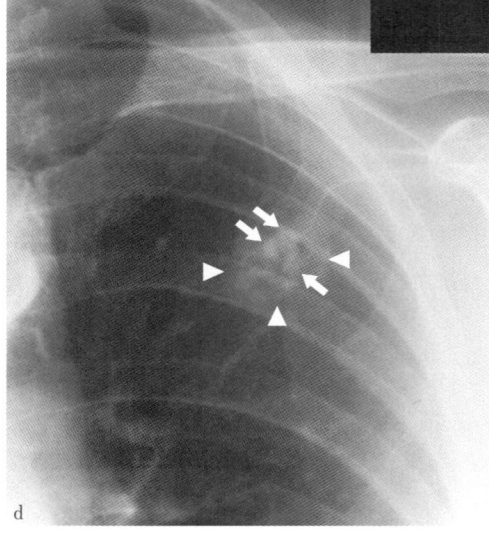

図3 腫瘤内石灰化
a：側面断層像．過誤腫内のポップコーン様石灰化（矢印）．
b：非造影CT．過誤腫内のポップコーン様石灰化（矢印）．
c：非造影CT．結核腫内の中心性石灰化（矢印）．
d：単純X線写真．大腸癌の肺転移で，腫瘤（矢頭）内に，斑点状の石灰化（矢印）を認める．病理組織学的に原発巣内にも石灰化が証明された．

検討から最近ではII型肺胞上皮細胞由来が最も支持されており，硬化性血管腫という名称は誤りで，「肺胞上皮腫（pneumocytoma）」と呼称する報告も多い．solid, papillary, sclerotic, hemorrhagicの各4パターンが種々の割合に混在した特徴的像を呈し，乳頭状構造では，過形成II型肺胞上皮が被覆する．良性新生物と考えられるが，リンパ節転移，再発例の報告，c-mycやp53遺伝子の検討から低悪性度の腫瘍の可能性も示唆されている．

80％以上が女性にみられ，好発年齢は30〜50歳代である．欧米では本邦より稀とされる．ほとんどが肺野末梢，胸膜近傍に単発性孤立結節として発見される．多発例は約5％にみられるが，多中心性発生のためか，同一肺葉内ないし気道性転移のためか不明である．

単純X線写真やCTでは，円形ないし類円形，辺縁平滑，境界明瞭な腫瘤影として認められる．大きさは4 cm以下がほとんどで，稀に巨大なも

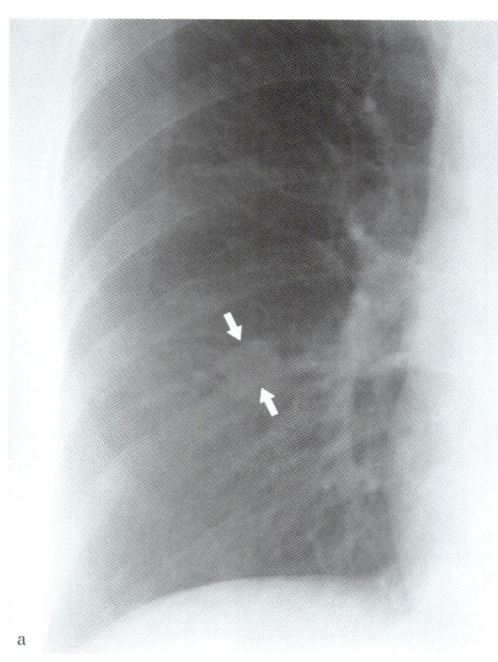

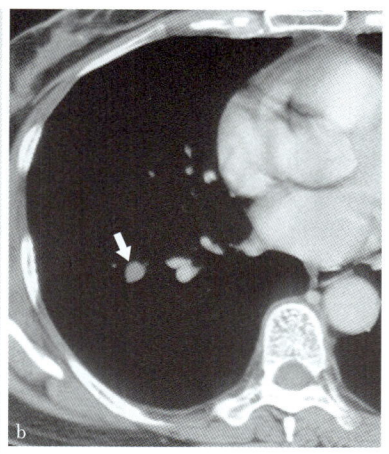

図4 硬化性血管腫
右下肺野に境界明瞭な結節影(矢印)を認める(a). 造影CTでは, 造影効果は心, 血管に比して弱いが, 小結節(矢印)は全体的に淡く増強されている(b).

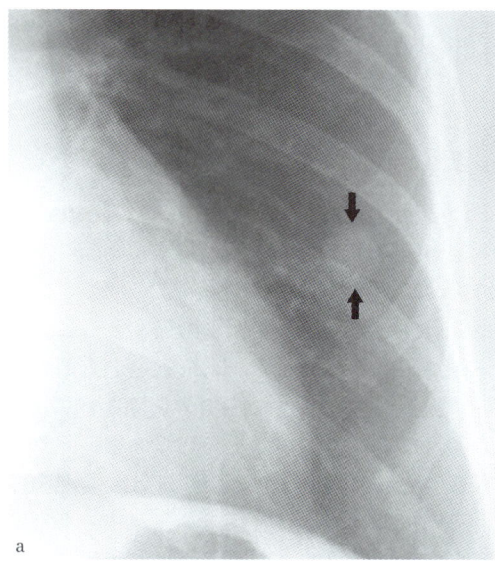

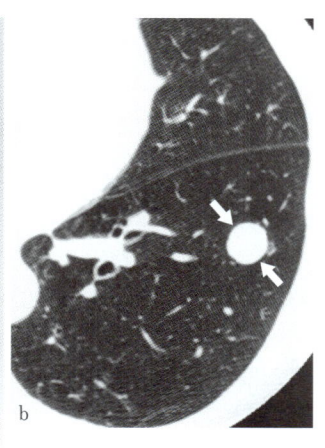

図5 肺胞型腺腫
単純X線写真(a), CT(b)で, 約2cm大の辺縁平滑, 境界明瞭な孤立性結節影(矢印)を認める. 周囲の血管の関与はない.

の, 石灰化像や辺縁に凹凸を有するもの, air-meniscus sign を呈するものなどが報告されている. 肺血管との連続性はない. 造影剤による内部の増強効果はほぼ均等に強いか, やや低吸収域が混在するが, ダイナミックCTやMRIでの早期造影効果は比較的強く濃染されやすい.

3. 肺胞型腺腫(alveolar adenoma)(図5)

1986年にYousemらが, 大小の囊胞腔を形成する肺胞上皮細胞と, 中隔の間葉系細胞からなる境

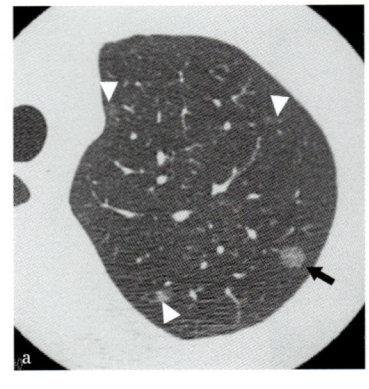

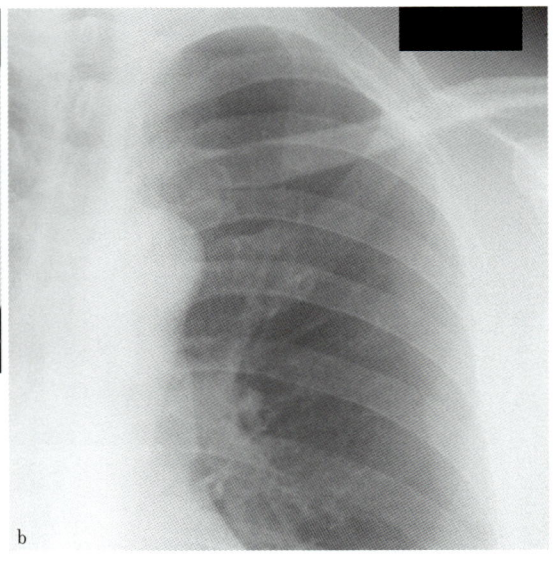

図6　異型腺腫様過形成
肺ドックのCTで淡い陰影を偶然発見され，精査のため高分解能CT(a)を受けた例．矢印で示す病変は約8mm大の比較的境界が明瞭な類円形のGGA(すりガラス様高吸収)で，内部に血管影が透見される．その他，小結節状のGGA(矢頭)が散見される．いずれの病変部もCTで描出される程度の小GGAで，単純X線写真(b)を見直しても病変は指摘できない．

界明瞭な腫瘤影を呈する疾患を報告した．非常に稀な疾患で，本邦では数例の報告しかない．欧米も含めた25例の報告をまとめると，性別(1例不明)は男性7例，女性17例，年齢は33〜74歳(中央値52歳)と，中年女性に多い傾向にある．

　単純X線写真では，境界明瞭で辺縁平滑な孤立性結節としてみられる報告がほとんどで，大きさは1.1〜6cm(平均2.2cm)で，発生部位に特異性はない．内部の充実性構造の割合にもよるが，fluidが含まれるため，内部のCT値は一般的な軟部組織より低く(水成分に近く)，造影後の増強効果は，充実部分以外は低い．MRIでは，水信号を反映して，T1強調画像で低信号，T2強調画像で高信号として描出される．造影MRIでは，辺縁部の壁構造のみ増強され，thin-rim enhancementを示すことがある．

4．異型腺腫様過形成
（atypical adenomatous hyperplasia；AAH）(図6)

　2011年に発表された肺腺癌の分類では，preinvasive lesionとして，上皮内癌とともに悪性群の一部に記載されている．末梢気道上皮の異形成で，肺腺癌で切除された症例の切除肺内に5〜23%の頻度で発見され，多発例は7%を超える．病理組織学的には，癌細胞というほどの異型を伴わない濃染核を有する立方状，ドーム状の小型細胞が肺胞上皮を置換性に増殖するのが特徴で，通常，線維化巣を伴わないため，X線透過性が高い．したがって単純X線写真上，描出困難で，CTで偶然発見されることが多い．高分解能CTでは，1cm以下の円形ないし類円形の限局性すりガラス様高吸収(ground glass attenuation；GGA)として描出され，周囲肺との境界は比較的明瞭であることが多く，収縮性変化を通常伴わない．1cm以

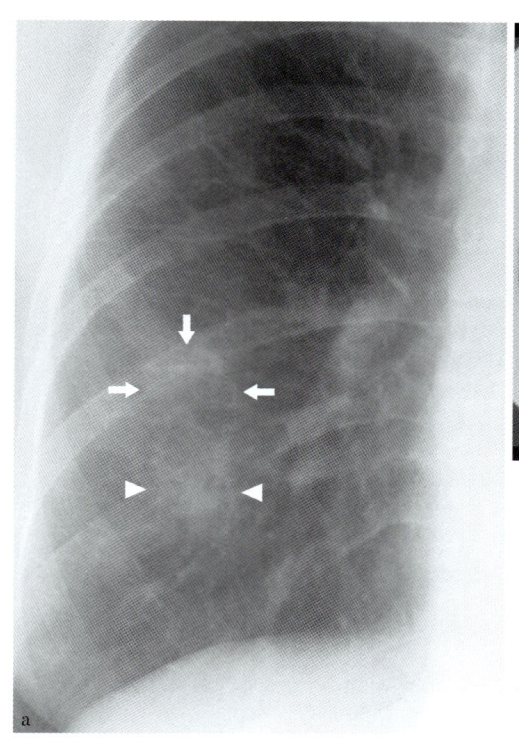

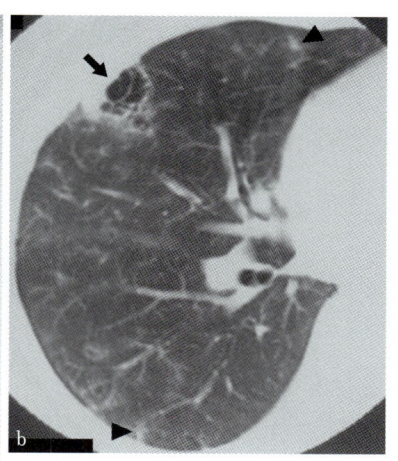

図7 びまん性リンパ球性過形成
a：右下肺野に不整形の輪状影（矢印）と濃厚な結節状陰影（矢頭）を認める．
b：高分解能CT．肺野全体のX線吸収の淡い上昇，小結節状のGGA（矢頭），囊胞陰影と辺縁の濃厚な陰影（矢印）などを認める．

上の病変として，より高吸収を呈する病変としてみられることもある．組織学的にも画像上も上皮内癌（以前の非浸潤性細気管支肺胞上皮癌）との鑑別は難しいことがある．

5．リンパ増殖性疾患（lymphoproliferative diseases）

肺のリンパ増殖性疾患として，気管支関連リンパ組織（bronchus-associated lymphoid tissue；BALT）の反応性過形成，リンパ過形成という立場からは，限局性ないし結節性のリンパ過形成が狭義の偽リンパ腫，びまん性リンパ過形成がリンパ球性間質性肺炎（lymphoid interstitial pneumonia；LIP），びまん性反応性過形成が濾胞性細気管支炎で，悪性化しリンパ腫となったものがBALTリンパ腫とされた．しかし，偽リンパ腫やLIPと診断されたものの一部が低悪性度B細胞性リンパ腫であることが判明し，経過により悪性リンパ腫に移行したと思われる症例などがみられ，明らかに反応性と考えられるものと前腫瘍性としての例が混在し，これらはBALTの過形成として一連のスペクトラムを形成するとする考え方が一般的となっている．

6．びまん性リンパ球性過形成（diffuse lymphoid hyperplasia；DLH）（図7）

肺の間質にびまん性に成熟リンパ球と形質細胞，その他の単核球の浸潤を示す病態で，Sjögren症候群，後天性免疫不全症候群（acquired immunodeficiency syndrome；AIDS），関節リウマチ，multicentric Castleman病などにみられることが多く，背景に疾患を有さないものは比較的少ない．現在の定義では主として肺胞隔壁にリンパ球系細胞の浸潤がみられるものがLIPとされているが，過去には浸潤範囲は問われなかったため，LIPと診断されていたものの中には単一，特別な

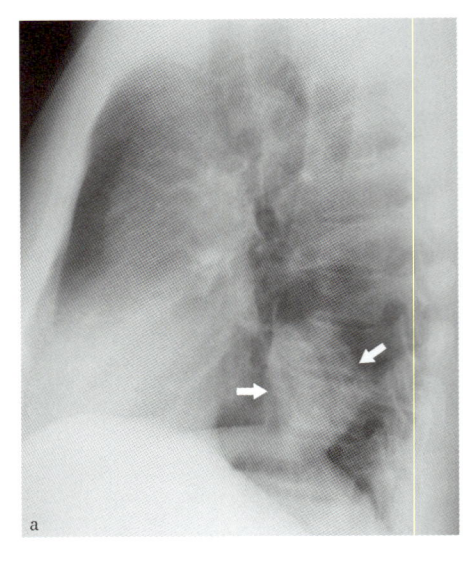

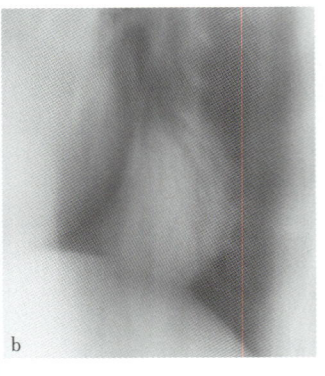

図 8 結節性リンパ過形成
側面単純 X 線写真(a：矢印)，側面断層像(b)ともに比較的境界明瞭な腫瘤影があり，内部に air bronchogram が認められる．

疾患というより，BALT の過形成，"びまん性間質性リンパ球浸潤"といった臨床病理診断名，すなわち DLH といった病態も含まれていたと考えられている．

単純 X 線写真では，中下肺野を主体とした線状，輪状，網状影が高頻度(図7a)で，両側性のGGA や consolidation もみられる．結節影や肺門・縦隔リンパ節腫大は AIDS 患者に発症した LIP でみられることが多い．胸水はまれである．

CT では，間質への細胞浸潤を反映して，気管支血管周囲間質や小葉間隔壁の肥厚，両側性のGGA，境界不明瞭な小葉中心性結節や胸膜下結節がみられることが多い．結節影の大きさは通常 10 mm 以下である．細気管支周囲への細胞浸潤により，細気管支が狭小化し，check-valve による air-trapping，二次性の細気管支拡張の結果，囊胞(air cyst)を形成することも多い(図7b)．縦隔リンパ節腫大は 2/3 の症例でみられる．進行した症例では，consolidation，牽引性気管支拡張症，肺構造の改変，honeycombing などが認められることもある．

ステロイド治療反応性で病変の改善をみることが多いが，もともと存在した囊胞や肺構造の改変は改善することは少なく，小葉中心性の結節があった部分に囊胞を，また，consolidation があった部分に honeycombing を形成することもある．

7．結節性リンパ過形成 (nodular lymphoid hyperplasia)(図8)

限局性リンパ過形成や偽リンパ腫といわれた病態が含まれる．偽リンパ腫は，Saltzstein が慢性炎症に起因した病変として報告したことに始まる．病理学的には成熟した小型リンパ球や形質細胞からなり，よく発達した胚中心をもち，細胞学的には良性と考えられたが，現在ではほとんどの症例が低悪性度の MALT(mucosa-associated lymphoid tissue)リンパ腫そのものと考えられている．しかし，無症候性がほとんどで，後に悪性リンパ腫に移行する症例や良，悪性の鑑別が困難な例が今なお存在し，臨床的に良性の経過をとることが多く，「悪性」の名称を用いることに抵抗があるとする考えもある．

画像所見では，ほとんどが 2〜5 cm 大の孤立性で境界明瞭な結節影ないし浸潤影を呈し，空気・気管支透亮像(air bronchogram)が高頻度にみられる．多発結節や空洞は稀で，リンパ節腫大や胸水はみられず，みられたときは悪性リンパ腫を疑うべきである．

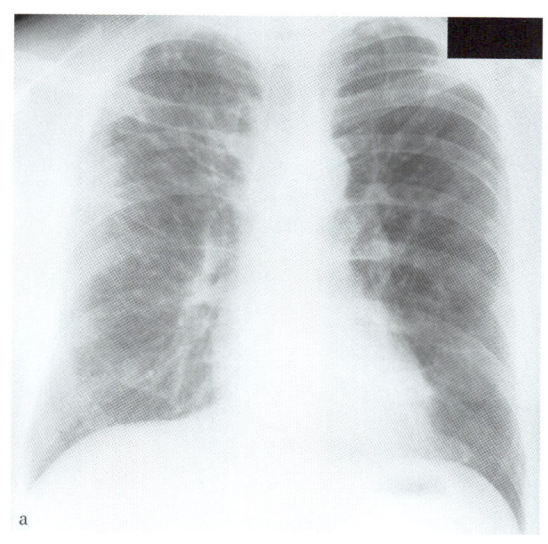

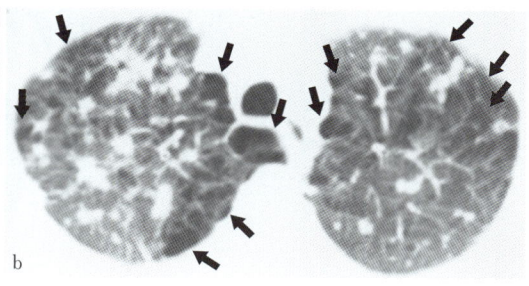

図9 肺 Langerhans 細胞組織球症
単純 X 線写真（a）では，上中肺野主体に結節・網状影が広がり，特に右側では濃厚な陰影も伴っている．CT（b）では，小葉の辺縁部主体に小結節性と融合傾向のある結節影があり，末梢側優位に囊胞状構造（矢印）が広がり肺気腫像を呈している．

8．肺 Langerhans 細胞組織球症 (Langerhans cell histiocytosis：LCH)（図9）

好酸球性肉芽腫症（eosinophilic granuloma；EG），Hand-Schüller-Christian 病，Letterer-Siwe 病は，病理学的に Langerhans 細胞と共通の起源をもつ細胞の増殖性疾患であり，これら3疾患は LCH として包括されるようになった．後二者は小児に好発する，全身症状の強い重症型の疾患である．EG では胸部病変は肺が主体であるが，縦隔，骨，中枢神経，肝，脾などにも病変を形成することがある．この中で肺に病変が限局した成人の病型（肺 EG）は，肺 LCH または限局性 LCH とも呼ばれ，他臓器病変の合併が少なく，予後も良好な例が多く，臨床的にはかなり独立した概念と考えられている．一方，多臓器病変を有し，進行性で予後不良の群を全身性 LCH，全身性組織球症，multifocal EG などと呼称する．

肺 LCH は，20〜40歳の比較的若い男性に好発し，喫煙（80〜90％以上）との関連が深く，禁煙により自覚症状や画像所見の改善がみられ，ステロイド治療によく反応することが多い．禁煙によって寛解することもある．

単純 X 線写真では，病初期には両側上肺野優位に微細〜微小結節影がみられるが，ほとんどの症例で，両側上肺野優位の気腫性変化，多発性囊胞状陰影や網状影がみられる．病変の進行とともに陰影は徐々に中下肺野へと進展する．高分解能 CT では，小葉中心性の結節影が病初期〜中期にみられ，その数は徐々に減じ，多発空洞結節，囊胞陰影，気腫性変化が広がっていく．囊胞陰影の形成機序として，肺胞壁の破壊による気腫形成，結節の空洞化からの囊胞形成，傍気道ないし気道中心性の結節病変による air trapping などが考えられている．進行例では肺気腫に類似した像を示すが，結節病変が肺 LCH 診断の一助になる．

9．リンパ管腫症 (lymphangiomatosis)（図10）

実質臓器，軟部組織，骨などに，びまん性，多病巣性に lymphangioma が形成される疾患で，肺が主体に侵される病態を diffuse pulmonary lymphangiomatosis といい，WHO 分類にはこれが記載されている．小児から成人にみられるが，大部分は20歳以下（新生児はまれ）である．原因はいまだ不明であるが，先天性のリンパ管形成不全が考えられている．画像上，肺内リンパ路の拡張として気管支血管束，小葉間隔壁，胸膜などリン

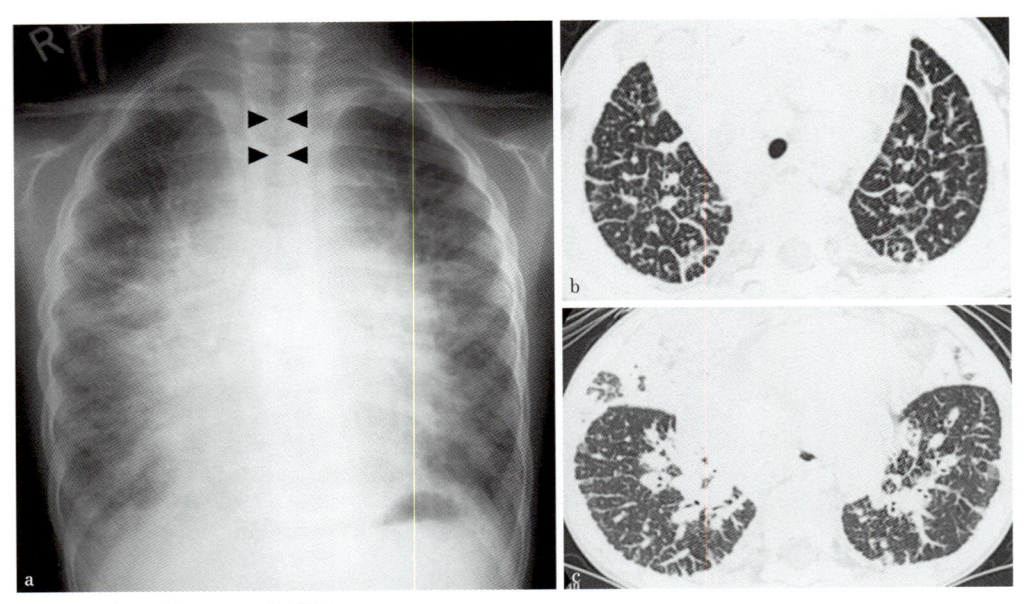

図10　びまん性肺リンパ管腫症
単純X線写真(a)では，両肺門陰影の拡大と肺門から放射状に広がる濃厚な陰影，血管気管支束の腫大を認める．上縦隔も拡大し不透過で，気管透亮像の狭小化(矢頭)を認める．CTでは，亀の甲状に小葉間隔壁の肥厚がみられ，小葉中心部に結節状に血管気管支束の腫大が認められる(b)．さらに肺門周辺でも著明な血管気管支束の腫大があり，胸膜面は結節状に凹凸不整となっている(c)．これらの所見はリンパ路主体の病変であることを示している．

パ路の存在する間質の肥厚が両肺びまん性にみられる．その他，乳び胸水，肺門・縦隔リンパ節腫大や腫瘤状影などもみられる．MRIでは，病変部(拡張したリンパ路，リンパ節，腫瘤状影など)がT2強調画像で強い高輝度の信号として描出される．

10. リンパ脈管筋腫症
(lymphangioleiomyomatosis；LAM)
(図11)

主として妊娠可能な年代(平均発症年齢35歳)の女性に進行性の囊胞性肺病変を起こす疾患で，肺やリンパ路(体軸主体)での異型平滑筋様細胞(LAM細胞)の異常増殖を特徴とする．常染色体優性遺伝の結節硬化症の肺病変として発症する場合(tuberous sclerosis complex；TSC-LAM)と非遺伝性孤発性(sporadic form；S-LAM)の2病型があり，頻度はそれぞれ90％，10％である．

胸部病変は，肺の多発囊胞，リンパ節腫大，LAM細胞増殖による囊胞性腫瘤，気胸，乳び胸などがみられる．S-LAMでは，肺(囊胞)，腎(血管筋脂肪腫)，リンパ路(拡張，腫大)に限局して発症する頻度が高いが，TSC-LAMでは，それら以外に全身性として中枢神経，網膜，皮膚，骨，心，肝臓などにも病変を起こす．

画像所見は，多発性，無数ないしびまん性の肺内囊胞(air cyst)の集簇が特徴的で，単純X線写真では肺気腫に類似する(図11a)．CTでは多数の囊胞以外に肺野に淡い微小結節を多発性に認めることがある(図11b)．病理像はmultifocal micronodular pneumocyte hyperplasia(MMPH)だが，異型腺腫様過形成との鑑別は画像上困難である．喫煙歴のない中年女性の胸部単純X線写真で肺気腫様変化があれば疑わしく，問診では月経と無関係な気胸の既往がないかの確認，HRCTでは肺野囊胞性変化などをチェックする必要がある．

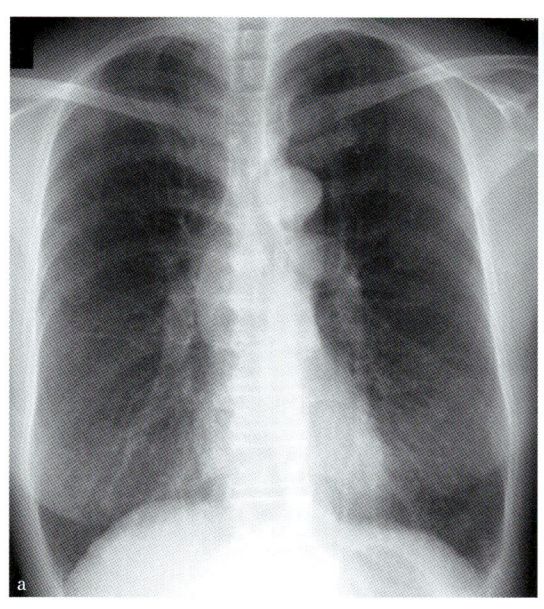

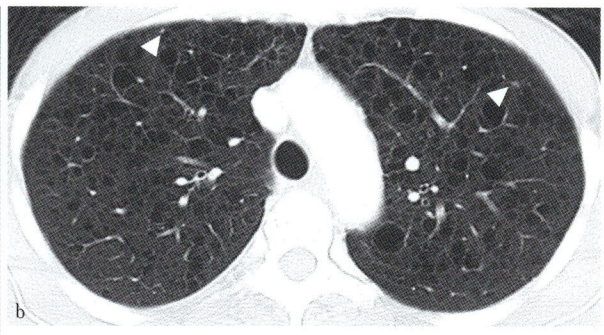

図 11　リンパ脈管筋腫症
a：X線単純写真．肺野の透過性が特に上中肺野で亢進し，全体的に過膨張で肺気腫に類似している．
b：HRCT．両肺野にびまん性に壁の薄い囊胞がみられる．末梢には微小結節（矢頭）も散見され，病理像は MMPH である．

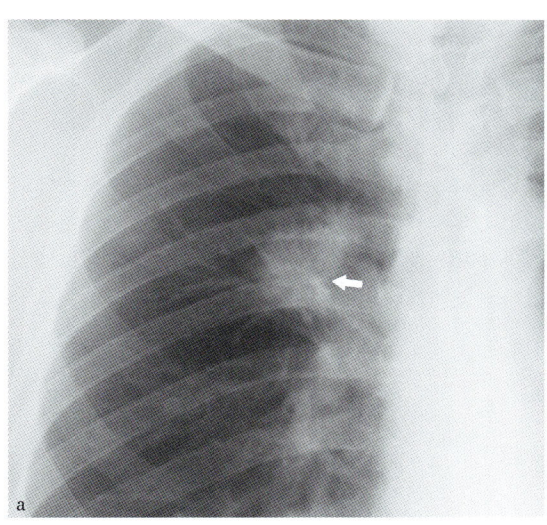

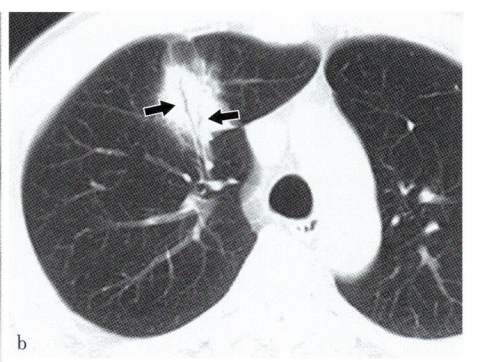

図 12　肺炎症性偽腫瘍（炎症性筋線維芽腫瘍）
単純X線写真（a）で辺縁不整な腫瘤影（矢印）を認める．CT（b）では，胸膜陥入を伴う辺縁不整な腫瘤影があり，内部に air bronchogram（矢印）（b）が認められる．画像上は肺腺癌との鑑別は難しい．

11. 肺炎症性偽腫瘍（pulmonary inflammatory pseudotumor）（図 12）
炎症性筋線維芽細胞性腫瘍（inflammatory myofibroblastic tumor；IMT）

　線維芽細胞，形質細胞，リンパ球，組織球などや膠原線維が種々の程度に増生，混在し，肉芽腫性炎症，リンパ過形成，細葉内線維化などもみられる多彩な病理像を呈し，部分的に優位な病理像をとって，plasma cell granuloma, fibrous histiocytoma など十数種類の同義語があるが，最近の軟部腫瘍の分類によると，原因不明の炎症ないし炎症に対する反応性病変（非腫瘍性）と考えられる病態から低悪性度腫瘍として IMT を包括する考えが一般的である．最近の軟部腫瘍の分類によると，IMT は fibroblastic/myofibroblastic tumors group の中の intermediate（中間群）内に

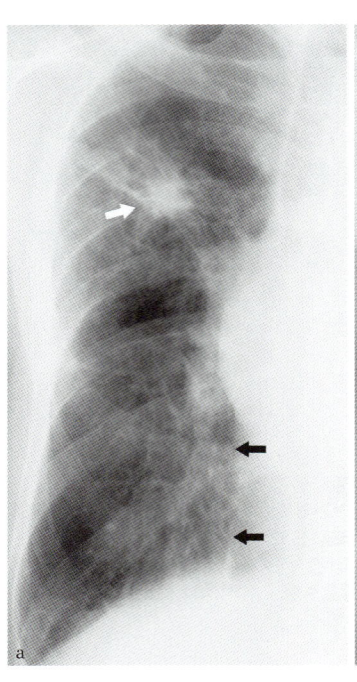

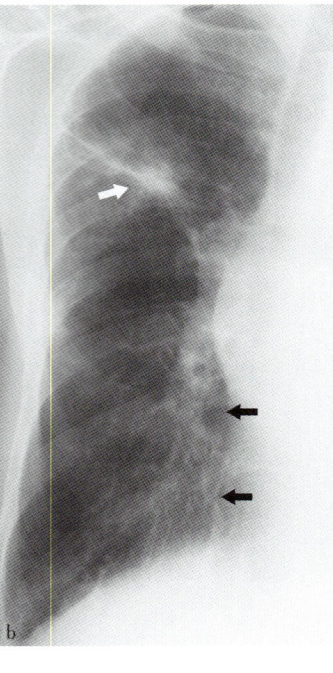

図 13　限局性器質化肺炎
気管支肺炎発症時の単純 X 線写真(a)では，右上肺野に辺縁不整な斑状影(白矢印)があり，肺門に連続する索状影もみられる．下肺野では，血管気管支束に沿う不透過影(浸潤影：黒矢印)が認められる．
治療 8 週間後の単純 X 線写真(b)では，右上肺野の斑状影(白矢印)は縮小傾向であるが残存し，収縮性変化による胸膜陥入が目立っている．肺門に連続する索状影は消失，下肺野の浸潤影(黒矢印)も改善している．経過から，遷延性肺炎像が考えられるが，b の段階で発見された場合は悪性腫瘍，特に腺癌との鑑別が難しい．

記載されている．免疫化学染色では IMT の約半数が anaplastic lymphoma kinase(ALK)陽性を示す．

　IMT 症例の男女比はほぼ同等で，どの年齢層にもみられるが，40 歳以下に多く，約 35% は 15 歳以下と若年者に多い．約半数が無症状で，20〜30% に呼吸器感染症の既往がある．病変部は増大傾向，再発，局所浸潤のような腫瘍類似の特徴を有することがある．

　AFIP(米国陸軍病理学研究所)の胸部写真 60 例の検討では，孤立性末梢性結節が 87%(そのうち 3 cm 以上が 60%)，多発性は 5%，気管内，気管支内腫瘤が 1 例ずつで，孤立性の 79% が境界明瞭(うち 85% が分葉状)で，20% が辺縁不整と報告されている．CT，MRI では境界明瞭な比較的平滑か分葉状の腫瘤で，吸収値や信号では特徴的といえる所見はなく，内部は種々の程度に不均一，また，造影効果も比較的均一，不均一なものから辺縁性の増強のみのものまでさまざまである．このことは，病理像の多彩さ，多様性から考えると当然かもしれない．

　以上のように本症は，原発性ないし転移性肺癌類似の単発性結節影の特徴を呈することが多いため，生検が必要であり，年齢にかかわらず症例によっては悪性を否定できず手術となることも多い．

12. 限局性器質化肺炎〔localized(focal) organizing pneumonia〕(図 13)

　陰影吸収が著明に遅延した肺炎(遷延化肺炎)をいうが，特に肺炎など炎症性病変の治癒過程の障害により，肺胞腔や肺胞管内の滲出物が器質化された状態で，ポリープ状の肉芽組織を特徴とする．画像上陰影が長期(明確な定義ではないが 8 週以上)にわたって残存するものを言い，肺炎の 10% 程度に起こる．抗菌薬の汎用，慢性閉塞性肺疾患の関与，高齢などが遷延性の原因として挙げられているが明確な因果関係は証明されていない．画像上は炎症後の瘢痕巣(post-inflammatory scarring)も含まれることもあり，前述の炎症性偽腫瘍や円形肺炎との関連性も問題である．

単純X線写真では、気管支肺炎像を示唆する浸潤影、斑状影から収縮性変化を伴う結節状陰影、索状影、時に円形陰影まで多彩な像を呈する（図13a）が、経過をみることが可能ならば縮小傾向、改善傾向にあることを判定することが大切である（図13b）。CT上、経時的には最終的に気管支血管束に沿った帯状影に変化縮小するものが多く、小葉間隔壁で境され、腫瘤影の辺縁が内側に陥凹する所見や、この収縮性変化に伴い胸膜陥入や拡張した気道がみられることも特徴である。この過程での診断は比較的容易である。ただし、例外として、肺気腫に合併した末梢肺癌の場合、類似の所見を呈することもあり、注意が必要である。HRCT上の形態から、小類円形の辺縁不整な腫瘤影で胸膜に接しないもの（A型）、肺野末梢の卵円形ないし楕円形の腫瘤影で胸膜に比較的広く接するもの（B型）、血管気管支に沿う卵円形ないし帯状腫瘤影（C型）の3型に分けると、B、C型は良性の可能性が高く、A型が最も肺癌との鑑別が難しいとする報告もある。

13. 転移性良性腫瘍（metastatic tumors）
（図14）

転移性良性腫瘍（二次性良性腫瘍，secondary benign pulmonary tumor）として、転移性良性平滑筋腫（metastasizing benign leiomyoma：MBT）がよく知られている。MBTは子宮の平滑筋腫が他臓器に転移する稀な病態で、肺やリンパ節にみられることが多いが、頭蓋、脊椎、心臓などへの転移も報告されている。35～55歳の女性に多く、通常無症状で、偶然X線写真で発見されることが多いが、軽い咳嗽から胸痛、呼吸困難なども呈することがある。肺腫瘤の出現は子宮筋腫の術後3か月後～25年後まで及ぶので、病歴の詳細な聴取が大切である。

発見される転移性肺腫瘤は、両側性多発性が70％、片側性多発性が17％、孤立性は13％の頻度である。個々の腫瘤は、大きさは数mm～数cmとさまざまであるが、辺縁平滑で境界明瞭な円形ないし類円形を呈する。女性ホルモンとの関連が深く、妊娠や月経時に悪化、再発することがある。

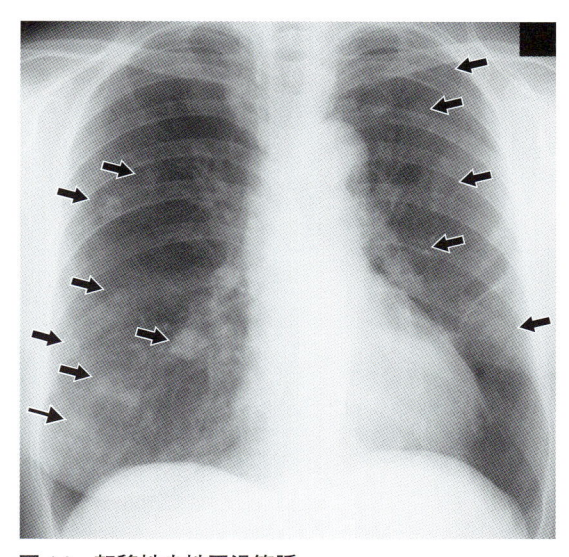

図14　転移性良性平滑筋腫
両肺に約5 mm～2 cm大の境界明瞭で辺縁平滑な結節影（矢印）を多数認める。

読影のポイント

各疾患の特徴を特定することは困難なので、ここでは、孤立性結節の良性、悪性の鑑別点について示す（表2）。

単純X線では、良性結節の80％以上が2 cm以下で、一般的に、小さい結節はより良性が考えやすいが、悪性の15％は1 cm未満、約42％が2 cm未満であり、大きさ自体はそれほどあてにならない。結節の辺縁は平滑で境界明瞭なものほど良性の可能性が高いが、悪性の21％は辺縁平滑である。分葉状ないし凹凸のある辺縁は悪性でみられるが、良性の25％は分葉傾向を示す。一方、周辺の血管影の集束を伴う辺縁不整ないし棘状突起（spicula）を伴うものは悪性の可能性が高い。腫瘤影近傍に随伴する衛星病変（主に気道散布性病変）の存在は、気道散布性結核や肉芽腫などの良性が考えやすい。経過を追えた報告では、大きさや形態が2年以上変化がないものはほとんどが良性である。腫瘤状陰影の大きさの倍加時間では、非常

表2 孤立性肺結節における良,悪性の臨床的,X線学的鑑別点

		良 性	悪 性
臨床的	年齢	35歳未満	35歳以上
	症状	なし	あり
	既往歴	肉芽腫発生要因 結核菌への曝露	既知の悪性腫瘍 発癌物質への曝露
	喫煙の有無	なし	あり
X線学的	大きさ	2 cm 未満	2 cm 以上
	部位	特異性なし(結核除く)	上葉優位(転移除く)
	辺縁	整	不整,棘状(spicula)
	境界	明瞭	不明瞭
	石灰化	層状,びまん性,中心性	稀,偏在性
	衛星病変(satellite lesion)	比較的高頻度	稀
	経過観察(2年以上変化なし)	可能性大	考えにくい
	倍加時間(doubling time)	30日未満か490日以上	30〜490日
	CT上脂肪濃度あり	過誤腫の可能性大	なし

〔Müller NL, et al:Radiological diagnosis of diseases of the chest. WB Saunders, Philadelphia, 2001 より転載〕

に早い(30日未満)ものは炎症性疾患の可能性が高く,遅い(490日以上)ものは良性腫瘍が考えやすいといわれる.

結節内の吸収値がHRCT上均等なものは良性の55%,悪性の20%にみられる.結節内部の脂肪の存在(CT値:−40〜−120 HU)は過誤腫と診断する有力な根拠となりうる.なお,過誤腫の50%以上で脂肪濃度が確認され,HRCTでより発見しやすい.

ダイナミック造影CTでは,孤立性肺結節の早期造影効果は硬化性血管腫で特に強く,炎症性偽腫瘍,限局性器質化肺炎や肺癌がそれに次ぎ,過誤腫や結核腫は一般的に造影効果は乏しく,鑑別の一助になる場合がある.

文献

1) Travis WD, et al(eds):Pathology and Genetics of Tumours of the Lung, Pleura, Thymus and Heart. World Health Organization Classification of Tumours. pp9-144, International Agency of Research on Cancer(IARC)Press, 2004
2) Müller NL, et al:Radiological diagnosis of diseases of the chest. WB Saunders, Philadelphia, 2001
3) 村田喜代史,他(編):胸部のCT 第3版.メディカル・サイエンス・インターナショナル,2011
4) 藤本公則,他:悪性腫瘍に類似した所見を呈する良性疾患;胸部.臨床画像 18:130-143, 2002
5) 芦澤和人(編):Atlas Series CT/MRI編—病理像との対比と参考症例に学ぶ:胸部の画像診断 1.肺.ベクトル・コア,2011

(藤本公則)

ビューワー 胸部単純 X 線撮影の寄与

　放射線科で施行する検査は電離放射線を用いない超音波，MRI，あるいはヘリカル CT などのように検査機独自の発展により，増加の一途をたどっている．一方で激減，あるいは消滅した検査がある．かなりの件数があった胆嚢造影は姿を消し，尿路造影や，腹部の訴えでとりあえず行った腹部単純 X 線撮影もほとんどなくなった．しかし，管球 1 本がフィルムに向かう，胸部単純 X 線撮影は減少していないのではないか．こんな印象を確かめるべく，数年前に知己の 7 有床病院の放射線科技師長に 1 年間の件数調査を依頼した．胸部単純 X 線撮影（胸 X）と CT の検査総数に対する比率のみを以下に示すが，核医学検査と検診業務に関する検査は総検査数（総数）から除外してある．病院 A（1,000 床，総数 361,848）で胸 X 18％，CT 14％，病院 B（640 床，総数 121,131）で胸 X 34％，CT 17％，病院 C（470 床，総数 83,057）胸 X 34％，CT 18％，病院 D（117 床，総数 18,195）で胸 X 22％，CT 12％，病院 E（227 床，総数 13,584）で胸 X 48％，CT 16％，病院 F（567 床，総数 33,901）で胸 X 30％，CT 15％，病院 G（537 床，総数 84,200）で胸 X 40％，CT 17％，と総じて胸 X の件数への寄与は 18〜48％程度であった．

　世界全体でみると，原子放射線の影響に関する国連科学委員会（UNSCEAR）の報告では，胸 X が 41％となっているから[1] 胸部単純 X 線撮影に関する上記の印象は外れていないようだ．世界で CT 件数は 5％に過ぎない．しかし，線量寄与分析によると[1]，集団線量に占める割合は胸部単純 X 線撮影が 15％であるのに対して，CT は 34％であるという．

（多田信平）

1）大野和子：医療被曝防護．画像診断 25：1180-1187, 2005

5章
心不全・肺水腫

　CTあるいはMRIが普及してきた現在においても，胸部単純X線写真の役割に何ら変わりはない．とりわけ，心不全を代表とする肺水腫は，ダイナミックにその病態が変化し，時には時間単位で大きな変化を示すことがある．これらをリアルタイムにフォローアップするとなると低被曝検査である単純X線写真をおいて他にはありえないと言える．しかし，心不全に代表される静水圧性肺水腫と急性呼吸窮迫症候群(acute respiratory distress syndrome；ARDS)に代表される血管透過性亢進型肺水腫とは，その発生機序や病態生理に大きな違いがあり，これらは画像所見にも反映される．これらの基本的な病態と所見を押さえておくことは，画像上両者を鑑別する際に，きわめて重要である．肺水腫をきたす原因にはいくつかあるが，今回は，心不全を中心に肺水腫の病態生理と画像所見について概説する．

撮影に際して

　心不全，あるいは肺水腫の場合，患者の状態が不良の場合も多く，ポータブル撮影装置による仰臥位あるいは坐位撮影が行われることも少なくないが，基本的には最初に本病態が疑われた際の撮影は，立位で2方向(正面像と左側面像)が原則である．それは，後述するがこの疾患を診断する際に必要な情報が側面像でも得られるからである．しかし，その後の経過観察で必ずしも毎回側面像を撮る必要はない．

疾患概念と病態生理

　心不全は，基本的に心機能障害により発症する病態である．心不全は，多様な臨床症状を呈する．呼吸困難，起坐呼吸，易疲労感，心悸亢進，息切れ，体重増加，浮腫，静脈怒張，チアノーゼなどを主徴とする一連の臨床症候群である．全身あるいは肺循環系のうっ血を主症候とするため，うっ血性心不全ともいわれる．したがって，このうっ血の有無を読みとれるかどうかが診断のポイントとなってくる．

　心不全では，いろいろな心臓疾患により収縮あるいは拡張不全(ポンプ機能不全)に至り，生体が必要とする心拍出量を維持できなくなり，循環不全により肺うっ血が生じる．病態としては，左心室ポンプ機能低下 → 心拍出量低下 → 左室充満圧上昇 → 左房圧上昇 → 肺うっ血 → 間質性肺水腫 → 肺胞性肺水腫が起こる．

　心不全による肺水腫(cardiogenic edema)は，静水圧の増加により生じる静水圧性肺水腫(hydrostatic edema)である．肺毛細血管圧が，血漿膠質浸透圧，すなわちおよそ25 mmHgよりも高くなると，液体成分が毛細血管から肺血管外領域に漏出する．この血管外へ最初に漏出する部位が間質である．肺間質は約500 mLの液体成分を保持することができるといわれている．肺間質に漏出した液体成分は，リンパ系によって吸収され，そして排泄される．この場合は通常よりも間質のリンパドレナージも増加するが，排泄しきれない水分が間質に溜まる．これが間質性肺水腫である．

　肺胞は，毛細血管によって囲まれており，肺胞と毛細血管との間に間質が存在する．正常の状態

でも毛細血管から間質へは，静水圧と膠質浸透圧全体の圧勾配，毛細血管の透過性などにしたがって，血液中の液体成分は常に移動している．しかし，通常は毛細血管内皮細胞と肺胞上皮細胞の緻密なバリアとリンパドレナージにより，間質から肺胞へは水分漏出は起こらないようになっている．しかし，一般的に肺動脈楔入圧が 25 mmHg を超えると，肺胞内へ水分が漏出し肺胞性肺水腫が発現する．ここで，重要なことは静水圧性肺水腫の場合，毛細血管の透過性は正常に保たれているので，蛋白成分の少ない水分（すなわち粘稠でない水分）が漏出する．また肺胞上皮自体は保たれており，通常認められる水分の肺胞から間質への輸送は障害されないため，水分除去の機能は残存する[1]．このため静水圧性肺水腫では毛細血管圧の低下，すなわちうっ血の改善により速やかに肺水腫の改善が認められる．

これに対して，ARDS に代表される肺血管透過性亢進により生じる肺水腫（permeability edema）は次のような特徴を有する．血管透過性亢進型肺水腫はさまざまな原因で起こり，直接あるいは間接的な肺傷害により，肺毛細血管内皮細胞のみならず，肺胞上皮細胞のバリアまで傷害される．このため，injury edema とも呼ばれる．この細胞傷害により上皮細胞間の間隙が広がり，比較的大きな血漿蛋白とともに液体成分（すなわち粘稠な水分）が肺胞内に貯留する．この肺胞に貯留する液体の性状も病態および画像所見に影響を及ぼす．

これらの基礎病態により，マクロファージや好中球などの炎症細胞が活性化し，サイトカイン（TNF-α，IL-8 など）やアラキドン酸代謝物などのメディエータが過剰に放出される．これらによって，肺胞上皮自体が傷害されるために Na^+ や Cl^-，H_2O などのイオンチャンネルによる肺胞から間質への輸送，あるいは Na/K-ATPase による交換も障害されており，肺胞からの水分除去は遷延する．これらのように心原性肺水腫と異なり，間質におけるリンパドレナージが正常に機能しないこともあり，間質性肺水腫の要素は画像所見上比較的乏しいことになる．

ARDS は病理組織学的にはびまん性肺胞傷害（diffuse alveolar damage；DAD）を伴う．時間経過から，浮腫・硝子膜形成を主体とする浸出期（発症 3〜7 日以内），II 型肺胞上皮の増殖のみられる器質化（増殖）期（7〜14 日），および構築の改変の生じる線維化期（14〜28 日）に分類される．増殖期に入ると牽引性気管支拡張像が認められるようになり，時にこれは単純 X 線写真でも確認される．牽引性気管支拡張像が広い範囲で出現することは予後不良の所見とされる．

読影のポイント

1．心不全の画像所見のポイント

心不全の単純 X 線写真の画像所見は，大きく次の 2 群に分類される（図 1）．
① 肺静脈圧亢進による所見
② 肺水腫による所見

心不全における左室拡張末期圧の上昇は，僧帽弁を介して左房に伝達され，左房圧を上昇させる．これが肺静脈圧を逆行性に上昇させる．肺水腫を伴わない肺静脈圧亢進，すなわち肺うっ血の画像所見は 2 つある．1 つは肺静脈の拡張であり，もう 1 つは肺血流の再分布（redistribution）である．

単純 X 線写真では，しばしば肺動脈と肺静脈の区別が困難なこともある．さらに，肺静脈は動脈と異なりその径は個人差が大きく，呼吸の程度，体位，撮像条件や撮像機器の違いなどにも影響を受ける．したがって，1 枚の写真から肺静脈の拡張があるかの判断はかなり難しい．ここで強調しておきたいことは，肺内における血流の再分布は，肺静脈拡張に比べると比較的認識しやすい所見であり，肺静脈圧亢進（肺うっ血）を示唆する所見としては診断価値の高いものであるということである．肺水腫が画像上明らかになる前に出現する所見として重要であると同時に，肺水腫のある写真で心不全であるかを診断する大きな鍵となる．

健常者の立位像における上肺の肺血管径と下肺の肺血管径との比はおよそ 1：2 であり，仰臥位ではほぼ 1：1 となる．肺静脈圧が 25 mmHg に達す

a-1（1：2） a-2（1：1） a-3（2：1）

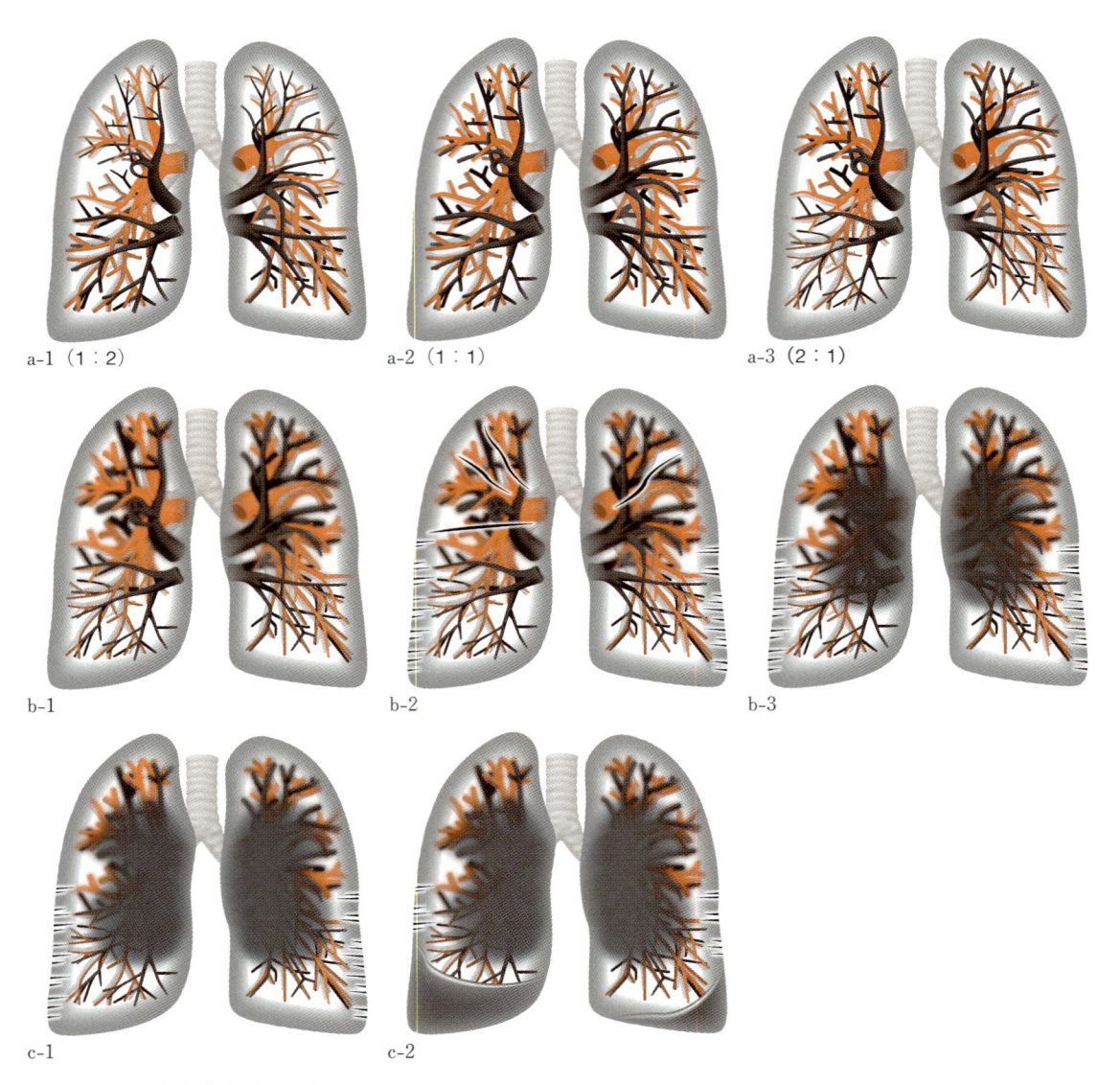

b-1 b-2 b-3

c-1 c-2

図1 肺うっ血と肺水腫の画像所見
a：肺血流の再分布
健常者では立位像において，上肺の血管径と下肺の血管径の比はおよそ1：2である（a-1）．肺静脈圧が上昇し肺うっ血が生じると，この比が平衡化（1：1）（a-2）あるいは逆転化（2：1）する（a-3）．これを肺血流の再分布とよび，肺水腫が起こる前の肺静脈圧亢進の重要な所見である．
b：間質性肺水腫
肺毛細血管圧亢進が起こると，血管内から水分がまず間質へ流出し，これらを肥厚させる．気管支血管周囲間質の水腫は，肺血管影のぼけ像（b-1）を，小葉間隔壁や臓側胸膜下間質の水腫は，Kerley A線，B線，胸膜下水腫を形成する（b-2）．さらに肺門側における間質性肺水腫は，肺門陰影のぼけ像を形成する（b-3）．
c：肺胞性肺水腫
肺静脈圧がさらに亢進すると，間質へ流出した水腫液はさらに肺胞へと進展し，癒合し典型的には蝶形陰影を形成する（c-1）．さらに胸水が貯留する（c-2）．ただし，肺胞性肺水腫が出現しても，間質性肺水腫の所見が併存していることに注意．

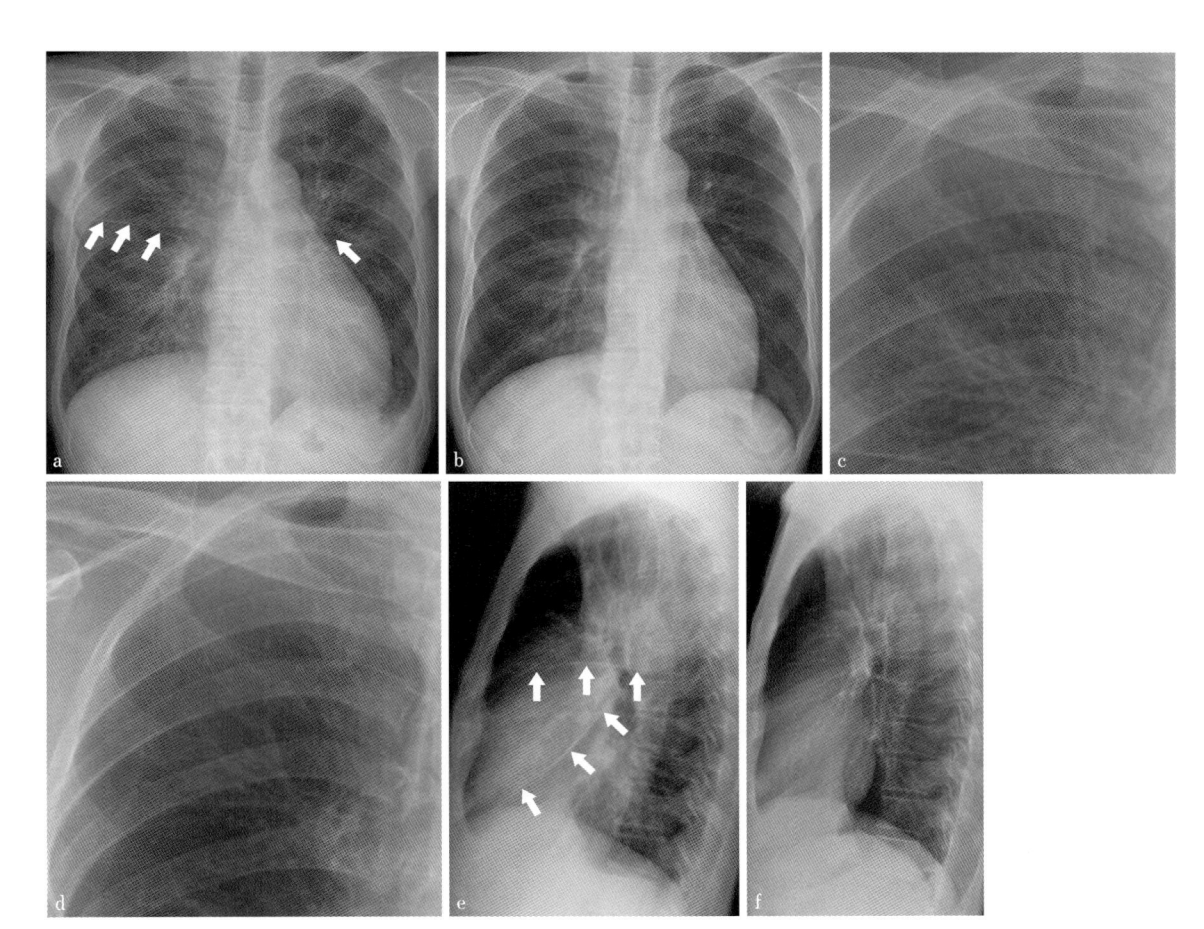

図2 典型的なうっ血性心不全
70歳代．男性．心不全の疑いで，救急外来を受診．
a：ER受診時の立位正面像．b：1年前の無症状の時の立位正面像．c：aの右上肺の拡大．d：bの右上肺の拡大．e：aの側面像．f：bの側面像．

ると，肺血流は下肺から上肺へ移行し，その後下肺の血管は収縮する．もし，上肺の血管径が下肺のそれと同等（平衡）か，あるいは大きくなった場合（逆転）には，肺血流の再分布が起こったと考えてよい．これらの所見は立位像にて最も鋭敏に示される．なお，肺血流の再分布の所見は側面像でみるといっそう明らかに評価できる．retrosternal space において血管の太まり像を確認する．ただし，単純X線写真の読影に慣れていない場合，下肺の血管径との比較判断に迷うこともありうる．

この際に，ぜひお薦めしたいのが，比較読影である．同一患者の安定した状態の時期に同等の技術と体位で撮影された，質の高い単純X線写真（すなわちその患者にとって baseline study ともいうべき写真）と経時的に比較することである．読影のポイントは，同一の写真で下肺と比べるのでなく，2枚の写真で同じ上肺の血管影同士を比べることである．さらに拡大表示してみることで，これらの違いは明瞭に示されるのでぜひ試していただきたい．baseline よりも上肺の血管影が拡張していた場合，肺血流の再分布の出現，すなわち肺うっ血が強く示唆される（図2）．

次に肺水腫（間質性および肺胞性）について概説する．

1）間質性肺水腫

単純X線写真上の所見は以下のようになる．

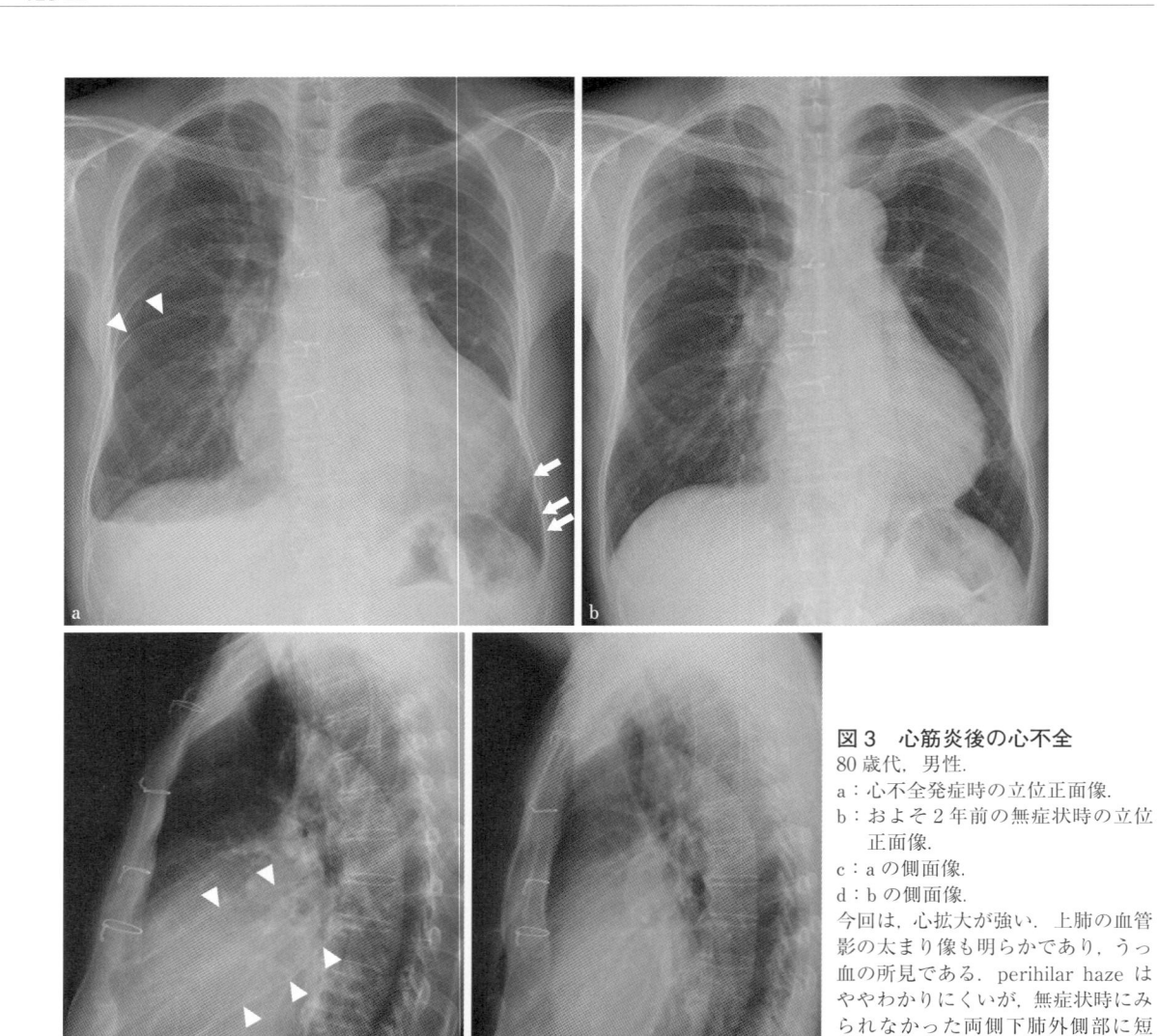

図3 心筋炎後の心不全
80歳代,男性.
a:心不全発症時の立位正面像.
b:およそ2年前の無症状時の立位正面像.
c:aの側面像.
d:bの側面像.

今回は,心拡大が強い.上肺の血管影の太まり像も明らかであり,うっ血の所見である.perihilar haze はややわかりにくいが,無症状時にみられなかった両側下肺外側部に短い線上影が複数認められている.Kerley B線である(a矢印).右小葉間裂が顕著化しており,胸膜下水腫もみられる(a, c矢頭).どちらも間質性肺水腫の所見である.両側に胸水貯留もみられる.

i) Kerley A 線,Kerley B 線
ii) 胸膜下水腫(subpleural edema)
iii) Kerley C 線
iv) 網状影
v) 気管支周囲陰影,および/または肺血管周囲陰影の増強(peribronchial cuffing)
vi) 肺門陰影のぼけ像(perihilar haze)

前述したように,心原性肺水腫では漏出する水分が粘稠でなく,また細胞傷害を伴わないために,間質におけるリンパドレナージが肺水腫改善のために大きな役割を果たしている.このため,水腫が起こるとリンパ管に吸収を受けるために水分は小葉間隔壁に向けて輸送される.この際,リンパ管も拡張するが間質腔への水分漏出により小葉間隔壁も肥厚する.これらが,Kerley B線(下肺外側に多い水平に走る短い線状影)として示される

図4 不整脈による心原性肺水腫

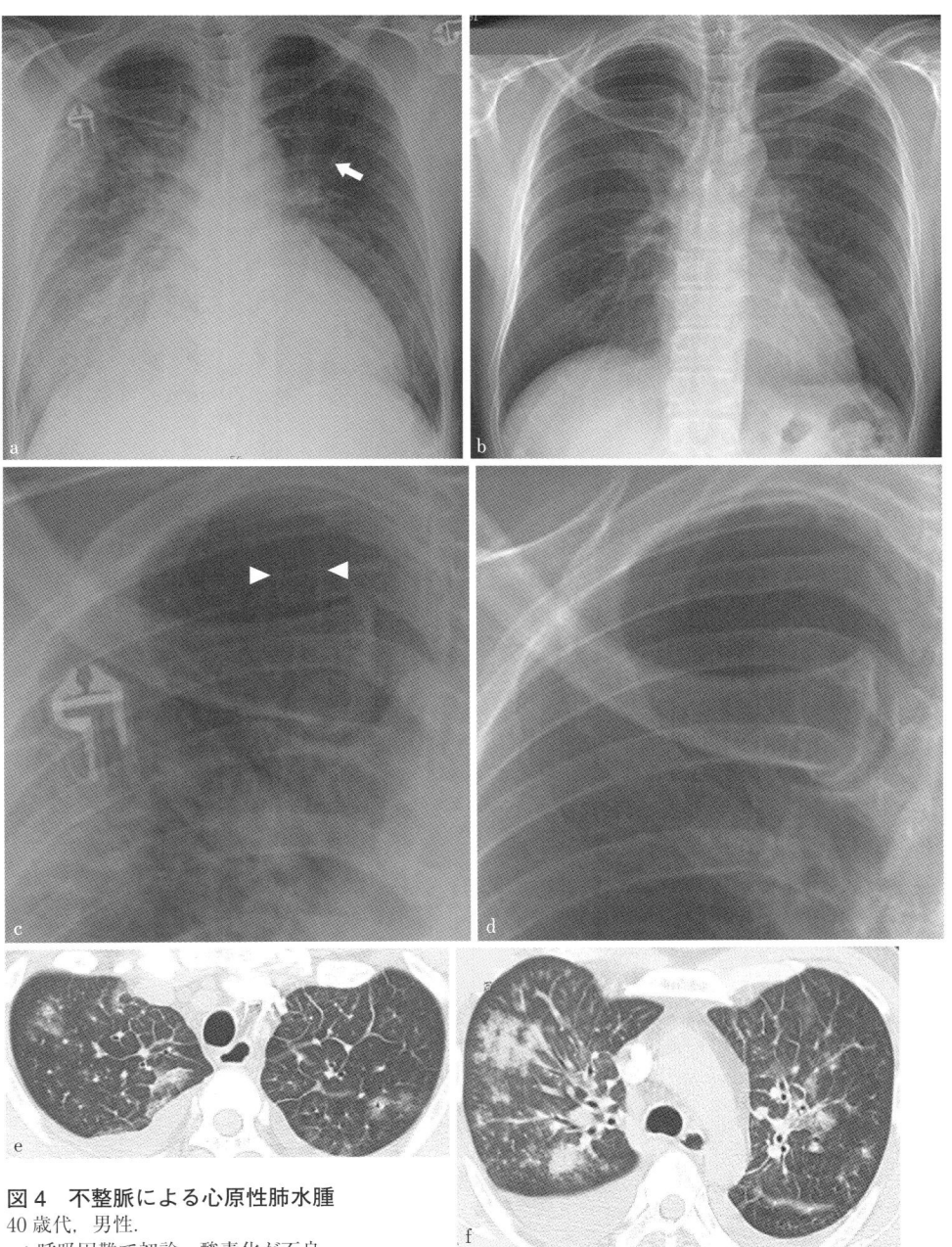

40歳代,男性.
a:呼吸困難で初診.酸素化が不良.
b:3か月後.加療され,無症状.
c:aの右上肺拡大.　d:bの右上肺拡大.
e, f:aと同日の胸部CT(2.5 mm厚).

今回初診時であるが,無症状時から振り返ってみても心拡大があったことが確認される.拡大してみると,上肺の血管影の太まりとぼけ像が明らかである.すりガラス陰影だけでなく,血管影を消すような濃い濃度の陰影もみられ,すでに肺胞性肺水腫に至っていることがわかる.Kerley A線も明瞭である(矢印).肺尖にも胸膜下まで伸びるような線状影が認められる(c矢頭).間質性肺水腫と肺胞性肺水腫が併存している所見である.CTでは,心原性肺水腫の典型的所見が示されている.小葉間隔壁の顕著な肥厚像に注目.なお,右側に優位な両側性胸水貯留が認められる.

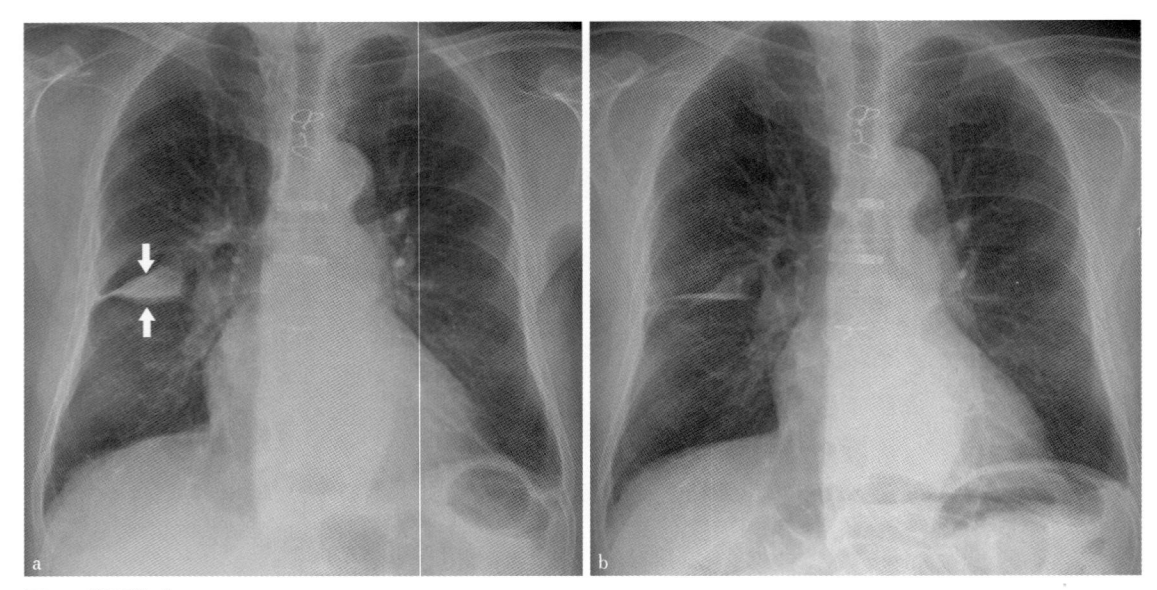

図5 葉間胸水
80歳代，女性．
a：大動脈弁置換術後である．明らかな肺うっ血の所見はみられない．右小葉間裂に葉間胸水（矢印）が認められる．
b：同一患者の別の時期．右小葉間裂の葉間胸水は減少している．葉間胸水はある程度の厚みをもってレンズ形に膨らんだ形態で認められる．図2，図3の胸膜下水腫の所見と比較してみてほしい．

（図3）．Kerley A線は肺門近くに出現し，比較的長い線状影であり，小葉間隔壁肥厚だけではその長さは説明できず，区域間隔壁のようなもう少し長い構造の肥厚をみていると考えられる（図4）．

胸膜下の小葉間隔壁内への漏出液の貯留は，小葉間隔壁と連続している臓側胸膜下間質腔に流出し，ある程度まで貯留すると胸膜肥厚像と類似した所見を呈する．単純X線写真では，葉間裂が鮮明な辺縁をもって顕著化することによって示されるが，葉間胸水とは区別しなければならない（図5）．

気管支血管周囲間質に水腫が起こると，単純X線写真上は肺血管影の不鮮明化（辺縁のぼけ像）を引き起こす．ここで注意していただきたいのは，「血管影の太まり像」とは，うっ血を示す所見であり，「血管影の太まりとぼけ像」とはうっ血と間質性肺水腫（peribronchial cuffing）を示す所見であり，異なる病態を示していることである．したがって，読影でこれらの所見を使用する際にはその示唆する病態をよく考えて使用すべきである．気管支血管周囲，小葉間隔壁そして，小葉中心部に存在する間質はすべて連続しており，これらの間質腔内に水腫が起こると，単純X線写真上肺の淡い高吸収が生じる．これらの変化は肺門に向かうリンパの流れからも，中枢側で起こりやすく，perihilar haze としてみられる（図6）．ただし，この所見は間質性肺水腫だけで起こるわけではなく，肺胞性肺水腫だけあるいは両方によって起こる場合もある．

なお，Kerley B線は比較的よくみられる所見ではあるが，肺水腫が遷延化したり，慢性間質性肺炎や塵肺などがある場合，小葉間隔壁が線維化して肥厚して同様の所見を認めることがあるので，必ずしも急性の間質性肺水腫の所見と考えてはならない．過去画像との比較が重要である．その意味では，perihilar haze と胸膜下水腫（subpleural edema）は，間質性肺水腫が急性であることを強く示唆する所見である．

2）肺胞性肺水腫
単純X線写真の肺胞性肺水腫の所見は以下の

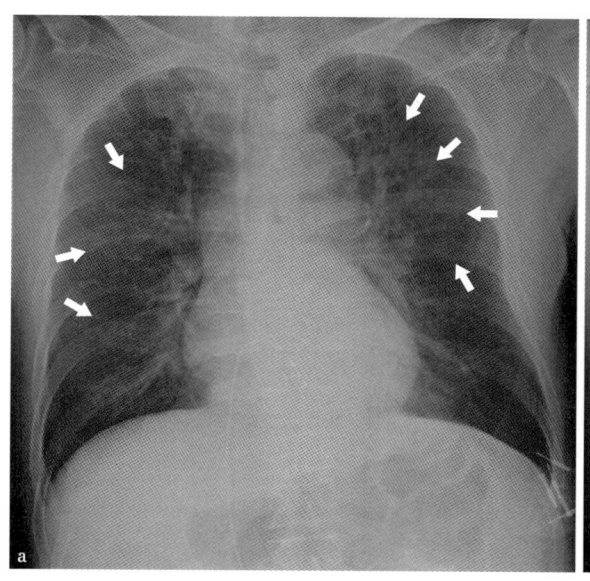

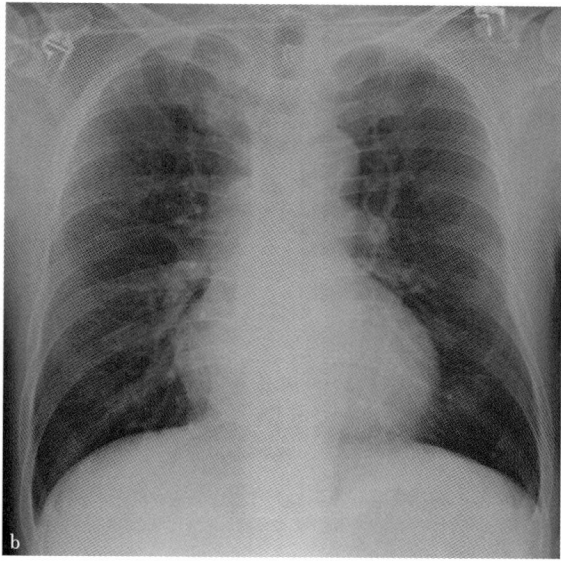

図6 急性心筋梗塞による間質性肺水腫
60歳代，男性．
a：PCIによる加療後．b：aのおよそ6時間前の救急搬入時．
aをみると，上肺の血管影がやや太まっており，肺門周囲の血管影が淡い高吸収によって，その輪郭がぼけていることがわかる．肺門陰影のぼけ像の所見である（矢印）．画像所見が，短時間でダイナミックに変化することが心原性肺水腫の1つの特徴である．

通りである．
i) 大葉性あるいは区域性，または非区域性分布
ii) 病変の辺縁が不明瞭
iii) 病変の融合性
iv) air bronchogram, air alveologram
v) butterfly shadow (bat-wing distribution)
vi) 気腔結節

　肺胞性肺水腫は，肺胞のなかの最も圧の低い部分に集積し，その後急速に肺胞嚢全体を充満するようになる．そして，肺胞性肺水腫は気道を介した進展，あるいはKohn孔を通って，肺胞から肺胞へと進展し，陰影は融合していく．しかし，肺胞単位あるいは二次小葉単位で水腫と非水腫部位は混在し，重なり合うので，単純X線写真上は病変の辺縁は不鮮明になる．butterfly shadowは，perihilar hazeとは，陰影自体が濃い高吸収であること，末梢部では割合と明瞭な境界をもって正常部位に移行することなどから区別される（図7）．気腔結節は，小葉内に水腫液が流出した結果発現するものであり，肺胞性肺水腫の1つの所見であ

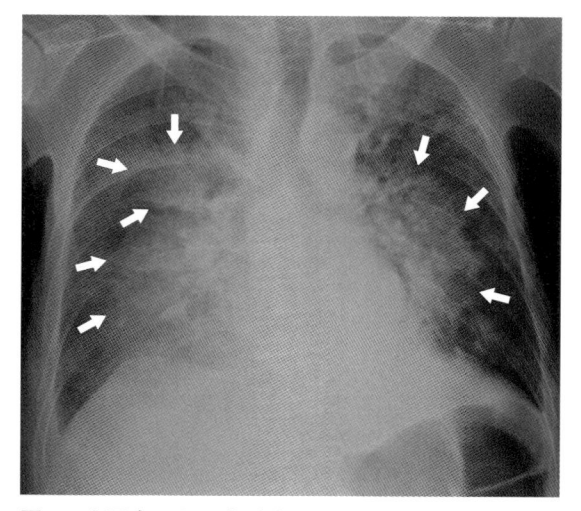

図7 心不全による典型的な butterfly shadow
60歳代，男性．
perihilar hazeとは異なり，肺門部陰影であるが，濃度が高く内部の血管影が追えない．基本的に末梢側胸膜下は保たれるので，右肺では小葉間裂の上下に正常部分があることが典型的な所見である（矢印）．これに対して左側では上下に連続性に広がることに注目．

表1　静水圧性肺水腫と血管透過性肺水腫の胸部単純写真上の鑑別点

所見	静水圧性	血管透過性
心臓のサイズ	正常～拡大	通常正常
vascular pedicle width	正常あるいは増加	正常あるいは減少
肺血液量	正常あるいは増加	正常
肺血流分布	均等化あるいは逆転化	正常あるいは均等化
肺水腫の分布	中心性～均一	末梢性あるいは不均一
胸水	しばしば	通常なし
peribronchial cuffing	あり	通常なし
Kerley B線	あり	通常なし
air bronchogram	まれ	通常あり

〔Ware LB, et al：Acute pulmonary edema. N Eng J Med 353：2788-2796, 2005 および Aberle DR, et al：Hydrostatic versus increased permeability pulmonary edema：diagnosis based on radiographic criteria in critically ill patients. Radiology 168：73-79, 1988 から一部改変して転載〕

ることには留意する．

2．透過性亢進型肺水腫との鑑別

　臨床上，心不全とARDSをはじめとする血管透過性亢進型肺水腫との鑑別が問題になる場面にもしばしば遭遇する．これらを鑑別することは治療の面からも重要である．鑑別点の要点は表1に示したが，鑑別のポイントは肺うっ血の存在である．ただし，肺胞性肺水腫が高度で浸潤影のために血管径の評価ができない場合もある．また心臓のサイズが大きくなっていることは，うっ血性心不全を示唆する所見であるが，逆に大きくなっていないときに心不全を否定はできないことに注意すべきである．

　また，既に述べたように心不全では間質におけるリンパドレナージが水腫液排泄に大きな役割を果たしているため，小葉間隔壁肥厚像の所見が高頻度でみられるのに対して，透過性亢進型肺水腫では細胞傷害により水腫液が排泄されにくくなっていることから，これらの所見は心不全ほどみられないことが多い．また，肺胞性水腫も貯留する液体が細胞成分に富んだ粘稠なものであることで，分布が不均一であり，内部にair bronchogramを陰影の濃度の割と淡い時期から明瞭に示しやすい傾向がみられる．ARDSでは，器質化（増殖）期に入ると，牽引性気管支拡張像が出現し，これらは単純X線写真でも確認される場合がある（図8）．これらがみられたら，大きな鑑別点となる．ただし，背景にある慢性肺疾患などの影響もあり，必ずしも特徴的な分布やパターンをとるとは限らず，単純X線写真だけでの鑑別はしばしば困難である[2~4]．この場合には，心臓超音波検査による心機能や壁運動異常，弁膜疾患などの評価，Swan-Ganzカテーテルによる肺動脈楔入圧の測定なども必要になることもある．

フォローアップのために

　急性の間質性肺水腫では，かなり進展して，単純X線写真上も明確な画像所見を有していても，自覚症状的に，あるいは臨床所見上異常を示さないことがある．これは間質性肺水腫は肺胞壁の厚い部分から蓄積し，ガス交換の行われる肺胞壁の薄い部位に変化が乏しく，血液酸素化が障害されにくいことに起因している．したがって，外来で経過観察されている患者の胸部単純X線写真を

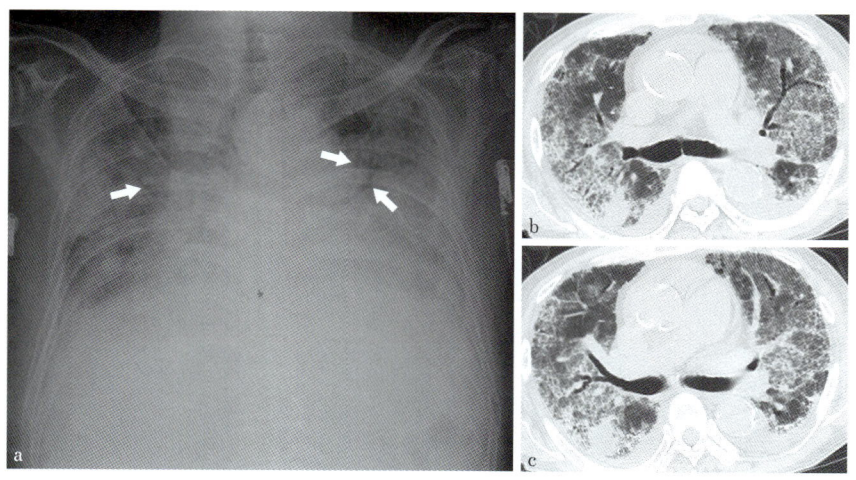

図8　ARDSによる血管透過性亢進型肺水腫

80歳代，男性．剖検によって広範なDADが確認された．
a：単純X線写真半坐位像．b, c：同日に施行された胸部CT（2.5 mm厚）
単純X線写真では，両側肺にびまん性に種々の濃度の浸潤影が広がっている．肺門優位な分布ではない．内部にやや拡張したair bronchogramがみられている（矢印）．CTでは小葉内間質肥厚像を伴った高吸収内部に蛇腹状に拡張したair bronchogram（牽引性気管支拡張像）が認められる．ARDSが器質化（増殖）期に入っていることが示唆される．

注意深く読影し，丹念に所見を拾い上げることにより，心不全の発症を明らかな臨床異常が出現する前に検出することも可能である．

読影すべき単純X線写真が，どのような体位，吸気状態で撮られているかに留意したうえで，心臓のサイズ，肺うっ血の有無，微細な間質性肺水腫の所見，extravascular volumeとしての胸壁などの軟部組織の厚みの変化などに注目して読影する．循環血液量の増減の指標とされるvascular pedicle width（VPW）も時に有用である．1 cmの変化は循環血液量のおよそ2 Lの増減を反映するとされる．

繰り返しになるが，肺うっ血の有無は心不全の読影の最大のポイントである．もし比較すべき過去の画像があるのであれば，決して労をいとわず過去のできるだけその患者のbaselineとなる画像と比較して，上肺の血管径を評価することである．肺血流の再分布があると判断されれば，それは肺うっ血の所見である．

肺水腫，特にうっ血性心不全は，その病態を反映してきわめてダイナミックに画像所見も変化する．また，その重要な所見は単純X線写真からもかなりの部分を拾い上げられる．したがって，病態の進行や治療の効果などを判定するには，単純X線写真での経過観察が主体となる．最後に，読影の際には前回は言うに及ばず，できるだけさかのぼって多くの一連の写真を並べて比較し，その微細な変化を肌で感じることである．そこにはダイナミックな病態の変化が如実に示されている．

文献

1) Ware LB, et al：Acute pulmonary edema. N Engl J Med **353**：2788-2796, 2005
2) Milne ENC, et al：Reading the chest radiograph a physiologic approach. pp343-369, Mosby, 1993
3) Aberle DR, et al：Hydrostatic versus increased permeability pulmonary edema：diagnosis based on radiographic criteria in critically ill patients. Radiology **168**：73-79, 1988
4) Milne ENC, et al：The radiologic distinction of cardiogenic and noncardiogenic edema. AJR Am J Roentgenol **144**：879-894, 1985

（松迫正樹）

6章
塵肺

珪肺とアスベスト関連肺・胸膜疾患肺

塵肺の診断は，①しかるべき粉塵曝露歴，②胸部単純X線写真での塵肺陰影の存在，の2点が必須項目である．病理学的な塵肺所見の有無は問われない．したがって，塵肺の診断には胸部単純X線写真が不可欠である．

撮影のコツ

塵肺の診断は胸部単純X線写真正面像で行う．撮影は立位，PAを基本とする．従来，国の塵肺診査では縦隔影のX線透過が不十分な条件を課してきたが，塵肺に合併する肺癌などの見落としを防ぐため，塵肺においてもある程度X線透過が良好な撮影条件が推奨されるようになってきている．塵肺結節の評価は撮影条件により軟微に揺らぎがでるので，常に一定の肺野条件での出力ができるように日ごろから調整を心掛けなければならない．そうすることにより，正常構造物であるのか，異常影であるのかの判断がより的確になる．

塵肺はびまん性疾患であるので，二次小葉との関係で病変の主座がどこにあるかなどの病理学的局在を，ある程度画像でも読みとることが可能であり，また鑑別診断などではそのような読影姿勢が必要となる．

二次小葉と病変の主座などの評価にはHRCT（high-resolution CT）を撮影することが必要であるが，珪肺とアスベスト肺ではそれぞれ工夫するとより良い画像診断ができる．

まず，珪肺においては塵肺結節が辺縁明瞭であるため，HRCTではその存在がわかりにくくなるという事実をふまえ（肺血管と区別が難しくなる），厚いスライス厚の肺野の画像も読影に供するのがよい．

アスベスト肺では，病変が下葉背側から徐々にはじまるため，荷重部無気肺と鑑別が難しいことがある．背側が荷重部にならないようにするため，あらかじめ患者をうつ伏せにしてCTを撮影するのが正しく診断するために必要である．

疾患の解説と読影のポイント

塵肺は粉塵を吸入することによって生じる肺・胸膜の異常である．

多くは職業と関係して長期にわたって吸入するために生じるもので，したがって労災として扱われる．こうしたことから，塵肺を命名する際に，その職業をもって「○○肺」とする方法がある．例えば，石を扱う石工に生じる塵肺を「石工肺」，炭坑夫に生じる塵肺を「炭坑夫肺」というようにである．このような分類方法は医学的ではなく，使用は避けるべきである．他方，曝露する粉塵の種類に基づいて分類・命名する方法がある．主に遊離珪酸に曝露する場合は「珪肺」であり，アスベストに曝露する場合は「アスベスト肺」または「アスベストーシス」である．

本項では塵肺として最も重要な珪肺とアスベストーシスを中心にする．

表1 珪酸・珪酸塩による肺・縦隔病変

1) 結節
2) 大陰影（progressive massive fibrosis；PMF）
3) 肺結核
4) Caplan 症候群
5) 肺癌
6) リンパ節腫大と石灰化

表2 珪肺を生じる主な職業

トンネル掘削
金属鉱山掘削
鋳物製造
石材切り出し・加工
セラミック・耐火物製造
研磨
解体業

遊離珪酸および（非アスベスト）珪酸塩[注1]

1．疾患の解説

主にこれらを含む粉塵に曝露して生じる肺病変は珪肺と言われている．珪肺の肺病変は多岐にわたる．主なものは，結節と大陰影といわれる1cm以上の塊状影であるが，その他，縦隔リンパ節の腫大，結核の合併，Caplan 症候群などが知られている（表1）．

遊離珪酸は珪素（silicon）と酸素が結合した（silica＝SiO_2）もので，他方 silica が他の陽イオンと結合したものが珪酸塩（silicate）である．これらの鉱物は地殻に大量に含まれており，トンネルを掘ったり，土砂作業をする環境，採石，石の彫刻，研磨剤・充填材を扱う仕事，鋳物作業，セラミック・耐火物の工作，砂吹き・研磨作業など種々の仕事に長期間従事することにより発症する（表2）．

図1 珪肺
両側びまん性に粒状影を認める．3mm以上の大きさで粒の大きさが比較的揃っている．陰影はびまん性に分布するが主に上肺野に優位であることがわかる．下肺野，特に肋横隔膜角近辺は陰影がないのが特徴である．

2．読影のポイント

1）結節

多発結節は珪肺の最も一般的な病的所見である．基本的にこれがなければ珪肺といわない．結節は数mm大で上葉背側（S^2/S^{1+2}）を中心に分布する特徴がある（図1）．この特徴は肺結核と類似している．珪肺結節のその他の特徴は，線維化巣であるため辺縁が明瞭で，時に石灰化するほど硬い（図2）．結節の大きさは比較的均一であり，バラバラな大きさが混在することはあまりない．粉塵曝露の量にある程度比例して数が大きくなるといわれている．日本や国際労働機関（International Labour Organization；ILO）では，この結節の多さをもって重症度を分類している．

HRCT 上，珪肺の結節は小葉中心，小葉間隔壁，胸膜などに沿って認められる（図3）．病理学的にはいずれも肺の間質，いわゆる広義間質に形成される．同様の形態はサルコイドーシスにおいても認められるが，珪肺では葉間胸膜などサルコイドーシスで好発する部位に，あまり病変が出ない．

注1：珪酸塩（silicate）とは一般に，silica に陽イオンが結合したもので，生物学的には free silica より線維化が弱いという特性をもつ．アスベストは silicate の一種である．アスベストとそれ以外の silicate とは線維化の形態が異なり，発癌性など生物学的特性も異なることから，全く別のものとして扱われる．

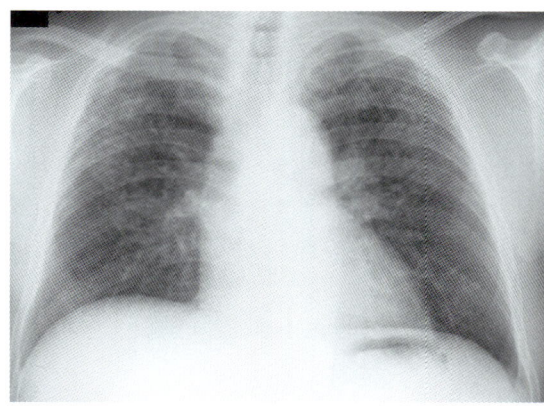

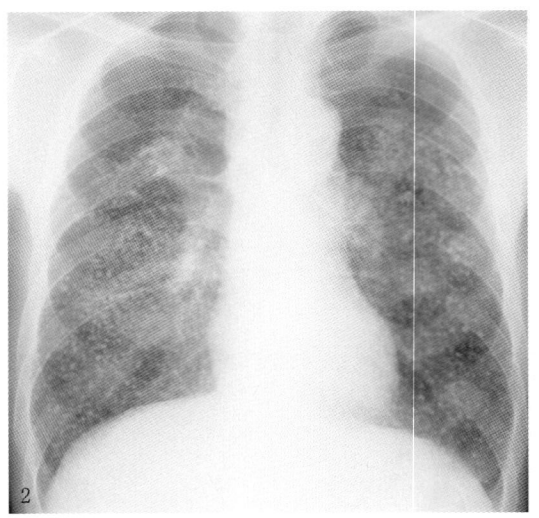

図2　珪肺結節の石灰化
この症例も比較的大きさの揃った結節影がびまん性に分布している．肺尖部の陰影が少ないが，bullaなどがある可能性がある．この症例の特徴は結節に石灰化がみられることで，骨と同様の濃度を呈している．肺野に石灰化を生じる多発結節の症例は少なく，まず珪肺を考慮する．

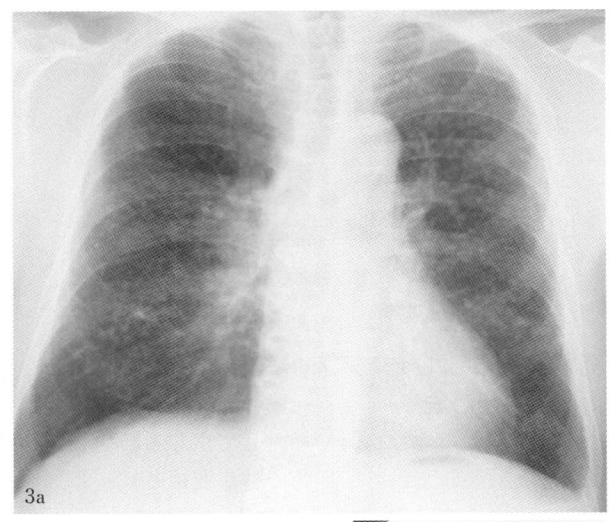

図3　珪肺結節のCT所見
a：胸部単純X線写真では無数の結節影が両肺上肺野優位に認められる．珪肺結節である．
b：右上葉のHRCTでは，辺縁明瞭な結節が本来肺動脈があるべき位置にみられる．一部の結節は胸膜直下にもみられる（矢印）．前者は小葉中心の間質，後者は胸膜直下の間質に分布する珪肺結節である．

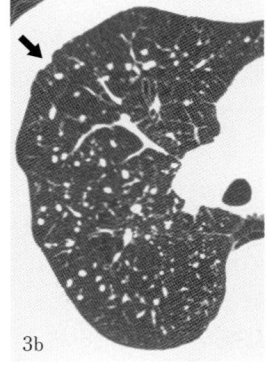

2）大陰影

1 cm以上の珪肺結節を大陰影という（図4）．大陰影は珪肺の場合，結節の癒合によって生じる．時に，石灰化した塵肺結節が大陰影の中に一個一個確認できることもある．結節はもともと，上葉に多いことから，大陰影もはじめに上葉にできることがほとんどである．両側左右対称性であることが典型例であるが，例外もある（図5）．大陰影は時間とともに形成され，変形・移動する（図6）．移動はおそらく周辺の肺を巻き込み破壊するためと考えられる．線維化で小さくなったり，壊死や結核感染で空洞化する（図7）．大きな空洞を見た場合は，もともと，大陰影があったか否かによらず，肺結核を考慮する．結核は大陰影の中にも生き残っていて再燃することがある．

3）肺結核

肺結核は珪肺の合併症である（図8）．免疫応答の異変のため，珪肺患者では結核に対する防衛機能が低下している．珪肺結核の特徴は，珪肺結節の中にも菌が残っていて，あるとき再燃することである．その場合，画像上は典型的な結核の所見が出ない．よく経験するのは，全く変わったところのない普通の珪肺で，喀痰から結核菌が検出されることである．したがって，塵肺では画像による結核の診断が困難な症例が多く，喀痰検査などが不可欠である．

4）Caplan症候群

Caplan症候群は教科書にも書かれているので，有名であるがめったに経験しない．もともと1953年にイギリスのCaplanが記載したことにはじま

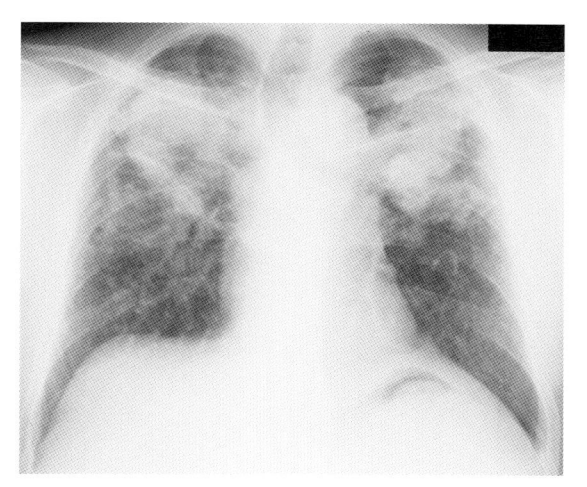

図4 珪肺，大陰影の癒合
両側上肺野に10 cm前後に及ぶであろう腫瘤影が対称性にみられる．その周囲には珪肺結節が多数存在している．このような1 cmを超える塵肺による結節影は，大陰影といわれる．

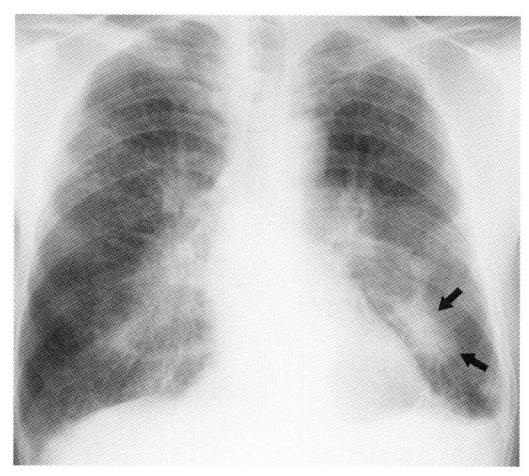

図5 珪肺，下肺野にできる大陰影
この症例のように下肺野に腫瘤影がみられることがある（矢印）．胸水も貯留しており，一見，悪性腫瘍との区別が難しい．

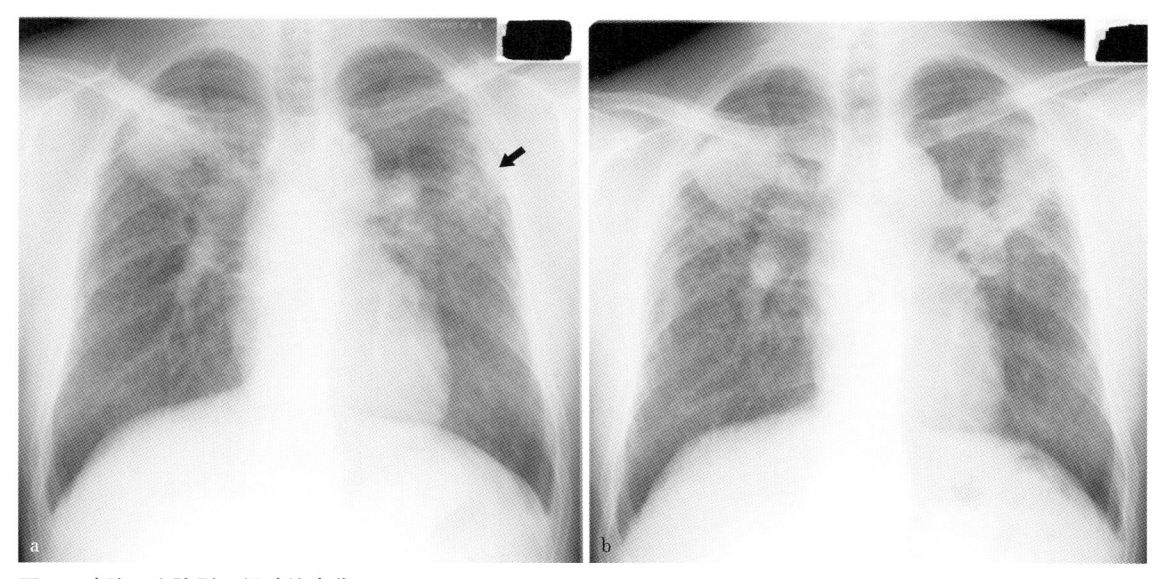

図6 珪肺，大陰影の経時的変化
a：両側上葉に多数の塵肺結節があり，両側性に大陰影を形成している．左では右よりも小さく，やや不明瞭である．
b：3年後の胸部単純X線写真．大陰影は左側でより明瞭となり，内側に移動している．

る症候群である．Caplanは炭坑夫肺の患者が高率に関節リウマチを合併することに気がついていた[1]．そういう患者群のなかに塵肺結節は少数であるのに，5 mmから5 cm程度の辺縁明瞭な大陰影が短期間に多発するという病態を発見し，初めて記載した．後に大陰影と異なり，壊死を中心と

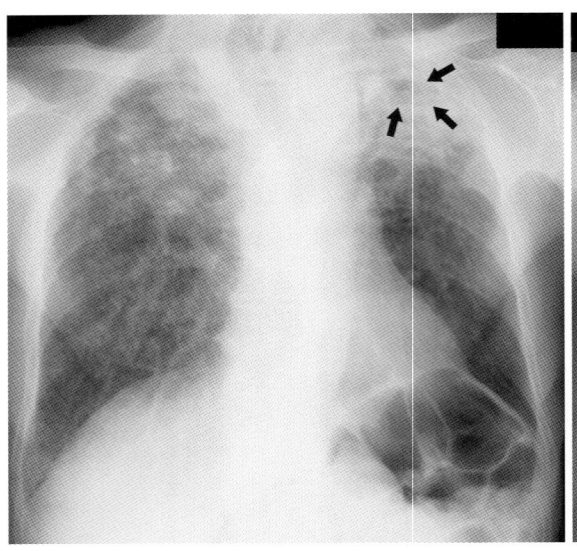

図7 珪肺，壊死による大陰影の空洞化
両側上肺野に大陰影がある．左の大陰影は空洞化し，液面形成を認める（矢印）．結核による空洞との鑑別が必要．

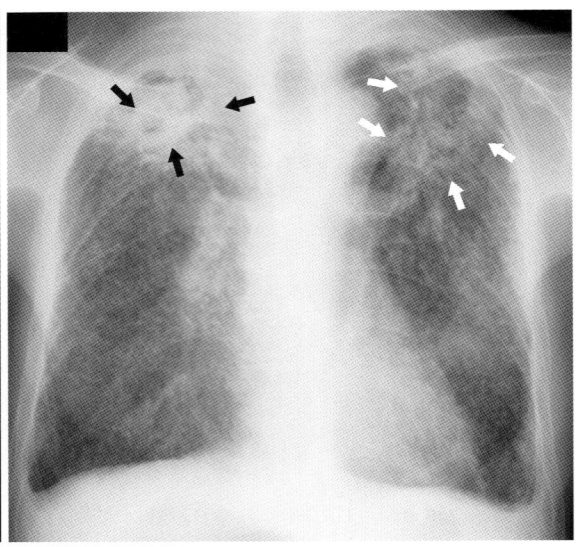

図8 珪肺，結核合併例
右肺尖部に腫瘤があり，内部に透亮像を認める．空洞である（黒矢印）．左側にも陰影の増強があり（白矢印），いずれも結核腫が証明された．

してさまざまな炎症細胞の浸潤と線維化が何層にも取り囲むものであることが病理学的にも示された[2]．

Caplan の大陰影は，主に肺野末梢に多発性に起こる大小のものであるが，通常の塵肺結節と区別のつかない大きさのものもある．中心壊死があるので，石灰化を見ることが多い．

5）肺癌

珪肺に肺癌を高率に合併することは臨床的によく知られているが，医学的に認められたのは 1987 年 International Agency for Research of Cancer（IARC）の monograph の中で，"There was sufficient evidence of carcinogenicity of crystalline silica in experimental animals, and limited evidence in humans"と報告されたことによる[3]．その後も反論が続いており，遊離珪酸の発癌性には疑問を投げかける研究者が多い．しかし，臨床的には高率に肺癌を合併することは事実である．例えば，日本の非アスベスト塵肺 563 名中，107（19.0％）名に肺癌が発生している[4]．珪肺の肺癌は主に扁平上皮癌で，特に末梢発生の比率が高い特徴がある（図9）．理由としては，喫煙と珪酸との相乗作用，肺の線維化を母地として上皮に異常が生じることなど，さまざまなものが考えられている．

塵肺ではもともと，塵肺結節，大陰影，感染などのさまざまな画像所見がみられるので，癌腫の同定は難しい症例が多い．さらに，気管内腫瘍としての扁平上皮癌の比率も高く，画像診断は限られたものになる可能性がある．

しかし，2003 年から，塵肺法で塵肺認定管理2以上（塵肺の陰影が胸部 X 線写真であるとされたもの）では，年 1 回の CT 検査が受けられることになった．胸部単純 X 線写真では限界があるため，CT により精度を高める試みであるが，その意義については今後の評価が待たれる．

6）縦隔リンパ節腫大

珪肺では縦隔リンパ節腫大は高頻度にみられ，ほぼ全例にみられるといってもよい（図10）．極端な場合，肺野に塵肺結節がほとんどなくても，縦

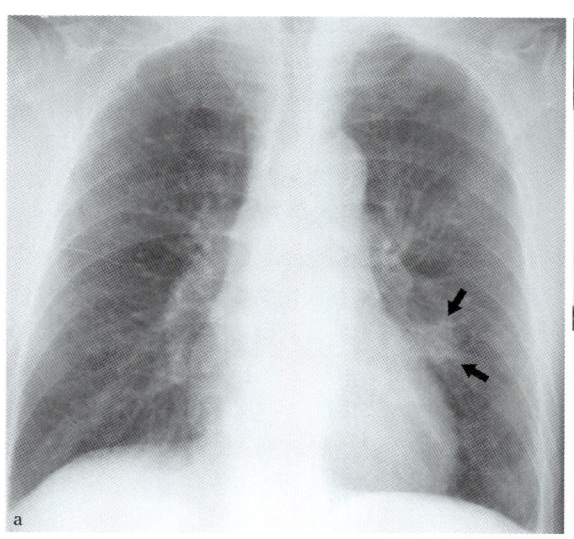

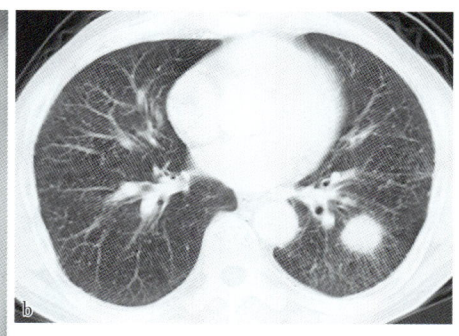

図9 珪肺，肺癌合併例
a：全肺野に軽度であるが小さな粒状影が多数認められる．左心陰影外側に腫瘤影が認められる（矢印）．
b：胸部CTでも左下葉に円形の腫瘤影が確認できる．末梢発生の扁平上皮癌である．

表3 リンパ節に卵殻状石灰化を呈する疾患

珪肺
サルコイドーシス
結核
悪性リンパ腫の放射線治療後

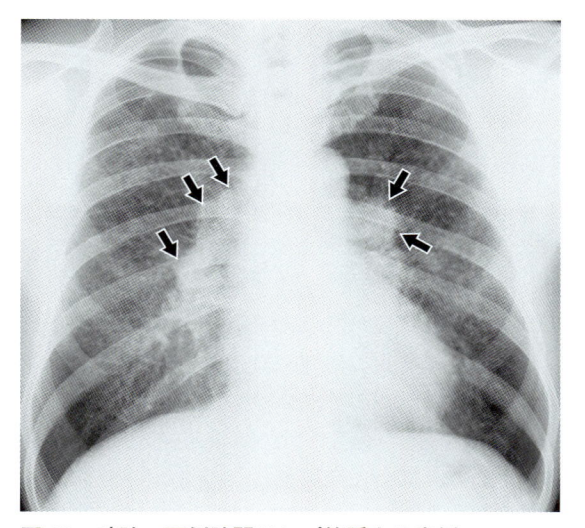

図10 珪肺，両側肺門リンパ節腫大の症例
両側肺野にびまん性の粒状影があり，肺門部のリンパ節腫大（bilateral hilar lymphadenopathy；BHL）を認める（矢印）．鑑別はサルコイドーシスである．

の辺縁のみに起こり，卵殻状と呼ばれる．卵殻状石灰化を生じるリンパ節腫大は珪肺のほか，サルコイドーシス，結核，悪性リンパ腫の放射線治療後などでみられるので，鑑別診断として記憶しておくべきである（表3）．

アスベスト
1．疾患の解説

アスベストは珪酸塩の一種であり，鉱物学的に数種類に分類されている．2006年9月に労働安全衛生法が改正され，一部の適用除外を除き，製造，輸入，譲渡，提供，使用が禁止されている．

アスベストによる重大な健康障害は，吸入後35～40年以降に発症することがわかっているが，わが国のアスベスト輸入が最大であったのが1973～1988年であることから，今後アスベスト曝露による合併症の症例が増えるのではないかと考

隔リンパ節には腫大や石灰化がみられることもある．これは，いったん肺に入った粉塵が，リンパ流に乗って排除される過程で縦隔まで運ばれてきたものが原因と考えられる．したがって，縦隔リンパ節腫大・石灰化は重要な珪肺の画像所見として認識してほしい．石灰化は，しばしばリンパ節

えられている．

アスベストに曝露すると生じる肺・胸膜病変を表4に示す．

2．読影のポイント
1）胸膜プラーク

プラークはアスベスト曝露がそれほど多くなくてもみられる．曝露例全例でみられるわけではないが，肺癌，アスベストーシスを生じるレベルよりはるかに少ない量で生じる．つまり，臨床的に問題となる状態以前にプラークが現れる可能性が高いということであり，プラークを見つければ，その患者は曝露歴が疑われるということになる．

プラークは壁側胸膜にできる線維性構造物であり，下肺野，横隔膜面などにみられることが多い（図11）．しばしば石灰化する（図12）．左右対称性ではないが，基本的に両側にみられる．胸部単純X線写真では，病理解剖の15%程度しか指摘できないと報告されているが[5]，CTでは格段に精度が上がる．CTでは胸膜に沿って台形状に見えることがあり，すぐそれとわかるが，薄いときは認識するのに熟練を要する症例もある．1つ見つけたら，他にないかを探すと複数見つかる．そういう場合は診断に間違いはないが，1個程度しか見えないときは判断に困る．

表4 アスベストによる肺・胸膜病変

胸膜プラーク
胸水
びまん性胸膜肥厚
アスベストーシス
円形無気肺
肺癌
胸膜中皮腫

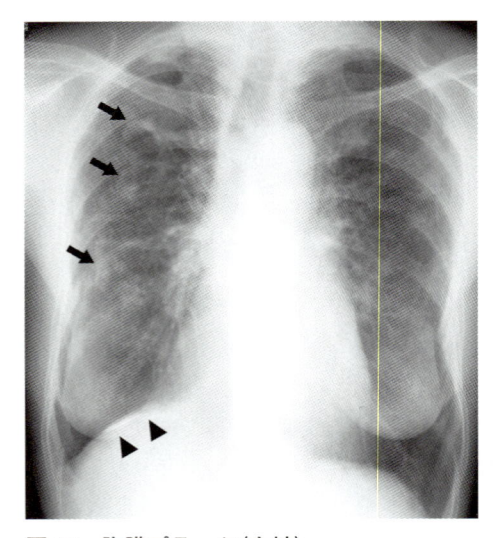

図11 胸膜プラーク（女性）
右肺を中心として肺野に重なる石灰化影を認める（矢印）．右横隔膜面にも同様の所見がある（矢頭）．このような辺縁が一部明瞭で，一部不明瞭な陰影は胸膜の病変の特徴であり，特にこの場合は横隔膜面にも石灰化があることから，胸膜プラークであることがほぼ確定する．女性例は珍しいが，間違ってはいけない症例．

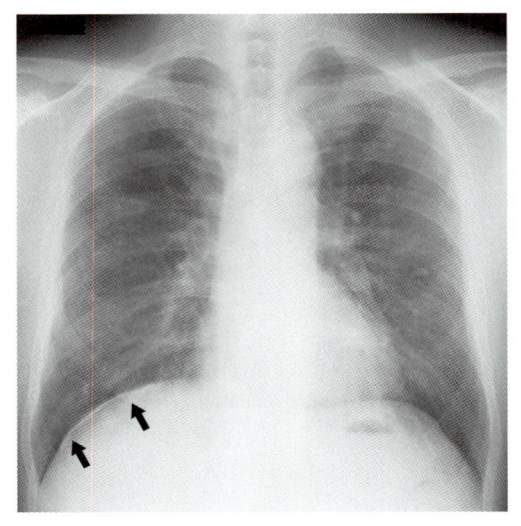

図12 アスベストーシスに合併した胸膜プラークの石灰化
両側中下肺野にびまん性すりガラス陰影がみられるが，それに重なり横隔膜面に石灰化がみられる（矢印）．横隔膜面の石灰化は，結核を除けばおおむね胸膜プラークと考えてよく，間質性陰影と併せてアスベスト曝露に基づく一連の変化と捉えることができる．

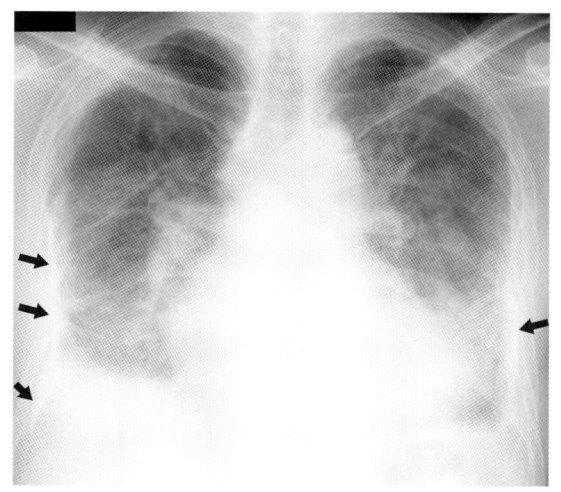

図13 アスベスト曝露によるびまん性胸膜肥厚
両側下肺野にびまん性のすりガラス陰影がみられる．肺野は縮小している．両側胸壁側胸膜に肥厚と石灰化がみられる．肺内にも胸膜から入り込む索状影がみられる．両側肋横隔膜角が鈍化している．以上の所見はアスベストーシスがあって，それに胸膜肥厚，それも臓側胸膜の肥厚があることを示唆する．

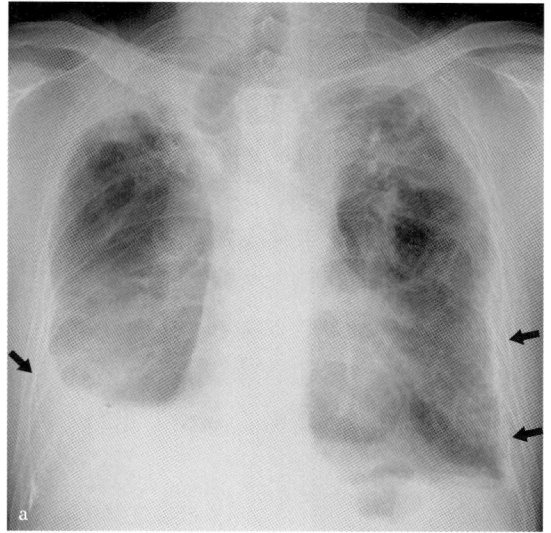

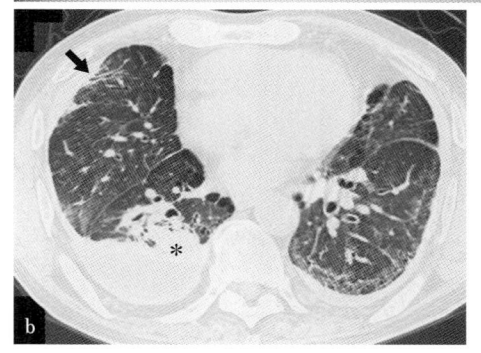

図14 アスベストーシス
a：胸部単純X線写真では両側びまん性胸膜肥厚があり，肋横隔膜角が鈍化している（矢印）．下肺野優位にすりガラス影が見られるが，胸膜肥厚と重なってわかりにくい．上葉でも線維化があり，気管の変移が見られる
b：HRCT．下肺野レベルでは，肺野にびまん性のすりガラス影が認められる．末梢ほど濃度が高くなる傾向が見られ，アスベストーシスの線維化病変と考えられる．右下葉には円形無気肺が（＊），右中葉にはparenchymal bandがあり（矢印），びまん性胸膜肥厚の所見である．

2）胸水

アスベスト曝露による胸水は曝露後10年程度でみられ，合併症として最も早い時期に現れる．無症状であるが，滲出液が血性であることが50％程度みられる．一過性であり，数か月程度で自然に治癒する．原因不明の胸水を見た場合の鑑別診断として，頭の片隅に置いておくべきである．

3）びまん性胸膜肥厚

プラークが壁側胸膜であるのに対し，臓側胸膜の肥厚をいう（図13）．臓側胸膜が線維性肥厚になる場合の多くでは，胸膜下の肺にもいくばくかの線維化が生じる．HRCTでは，胸膜から肺内に伸びる帯状・線状影や微細な網状影が胸膜に沿ってみられる．胸部単純X線写真の読影では，例えばILO 2000によれば，びまん性胸膜肥厚は，"recorded only in the presence of, and in continuity with an obliterated costophrenic angle."と記載されている[6]．

4）アスベストーシス

長年にわたり大量のアスベストに曝露すると，アスベストーシス，すなわち肺線維症を合併する（図14）．アスベスト曝露に伴う肺線維症は，特発性間質性肺炎のIPF（idiopathic pulmonary fibrosis, 特発性肺線維症）と同様に下葉・背側を中心に病変

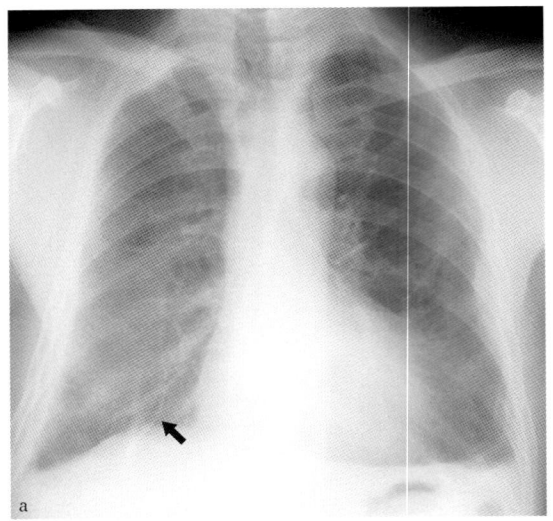

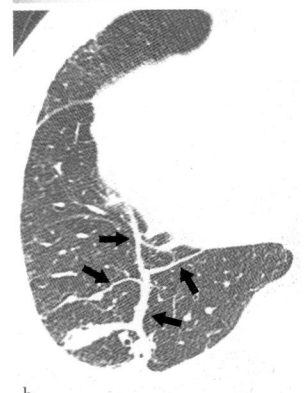

図15 parenchymal band
a：両側肋横隔膜角が鈍化して，胸膜肥厚が認められる．びまん性胸膜肥厚の所見である．右側には肥厚した胸膜から肺内に入り込む線状陰影が認められる（矢印）．
b：同部位のCT画像では同様に肺内に長い線状の構造物がみられる．これがparenchymal bandといわれるもので，線維性胸膜肥厚が肺内に入り込んだ線維化巣である．これがあれば，臓側胸膜の肥厚を疑う．

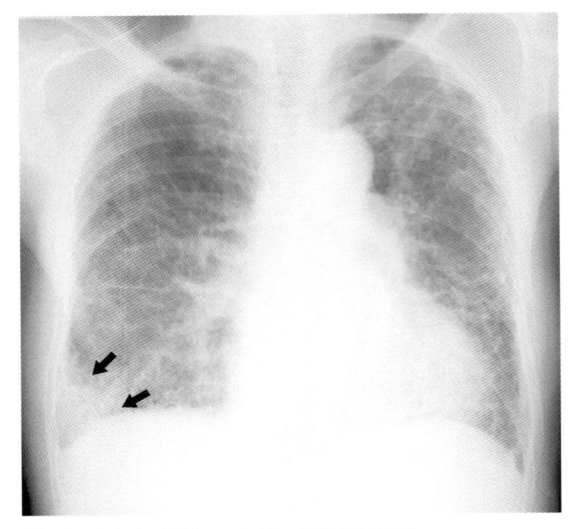

図16 アスベストーシス，肺癌合併例
両側びまん性に網状影を認める．アスベストーシスの所見である．右肋横隔膜角に，網状影が濃くなって腫瘤状に見える部分がある（矢印）．アスベスト肺をベースに発生した肺癌の症例である．

が始まる．CT上も両者は類似しているが，アスベストーシスでは他のアスベスト曝露を示唆する所見が混在していて，鑑別点となる．すなわち，びまん性胸膜肥厚に伴う肺内の帯状の線維化巣としてのparenchymal band（図15）やsubpleural curve linear opacityなど，通常型間質性肺炎では見ない所見があることが多い．

5）円形無気肺

主に下葉末梢に起こる，円形の無気肺である．通常はびまん性胸膜肥厚に接して認められ，HRCTで中枢側の気管支血管束の巻き込み像を伴うので診断は容易である．肺癌などの腫瘍性病変と間違わないことが求められる．

6）肺癌，悪性中皮腫

肺癌はアスベスト曝露量がかなりの量に上ると発生する合併症である．肺癌は肺線維症を背景に発生してくると考えられ，アスベストーシスがすでにあることが多い[7]．びまん性間質性肺炎やプラークの存在を除けば，通常の肺癌と画像的には変わった点はないが，肺線維症をベースに発生することが多い（図16）．

悪性中皮腫は少量の曝露でも発症する．胸水がみられることが多い．胸水を抜いた後にびまん性の胸膜肥厚，特に結節状の肥厚がみられる（図17）．稀に単発の胸壁腫瘤に見えることもあるといわれる．

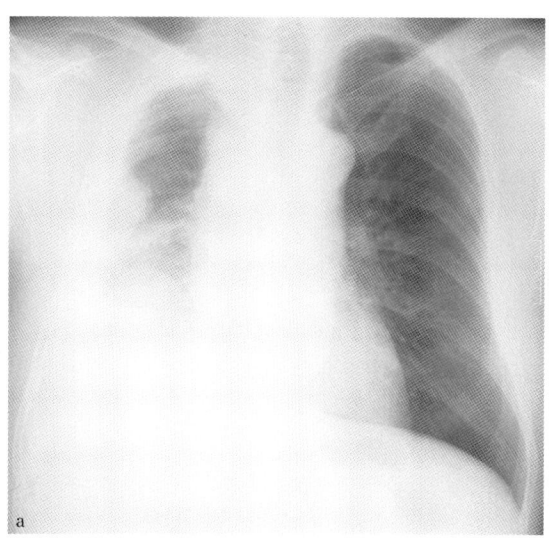

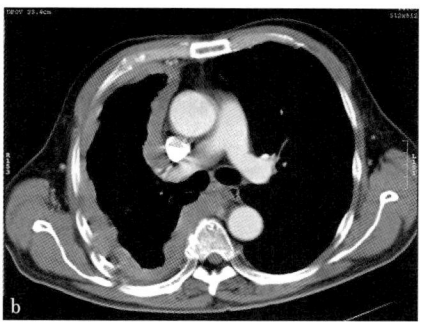

図17 悪性中皮腫
a：右大量の胸水で受診した症例．悪性中皮腫は多くはこのような状態で外来に訪れることがある．
b：胸水ドレナージ後のCT．CT縦隔条件では，右胸膜にびまん性・全周性に軟部組織陰影の肥厚がみられる．これは胸水ではなく，硬い腫瘍自体である．このような所見は典型的な悪性胸膜腫瘍の所見である．

文献

1) Caplan A : Certain unusual radiological appearances in the chest of coal-miners suffering from rheumatoid arthritis. Thorax 8 : 29-37, 1953
2) Gough J, et al : Pathological studies of modified pneumoconiosis in coal-miners with rheumatoid arthritis (Caplan's Syndrome). Thorax 10 : 9-18, 1955
3) IARC monographs on the evaluation of the carcinogenic risk of chemicals to humans, vol. 42 : Silica and some silicates, 1987
4) Katabami M, et al : Pneumoconiosis-related lung cancers : preferential occurrence from diffuse interstitial fibrosis-type pneumoconiosis. Am J Respir Crit Care Med 162 : 295-300, 2000
5) Hourihane D, et al : Hyaline and calcified pleural plaques as an index of exposure to asbestos. Br Med J 1 : 1069-1072, 1966
6) International Labour Office : Guidelines for the use of the ILO international classification of radiographs of pneumoconioses, Occupational Safety and Health Series 22. International Labour Organization, 2000
7) Churg A : Neoplastic asbestos-induced disease. Churg A, Green F (eds) : Pathology of occupational lung disease 2nd ed. pp339-391, Williams & Wilkins, 1998

〈荒川浩明〉

7章
びまん性肺疾患

胸部単純X線写真の重要性

　びまん性肺疾患の画像診断はCTの発達によって大きく進歩した．最新の機種を用いるとわずか0.5秒の息止めで0.5 mm厚の画像を320枚作製しうるようになり，所見はマクロ病理に近づいている．小葉を中心とした画像の解析により多くの疾患の診断精度は向上している．しかしながら，このような進歩のなかにあっても，低線量で簡単に撮影でき，安価な胸部単純X線写真の重要性は変わることがない．

　肺全体の所見の動きをひと目で俯瞰できること，肺内の所見分布やその経時変化，特に肺の容積の変化をとらえることにおいてはCTよりも重要である．本項においてはびまん性肺疾患における胸部単純X線写真の読影のポイントを簡単にまとめる．

肺内の所見分布を読み取る

　肺はそのほとんどが空気で占められているために，X線写真にとっては最適の臓器である．大きな臓器であるために，肺内の生理学的な環境は肺内の部位で異なっている．解剖学的な特徴に加えて，換気と血流の関係で酸素分圧やpHは肺尖部と肺底部で異なる．このため，種々の病態によって病変の肺内分布が異なり，疾患の鑑別を考える際に大いに参考となる情報を与えてくれる．誤嚥

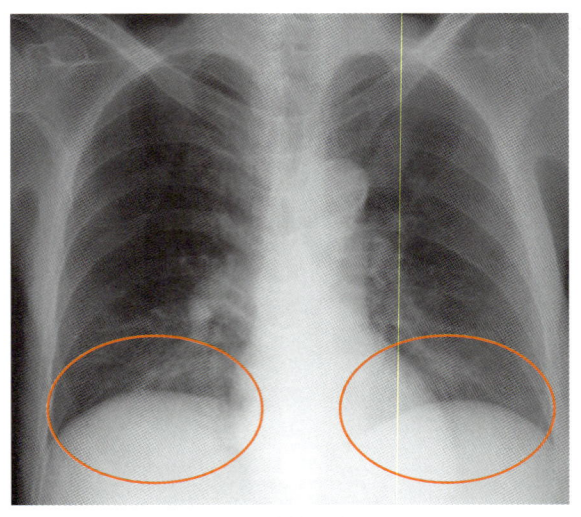

図1　70歳代，男性，誤嚥性肺炎
胸部単純X線写真．高齢者で肺炎を繰り返す場合，両側の中下肺野を中心とした所見分布（丸囲み）を見れば，まず第1に誤嚥性肺炎を考える．

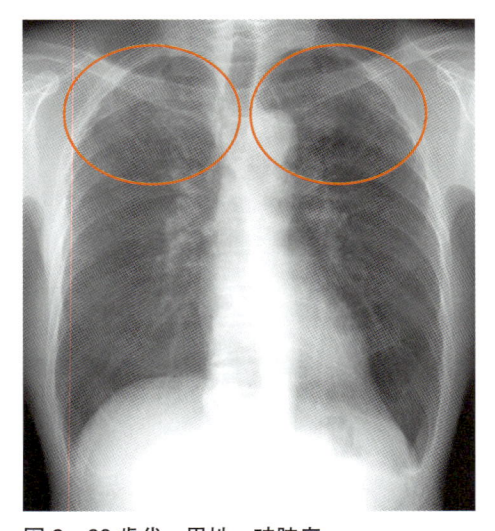

図2　60歳代，男性，珪肺症
胸部単純X線写真．珪肺症は無機塵肺の代表であるが，症状がなく，両側の上肺野に硬い粒状影を見る．この所見を見たら職歴を確認しておく．

7章 びまん性肺疾患

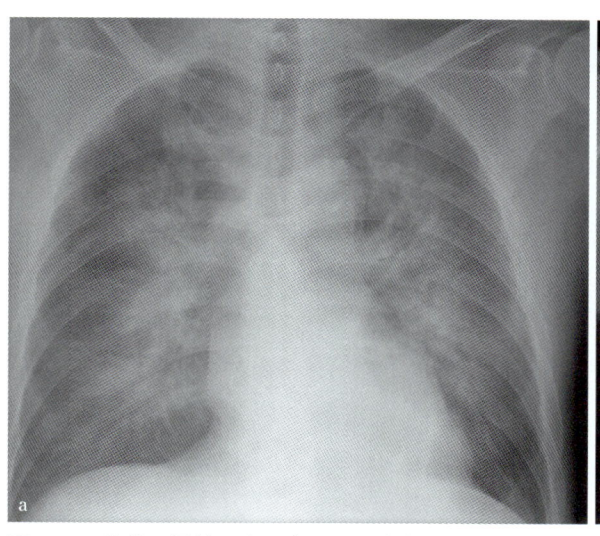

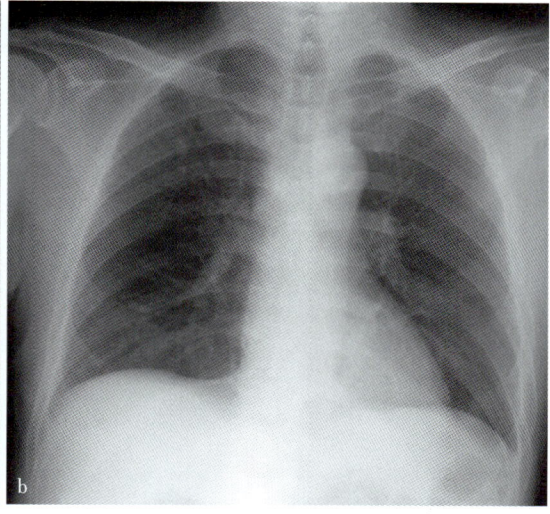

図3　60歳代，男性，心不全による肺水腫
a：胸部単純X線写真．両側の肺門から周辺に広がる浸潤影．蝶が羽を広げたような分布でbutterfly shadowとして有名な所見である．
b：胸部単純X線写真正面像(aから3日後の写真)．butterfly shadowは吸収され，心拡大も改善している．胸部単純X線写真で見るほうが簡単に所見の動きを確認できる．

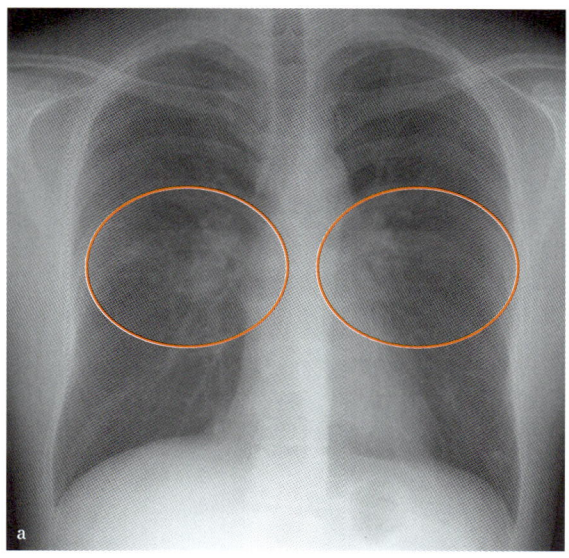

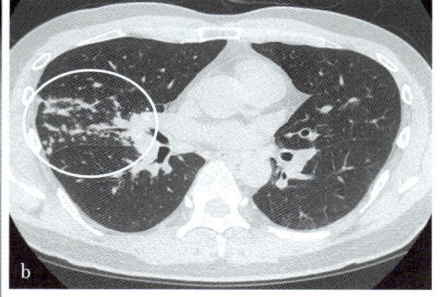

図4　30歳代，男性，サルコイドーシス
a：胸部単純X線写真．両側肺門リンパ節腫大とともに，右優位で両側の中肺野に広がるやわらかな浸潤影を認める（丸囲み）．同部で血管陰影の輪郭が追いにくくなっている．
b：HRCT．肺門から連続する形で微細な粒状影が既存の構造に沿って広がっている．

性肺炎が中・下肺野に多く分布することなどはわかりやすい例である（図1）．分布のとらえ方は簡単に，上・中・下肺野と，肺の内層と外層に分けて考えるのがわかりやすい．

上肺野優位の分布を示すのは，感染症なら結核，塵肺症の中では特に珪肺症（図2），稀なものとしてはLangerhans細胞組織球症（Langerhans cell histiocytosis；LCH）やidiopathic pulmonary upper lobe fibrosis（IPUF）が挙げられる．

中肺野に優位なものとしては，心不全のときにみられる肺水腫のbutterfly shadowが有名である（図3）が，肺野のサルコイドーシスでも所見は主

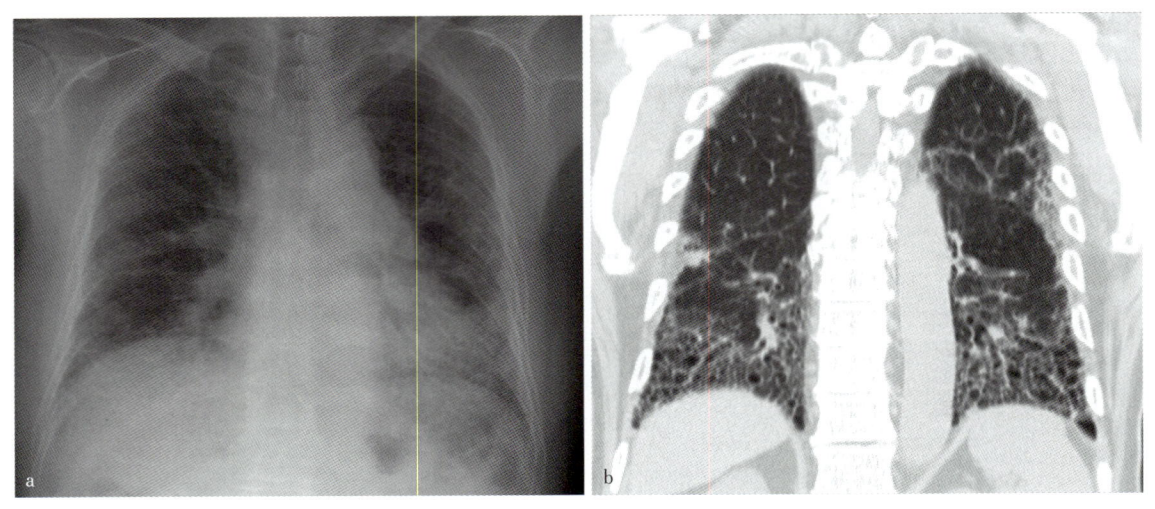

図5 70歳代，男性，usual interstitial pneumonia（UIP）
a：胸部単純X線写真．両側下肺野に容積減少を伴って間質性肺炎が広がっている．下肺野では肺野の血管陰影の輪郭が追いにくくなっている．
b：HRCT（冠状断像）．蜂巣肺が牽引性気管支拡張と入り混じって存在し，両下葉の容積は減少している．

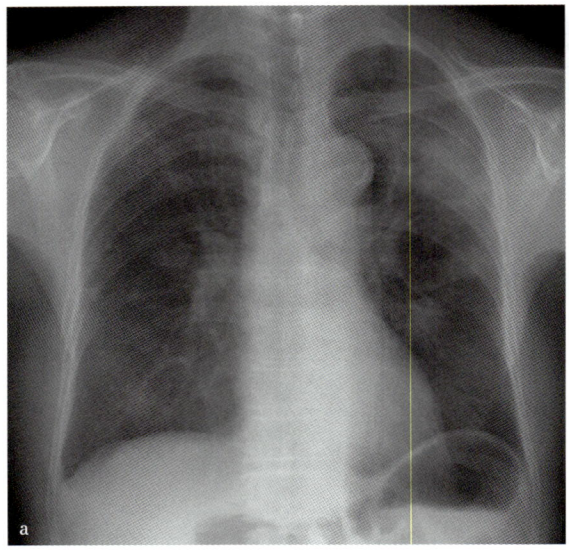

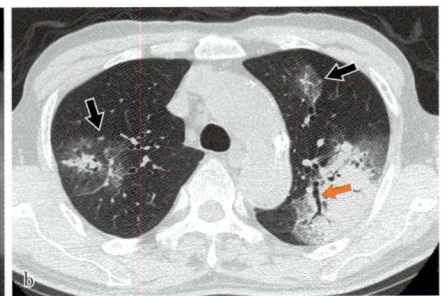

図6 80歳代，男性，多発のcryptogenic organizing pneumonia（COP）
a：胸部単純X線写真．左の上肺野を中心として浸潤影が多発している．
b：HRCT．濃い陰影の部分にはair bronchogram（色矢印）がみられ，感染性の肺炎との鑑別は難しい．しかしながら，多くの場合は他の肺野にすりガラス陰影を認め（黒矢印），病変が間質主体に広がっていることを読み取ることができる．

として肺門とその周辺にみられることが多い（図4）．

下肺野に優位となるのは，一般に間質性肺炎（図5）と誤嚥性肺炎（図1）である．

肺門側に優位となるのは，先に挙げた肺水腫である．肺の内層と外層についてはmedullaとcortexという呼び方もあり，気管支の分岐の仕方やリンパの流れなどが生理的に異なっている．

肺の外層が主体となるのは，cryptogenic organizing pneumonia（COP）/chronic eosinophilic pneumonia（CEP）（図6）である．

それ以外に分布に特徴のあるものとしては，放

7章 びまん性肺疾患

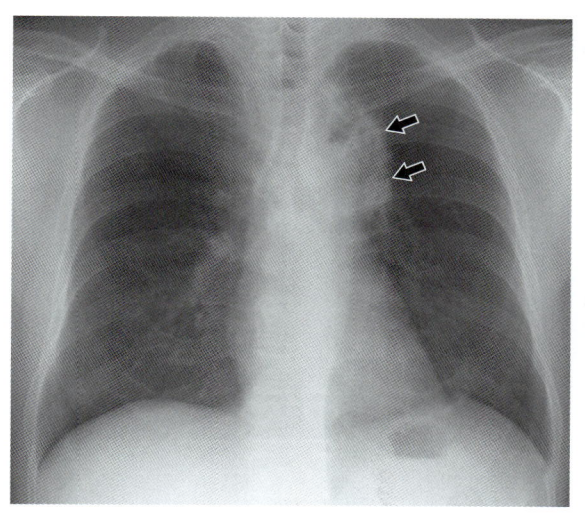

図7 50歳代，男性，放射線肺臓炎
胸部単純X線写真．左上肺野の縦隔寄りには，肺癌の照射野に一致して非区域性に線状の境界を有する浸潤影がみられる（矢印）．

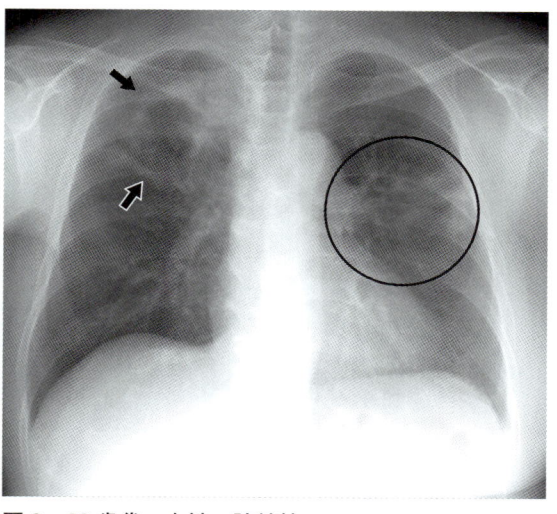

図8 60歳代，女性，肺結核
胸部単純X線写真．右の上肺野に空洞を伴う浸潤影があり（矢印），左中肺野に気道散布性の広がりを示す陰影が認められる（丸囲み）．この広がりを見れば肺結核を疑うことになる．

射線の照射野に一致して所見の出る放射線肺臓炎（図7）や，癌の転移により腫大したリンパ節のリンパ流の下流に相当する部位に所見が出現する癌性リンパ管症などがある．また，肺結核では上葉やS6に生じた原発巣とそこから散布して広がる形態に特徴がある（図8）．

これらに対して，全肺野にびまん性に所見の出る場合がある．代表例が粟粒結核である（図9）．肺野全体に粟粒大の微細な結節を見た場合，発熱があれば粟粒結核，真菌感染，ウイルス感染，夏型過敏性肺炎（図10）を，発熱のないときは転移，サルコイドーシス，悪性リンパ腫，塵肺を考える．

肺の容積を読み取る

一般には胸部単純X線写真で異常所見の有無をとらえた後にCT，特にHRCTを用いて所見を精査していくが，肺の容積の変化についてはCTよりも胸部単純X線写真のほうがわかりやすい．手元に胸部単純X線写真のない場合でもCTのスカウトビューで肺の容積をチェックしておくことは鑑別に大いに役立つ．特に近年注目を集めているcombined pulmonary fibrosis and emphysema（CPFE）は，間質性肺炎であるが，背景に気腫があるために，肺の容積減少は少なく，その意味で肺野容積のチェックから得られる情報としては価値が高い（図11）．肺の容積が増大する病態としては喘息，慢性閉塞性肺疾患（chronic obstructive pulmonary disease；COPD）（図12）の頻度が高いが，胸部単純X線写真で肺の破壊を読み取るのはかなりむずかしい．したがって，肺の容積が増大する病態として喘息，COPD，bronchiolitis obliterans（BO），リンパ脈管筋腫症（LAM）などを念頭に置いて年齢や喫煙歴などの臨床情報を加味して鑑別を進める．

一方，肺の容積が減少する病態としては，無気肺や間質性肺炎（図5）を考える．間質性肺炎の経時変化において，肺の容積減少は線維化の進行を考えるうえで重要であるが，正面写真のみでは，加齢や長期のステロイド治療によって脊椎の圧迫骨折や円背の進行が見せかけの容積減少をきたすことがあるため，要所要所で側面写真もチェック

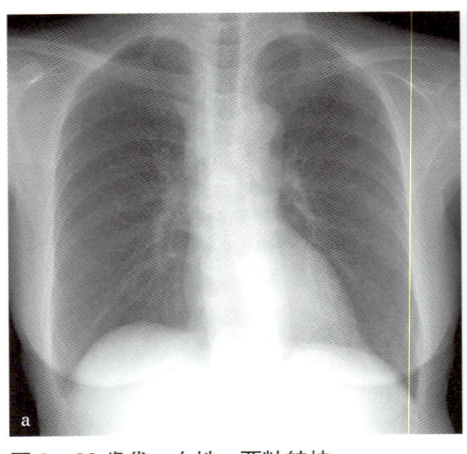

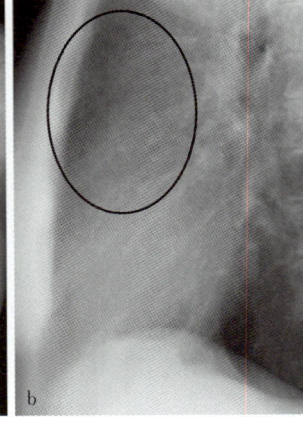

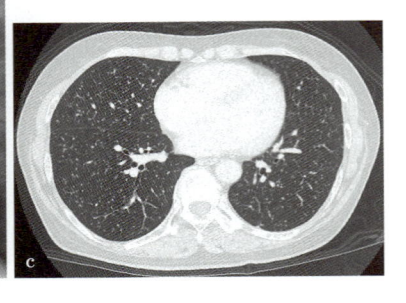

図9　60歳代，女性，粟粒結核
a：胸部単純X線写真（正面像）．全肺野にわたり粟粒大の結節をびまん性に認める．
b：胸部単純X線写真（側面像の拡大）．この粟粒結節はsummationの結果と考えられている．そのため所見は側面像のほうが見やすくなることが多い．
c：HRCT．全肺野に既存の構造と特定の関係を持たずに硬い微小結節が均等に分布している．

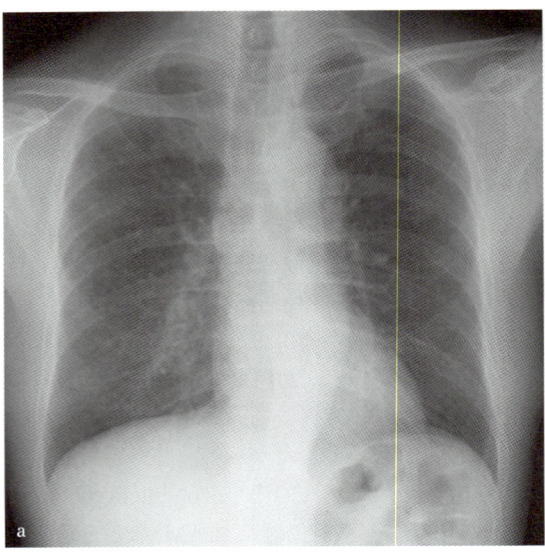

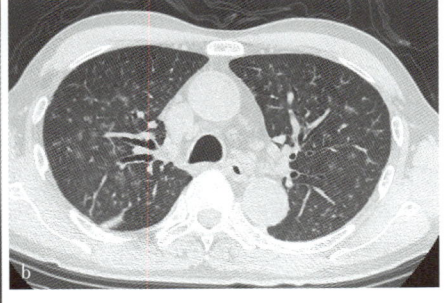

図10　70歳代，男性，夏型過敏性肺炎
a：胸部単純X線写真．全肺野にわたりびまん性の淡い小粒状影を認めるが，粟粒結節に比べると個々の結節の辺縁はぼやけている．
b：HRCT．CTで見るとこの粒状陰影はいずれも細気管支と関連した陰影であることがわかる．

しておく必要がある．

経時変化を読み取る

　疾患の鑑別を考える際に所見の経時変化は最も重要な情報の1つである．急速に進行する所見か，あるいは年余にわたって変化のない所見かで，当然ながら考える疾患は大きく異なる．また最近では何でもCTを撮る傾向にあるが，肺炎などではCTを撮るとかえって鑑別が複雑になることがある（図13）．胸部単純X線写真での所見の動きや治療反応性を判別するほうがCTを撮るより正確で紛らわしくないことも多い（図3）．また，結節の場合も増大が急速な場合は腫瘍性病変が否定的と

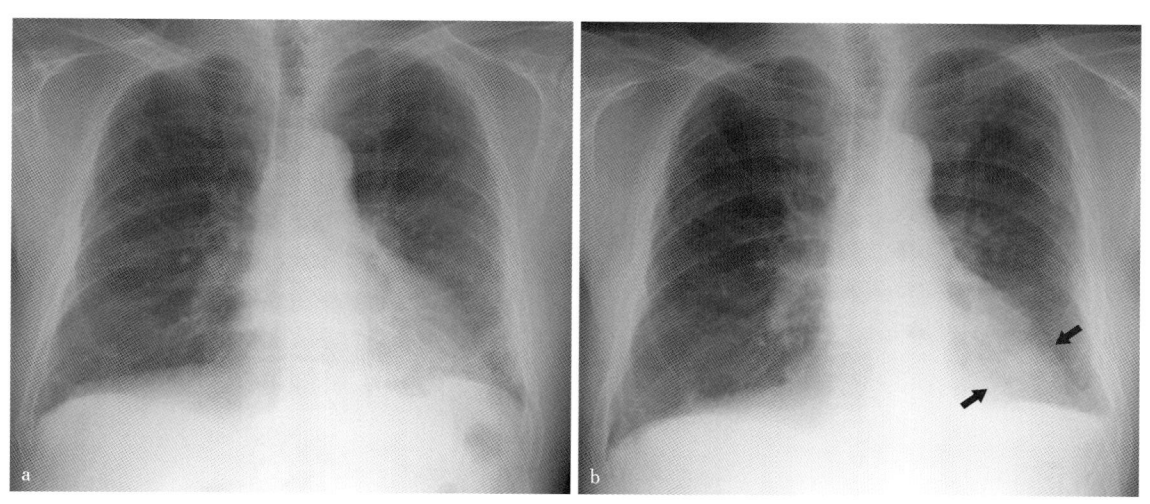

図11 70歳代，男性，combined pulmonary fibrosis and emphysema (CPFE)
a：胸部単純X線写真．肺気腫に間質性肺炎が合併するもので気腫の容積拡大と間質性肺炎の容積縮小が相殺しあうので一度の胸部単純X線写真のみで診断するのは難しい．
b：1年半後の胸部単純X線写真．この病態は肺癌のリスクがきわめて高い．肺癌を矢印で示す．

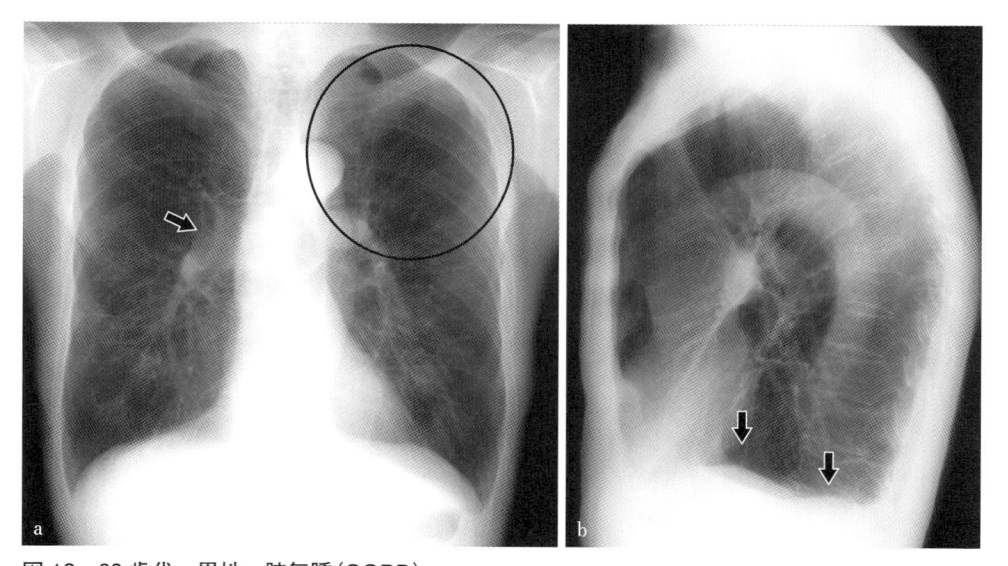

図12 60歳代，男性，肺気腫（COPD）
a：胸部単純X線写真（正面像）．肺野容積は大きくなり，その分肺の透過性は亢進する．肺野の血管はとがった鉛筆で描いたように鋭くなり（丸囲み），肺門部で肺動脈は拡張する（矢印）．
b：胸部単純X線写真（側面像）．肺気腫を単純X線写真で診断するとき，側面で横隔膜の平底化（矢印）をチェックするのが最も簡便である．

なることや，所見が移動していく場合などはそれだけで腫瘍や感染症は否定され，COP/CEPを疑うこととなるのである．治療に対する反応を判断する場合もCTで評価するとかえって判断が難しくなる場合も多く，5〜6枚の胸部単純X線写真を並べて比較するほうが所見の動きがとらえやす

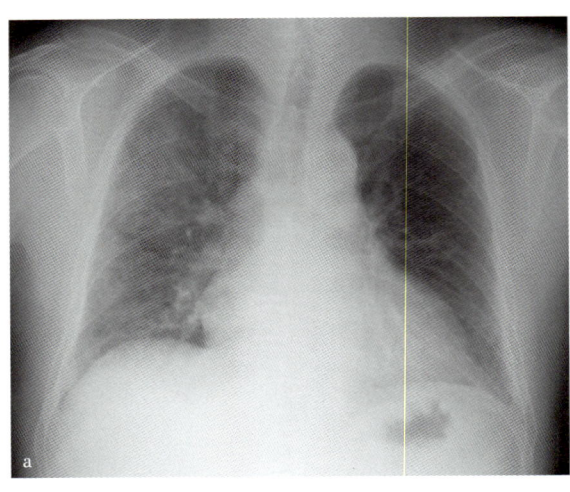

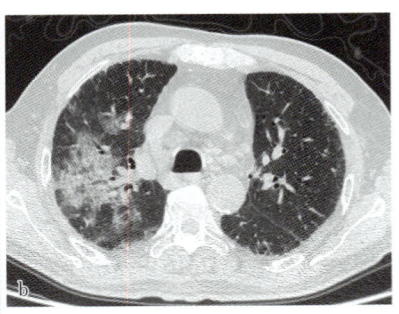

図 13　60 歳代，男性，インフルエンザ肺炎
a：胸部単純 X 線写真．右の上肺野に浸潤影がみられる．
b：HRCT．CT を見ると間質性が広がるようにみえ，かえって診断が難しくなる．

肺野の血管影を読む

　最後に胸部単純 X 線写真でびまん性肺疾患を読影する際に最も注目してほしいのが肺野の血管影である（図 4）．例えば，間質性肺炎の初期像を胸部単純 X 線でとらえるのはかなり難しく，皮膚や胸筋，管球のブレなどによって出現するすりガラス陰影にまどわされることがあるが，その場合も肺野の血管影にぼけ像のないことを読み取ることが重要である．その意味で，肺野の血管影の正常の見え方を普段から注意して理解しておく必要がある．血管影のぼけ像は間質性の変化を反映するし（図 5），肺野血管影の不自然なバラケは肺の透過性の変化と連動し，無気肺や慢性血栓塞栓症を読み取る場合に重要な所見となることも多い．

おわりに

　以上，簡単にびまん性肺疾患における胸部単純 X 線写真読影のポイントを述べたが，胸部単純 X 線写真から得られる情報はびまん性肺疾患においてもたくさんあるので，何でも CT というのではなく，まず胸部単純 X 線写真をじっくりと読む努力をしていただきたい．より簡単な検査で正確な診療を行うことが専門家の腕のみせどころである．

文献

1) Felson B：Chest Roentgenology. W.B. Saunders, 1973
2) Fraser RS, et al：Diagnosis of Diseases of the Chest 4th ed. W.B. Saunders, 1999
3) Reed JC：Chest Radiology：Plain Film Patterns and differential Diagnosis, 4th ed.：Mosby-Year Book, 1997
4) Lillington GA：A Diagnostic Approach to Chest Diseases, differential Diagnoses Bases on Roentgenographic Patterns, 3rd ed：Williams & Wilkins, Baltimore, 1987
5) 佐藤雅史：胸部写真の読み方と楽しみ方．秀潤社, 2003
6) 野間惠之：実践胸部画像診断；押さえておきたい 24 のポイント．秀潤社, 2011

（野間惠之）

8章
チューブ・カテーテルの評価
ICU ポータブル写真

気管挿管チューブ

　気管挿管チューブの位置を評価するうえで重要な点はX線写真を撮影する体位と撮影方向を認識することである．通常は，ポータブル撮影装置を用いて，仰臥位にてAP撮影が行われる．

　その際に，頸部が屈曲・伸展されていれば，挿管チューブが動いて正しい評価が困難になるので，頭頸部がまっすぐな位置（ニュートラルポジション）で撮影することが重要である．屈曲位では，ニュートラルポジションよりも2cm降下し，伸展位では2cm上昇すると言われている．したがって，頭頸部の形状を写真から推定することが必要であり，そのためには下顎骨下端の位置を指標とする．ニュートラルポジションでは，下顎骨下端はC5-C6頸椎レベルにあるが，屈曲位ではそれは胸椎レベルになり，また，伸展位では，C4頸椎より上方になり，通常は撮影範囲外に位置することになる．

　次は，気管分岐部（カリナ；carina）の位置を同定する．この撮影手技にて，カリナの位置は95%がT5-T7胸椎にある．

　そういった撮影体位を正しく評価したうえでの気管挿管チューブの先端位置は，気管中央部であり，カリナから5〜7cm上方，ほぼ鎖骨の位置くらいがよいとされている．

　最大屈曲位での撮影では，気管挿管チューブの先端位置は，カリナから3〜5cm上方，逆に最大伸展位での撮影では，カリナから7〜9cm上方がよい位置となる．

　また，写真上にて，チューブの太さは気管径の半分から2/3の太さがよいとされている．これより太いチューブは喉頭損傷を起こす危険性が増す．一方これより細いチューブでは気道抵抗が増加する．

　また，膨らませたカフの太さは気管と接する程度がよく，気管がカフにより外へ膨らんでいると過膨脹になる．

気管挿管チューブの合併症

　誤った位置への挿入の頻度が高い．深く入りすぎて，右主気管支内挿管になることがある（図1）．この場合には，時間とともに，左肺の含気が減少して，右肺は過膨脹を示し，縦隔の左方移動が起こってくる．またその状態が続けば，右気胸が起こりうる．さらにチューブが右中間気管支レベル

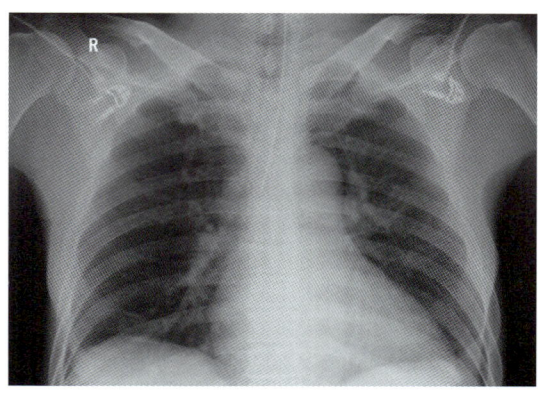

図1　右主気管支内挿管
挿管チューブの位置が深すぎて右挿管になっている．

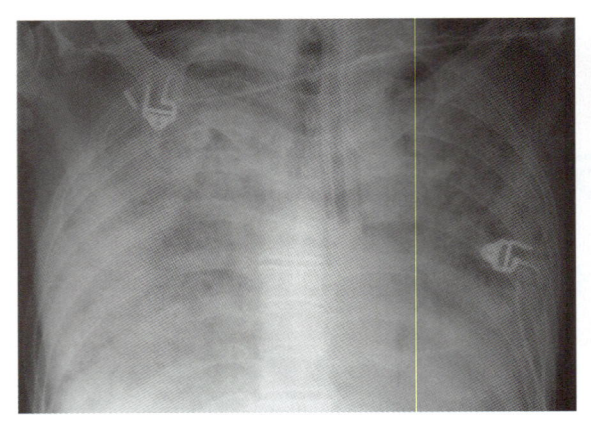

図2 心肺停止に対する救急搬送症例のポータブル写真
著明な肺浮腫はあるが，挿管チューブが食道に挿入されている．腹部単純X線写真では急性胃拡張になっていた．

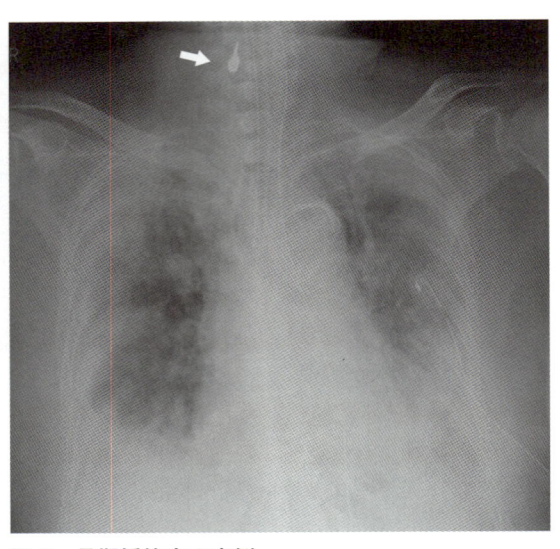

図3 長期挿管中の症例
挿管時に脱落した義歯が徐々に落下して単純X線写真にて頸部に写るようになった（矢印）が，それまでは気付かれなかった．

まで入ると，右上葉が無気肺になり虚脱する．逆に位置が浅く，特に咽頭のレベルにあれば，換気困難や胃拡張が起こる．また胃液の誤嚥の原因ともなる．また喉頭位置でのカフの膨張は，声門や声門下の浮腫を引き起こす．挿管困難時の下咽頭への損傷は頸部皮下気腫や縦隔気腫の原因となる．

また稀に食道挿管も起こりえるがその折には急性胃拡張の原因にもなりうる（図2）．

気管分泌物の吸引は重要な課題であり，吸引が不十分な場合には無気肺の原因となるので注意を要する．挿管中に生じる肺の浸潤影の大部分は粘液吸い込みによる末梢無気肺が原因と言われる．

異物の落下も挿管に伴って起こる合併症の1つであるが，これには，義歯や歯の充填物や義歯のフレームなどがある．最初は口腔内から咽頭レベルにあったものが，徐々に落ちてきて数日してから，X線写真に写ってくることもあるので，最初の写真にないからと，安易に決めつけると，見落としの原因になる（図3）．

また気管挿管が長期化すると鼻腔や副鼻腔のドレナージが障害されて，副鼻腔炎を生じる．副鼻腔内に炎症を生じて感染の原因になることがあるので，不明熱の原因となりうることを知っておく必要がある．

CVカテーテル

中心静脈（central venous；CV）カテーテル挿入の先端の正しい位置はすべての静脈弁がない場所であり，上大静脈内が理想である．

誤挿入としては，動脈内挿入がある（図4, 5）．戻ってくる圧の違いから，挿入時に気がつくことが多いが，そのときに気がつかなくとも，いざ輸液を行う場合には，逆流により誤挿入がわかる．その次に多いのは，鎖骨下静脈穿刺の際に先端が内頸静脈に入るトラブルである（図6）．また，右室まで先端が入るのも穿孔や不整脈の原因となるので，避けるべきである（図7）．理想の位置にあってもカテーテルの先端が上大静脈（superior vena cava；SVC）の走行に対して平行に位置している必要がある．極端な場合，SVCの走行に対して直角に挿入されてカテーテルの先端がSVCの壁に当たっている場合には，カテーテルによるSVC穿孔の原因になる（図8）．内頸静脈から入っているカテーテルがSVCに入っていないこともよくあるトラブルである（図9）．

大腿静脈経由での挿入では，先端位置が肝部下

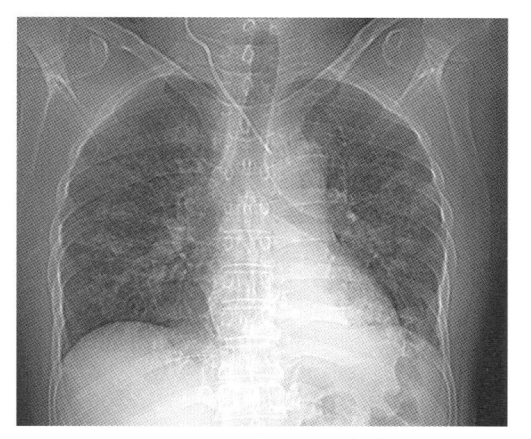

図4 CVカテーテルの誤挿入—無名動脈から胸部大動脈への挿入
CTスカウトビュー．CVカテーテルが無名動脈から胸部大動脈弓部まで挿入されている．

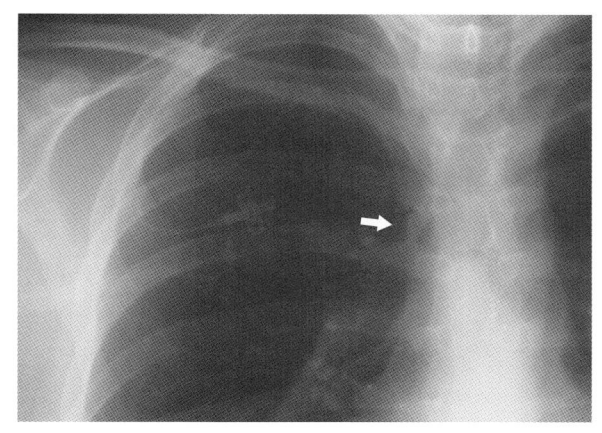

図5 CVカテーテルの誤挿入—無名動脈への挿入
左鎖骨下静脈からのつもりのCVカテーテルが無名動脈に入っているが，通常のSVCへの正しい挿入写真に比べて微妙に走行と角度が異なっている．

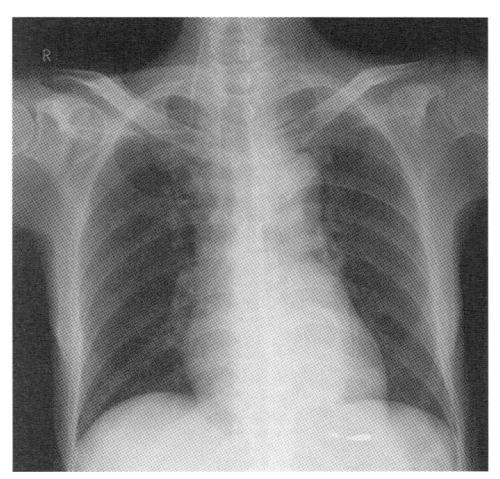

図6 CVカテーテルの誤挿入—内頸静脈挿入
鎖骨下静脈穿刺の際，CVカテーテルの先端が内頸静脈に入っている．

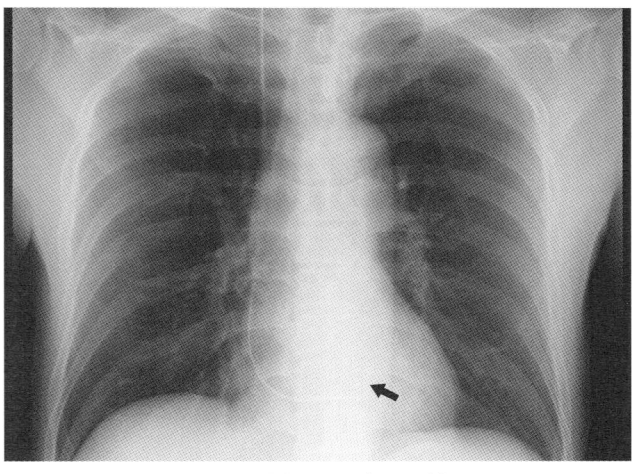

図7 CVカテーテルの誤挿入—右室への挿入
CVカテーテルの先端が右室まで入っている(矢印)．

大静脈にあるのがよく，右房内までの挿入はよくない．肝静脈への先端の挿入もよく起こるトラブルである．また腰静脈に先端が迷入することも少なくない．

合併症として多いのは気胸である．最近はCVカテーテル挿入の資格制度を取り入れている施設も多くなっているので，その頻度は減っているが，依然，CVカテーテル挿入において最も頻度の高い合併症である．読影する際に，気をつけるべき点は，CVカテーテルが内頸静脈から入っていた場合や，対側鎖骨下静脈から入っている場合には，CVカテーテル挿入サイドの気胸しか見ないミスである．CVカテーテルが内頸静脈から入っているので，気胸の合併は少ないであろうと考えていると，実際には，鎖骨下静脈穿刺では成功しなかったので，内頸静脈に切り替えた(図10)，あるいは右鎖骨下静脈穿刺では成功しなかったので，左鎖骨下静脈からアプローチしたということがよくあ

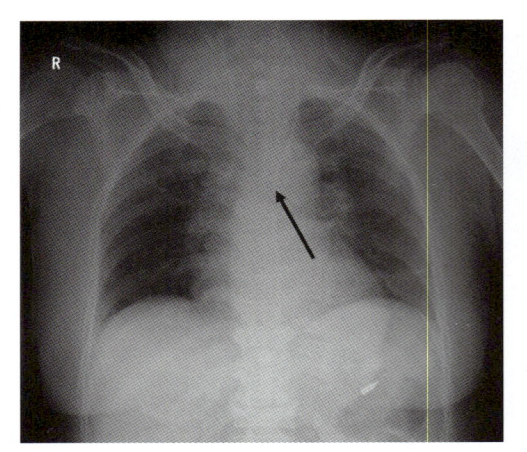

図8 カテーテルの先端が静脈の壁に当たっている例
カテーテルの先端が静脈の走行に対して平行に位置している必要がある．静脈の走行に対して直角に挿入されてカテーテルの先端が静脈の壁に当たっている場合(矢印)には，カテーテルによる静脈穿孔の原因になる．

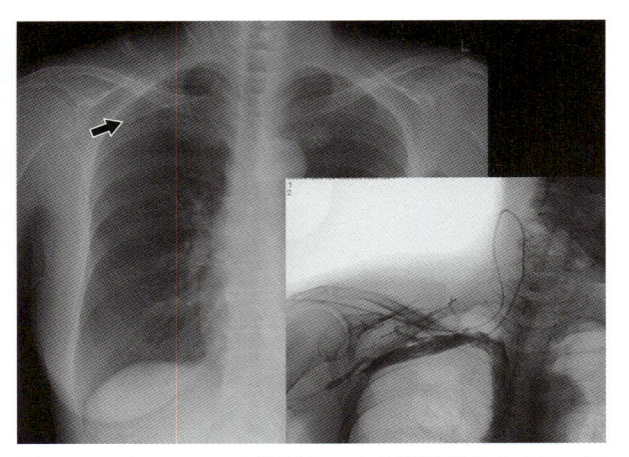

図9 CVカテーテルの誤挿入―右内頸静脈からカテーテルが右鎖骨下静脈へ迷入
カテーテルからの造影(右下の挿図)にて迷入が確認された．

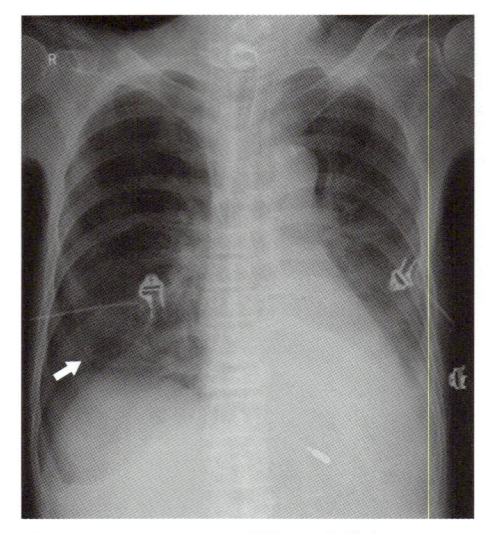

図10 CVカテーテル挿入の合併症
右内頸静脈からSVCまでCVカテーテルが入っている．右内頸静脈穿刺にてカテーテル留置に成功したものと安易に予断で判断すると，右鎖骨下静脈穿刺に失敗して気胸を起こしていること(矢印)を見落とすことになる．

るので，安易に結果としてのカテーテルの最終位置で判断しないことが必要である．挿入側の対側の気胸を見落とさないことが重要である．

Swan-Ganz カテーテル

Swan-Ganz(SG)カテーテルは急性心不全症例における肺毛細血管楔入圧，左房圧や肺動脈圧モニターの目的で挿入されるが，多くは心不全を伴った急性冠症候群の症例にて心臓カテーテルインターベンションに引き続いて挿入される．

正しい挿入位置は，左右肺動脈の主幹部であるが，右下葉主幹部(right interlobar artery)にも好んで挿入されることが多い(図11)．

誤挿入はあまりないが，あまりに手前で，主幹肺動脈が先端であるとwedge pressureをとりにくいという欠点があるし，また，奥過ぎると血管が細すぎて，血管損傷を起こしやすく(図12)，偽動脈瘤の原因になりかねない．挿入時には，通常は透視下にてガイドされることも多い．もちろん緊急でベッドサイドにて挿入されることもあるが，その際には，単純X線写真にて位置確認が行われるので位置異常はチェック可能であるが，経過中に先端がよく移動するので，単純X線写真での経過で毎回位置確認を行う必要がある．

合併症としては，肺梗塞がある．カテーテルそのものが，あまりに末梢まで挿入されると，血流を遮断してしまうこともあるが，よい位置であっても，カテーテル周囲の血栓形成によって梗塞が

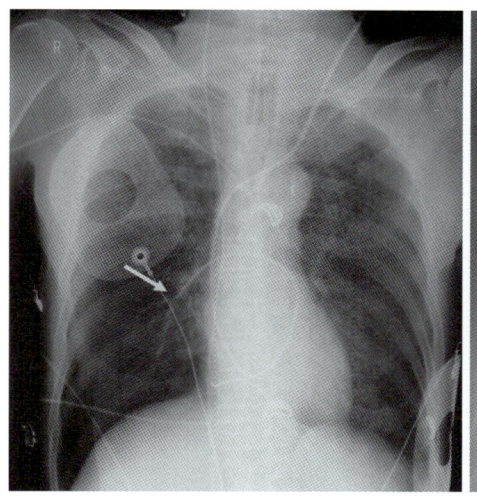

図11　右下葉主幹部（right interlobar artery）に挿入された SG カテーテル
カテーテル先端を矢印で示す．

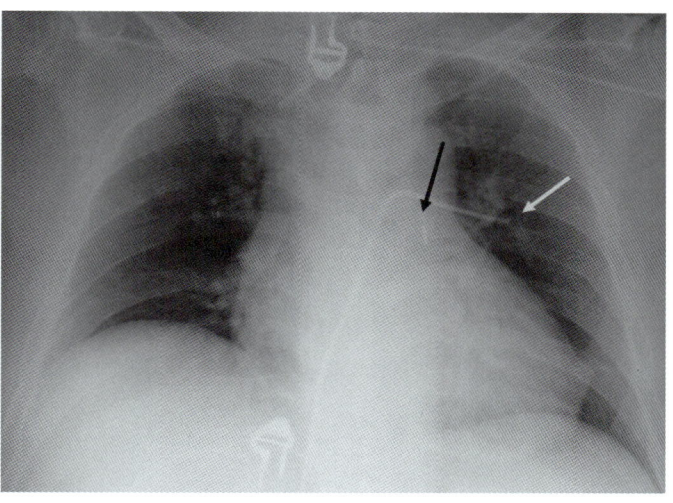

図12　SG カテーテル末梢挿入
SG カテーテルがあまりに奥すぎると血管が細すぎて，血管損傷を起こしやすいので注意が必要である．白矢印は SG カテーテルの先端を示す．黒矢印は IABP カテーテルの先端を示す．IABP カテーテルは挿入当初より下方へ移動している．

起こりうる．またバルーンそのものが deflate できなくなることによっても生じる．また長時間バルーンをインフレーションさせていても生じるので，注意を要する．それ以外の合併症としては，不整脈がある．挿入時には程度の差こそあれ，単発の不整脈が生じることは避けられないが，挿入後であっても，右房や右室内にてカテーテルにたわみが生じて，期外収縮の原因となることがある．また，挿入中やカテーテル抜去後の単純 X 線写真にて腫瘤陰影が出現してきた場合には，仮性動脈瘤を疑い，造影 CT にてチェックすることが重要である．

IABP カテーテル

　IABP（intra-aortic balloon pumping）カテーテルは，胸部下行大動脈に挿入しバルーン付きカテーテルを心拍に同期して拡張期に拡張させ，収縮期に収縮させて拡張期血流増大・冠血流量の増加・左室仕事量の減少効果を得る．適応としては，急性心不全症例や心臓手術の術前などの症例である．
　正しい位置は，左鎖骨動脈分岐直後の大動脈弓

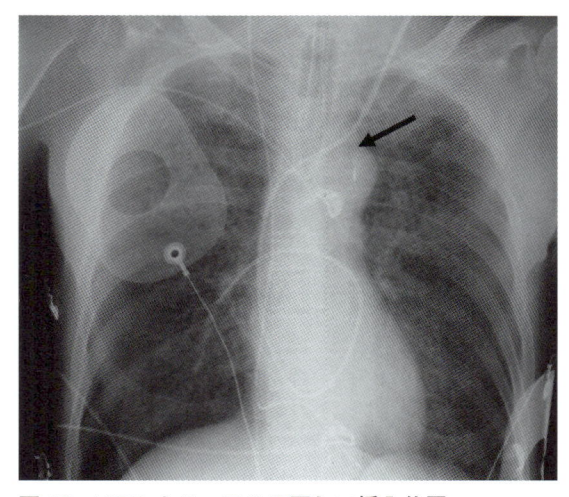

図13　IABP カテーテルの正しい挿入位置
IABP カテーテルが正しく挿入された写真（矢印）．

部直下である（図13）．
　誤挿入としては，先端が左鎖骨動脈へ入っている場合や，上行大動脈に入る場合もあるが，こうしたときには，脳塞栓の危険性が生じる．また大動脈が非常に蛇行が強い場合には，先端位置が遠位になり（図12），有効な counter-pulsation がで

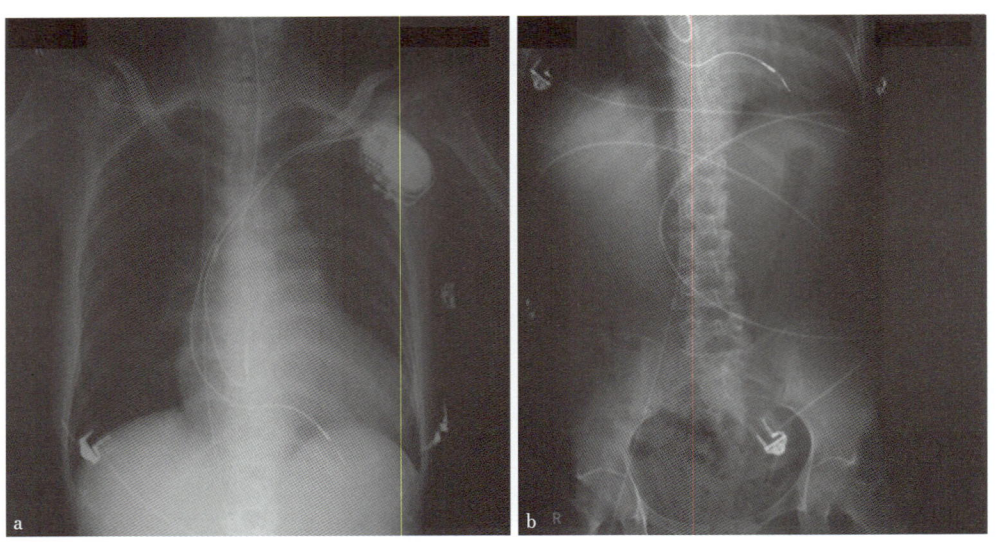

図14 IVCに誤挿入されたIABPカテーテル
a：胸部単純X線写真．b：腹部単純X線写真．

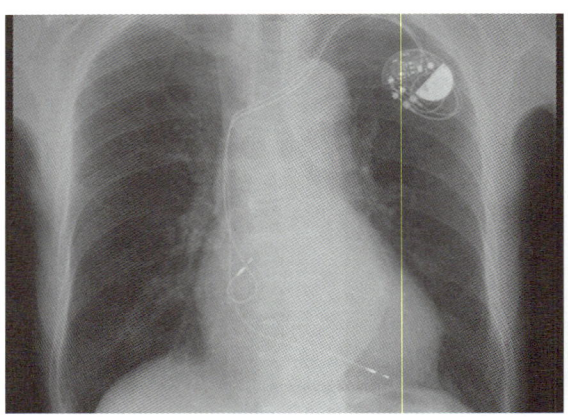

図15 心尖ペーシングの例
先端は右房壁と右室心尖部に入っている．

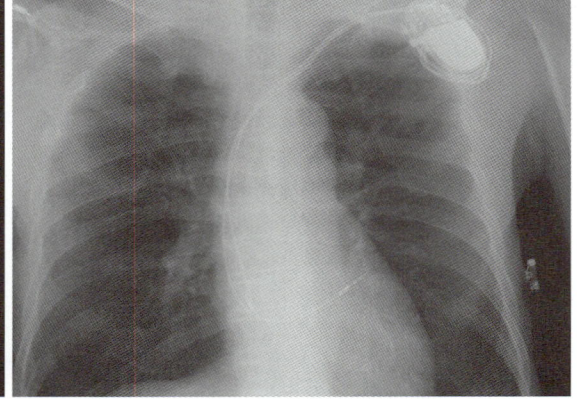

図16 中隔ペーシングの例
先端は右房壁と右室中隔に入っている．

きなかったり，バルーン拡張時に腹部大動脈の主要分枝を閉塞させたりする．稀に下大静脈（IVC：inferior vena cava）に誤挿入される場合もある（図14）．

合併症としては，挿入時の大動脈解離がある．挿入時の抵抗や突然の患者の痛みの訴えは，動脈解離を示唆する可能性があることを念頭に置く必要がある．

経静脈性ペースメーカー挿入

徐脈性不整脈やsick sinus syndromeに対して，一時的あるいは永久的ペースメーカーが挿入される．

挿入位置は，かつては右室心尖部であったが（図15），最近は心室中隔が好まれるようになっており，中隔ペーシングが主流となっている（図16）．

誤挿入として多いのは，冠静脈洞への挿入であ

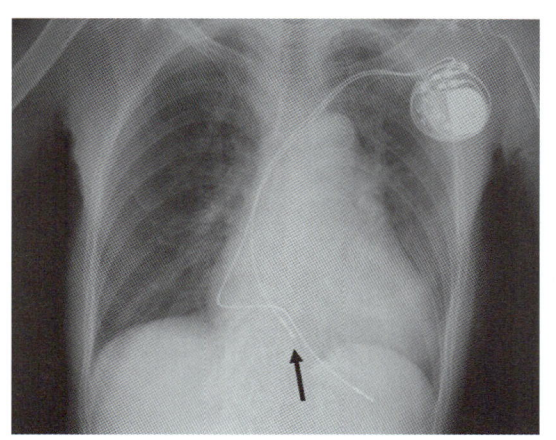

図17 ペースメーカー挿入直後の写真
カテーテル先端が外れて移動している．右室心尖部のリードは移動がないが，右房壁のリードが外れて落ちている（矢印）．

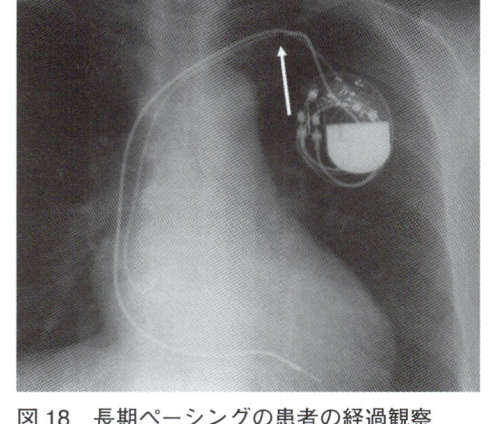

図18 長期ペーシングの患者の経過観察
ワイヤーの断裂がわかる（矢印）．

り，一見，中隔ペーシングと間違われやすい．それ以外には，肺動脈への挿入がある．また挿入直後には，カテーテル先端が外れて移動することがある（図17）．

合併症としては，カテーテルそのものによる心筋穿通がある．X線写真ではわかりにくいことも少なくない．その結果としてタンポナーデが生じることもある．また長期にわたる経過観察においては，ペーシングワイヤーの断裂が起こることがあり，単純X線写真でも注意深く見ればわかることもある（図18）．それ以外には，鎖骨下静脈穿刺時の気胸がある．

長期留置カテーテル，PICCカテーテル

CVポートやPICC（peripherally inserted central catheter）などの長期留置カテーテルなどが最近になってよく使用されるようになってきている．長期留置カテーテルはその長期使用のためにさまざまなトラブルが発生する．挿入時の初期トラブルなどはCVカテーテルと同様なものが多く，ここでは割愛する．

カテーテルの先端位置異常としては，先端位置が長期の間にSVCから鎖骨下静脈まで移動してしまうトラブルがある．これは，胸壁と皮膚のずれによってポートが皮下で移動してしまうことによって発生する．

ピンチオフも，もう1つの合併症であり，これは，鎖骨と第1肋骨の間で頻回の圧迫を受けることにより，カテーテルが断裂してしまう合併症である．臨床的には輸液が注入しづらい，まったく注入できないといった現象により気づくことが多い．これらを疑えば，胸部単純X線写真によって，先端位置の確認，カテーテルの移動や断裂をチェックする必要がある．また，胸部単純X線写真でのスクリーニングで偶然に発見されるために，留置中の患者では入念に先端位置をチェックすることが重要である．

PICCカテーテルによる挿入後のトラブルとしては，先日，報告した例がある[2]．PICCカテーテル内部にガイドワイヤー（スタイレット）が残存したままになっていたために，このガイドワイヤーが1か月後に血管内を遊走してSVCから肺を突き破って気胸を起こしたものである（図19）．PICCカテーテル普及に伴う新しいタイプの合併症である．このタイプのカテーテルは，はじめからスタイレットがカテーテルに挿入された状態で梱包さ

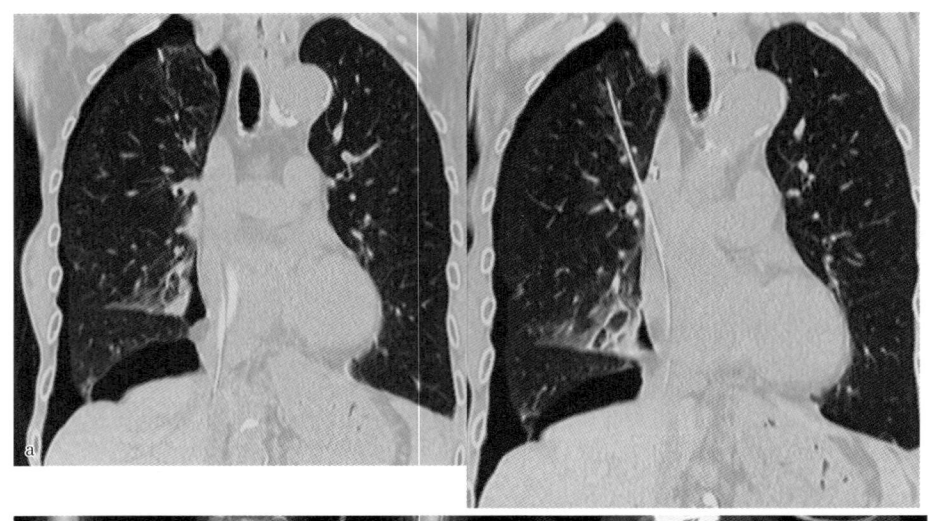

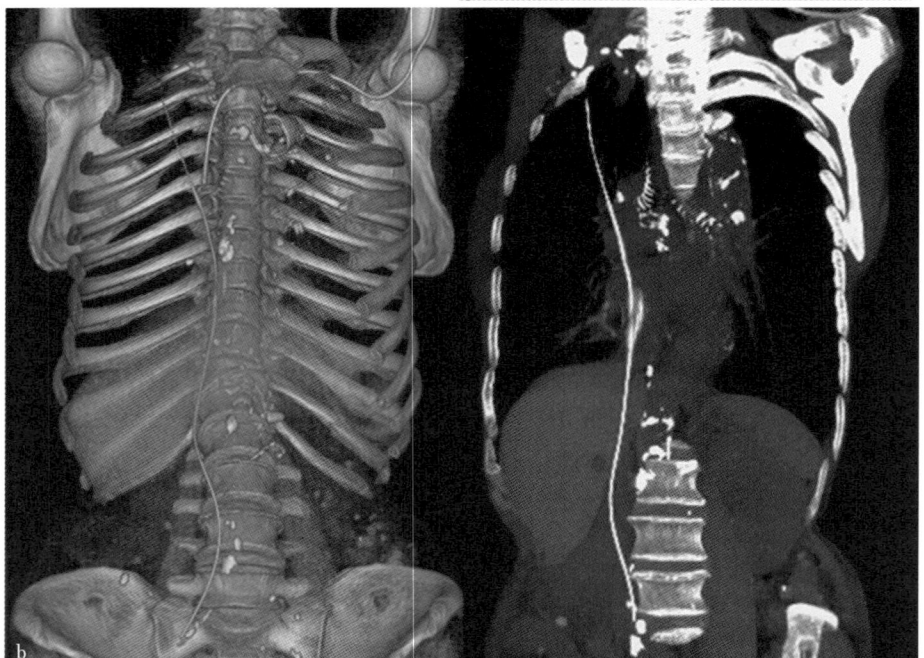

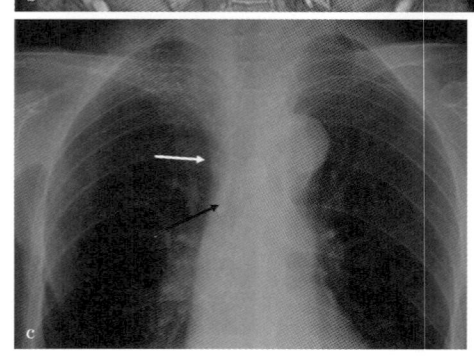

図 19 PICC スタイレットによる気胸
PICC 挿入後，約 1 か月半後に「右脇のあたりがチクチクする」という訴えで撮影された CT にて，右気胸と PICC 以外に線状の異物が胸腔内にあり，この線状の異物が SVC から右肺を貫通しているのが判明(a)．CT から再構成した 3D と MIP 画像にて，異物がガイドワイヤー(スタイレット)であること，それが SVC 内から右肺を貫通して気胸を起こしていたことがよくわかる(b)．その眼で挿入直後の単純写真を見直すと PICC カテーテルの中にスタイレットが残っていたことがわかった(c)．黒矢印が PICC カテーテルの先端であり，白矢印がスタイレット(ガイドワイヤー)の先端部分を示す．このスタイレットの残存のために，PICC カテーテルが不自然に屈曲していることがわかる．〔早川克己，中村健二：はじめに：ピットフォールも進化する!!. 臨床放射線 56：433-437, 2010 より転載〕

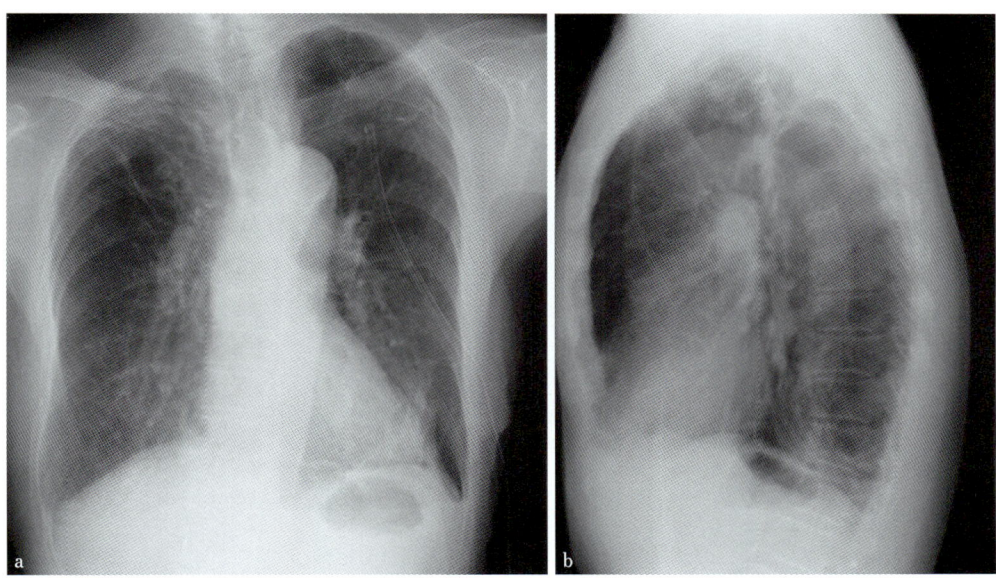

図20　左気胸の症例に対するチェストチューブの挿入後
ドレナージチューブは左胸腔の上腹側に向かって正しく挿入されており，気胸もほとんど残っていない．

れている．スタイレット自体が比較的軟らかく，構造を把握していなければ気づきにくい．本例ではスタイレットを抜去せずにカテーテルの切断を行ったため，そのまま血管の深部へ進み，胸腔へ貫通したと推測される．スタイレットが入ったままでも薬剤の注入ができるので気づかれなかった．なお，本例にて使用されたカテーテル製品は昨年のうちに回収されており，改良されたようである．

胸腔ドレナージチューブ（チェストチューブ）

胸腔ドレナージチューブの挿入目的は大きく2つである．1つは気胸のドレナージであり，もう1つは胸水のドレナージである．したがって，チューブの正しい位置としては，気胸の場合には，胸腔の上前(腹側)であり(図20)，胸水の場合には，胸腔の下背側である．正しい位置の把握には，単純X線写真の正側の2方向撮影が必要であるが，立てない患者ではポータブル正面X線写真だけのチェックになる場合が多い．この場合には，たとえチューブが皮下にあっても，よい位置に入っていると誤診しやすいので，一方向での写真では注意が必要である．ただし，理想の位置に達していなくても，十分に目的を果たせる場合もままある．

皮下や葉間胸膜間などの誤った位置に入っていても，一方向での写真では発見できないことが多い．機能が果たせていない場合には，2方向撮影やCTでの確認が必要である．その他の合併症として，ドレナージチューブのサイドホールが胸腔内ではなく，皮下に位置する場合には，皮下気腫が発生する(図21b)．また挿入時の血胸や肝臓穿刺も起こりうる．また挿入後の合併症としては，急速に肺を膨張させたことによる肺浮腫の発生がよく知られている．特に，長期間による無気肺の場合，急速にドレナージして脱気した場合に起こりやすい(図21)．診断的には，患側肺にのみ肺浮腫が生じることが，その他の原因による肺浮腫との鑑別として有用である．

胃管の位置

胃管が入れられる場合には，先端が胃穹窿部あ

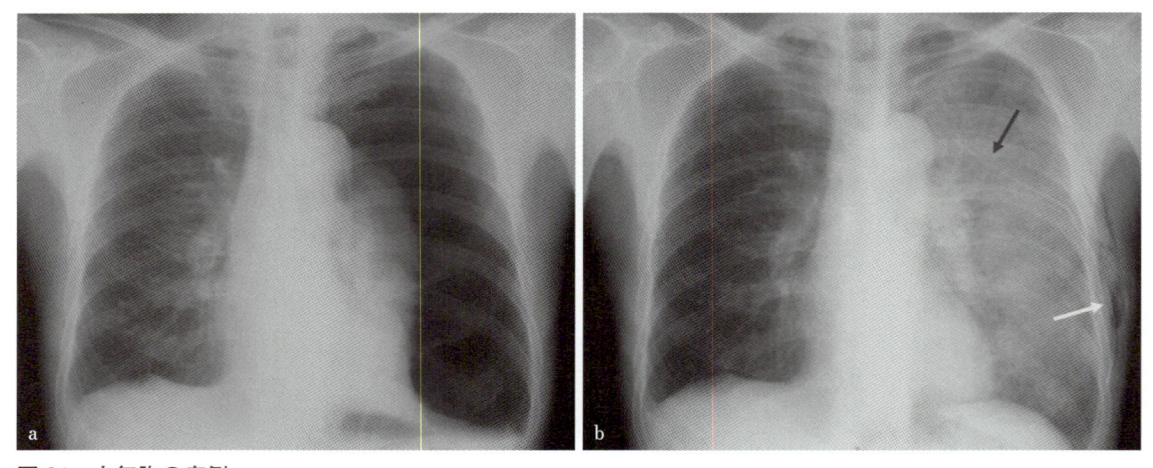

図 21　左気胸の症例
a：左肺は完全に虚脱している．b：ドレナージ施行後に急速な肺浮腫が左肺のみに起こった．黒矢印はドレナージチューブ先端を示し，白矢印は，皮下気腫を示す．

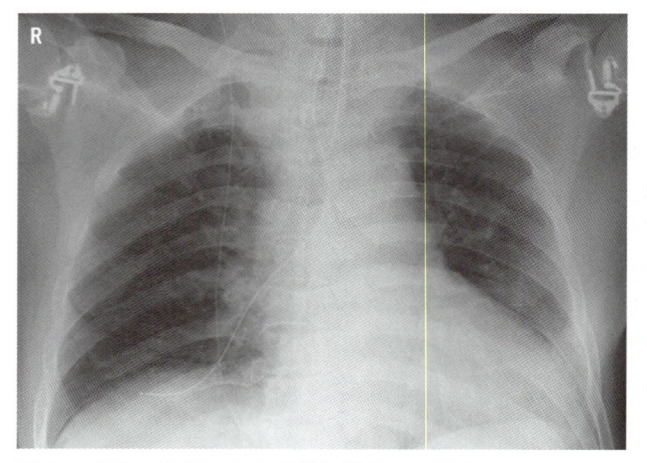

図 22　胃管が気管から右下葉気管支まで挿入されている

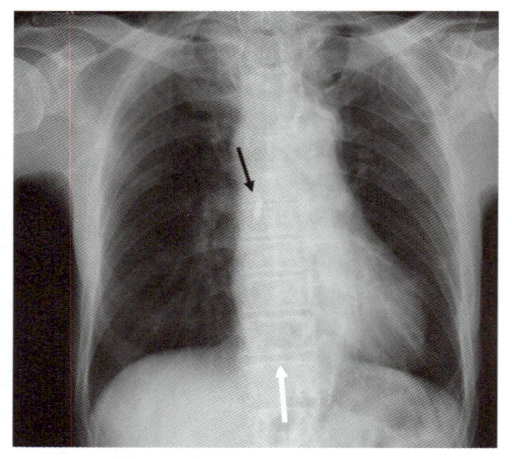

図 23　胃管の食道内反転
胃管が食道内にて反転（白矢印は反転部を示す）して，チューブ先端は胸部中部食道内に位置している（黒矢印）．

るいは胃体部まで十分に入っていることが望ましい．

　不十分な挿入には，気管支内への誤挿入（**図22**），噴門部までの浅い挿入や，胃管が食道内にて反転する場合などがある（**図23**）．必ず，挿入後，単純X線写真にて位置確認を行うようにする必要がある．浅い挿入の場合には逆流性食道炎や食物逆流による誤嚥の原因となりうる．

文献

1) Goodman LR, et al：Intensive Care Radiology：Imaging of the Critically ILL, 2nd ed. W.B. Saunders, 1983
2) 早川克己，他：はじめに：ピットフォールも進化する！！．臨床放射線 56：433-437, 2010

（早川克己，谷掛雅人）

9章
胸部外傷

胸部外傷患者の単純撮影をどう読影するか
～ピットフォールを含めて

　胸部外傷で最も多いのが肋骨骨折である．これは骨折時に肺や肋間動静脈を損傷して気胸や血気胸を起こしやすく，また，肺挫傷や肺裂傷，時に心損傷や肝損傷も引き起こす．1つの肋骨が2か所以上折れ，それが多発する場合には奇異呼吸をきたす，いわゆる flail chest となり，急速に状態は悪化する．初療時に肋骨骨折のみと考えて，その後の観察を怠り，急激な血胸の進展や気胸の増大を見過ごすこともあり，頻回な観察が必要である．

　本項では肋骨骨折を中心に血気胸，肺損傷，大動脈損傷，横隔膜損傷などについて述べる．

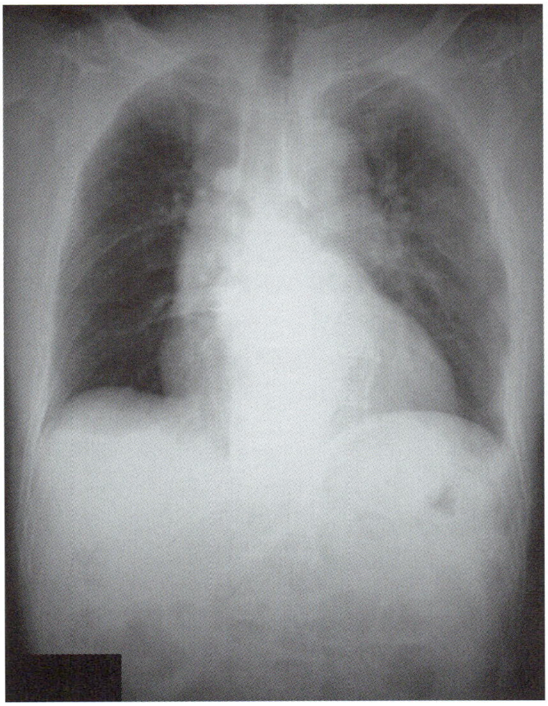

撮影のコツ

　胸部単純X線写真は立位で胸壁前面をX線検出器にあてて撮影することが望ましいが，外傷症例の場合，重症であればあるほど仰臥位で撮影される．そのため，焦点被写体間距離は短く，さらに心臓がX線検出器面から離れるため，心陰影は

図1　胸部単純X線写真
　（60歳代男性．2004年4月X日12：34撮影）
症例は60歳代男性．2004年4月X日11：30受傷の交通外傷．12：34撮影の胸部単純X線写真では，左肺野のX線透過性の低下を認めるが左肺の虚脱はない．よくみると，左第4肋骨以下の肋骨外側に多発骨折を認める．左肺野のX線透過性は，この多発肋骨骨折による血胸であることがわかる．

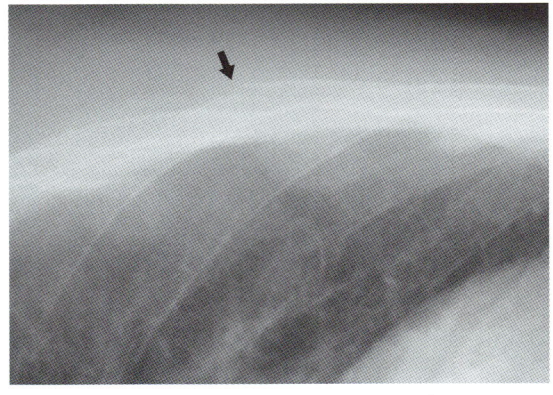

図2　胸部単純X線写真（図1と同じ症例）
左外側を上にして眺めると骨折部（矢印）がわかりやすい．

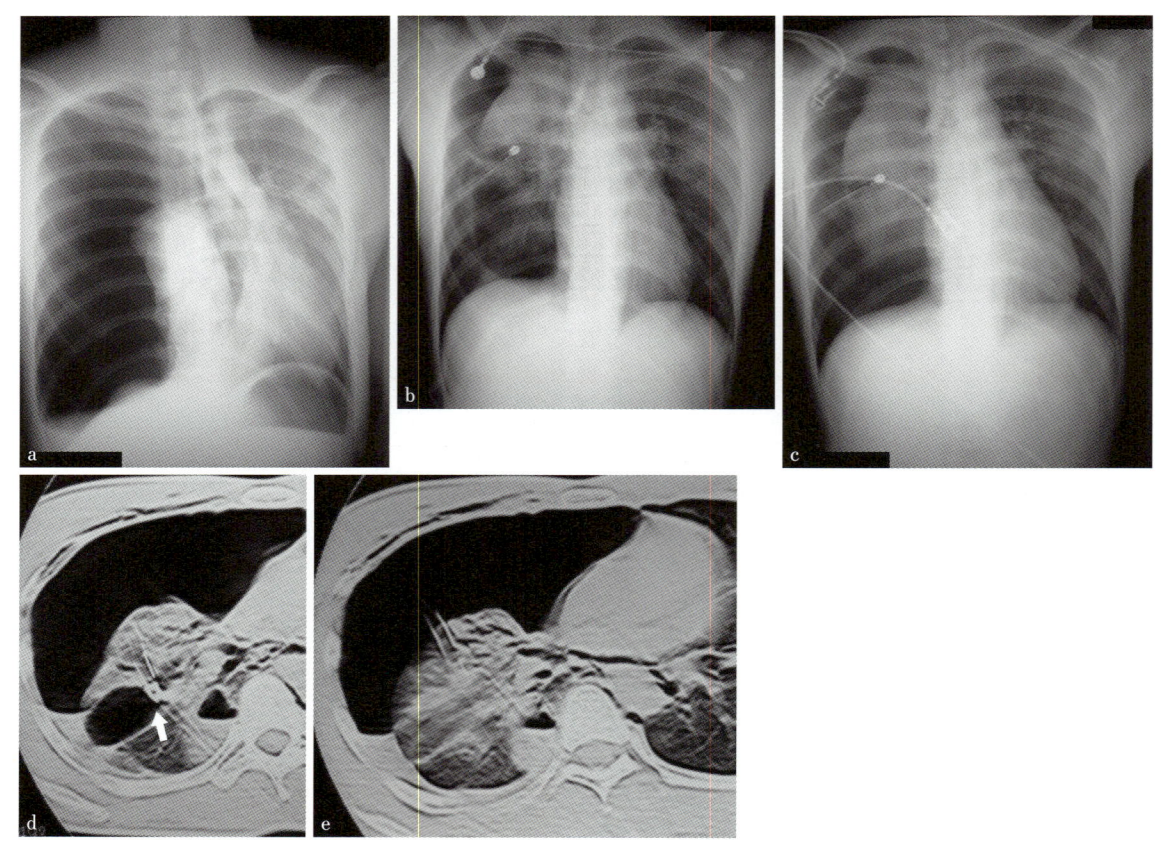

図3 緊張性気胸
10代後半，男性，2001年4月X日18：00頃，胸腹部を強打（詳細不明）．20：10に撮影された胸部単純X線写真(a)では右胸腔に著明な空気貯留あり，右肺は完全に虚脱，縦隔は左に偏位，典型的な緊張性気胸の状態となっている．この状態で気管挿管し，陽圧呼吸を行うとさらなる肺虚脱を招き，突然死する．
a：2001/04/X 20：10撮影．緊張性気胸．この状態で気管挿管すると突然死する．
b：2001/04/X 20：58撮影．チェストチューブの挿入により緊張性気胸は改善．
c：2001/04/X 22：57撮影．チェストチューブ挿入2時間後．気胸の改善が思わしくない．チェストチューブ先端領域に異様な空気貯留が見える．
d, e：2001/04/X 撮影．チェストチューブ挿入後に撮影された胸部CT（肺野条件）では，チェストチューブ先端が葉間胸膜の間に入っていることがわかる（d 矢印）．

通常見慣れている立位の胸部単純X線写真と比べ，どうしても拡大される．また，横隔膜も挙上するため観察できる肺野は普段よりも小さくなる．

疾患の解説と読影のポイント

1. 肋骨骨折

肋骨骨折（図1）は転位がなければ単純X線写真ではほとんどわからないため，初療時に見過ごされることもある．自発痛や叩打痛から臨床診断されることが多い．後に血胸をきたしたり肺挫傷が顕在化することでわかる場合もある．漫然と胸部単純X線写真を眺めていると肋骨骨折は見過ごしやすいため，筆者は必ず肋骨外側部を水平に眺められるよう，胸部写真の向きを90度もしくは270度回転させて，肋骨のアライメントの連続性を確認する（図2）．このようにすると肋骨骨折が見やすくなる．人間の目は上下に動かして物を視

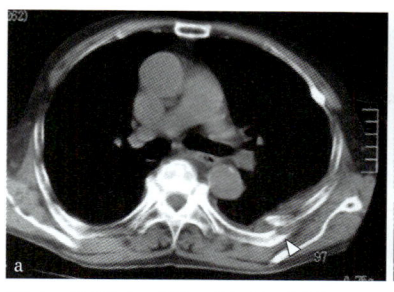

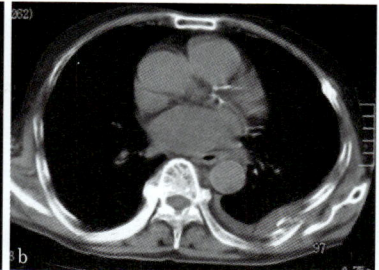

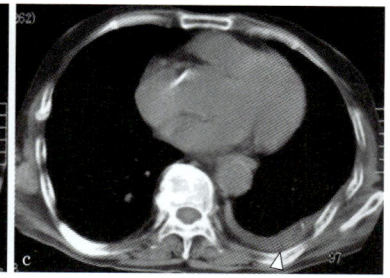

図4　胸部CT（図1と同じ症例）
多発する肋骨骨折（a 矢頭）とそれによる血胸（筋肉と等濃度の液体が左胸膜腔内に貯留している．c．矢頭）がわかる．

認するより，左右のほうが認知しやすいようである．

第1〜3肋骨は鎖骨や肩甲骨に囲まれており，この部位に骨折がある場合には大きな外力が加わっていると考えるべきで，大血管損傷合併の可能性を考慮する．下部肋骨骨折の場合には，肝，脾などの腹部実質臓器損傷の合併に注意する．

また，救急で運び込まれ呼吸循環状態が悪いからと気管挿管し，陽圧呼吸を行った瞬間に心停止をきたすことがある．これは緊張性気胸に挿管，肺をさらに虚脱させることにより生ずる．ベテランの救急医であれば胸郭の拡張に気づくが，そうでない場合には，気管挿管前には必ず胸部単純X線写真にて緊張性気胸の有無を確認すべきである（図3a）[1]）．

胸部単純X線正面写真において，チェストチューブが十分に胸腔内に挿入されているように見えるにもかかわらず含気の改善が得られない場合には，葉間胸膜内や胸壁内に挿入されていたりする場合があるので，そのようなときにはCTにて確認する（図3b〜e）．

2．肋骨骨折による血胸の経過

図1の症例では，CTで肋骨の転位と少量の血胸が確認された（図4）．約4時間後の胸部単純X線写真（図5a）では左肺のX線透過性が低下しており血胸が増加していることがわかるが，主治医は気づいておらず，この時点ではまだドレナージなどは施行されていない．朝の胸部単純X線写真（図5b）もほぼ同様の所見であるが，このとき初めて初療時より血胸が増加していることに気づきチェストチューブが挿入された（図5c）．この挿入により左肺の透過性は著しく改善した．第8病日の胸部単純X線写真（図5d）では左肺はよく含気しており，チェストチューブをクランプしても肺は虚脱しなかったため，この時点でチェストチューブは抜去された．第10病日の胸部単純X線写真（図5e, f）では左の肋骨横隔膜がやや鈍化していたが，その1週間後にはこの所見もなくなっている（図5g）．

3．胸部大動脈損傷＋左気胸＋左頸胸部皮下気腫＋腹腔内出血

患者は80歳代男性，交通外傷．胸部単純X線写真では左胸壁から頸部にかけ著明な皮下気腫を認め，上部縦隔影の拡大を認める（図6a）．よく見ると大動脈弓部では大動脈の石灰化が虚脱して二重になり，左外側では厚い軟部組織陰影が認められる（図6b）．肋骨には多発骨折が認められるが，左肺の虚脱はあまりない（図6c）．造影CTでは大動脈弓部周囲に血腫を認め，内腔はやや狭小化している．弓部前方には空気貯留が認められ，その内側には石灰化が認められる．上部縦隔影の拡大と大動脈弓部の石灰化の虚脱は，重症な胸部大動脈損傷であることを示唆している（図6d, e）．腹部では膵体部前方で造影剤の血管外漏出所見を呈する重症多発損傷症例であった（図6f, g）．

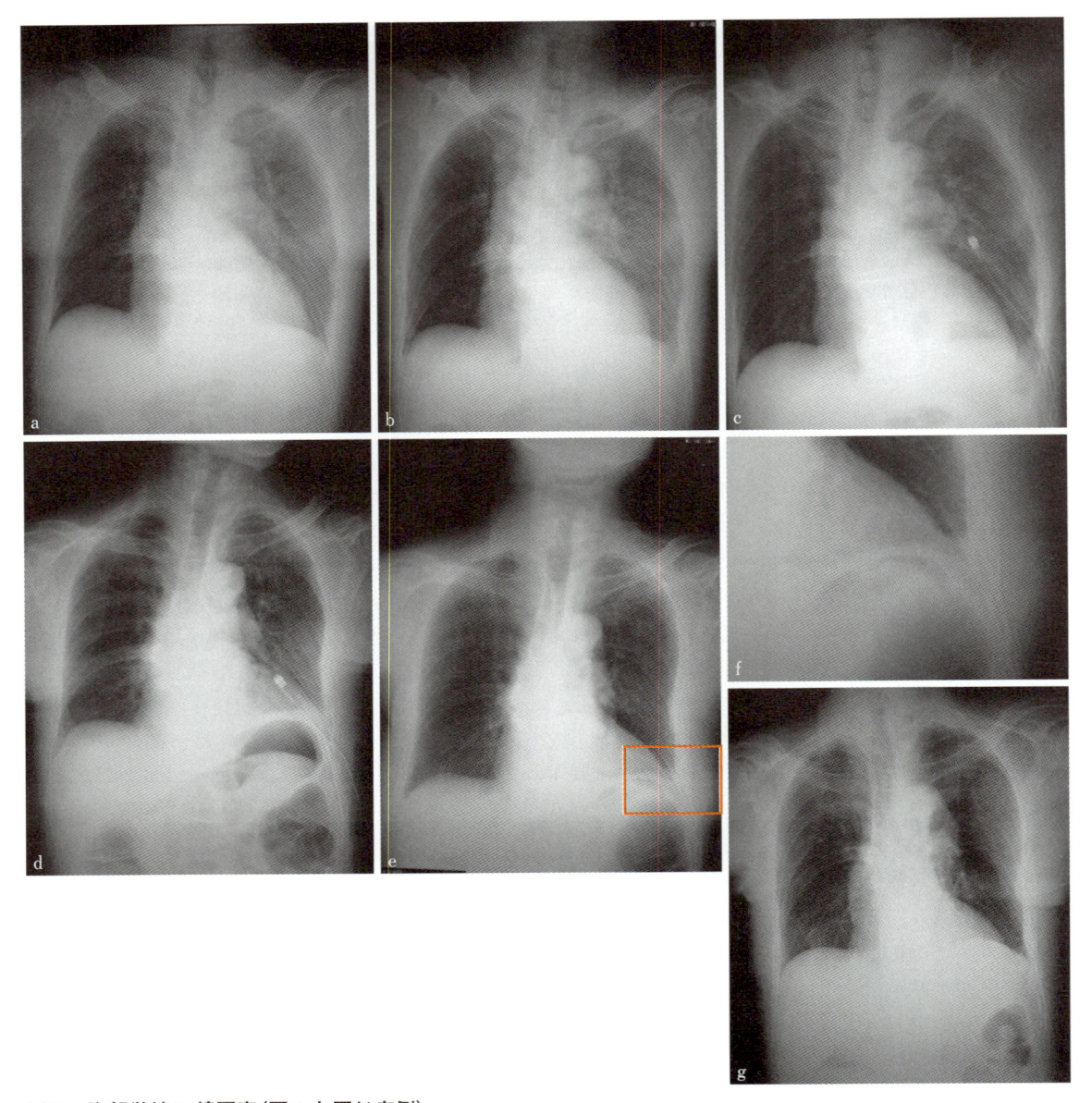

図 5　胸部単純 X 線写真（図 1 と同じ症例）

a：4 月 X 日 16：25 撮影．図 1 の胸部単純 X 線写真撮影から約 4 時間後の写真．左肺の透過性が低下している．
b：4 月 X＋1 日 06：50 撮影．翌朝の胸部単純 X 線写真．左肺の透過性低下は 4 月 X 日 16：25 撮影の写真とほぼ同様だが，このとき血胸の増加に気づき，チェストチューブが挿入された．
c：4 月 X＋1 日 10：17 撮影．チェストチューブ挿入後の胸部単純 X 線写真．左肺の X 線透過性が改善している．
d：4 月 X＋7 日 11：39 撮影．左肺は十分含気され，チェストチューブクランプにより左肺は虚脱しないためチェストチューブはこの後抜去された．
e：4 月 X＋10 日 09：33 撮影．チェストチューブ抜去後 4 日目の胸部単純 X 線写真．左肋骨横隔膜角がやや鈍化しているが，左胸腔内の液体再貯留は認められない．
f：e の四角部分の拡大像．
g：4 月 X＋16 日 09：42 撮影．チェストチューブ抜去 10 日後には左肋骨横隔膜角の鈍化も改善された．

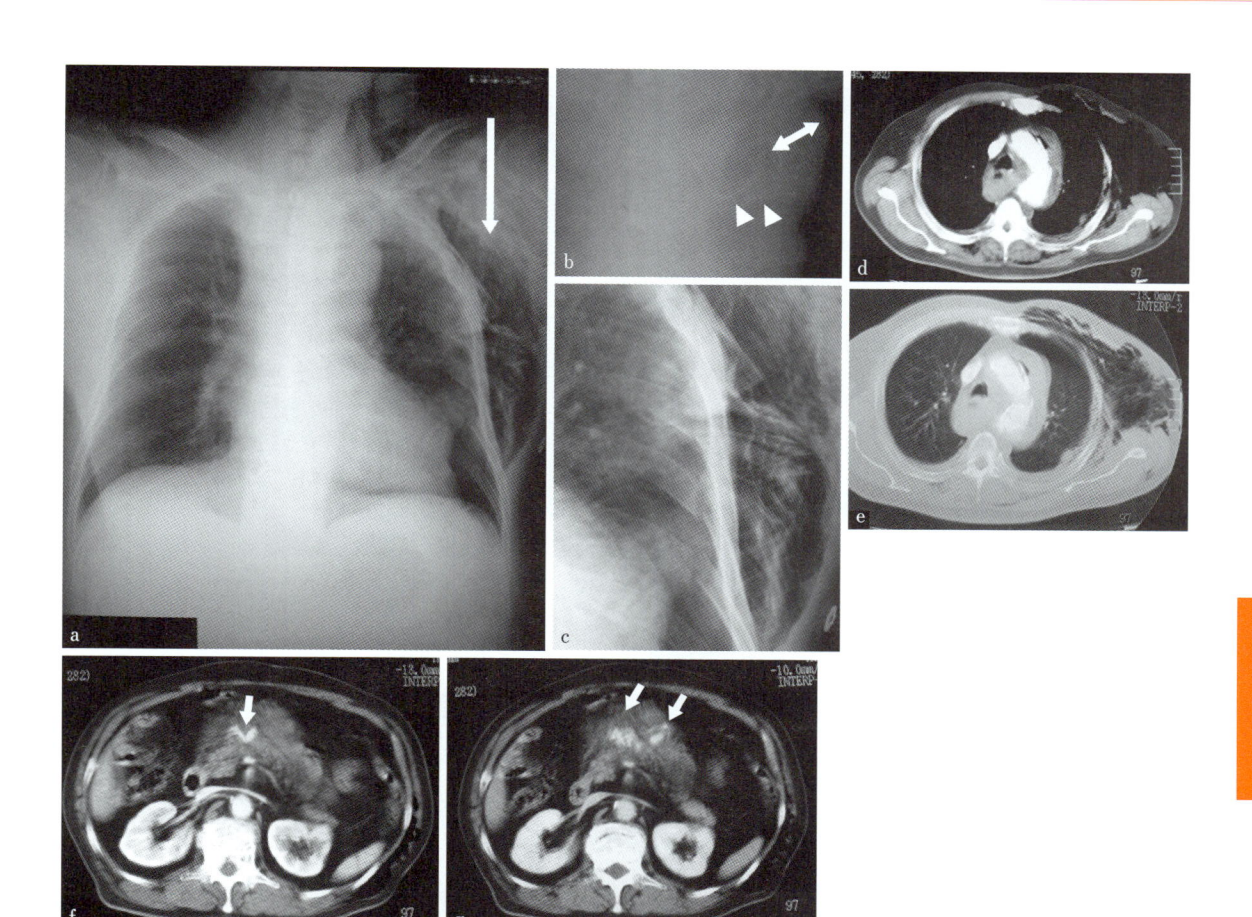

図6　胸部大動脈損傷＋左気胸＋左頸胸部皮下気腫＋腹腔内出血〔交通外傷（80歳代，男性）〕
a：左胸壁から頸部にかけ著明な皮下気腫（矢印）を認め，上部縦隔影の拡大を認める．
b，c：大動脈弓部では大動脈の石灰化が虚脱して二重になり（矢頭），左外側では厚い軟部組織陰影（矢印）が認められる（b）．
　　　肋骨には多発骨折が認められるが，左肺はそれほど虚脱していない．
d，e：造影CT．大動脈弓部周囲には血腫があり，内腔はやや狭小化している．弓部前方には空気貯留が認められ，その内
　　　側には石灰化が認められる．左気胸と左胸壁の皮下気腫を認める．
f，g：膵体部前方に造影剤の血管外漏出所見を認める（腹腔内出血）．

4．外傷性大動脈解離＋肺挫傷

　患者は60歳代男性，胸部鈍的外傷．右下肺内側に浸潤影があり，よく見ると左下肺内側の心臓の裏側にも陰影が認められる（図7a）．肺挫傷を示唆する所見である．上縦隔影がやや大きい印象を受けるが，大動脈弓部の蛇行だけでもかまわない所見である．しかし，CTを施行すると大動脈周囲には全く血腫は存在せず，大動脈内腔で解離が認められた（図7b〜e）．胸部単純X線写真では全く指摘することができない．両下肺の陰影はやはり肺挫傷であった（図7f，g）．

5．外傷性横隔膜ヘルニア

　症例は60歳代女性，自動車事故にて来院．事故当夜の胸部単純X線写真では左下肺野に腫瘤影が認められ，左横隔膜ラインは不鮮明化している（図8a）．翌日の胸部単純X線写真では左肺のX線透過性が低下，経鼻胃管が左上腹部から左胸腔内に入っている．横隔膜破裂により胃が左胸腔内に脱出していることがわかる（図8b，c）．

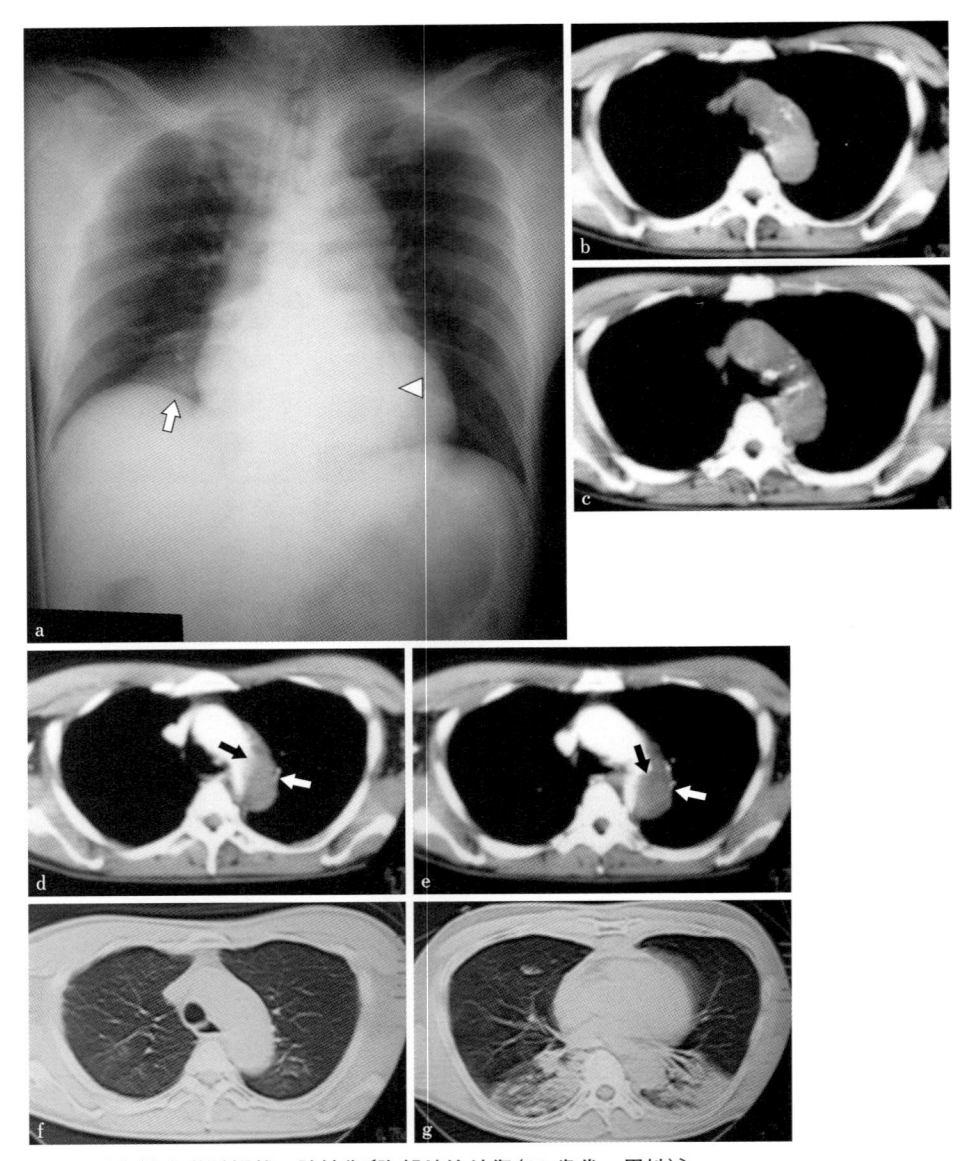

図 7 外傷性大動脈解離＋肺挫傷〔胸部鈍的外傷（60 歳代，男性）〕

a：右下肺内側に浸潤影（矢印）あり，よく見ると左下肺内側の心臓の裏側にも陰影（矢頭）が認められる．肺挫傷を示唆する所見である（2001 年 4 月 X 日 00：37 撮影）．

b〜e：CT．造影剤を使用しない，いわゆるプレーン CT（b, c）では，大動脈弓部内の石灰化が内方に偏位し，造影を行うとその外側には造影されない領域が描出される（d, e 矢印）．外傷性大動脈解離である．大動脈弓部周囲には全く血腫は存在していない．

f, g：肺野条件の胸部 CT では上肺野には全く陰影はなく，両側下肺内側に肺挫傷を示す浸潤影が認められる．

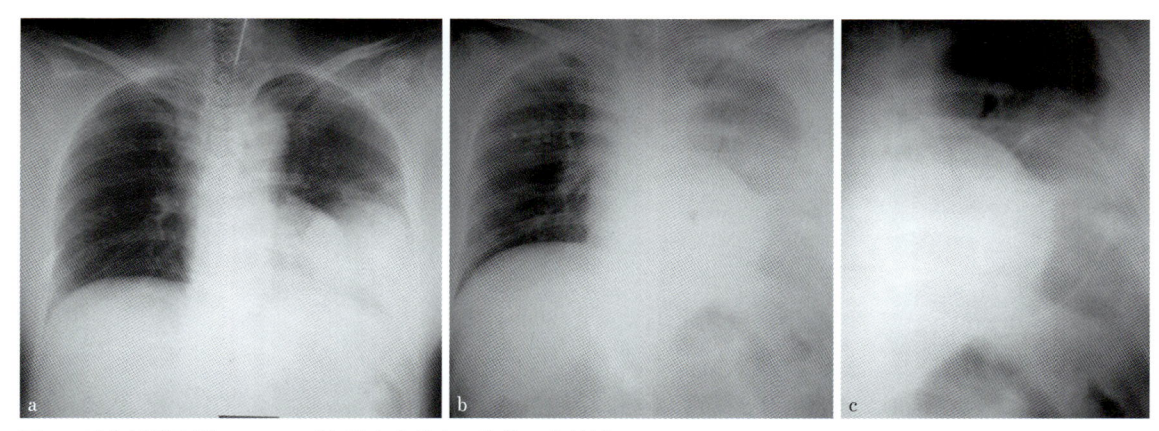

図8　外傷性横隔膜ヘルニア〔自動車事故（60歳代，女性）〕
a：胸部単純X線写真では左下肺野に腫瘤陰影あり，左横隔膜ラインは不鮮明．
b, c：翌日の胸部単純X線写真では左肺のX線透過性が低下，経鼻胃管が左上腹部から左胸腔内に入っている．横隔膜破裂により胃が左胸腔内に脱出していることがわかる．

　外傷性横隔膜損傷の1型であり，胸腔内が陰圧であることより腹腔内臓器が胸腔内に脱出，呼吸循環状態の悪化が起きるため緊急度の高い状態である．左側に90%起きるため，左横隔膜ラインが不鮮明化し左肺底領域に異常陰影が認められるときには，外傷性横隔膜ヘルニアを疑う．

6. 気道損傷

　患者は10代後半男性，交通事故．胸部単純X線写真ではすぐ左肺のX線透過性の低下に気づく．さらに胸郭入口部の気管周囲を見ると，気管壁の外側に空気が認められる（図9a，b）．気縦隔である．胸部CTでは気管周囲の空気貯留が確認できる（図9c）．胸鎖関節上縁レベル（図9d）では気管前面右側に断裂様所見がある．気縦隔は気管分岐レベルでは食道前面に認められるのみで左気胸は非常に小さく，気縦隔との連続性はない．S^3後外側には肺挫傷による浸潤影が存在する（図9e）．その後，気縦隔および左気胸ともに消退傾向にあり，受傷5日後に気管支鏡が施行されたが，その時点ではすでに損傷部は同定できなかった．

　気管損傷は胸郭入口部や主気管支が縦隔・下行大動脈と交差する部でよく起きる．CTにて気道損傷を示唆する気管周囲の気腫を認めた症例に対し，気管支鏡や解剖にて確認できたのは約1/3であるといい，CT所見のみで気道損傷と診断することはできないが，少なくとも気胸と関連しない気管周囲の気腫を認めた場合には気道損傷を疑ってケアすべきであろう[3]．

フォローアップのために

　時刻が記載されていないために対応が遅れ致命的な結果を招くときがあるので，ICUや重症患者の胸部単純X線撮影では，必ず撮影時刻が記載されていなければならない．手書きでフィルムラベルが作製されている施設では特に注意をする必要があるが，CRシステムを使用している施設でも，ポータブル撮影は読み取り時にイメージングプレートが他の患者と入れ替わっていたりすることがあるため，照射範囲に患者IDと撮影時刻のマーカーが必ず入るようにすべきである．

　初療時，軽症の血気胸と判断してもあっという間に大出血したり，肺が完全に虚脱することもある．胸痛増大や呼吸苦などの訴え，呼吸音の減弱そして酸素飽和度などには常に注意を払うとともに，2〜4時間後には必ず経過観察のための胸部単純X線撮影を行い，初回写真と比較する．

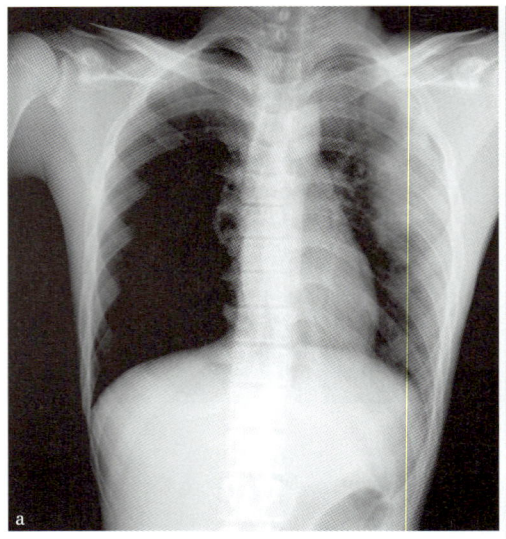

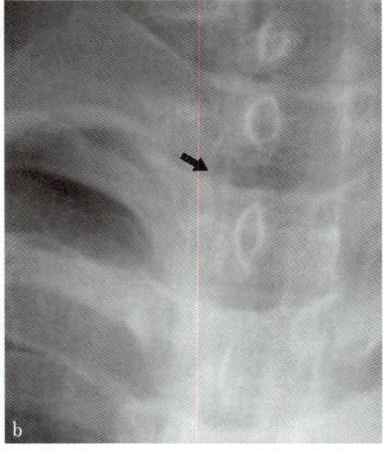

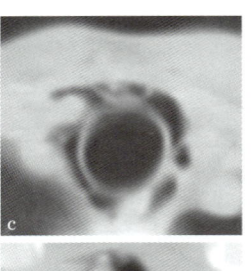

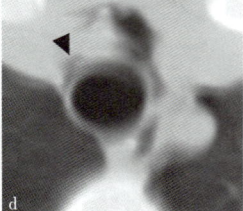

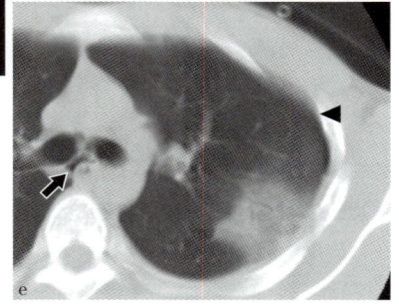

図9 気道損傷〔交通事故(10代後半, 男性)〕
a：胸部単純X線写真では, すぐ左肺のX線透過性の低下に気づく. しかし, もう1か所おかしいところがある.
b：aで気管を拡大してみると, その気管壁の外側に空気が認められ, 気管壁の厚みがわかる(矢印). 気縦隔である.
c, d：胸部CT. 気管周囲に空気貯留が認められる. 胸鎖関節上縁レベル(d)では, 気管前面右側に断裂様所見がある(矢頭).
e：胸部CT. 気縦隔は気管分岐レベルでは食道前面に認められるのみ(矢印). 左気胸は非常に小さく, 気縦隔との連続性はない(矢頭). S^3後外側には肺挫傷による浸潤影が存在する. その後, 気縦隔および左気胸ともに消退傾向にあり, 受傷5日後に気管支鏡が施行されたが, その時点ではすでに損傷部は同定できなかった.

胸腔ドレーンを挿入した場合でも, 胸腔内ガス量が減少しない場合には正しい挿入が行われていないことを想定し, 胸部CTを撮影すべきである. 胸壁内や葉間肋膜内に挿入されている場合には, 胸部単純X線正面写真では胸腔にドレーンが入っているように見えるからである.

追記：フィルムレス運用以前の記載であるが, 基本的には変わらない. モニター識別の際には, ピクセル等倍画像での観察. ww/wLの調整を行う必要が出てくる.
〔ww：ウィンドウ幅, wL：ウィンドウレベル(中央値)〕

文献

1) 堀 晃：外傷性気胸・気縦隔. 救急放射線研究会ERセミナー運営委員会(編)：Emergency Radiology-救急の画像診断とInterventional Radiology. pp58-61, 南江堂, 2002
2) Kong A：The Deep Sulcus Sign. Radiology **228**：415-416, 2003
3) 森脇義弘, 他：鈍的外傷による気管損傷のCT像の特徴 気管周囲低吸収域と連続する気腫像. 日救急医会誌 **14**：915-924, 2003

(水沼仁孝)

10章
縦隔腫瘍

縦隔胸膜線とサインの上手な利用法

縦隔腫瘍の画像診断における単純X線写真の役割はやはりスクリーニングにあると思われる．症状を訴え受診した病院で撮影された単純X線写真や，職場健診や住民健診で最初に異常を指摘されることが多いと思われる．縦隔は元来肺野に比べ透過性が低く，さまざまな臓器が複雑な位置関係で存在するため，単純X線写真のみの診断には限界があり，縦隔腫瘍を疑ったらすぐにCTで精査が行われるのが通常である．縦隔腫瘍を的確に指摘し，その大まかな局在を単純X線写真で診断するためには，縦隔胸膜線などの既存の陰影の理解とさまざまなサインを理解することが大変重要である．

縦隔腫瘍の一般的事項

1．縦隔の区分

縦隔腫瘍を診断するうえで，縦隔の区分とそれぞれに発生する腫瘍を知っておく必要がある．縦隔の区分はいくつかあり，Felsonや曽根の分類が有名であるが[1, 2]，2009年に日本胸腺研究会から出版された「縦隔腫瘍取扱い規約」があり，現在ではこの区分に従うのがよいと思われる[3]．この規約では，縦隔上部，前縦隔，中縦隔，後縦隔の4つに分けている（図1）．胸部単純X線撮影側面像を基準に，胸骨上縁から左腕頭静脈が気管を横切る高さまでを，縦隔上部としている．前縦隔は胸骨後面から気管前縁までで，下方では心後縁へ連続する．中縦隔はその後方で，椎体前縁から1cm後方までとしている．それより後方を後縦隔とし，後縦隔の後縁は横突起の外側縁としている．よって，横突起の外側縁から外側に発生した腫瘍は胸壁腫瘍となる．

胸部単純X線正面像で，縦隔影は胸骨，椎体や大血管，心臓などが前後に重なり構成するため，かなりの大きさの腫瘤影でさえまったく指摘できないことを経験する．そのような症例でも，側面像では胸骨後腔や心後腔に透過性の低下域として腫瘤影が明瞭に描出されるため，症状から縦隔腫

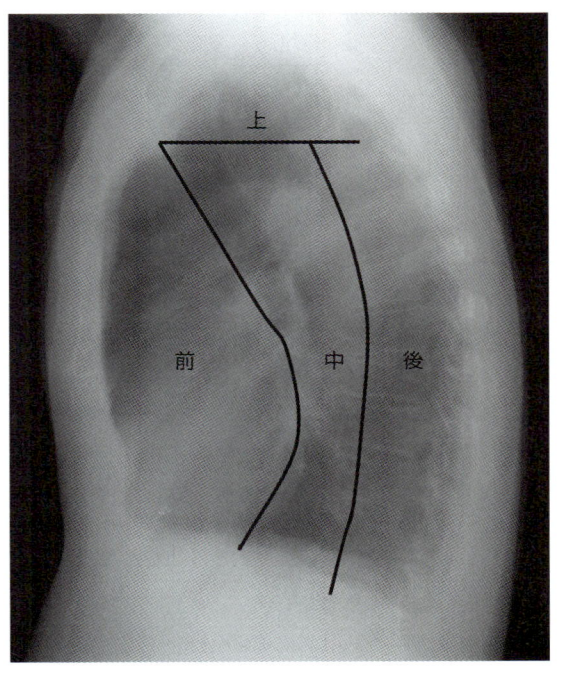

図1　胸部単純X線側面像による縦隔の区分．
図のように縦隔上部（上），前縦隔（前），中縦隔（中），後縦隔（後）の4つに分ける．

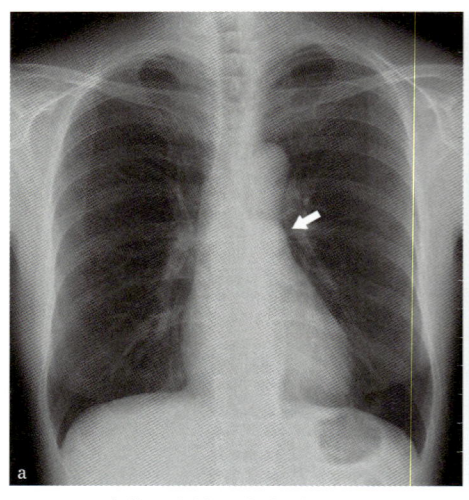

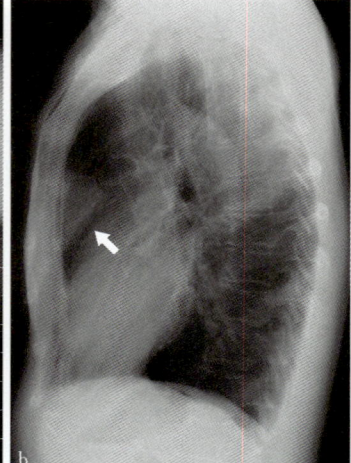

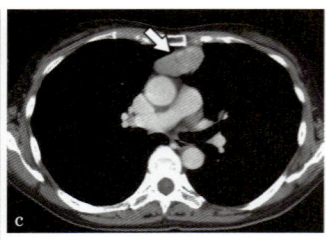

図2 60歳代，女性．胸腺腫
a：胸部単純X線正面像．縦隔にわずかに周囲より透過性の低い部分が疑われるものの（矢印），縦隔腫瘤影の指摘は難しい．
b：胸部単純X線側面像．胸骨後腔下部に明瞭に腫瘤が描出される（矢印）．正面像と合わせ，前縦隔腫瘤の疑われる所見である．
c：造影CT縦隔条件．前縦隔に楕円形の腫瘤が描出され，内部に隔壁様の線状構造も描出される（矢印）．手術によりAB型胸腺腫であることが確認された．

表1 縦隔の各区分に発生する腫瘍

縦隔上部腫瘍	甲状腺腫
	副甲状腺腫
	神経原性腫瘍
前縦隔腫瘍	胸腺腫
	胸腺癌
	奇形腫
	悪性胚細胞腫
	悪性リンパ腫
	胸腺嚢胞
	心膜嚢胞
	脂肪腫
	血管腫
	リンパ管腫
中縦隔腫瘍	悪性リンパ腫
	リンパ節転移
	気管支嚢胞
	食道重複嚢胞
	食道腫瘍
後縦隔腫瘍	神経鞘腫
	神経線維腫
	神経節細胞腫
	神経節細胞芽腫
	神経芽細胞腫
	傍神経節腫

瘍が疑われる場合のスクリーニング検査としては，胸部単純X線撮影は正側2方向を撮影することが必要である（図2）．

2．各区分に発生する腫瘍・腫瘤の組織型

縦隔の各区分に発生する腫瘍は表1に示す通りである．どれも，発生頻度が高い腫瘍ではないが，実に組織型が多岐にわたり，縦隔腫瘍の鑑別診断は大変難しい．また，胸腺腫と悪性胚細胞腫であるセミノーマは画像所見が大変似ているが，治療方針は全く別であり，これも縦隔腫瘍の鑑別診断が重要な原因となっている．

縦隔胸膜線（mediastinal-pleural line）

縦隔胸膜線には，前・後接合線，奇静脈食道線，大動脈肺動脈窓，右傍気管線，左傍脊椎線，下行大動脈などがあり，なかでも，縦隔腫瘍の診断には奇静脈食道線，大動脈肺動脈窓，右傍気管腺，

左傍脊椎線，下行大動脈などが重要である（図3）．これらの線の不明瞭化や偏位は縦隔腫瘍の重要な所見である[4]．

1．奇静脈食道線（azygoesophageal line）

気管分岐部より下方では右肺下葉の一部が，心臓と椎体に挟み込まれるように入り込んでいる．この部を特に奇静脈食道陥凹部（azygoesophageal recess）と呼んでいる．左側は奇静脈，食道，後方は椎体と接している．正常では，気管分岐部からなだらかに左下方にやや斜めに走る線で，上端は奇静脈弓に達する．偏位・消失する病態としては，気管分岐部のリンパ節腫大，気管支原性嚢胞，食道腫瘍，食道裂孔ヘルニアなどが考えられる．

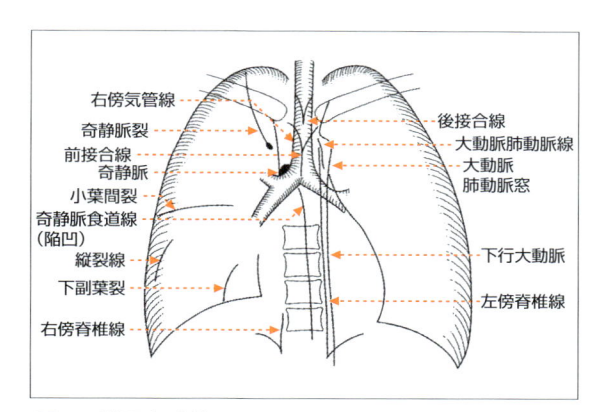

2．大動脈肺動脈窓（aortic-pulmonic window；AP window）

上縁が大動脈弓下縁，下縁は左肺動脈上縁，内側は左気管支および気管，外側は縦隔胸膜で囲まれた縦隔の狭い部分のことである．この AP window 内には動脈管索，左反回神経，大動脈下リンパ節などが，脂肪に包まれて存在する．消失したり拡大する病態として，大動脈下リンパ節腫大，反回神経由来の腫瘍，大動脈瘤などが考えられる（図4）．

3．右傍気管線（right paratracheal stripe）

鎖骨の高さから右上葉気管支上縁の高さまでの気管の右壁が数 mm ほどの厚さの線状影として描出される．立位で 4 mm 以上を異常所見とする．

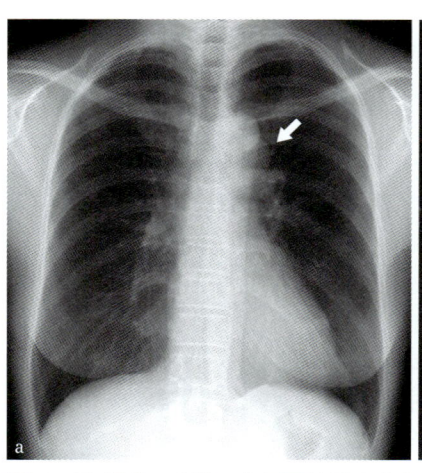

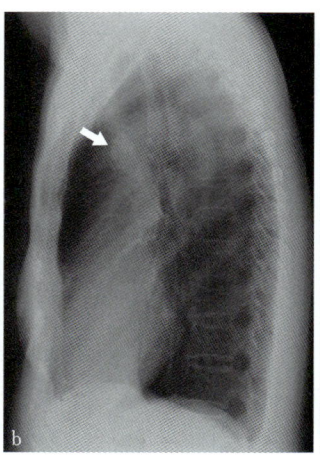

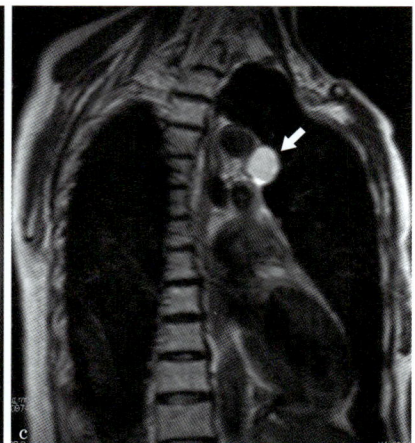

図3　縦隔胸膜線
右傍気管腺，奇静脈食道線，左傍脊椎線，大動脈肺動脈窓，下行大動脈が縦隔腫瘍の診断には重要である．
〔林邦昭，他（編）：新版胸部単純X線診断；画像の成り立ちと読影の進め方．秀潤社，2000より転載〕

図4　50歳代，女性．左反回神経由来の神経鞘腫
a：胸部単純 X 線正面像．大動脈肺動脈窓に辺縁明瞭な結節が存在する（矢印）．
b：胸部単純 X 線側面像．気管前縁と大動脈弓が交差する部分に重なって結節影がみられる（矢印）．
c：MRI T2 強調斜位断像．大動脈肺動脈窓に，境界明瞭で高信号を示す類円形の結節が描出される（矢印）．手術により摘出され，左反回神経由来の神経鞘腫であることが確認された．

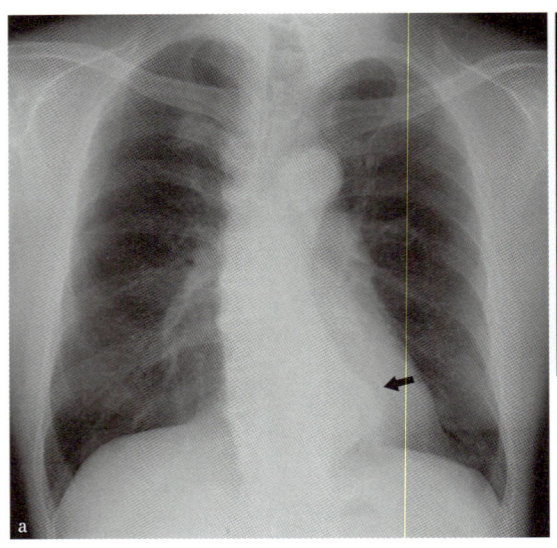

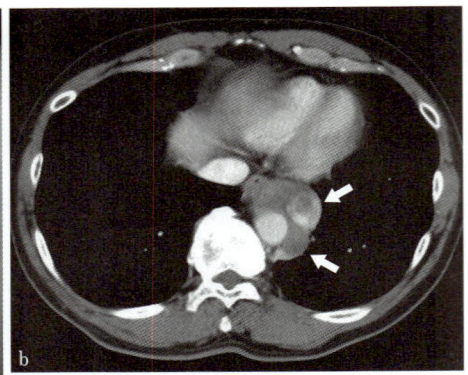

図5 50歳代，男性．中縦隔発生の悪性線維性組織球腫
a：胸部単純X線正面像．下行大動脈が横隔膜直上で不自然に蛇行している（矢印）．
b：造影CT縦隔条件．横隔膜直上のレベルで下行大動脈を取り囲むように内部不均一に増強される腫瘍がみられる（矢印）．食道は腫瘍により内側前方に圧排されている．手術により悪性線維性組織球腫であることが確認された．

異常像は，傍気管リンパ節腫大，気管腫瘍，胸膜病変，肺腫瘍などである．

4．左傍脊椎線（left paraspinal line）

解剖学的には下行大動脈の後方で，肺が胸椎の椎体の側線に接して生ずる線．椎体と胸膜との間は後縦隔で，リンパ節や交感神経幹などが脂肪に包まれて存在する．下方は横隔膜脚後部に連続し，後腹膜腔と縦隔の通路となり，リンパ行性転移で限局性の膨隆がみられる．偏位する病態として，脊椎カリエス，化膿性脊椎炎による膿瘍，脊椎腫瘍，外傷による出血，リンパ節転移，後縦隔腫瘍などが挙げられる．

5．下行大動脈（descending aorta）

上方は大動脈弓から連続し，若年者では直線状に下行する線で，下行大動脈左縁と左肺が接する面である．高齢者では下行大動脈が蛇行するためその直線性は失われるが，線の不明瞭化や不自然な突出で異常を指摘する．異常がみられる病態としては，大動脈瘤，縦隔リンパ節腫大，中縦隔腫瘍，肺癌などが挙げられる（図5）．

病変の存在部位の把握に有効なサイン

1．胸膜外徴候（extrapleural sign）

胸壁や縦隔から胸腔に突出する腫瘍は，臓側胸膜と臓側胸膜の2枚の胸膜で覆われるため，たとえ腫瘍表面が凹凸不整でも，覆われた胸膜のために辺縁は滑らかになる．そのため，腫瘍の辺縁はなだらかに胸壁や縦隔に移行し，腫瘍の立ち上がりはなだらかとなる（図6，図7）．これらの所見をextrapleural signという．また，これら立ち上がりがなだらかな腫瘍の真正面から撮影すると辺縁がX線束と接線を成さないため，辺縁が不明瞭となる．これをincomplete border signという．

2．肺門重畳徴候（hilum overlay sign）

拡大した縦隔影に重なって，肺門の血管影が認められたときには，その縦隔影は肺門影より前方

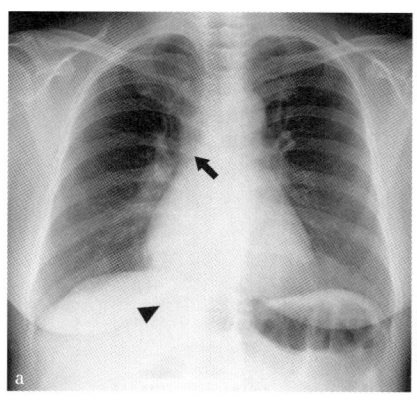

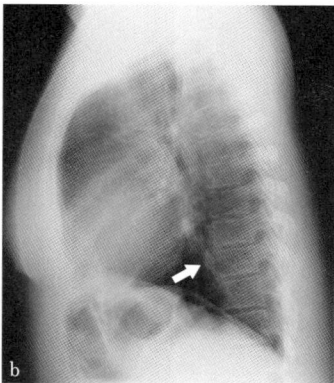

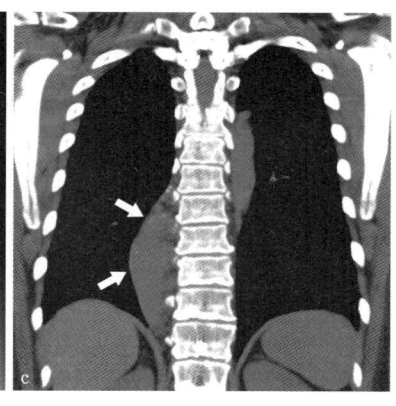

図6 40歳代，女性．後縦隔発生の神経節細胞腫
a：胸部単純X線正面像．心右縁が2重になっており，上方は椎体からなだらかに立ち上がる線を形成している（矢印）．いわゆる extrapleural sign である．横隔膜の下のレベルでも淡く境界が描出されている（矢頭）．thoracoabdominal sign 陰性であり，椎体と接する後縦隔腫瘍であると診断できる．
b：胸部単純X線側面像．側面にて腫瘍の辺縁は全く描出されない（矢印）．いわゆる incomplete border sign を示す．
c：単純CT MPR冠状断像．下部胸椎右側に接して立ち上がりがなだらかな腫瘤がみられる（矢印）．上部では点状の石灰化もみられる．手術により神経節細胞腫であることが確認された．

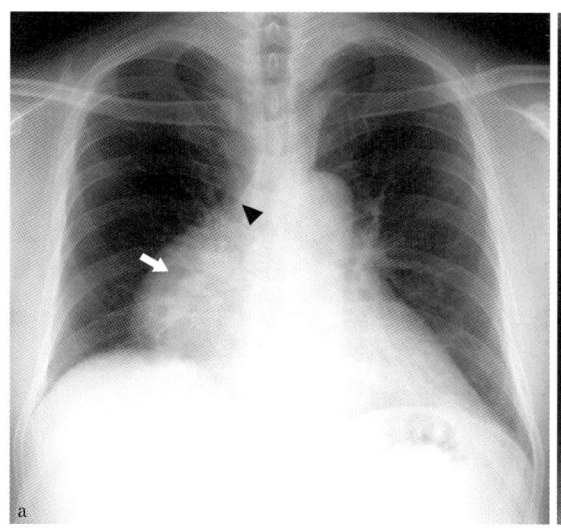

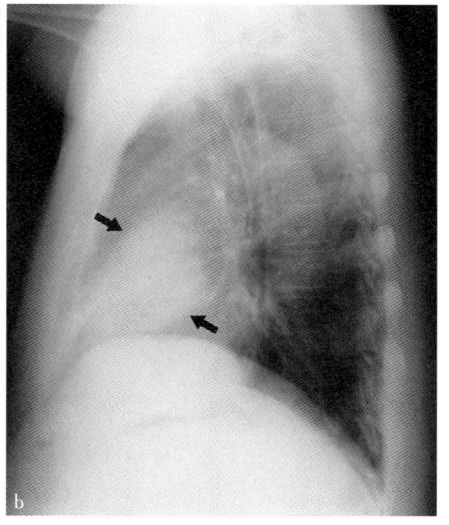

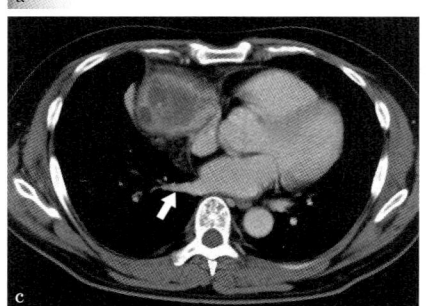

図7 50歳代，男性．胸腺癌（扁平上皮癌）
a：胸部単純X線正面像．縦隔から右中下肺野内側に突出する大きな腫瘤影がみられ，心右縁は不明瞭となり silhouette sign 陽性である．腫瘤上部の立ち上がりはなだらかで extrapleural sign 陽性である（矢頭）．腫瘤と重なる肺門血管影は明瞭に描出され（矢印），hilum overlay sign 陽性であり，以上のことから正面像だけで，前縦隔の心右縁と接する縦隔腫瘍と診断できる．
b：胸部単純X線側面像．心臓と重なって大きな腫瘤が描出される（矢印）．
c：造影CT縦隔条件．心右側に接して内部不均一に増強される腫瘤がみられる．背側に右下肺静脈がみられ（矢印），腫瘤と接していないことがわかる．これにより hilum overlay sign 陰性となる．手術により胸腺癌（扁平上皮癌）であることが確認された．

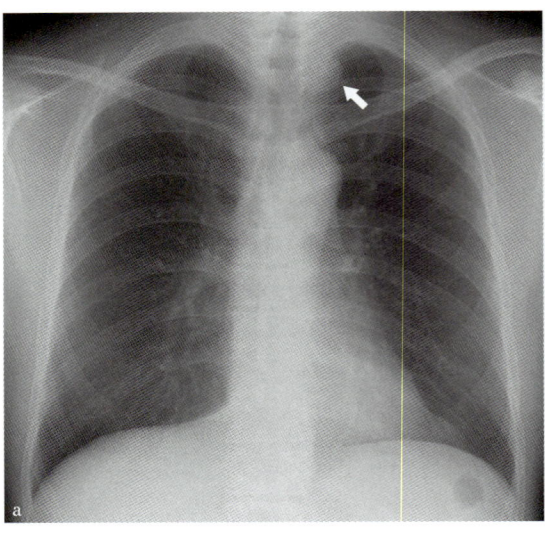

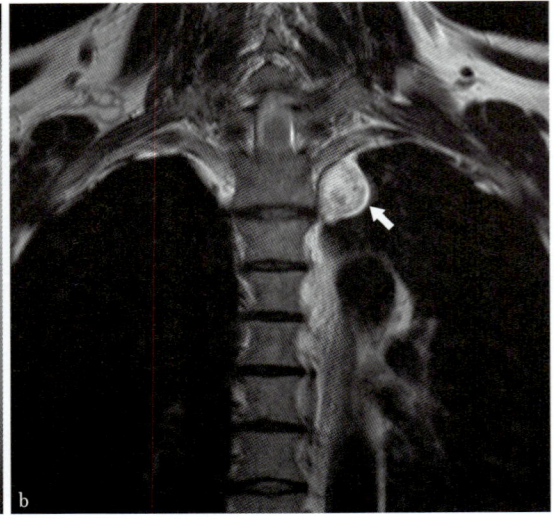

図 8 40歳代，男性．後縦隔神経鞘腫
a：胸部単純 X 線正面像．左肺尖内側に立ち上がりなだらかな結節がみられ，その辺縁は明瞭である（矢印）．いわゆる cervicothoracic sign 陰性の所見であり，後縦隔腫瘍を疑わせる．
b：MRI T2 強調冠状断像．椎体左側に接して内部不均一な高信号を呈す結節がみられる．手術にて摘出され神経鞘腫であることが確認された．

あるいは後方に存在する．これを hilum overlay sign といい，心拡大による縦隔影の拡大ではないことを示し，縦隔腫瘍などが疑われる（図 7）．

3．頸胸部徴候（cervicothoracic sign）

胸部 X 線正面像では，気管より前方の肺は鎖骨の高さまでしかない．一方，肺尖部の肺は気管後方にあり，鎖骨より上方にある．もし，胸部単純 X 線正面像で，縦隔上部に腫瘤陰影があり，その腫瘤の辺縁が鎖骨より下方部分で鮮明で，上方部分で不鮮明な場合は，鎖骨より下方部分は肺野へ突出して，肺野とのコントラストで描出されているが，上方部分は頸部の軟部組織内にあって，肺と接していないことを意味している．これを cervicothoracic sign 陽性という．陰性は逆に，鎖骨上部の部分も辺縁が明瞭に描出されることを言い，後縦隔の腫瘍であることを意味する（図 8）．

4．胸腹部徴候（thoracoabdominal sign）

胸腹部をまたぐ病変はほとんどが大動脈裂孔の部分で生じるので，傍脊椎部に腫瘤状の陰影を形成する．胸部単純 X 線正面像では，横隔膜のラインを形成する横隔膜円蓋部より下方の後肺底区がコントラストを作り腫瘤影を描出するが，見逃されやすい．さらに下方は腹部の透過性と重なり腫瘤のコントラストは認められない（図 6）．これを thoracoabdominal sign 陽性という．逆に，腹部の部分まで腫瘍のコントラストが追えるとき（cervicothoracic sign 陰性）は，後縦隔腫瘍である可能性が高い．

文献

1) Goodman LR：Felson's principles of chest Roentgenology 3rd edition. WB Saunders, 2006
2) Sone S, et al：CT anatomy of hilar lymphadenopathy. AJR Am J Roentgenol **140**：887-892, 1983
3) 日本胸腺研究会（編）：臨床・病理 縦隔腫瘍取扱い規約 第1版. 金原出版, 2009
4) 林邦昭（編）：新版 胸部単純 X 線診断：画像の成り立ちと読影の進め方. 秀潤社, 2000

（坂井修二）

11章
胸水

的確に胸部単純 X 線写真から胸水貯留を診断するコツ

　胸水貯留はさまざまな原因で胸腔内に液体貯留をきたすものであるが，少量の場合には聴診や打診では発見できず，胸部単純 X 線写真は胸水の診断にきわめて有用である．また，胸水量の推定，治療などに伴う胸水の変化の観察にも簡便で有力な診断法となる．

　しかし，ある程度以上の量の胸水で典型的な画像所見をとる場合には判断に困ることはないと思われるが，非典型的な画像所見をとる場合や少量の胸水を診断する場合，多量の胸水と無気肺を鑑別する場合には注意を要する．本項では，以上の点を中心に胸水の単純 X 線写真について述べる．

撮影のコツ

　胸部単純 X 線正面写真では，少量の胸水は左右の肋骨横隔膜角部分の鈍化として描出されるため，左右の肋骨横隔膜角を十分にカバーした撮影を行うことが重要である．また，ごく少量の場合には，正面写真よりも側面写真のほうが容易に指摘できるため，必要に応じて側面写真を追加する（図1）．胸膜の癒着との鑑別や胸水の移動性につ

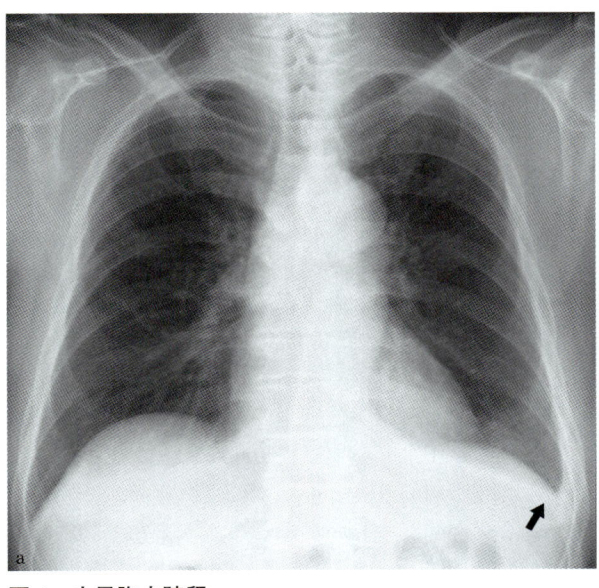

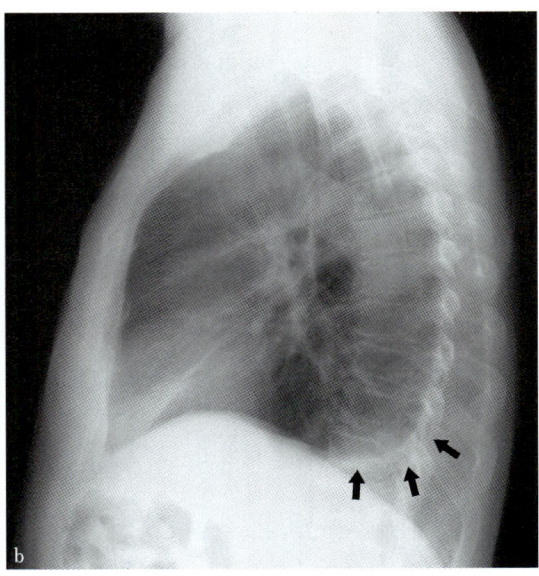

図1　少量胸水貯留
a：正面像．左肋骨横隔膜角の鈍化がわずかで，胸水を指摘しにくい．
b：側面像．典型的な meniscus appearance が後方肋骨横隔膜角に認められ，胸水貯留の指摘は容易である．

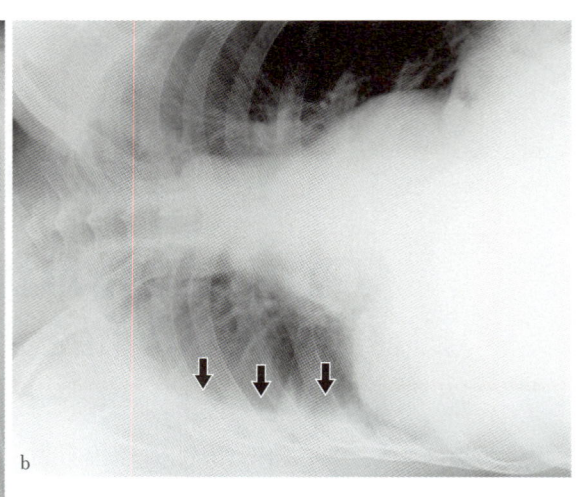

図2 デクビタス撮影
a：正面像．右横隔膜面の挙上を認める．
b：右下デクビタス撮影．右胸郭に平行に均一陰影を認め，胸水貯留があること，胸水が胸腔を移動可能であることがわかる．

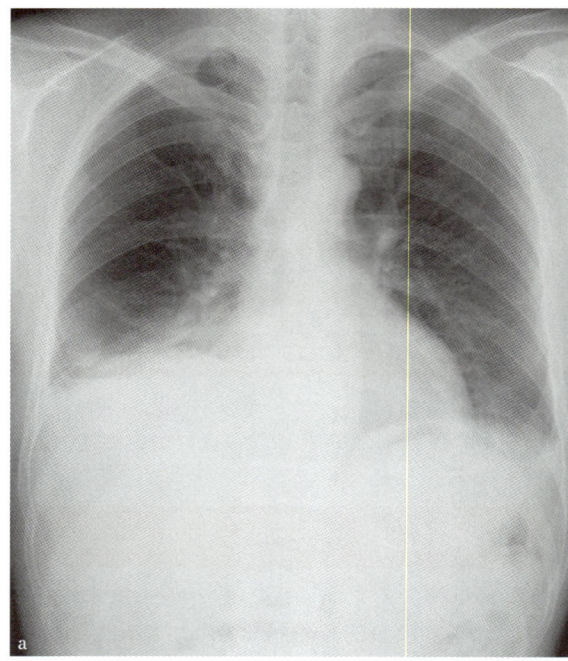

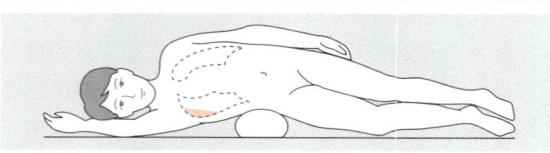

図3 デクビタス撮影の工夫

いて検索したい場合には，患側を下に患者を側臥位にして側方から撮影するデクビタス撮影が有効である（図2）．この際，若干，患者の患側腰部に枕などを置き，腰を上げると，より少量の胸水でも診断しやすくなる（図3）．

疾患の解説と鑑別診断のポイント

胸水貯留は生理的に認められる胸水の産生と吸収のバランスがとれなくなり，産生が吸収を上回った場合に認められる現象で，以下の6つの病態が指摘されている．

（1）微細血管網の水圧が上昇した場合（例：心不全による肺静脈圧上昇）
（2）血液中の浸透圧が低下した場合（例：低蛋白血症や肝硬変）
（3）胸腔内圧が減少した場合（例：無気肺）
（4）微細血管網の透過性が亢進した場合（例：胸膜炎や胸膜腫瘍）
（5）胸膜のリンパからの吸収が閉塞した場合（例：癌性リンパ管症）
（6）腹腔内の液体貯留が横隔膜の欠損孔やリンパ管を介して移動してくる場合（例：多量腹水貯留）

胸水はその構成成分により漏出性と滲出性に分けることもある．漏出性では，血液中の値と比較し胸水の蛋白含有量が0.5以下であることや，LDH値が0.6以下であることが参考値として挙げられている．漏出性胸水の原因としては，微細血管網の水圧上昇や血漿浸透圧の低下が主な病態と考えられており，心不全や低蛋白血症，肝硬変，腎不全が頻度の高い疾患となる．また，胸水貯留が起こる場合には両側性に貯留することが多い（図4）．両側に胸水貯留を認めた場合には，まず，漏出性胸水をきたす疾患を鑑別すべきである．滲

出性では，種々の炎症や梗塞，腫瘍に関連して微細血管網の透過性が亢進することが主な病態であり，癌性胸膜炎，胸膜中皮腫，胸膜炎，膠原病による胸膜炎，肺梗塞が頻度の高い疾患となる．滲出性胸水を呈する疾患では，しばしば片側性の胸水貯留を呈する．また，しばしば，癒着を伴い肺側に凸となる形状を呈することがある．このような，胸水貯留所見をみた場合には，滲出性胸水をきたす疾患を鑑別すべきである（図5）．

手術，感染により胸腔内のリンパ管が破綻した場合には，乳び胸水が貯留することもある．また，外傷による胸腔内出血も胸水貯留と同じ画像所見を呈する．これらと通常の胸水貯留の鑑別は胸部単純X線写真では困難であり，必要に応じて胸水穿刺を併用する．

左側優位に胸水が貯留する疾患としては，膵炎，Dressler症候群，心膜切開を伴う手術後が知られており，右側優位に胸水が貯留する疾患としては肝硬変，卵巣線維腫に伴う胸水（Meigs症候群）（図6），内膜症性胸水が知られている．

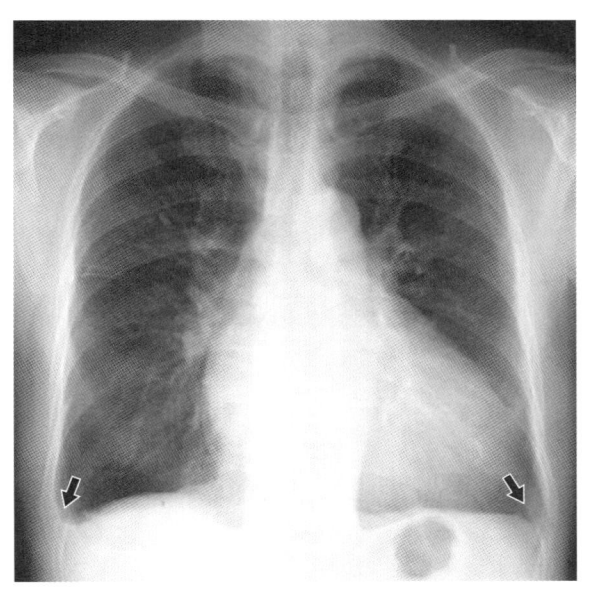

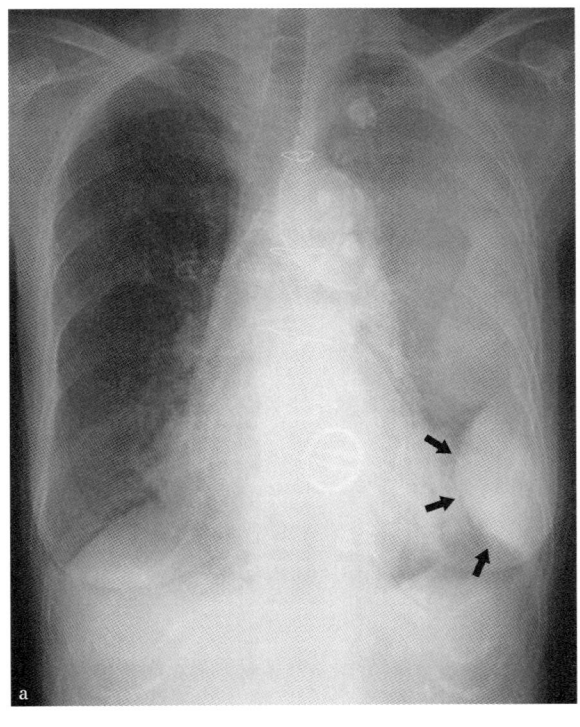

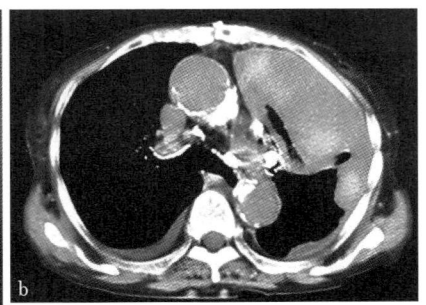

図4　心不全の胸水
心拡大とともに両側肋骨横隔膜角の鈍化があり，心不全に伴う胸水貯留を疑うことが可能である．

図5　膿胸
a：正面像．左中肺野および下肺野に境界明瞭な腫瘤影を認め，立ち上がりがなだらかでextrapleural sign陽性であり，胸膜腫瘤や癒着を伴う胸水貯留を疑う．
b：CT．癒着した胸腔に貯留した濃度の高い液体貯留が認められ，臨床所見と合わせ膿胸と診断された．

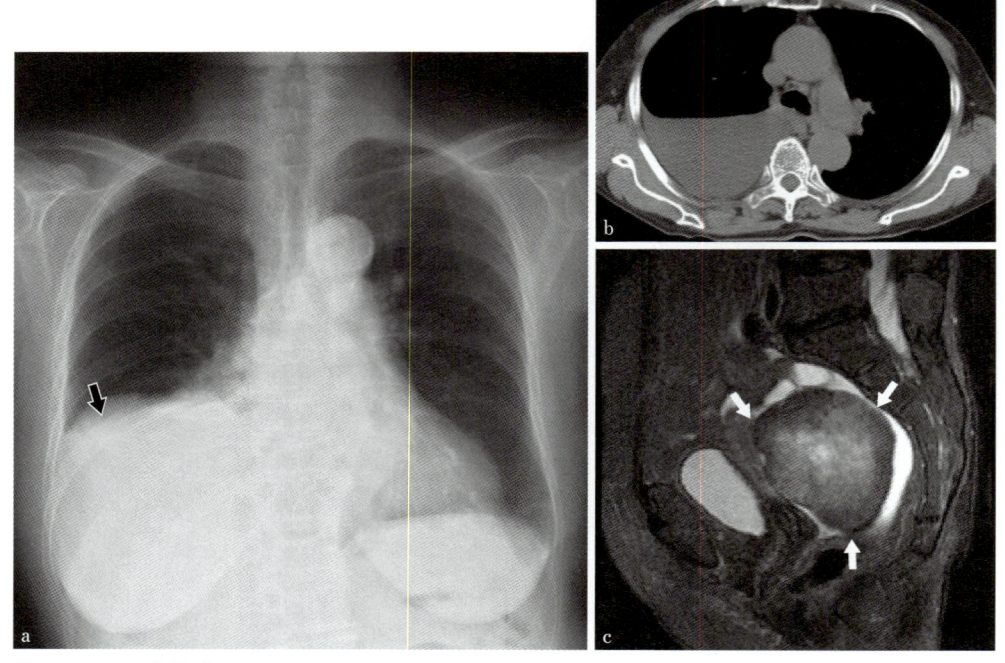

図6 Meigs 症候群
a：正面像．右横隔膜線の挙上があり，心陰影が左方へ偏位し右肺底部多量胸水を疑う．
b：胸部 CT．右胸水が確認される．
c：骨盤 MRI 脂肪抑制 T2 強調矢状断像．少量の腹水と子宮の背側に，充実性のやや信号の低い辺縁をもつ卵巣腫瘍があり，手術にて卵巣線維腫と診断され，胸水貯留は Meigs 症候群と診断された．

読影のポイント

1．meniscus appearance

　胸水が貯留した場合に，肋骨横隔膜角が鈍化し，胸壁に沿って上行する三日月状の境界明瞭な辺縁を示すことをいう（図7）．本来陰圧を呈する胸腔に液体貯留が生じると，毛細管現象と同様，辺縁部で胸膜間に液体が上行するために生じる現象である．典型的な胸水貯留の徴候とされている．

2．少量の胸水を見逃さないためには

　胸部単純 X 線正面写真で肋骨横隔膜角の鈍化が現れるのは 200 mL からといわれており，これより少量の胸水貯留では正面写真では診断できない．より少量の胸水を検出するには，側面写真による後方肋骨横隔膜角の鈍化の有無を検討する．側面写真では 75 mL の胸水があれば診断可能で

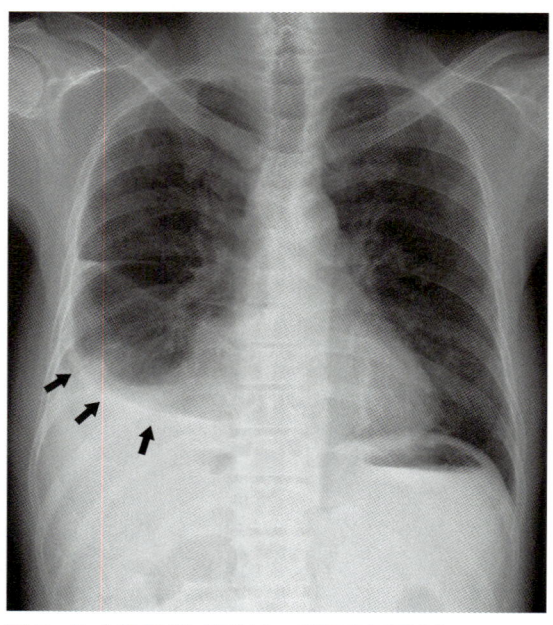

図7 胸水貯留（胸部単純 X 線写真正面像）meniscus appearance

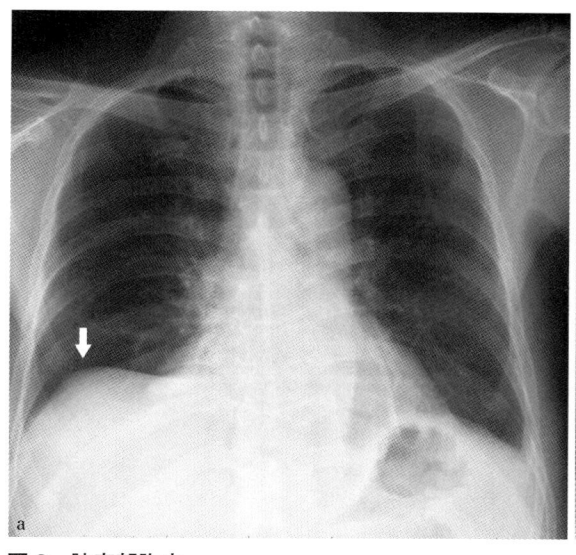

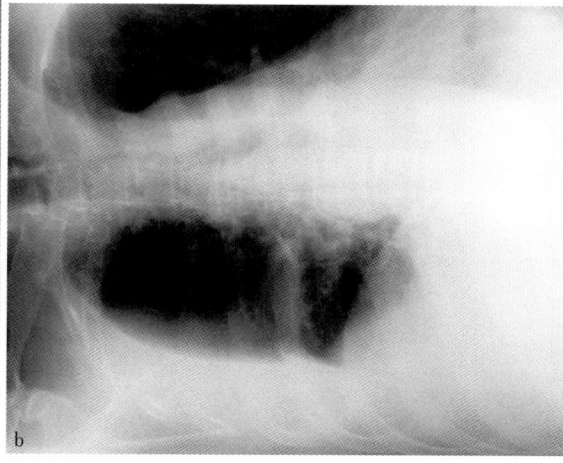

図8 肺底部胸水
a：正面像．右横隔膜線が挙上しその頂点が外側へ偏位し，かつ，内側部が平坦化している．
b：デクビタス撮影．中等量の胸水貯留であることが確認された．

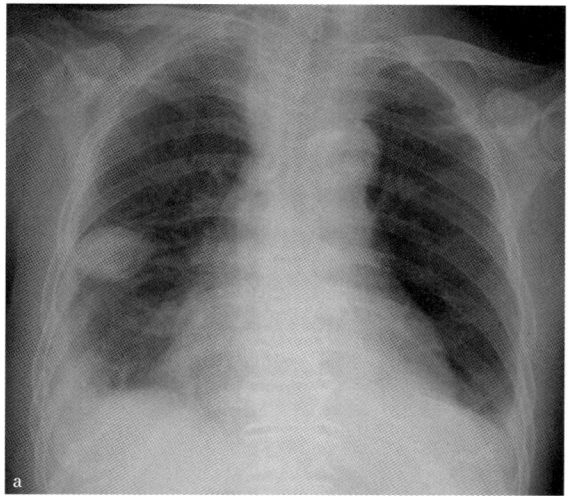

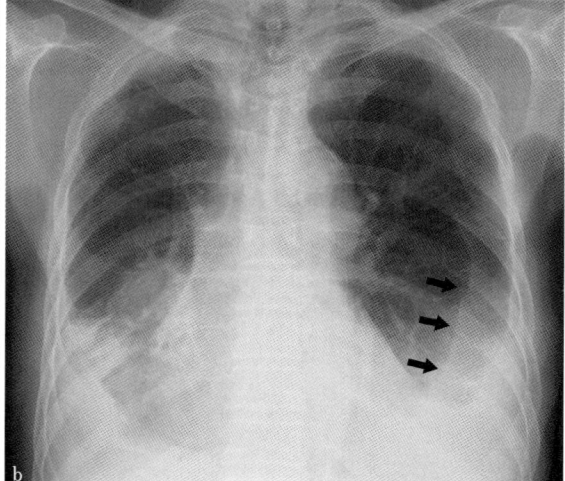

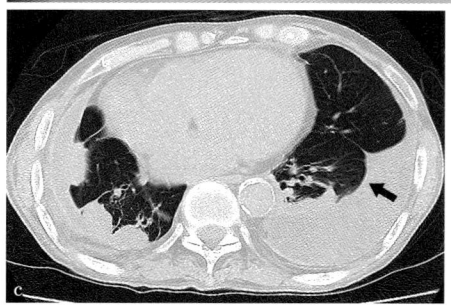

図9 葉間胸水
a：vanishing tumor の正面像．右中肺野に境界明瞭な腫瘤を認める．葉間線に平滑に連続しており小葉間裂の胸水貯留と診断できる．
b：incomplete fissure sign の正面像．左下肺野末梢側に透過性の低下した弧状の境界明瞭な線を認める．不全分葉の大葉間裂に貯留した葉間胸水である．
c：incomplete fissure sign のCT像．CTでは背側ならびに不全分葉の葉間に貯留した胸水を認める．"incomplete fissure sign"はこの胸水と含気のある下葉の境界をみていることがわかる．

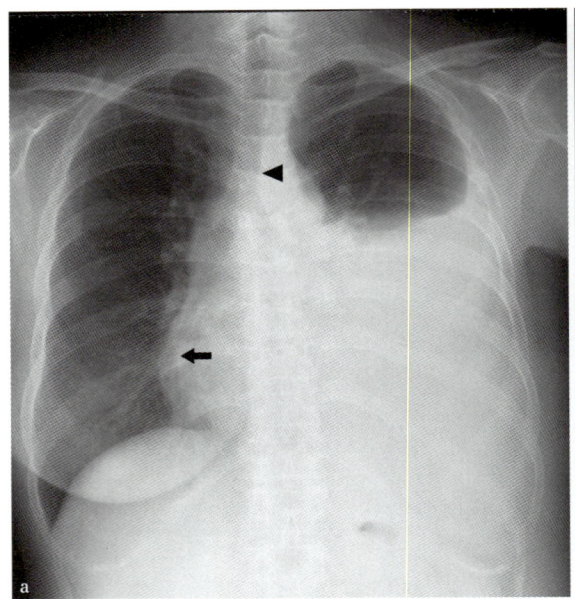

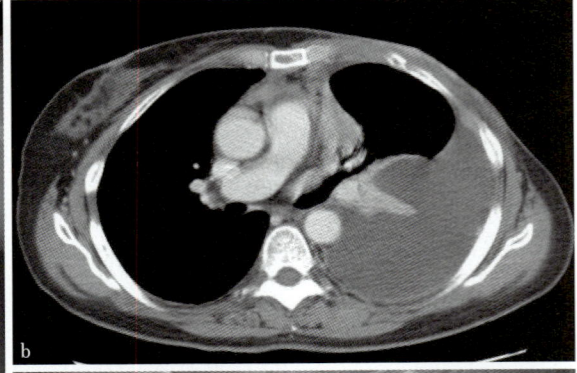

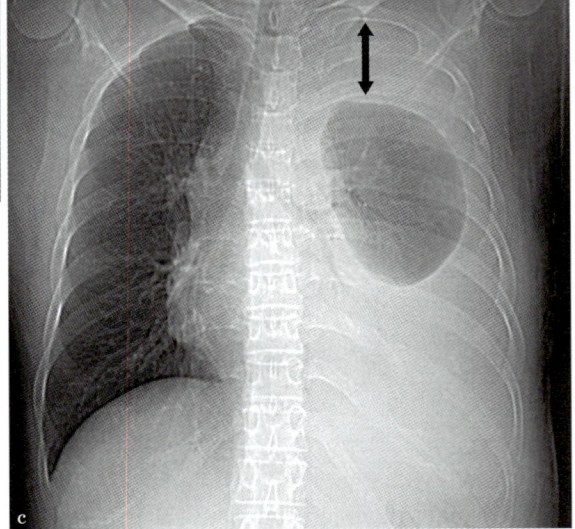

図10 大量胸水
a：正面像．左側肺野が上部を除いて均一影を呈している．中央陰影を形成する気管（矢頭）および心臓（矢印）の右側への偏位から左大量胸水貯留と診断できる．
b：CT像．CTで大量胸水が証明され，左乳癌術後であり，癌性胸膜炎と診断された．
c：ポータブル撮影．ポータブル撮影では"apical cap"（両矢印）が明瞭である．

あるといわれている（図1）．さらに少量の胸水の検出が必要な場合や，胸水の可動性を検討するためには，患者を患側を下にした側臥位にして，側面から撮影するデクビタス撮影を追加する（図2）．デクビタス撮影では5 mLの胸水でも診断可能であるといわれている．

3．典型的な所見をとらないために誤った判断をされやすい胸水貯留の画像所見

1）肺底部胸水（sub pulmonic effusion）

胸部単純X線正面写真で肋骨横隔膜角の鈍化を示さない胸水貯留がある．これを肺底部胸水と呼ぶ（図8a）．これは胸水が主として肺底部に貯留し，肺の外側縁の形態が残存した状態で胸水が貯留するために生じる．少量の胸水貯留のみならず，中等量の貯留でも認められることがあり，十分に注意する必要がある．側面写真では後方の肋骨横隔膜角の鈍化が示されるため，2方向で撮影されていれば，見落とされる可能性は少ない．正面写真で見落とさないようにするには，① 一側性の横隔膜線の挙上，② 横隔膜線の内側部分の平坦化，③ 横隔膜線頂点の外側への偏位，④ 横隔膜下血管影の消失の所見がないか検討することが大切である．また，左側では胃泡が見えていれば胃泡と横隔膜に見える線の間の距離が広がるため，注意して読影する．正面写真のみで肺底部胸水を疑った場合には，側面写真かデクビタス撮影を追加して確認する（図8b）．

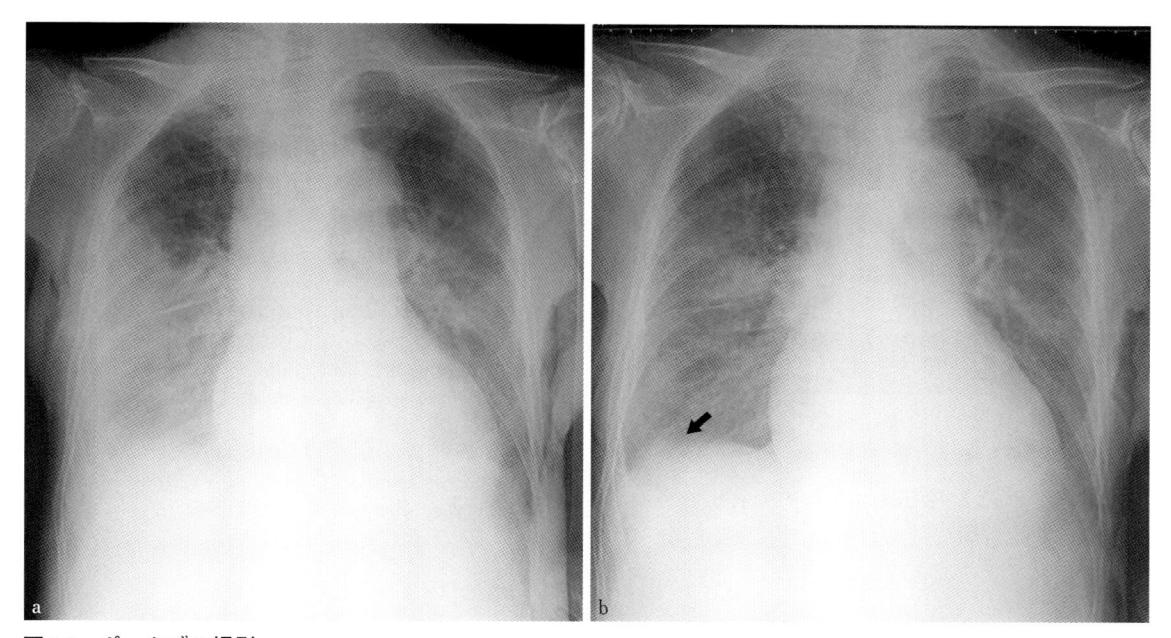

図 11 ポータブル撮影
a：ポータブル撮影．両側肺野の透過性が低下しているが，胸水貯留か肺炎の合併か判断しにくい．
b：座位撮影．右肋骨横隔膜角の鈍化が明瞭化し，胸水貯留であることが明らかとなる．

2）葉間胸水（interlobar effusion）

　肺葉を分ける葉間間隙に胸水が貯留することを葉間胸水と呼ぶ．この際，一見，胸水貯留が腫瘍のように見えるため"pseudotumor"と呼ばれたり（図9a），また，治療により急速に消失した場合には，"vanishing tumor"や"phantom tumor"と呼ばれたりすることもある．小葉間裂の葉間胸水は，正面写真でも側面写真でも診断が可能であるが，大葉間裂の胸水貯留かどうか判断するには側面写真が有効である．いずれの場合も，腫瘍状の陰影が周囲の葉間線に平滑に移行することを確認できれば診断が可能となる．

　大葉間裂が不全分葉の場合に，葉間に貯留した胸水が，正面写真で外側が透過性の低下した弧状の陰影として認められることがある（図9b）．これを"incomplete fissure sign"と呼ぶ．CTでは内側に含気を保った下葉と外側に不全分葉の大葉間裂の胸水が接する面として認められる（図9c）．

3）胸膜癒着により腫瘤状をきたす胸水

　臓側胸膜と壁側胸膜の癒着により，貯留した胸水が限局し腫瘤状に見えることがある（図5）．癒着している場合には，デクビタス撮影を行っても可動性が悪く腫瘍との鑑別は難しい．CT撮影による精密検査が必要となる．一般的には，腫瘍のCT値が水濃度であることで診断可能であるが，CT値の高い胸水（膿や血液）の貯留の場合には造影CTが必要となることがある．

4）多量の胸水

　多量に胸水が貯留すると一側肺の透過性が低下し，無気肺との鑑別が問題となる場合がある．胸部単純X線写真で，中央陰影の偏位の方向と有無で判断できることが多い（図10a，b）．健側に中央陰影が偏位している場合には，多量胸水貯留を考える．

5）臥位での撮影（ポータブル撮影）

　臥位で撮影した胸部単純X線写真では胸水が背側に広がるため，貯留した肺野の透過性の低下としてしか胸水貯留を判定できなくなるため，胸水を見落としたり，肺炎と誤ったりすることが起こる（図11a）．肺野の透過性の低下の有無を厳密

に評価することが大切である．肺炎との鑑別では，肺野透過性の低下部分での肺の血管影をよく観察する．血管が明瞭に同定できる場合には，背側に広がる胸水と診断できる．多量の胸水貯留では臓側胸膜と壁側胸膜の解離が生じ，肺の辺縁と肋骨の間に距離が生じる．肺尖部でこれがみられた場合には，これを"apical cap"と呼ぶ（図10c）．

フォローアップのために

漏出性胸水貯留は治療に反応した場合にはしばしば急激に変化する．この変化をモニターするためには胸部単純Ｘ線写真はきわめて有用である．臥位では胸水貯留の量的な評価が困難なため，立位での正面写真を撮るか，立位になれない場合には座位ないし少なくとも半座位で撮影する（図11b）．どうしても座位になれない場合にはデクビタス撮影も有効である．いずれにしても経過観察では，同じ体位，同じ呼吸位相で撮影することが重要である．

文献

1) McLoud TC：The Pleura；Thoracic Radiology；the requisites. pp483-489, Mosby, 1998
2) Friedman RL：Infrapulmonary pleural effusions. Am J Roentgenol Radium Ther Nucl Med 71：613-623, 1954
3) Henschke CI, et al：Pleural effusions；Pathogenesis, radiologic evaluation and therapy. J Thoracic Imaging 4：49-60, 1989

（小林　健）

ビューワー VIEWER　議論の仕方

ある論説記事がToulminの議論の仕方（論証）を紹介している[1]．放射線診断学では常に議論が存在している．胸部単純Ｘ線撮影が正常であるというclaim（主張）も，それに対する潜在的な反論を仮定としているから議論である．病変を的確に見い出す眼識を養うことや，すべての鑑別診断を網羅できることは重要である．しかし，その所見から適切かつ効果的な推論を引き出すことや，当該患者の診療に役立てるべく有効な鑑別に絞り込むことはさらに重要なことで，これがargumentation（論証）である．論証の要素を分析することは医学的論証の理論づけに役立つ．

その6つの要素はclaim（主張, C），grounds（データ, G），warrant（論拠, W），backing（裏付け, B），modal qualifier（限定詞, Q），rebuttals（論駁, R）である．Cは人に受け入れを要請する訴え，ないしは結論，GはCを人に納得させる理論的なデータ，WはGだからCであるという論拠で，この3つが主要な要素である．Bは論拠の裏付けでWを支持する補助的要素，QはGがWによってCに与える力の程度，「おそらく」，「たぶん」などの限定詞あるいは修飾詞，Rは論拠づけられた結論を論駁しうる例外的な条件を指している．といっても，理屈っぽくて多数の例で説明がないと理解困難である．

法廷での論争を想定して提案されたToulminの議論の仕方は，使用される用語は厳格かつ複雑で，すべての症例に適応させるのは非現実的であろうが，症例検討会の討論あるいは報告書には主張（結論），データと結論に至る論拠は明確にしたいものだ．

（多田信平）

1) Gunderman RB, Chou HY：Effective argumentation. AJR **196**：1345-1349, 2011

12章
気胸・縦隔気腫
見落とし・誤診を減らす撮影法と読影

気胸

　気胸は，種々の原因により胸膜腔に空気が貯留した状態を指す．全く無症状のものから非常に重篤で予後不良の経過をたどるものまであり，急速に進行するものもあるため，初診時の画像診断，特に単純X線写真の役割は重要である．多量の気胸はまず見落とされることはないが，比較的少量の場合，時に診断が難しく見落とされることがある．本項では，気胸の診断で，見落とし，誤診を減らすための撮影法と，その画像所見，診断・治療に必要な情報を得るための臨床的事項について概説する．

1．撮影のコツ
1）撮像体位と撮像方向
　立位をとれる患者では，気胸は主に肺尖部から上肺野の外側に集まることが多いため，通常の立位後前（PA）像が比較的診断しやすい．

　典型的な症例を提示する．患者は20歳代の男性，突然の呼吸困難，背部痛で発症した．立位，吸気位の胸部単純X線写真を提示する（図1）．気胸は，左側肺野末梢の空気濃度の陰影としてみられる．同部は，肺野血管影の欠如，透過性の亢進を呈し，やや縮んだ肺の濃度はわずかに高く，気胸との間に臓側胸膜で縁取られた円弧状の境界面を形成している．一般にもともと低い空気濃度の肺と，より低い空気濃度の気胸であるので，少量の気胸を濃度の差としてとらえることは難しい場合が多く，この円弧状陰影と肺野血管影の欠如が有力な情報を与える．本症例では，肺野縦隔側にも気胸があり，肺野と境界面を形成，中央陰影の外側にmedial stripe sign（後述）を形成している．

　身体的理由で立位が不可能な患者でも，座位，半座位で撮像することでこの目的を達成できることが多い．しかし，立位であっても，少量の気胸は鎖骨や肋骨の陰影との重なりがあり，時に診断が難しいことがある．

　また，立位不能で臥位しかとれない場合，背臥位では気胸は肺の前面内側や肺底部によく集まるため，正面像では診断が難しいことが多い．この際は，medial stripe signやdeep sulcus signなど

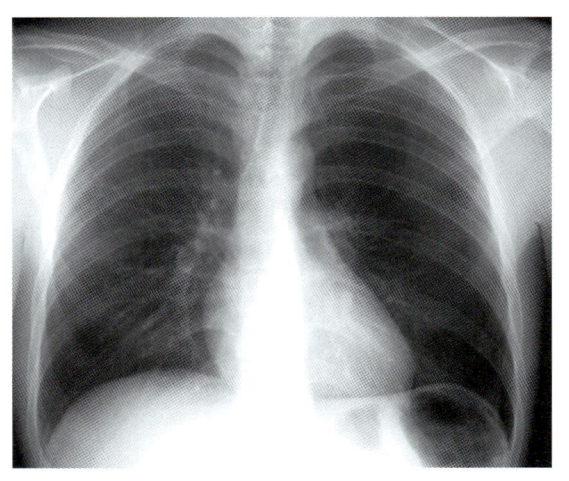

図1　症例1：自然気胸．立位正面単純X線像．
左側肺野末梢に気胸がみられる．同部は，肺野血管影の欠如，透過性の亢進を呈し，やや縮んだ肺の濃度はわずかに高く，気胸との間に臓側胸膜で縁取られた円弧状の境界面を形成している．縦隔側にも気胸があり，中央陰影の外側にmedial stripe signを形成している．

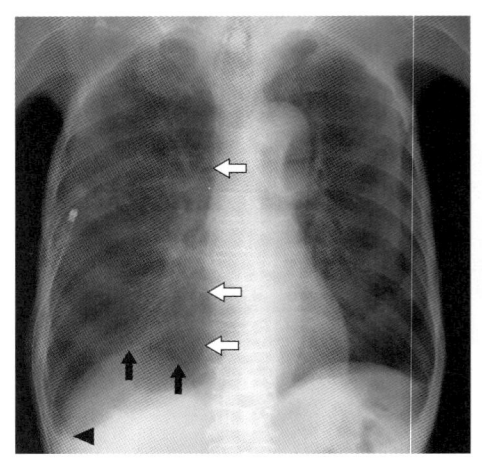

図2 症例2：COPDに続発した気胸．背臥位正面像
すでにドレナージ中であるが，右側の横隔膜直上には，横隔膜に沿った透亮帯がみられ，横隔膜が明瞭化している（黒矢印）．中央陰影の右側には，帯状の透亮像があり，medial stripe signをなす（白矢印）．右側の肋骨横隔膜角が左側よりも深く，deep sulcus sign陽性となっている（矢頭）．

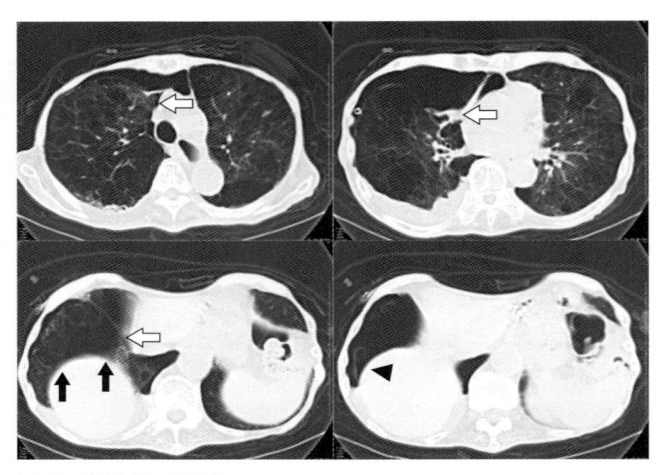

図3 症例2：CT像
図2と同日のCT像である．背臥位では，主に胸腔の内側や肺底部に気胸が存在することがわかる．肺底部，横隔膜との間の気胸が，X線写真で横隔膜直上の帯状の透亮像をなし（黒矢印），内側，中央陰影との間の気胸がmedial stripe sign（白矢印），肋骨横隔膜角部の気胸が，deep sulcus sign（矢頭）を形成する．

が，診断の助けとなる（図2，3：症例2）．

medial stripe signとは，気胸が，縦隔胸膜と臓側胸膜の間に貯留した場合，X線写真正面像で中央陰影と接した部位の肺野が，健側と比べて明るく見えることをいう．しばしば，縦隔気腫と紛らわしいが，縦隔気腫の場合は通常両側性であること，縦隔内の血管影が顕在化することがあること，continuous diaphragm sign（後述）等が鑑別点となる．立位像でも臥位像でも応用可能である．

deep sulcus signは，肺底部，横隔膜直上の壁側胸膜と肺表面の臓側胸膜の間に気胸が貯留した肺下気胸の場合，肋骨横隔膜角の腹側に空気が侵入し，肋骨横隔膜角の切れ込みが深く見えることを指す．背臥位正面像での気胸の診断に有用であるが，立位でも肺底部に気胸が貯留した場合にはみられる画像徴候である．

臥位の場合，あるいは立位でも診断が難しい場合には，気胸の疑われる側と反対側の側臥位正面像を試してみるとよい．側臥位正面像では，気胸が患側の胸壁と肺の間に集まり，より診断しやすくなる（図4，5：症例3）．また，外傷性気胸や新生児の場合など，どうしても体位変換が不可能で，側臥位にもなれない患者では，背臥位側面像が有用なことがある．この場合，前胸壁と縮小した肺の間の気胸が見えやすくなり，診断に有用である．

2）吸気位と呼気位

通常，胸部単純X線写真は，なるべく広く肺野を観察する目的をもって吸気位で撮像される．肺野濃度が上昇する多くの疾患に対しては，有力な方法である．しかし，この吸気位の撮像は，気胸の診断には，必ずしも最適とはいえない．吸気により，肺が拡張し濃度も低下するからである．気胸には，呼気位のX線写真が診断に有用である．呼気位で撮ると，肺が縮小するのに対し，気胸の容積は不変なので，胸郭の中に占める気胸の割合が相対的に増える．また，肺の濃度が呼気位では上昇傾向になるため，低濃度で変わらない気胸とのコントラストが上昇し，診断がより容易となる．気胸の診断では必ず試みてみるべき検査法である（図6：症例1）．

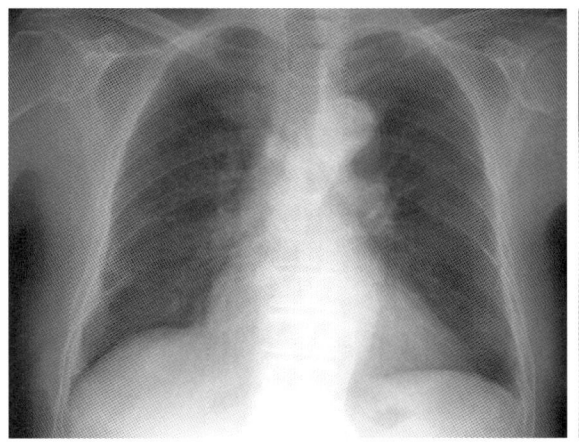

図4 症例3：後腹膜の術後で両側の気胸をきたした症例（背臥位正面像）
両側に，ドレーンチューブ挿入後であるが，右側では，肺底部横隔膜直上にわずかな透亮帯があり，軽度の medial stripe sign, deep sulcus sign もみられ，わずかな気胸があることがわかる．左側では，気胸を指摘するのは困難と思われる．

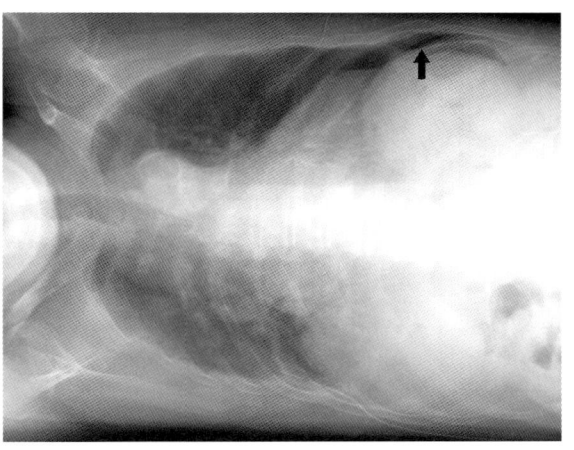

図5 症例3：右側臥位正面像
右側臥位正面像では，背臥位正面像ではっきりしなかった左側にも，少量の気胸があることがわかる．側臥位をとることにより，胸郭で一番高くなった左肋骨横隔膜角部の肺と側胸壁との間に，気胸が体軸と垂直方向の透亮像を形成している（矢印）．

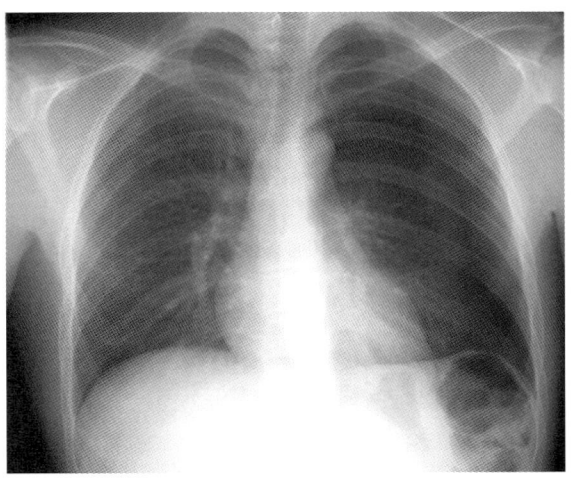

図6 症例1：呼気位立位正面像
呼気位では，主に肺尖部から外側にある気胸が図1と比べて，より明瞭化する．肺が呼気により縮小したため，気胸の面積が相対的により大きくなり，また肺の濃度もやや高くなっているため，低濃度の気胸との間のコントラストも上昇し，気胸が見やすくなっている．

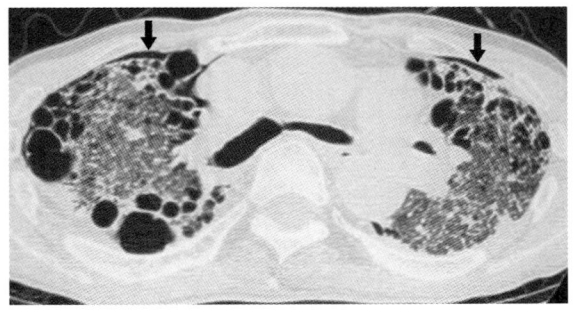

図7 症例4：高度の肺線維症に続発した微量の気胸．HRCT像
非常に微量のため，また本症例のように，肺野に高度の陰影があって障害となり，X線写真では検出が難しい気胸でも，CTやこのHRCTでは，明瞭に検出可能である．

3）CT, thin-slice CT

臨床的に気胸を疑い，各種体位・吸気位の単純X線写真を撮ってもこれが不明な場合には，やはり躊躇せずCTを撮るべきである．CTでは，少量の気胸でも，また胸郭内のどの部分にあっても，他の解剖学的構造との立体的な重なりが少なく，濃度分解能もX線写真と比べて格段に高いため，見逃しが少なくなる．また，CTでは単純X線写真では見えづらい bulla, bleb や悪性腫瘍，炎症

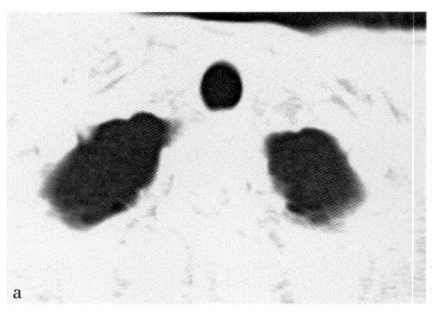

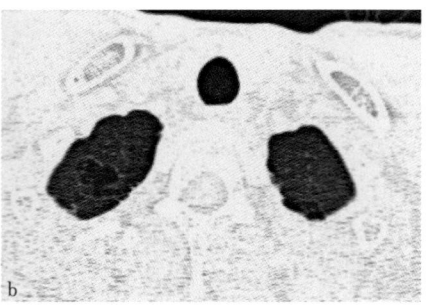

図8　症例1のCT像(5 mm スライス厚)と thin-slice CT 像(1 mm)
a：CT 像，b：thin-slice CT 像
両肺尖部の胸膜下に存在する気腫性嚢胞が，部分容積効果の影響の少ない thin-slice CT で，より明瞭に認識される．

性疾患など，気胸の原因疾患の検討もより深く正確に行うことが可能である．

　通常の CT でも，肺尖部などでは，胸壁と肺野の部分容積効果の影響があり，気胸の診断が時に難しいことがあるが，この場合には，薄いスライス厚の thin-slice CT を撮ると，より正確な診断が可能となる．thin-slice CT は，通常の 5〜10 mm 程度の厚さの CT と比べて，微量の気胸を高感度に検出しうる（図7：症例4）．また，bulla，bleb など気腫性嚢胞の存在も，thin-slice CT のほうが検討しやすい（図8：症例1）．胸膜下の小さな気腫性嚢胞が，thin-slice CT で初めてとらえられることも多い．したがって，気胸の場合，通常のCT を撮って，その原因となるような所見がはっきりしないときには，肺尖部を中心に全肺野の thin-slice CT を撮って，その発見に努めるようにしている．ことに 16 列以上の多列検出器型 CT（MDCT）では，もう一度撮り直すことなしに1回の撮像で全肺野を thin-slice CT で撮ることができるため，この検討がより広範囲，かつ正確に可能である（図9：症例5）．

　しかし，CT では，肺野を画像化するとき，高分解能の再構成フィルタを用い，また境界面を強調する画像処理をかけることが多いが，このような肺野画像では，肺野と胸壁の境界部が，強調処理のためにしばしば低濃度の帯状構造として見える．これを気胸と見誤らないように注意しなけれ

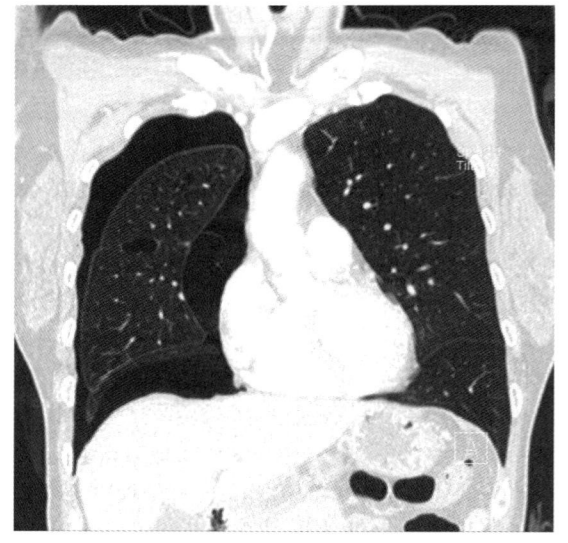

図9　症例5：自然気胸．冠状断 CT 像
右肺の周囲，胸郭との間に中等量程度の気胸が存在する．胸膜下や葉間胸膜下，肺野内にみられる気腫性嚢胞が明瞭に描出されている．

ばいけない．この低濃度帯は，反対側にも同じように見えること，背臥位の CT であれば通常気胸の存在するはずの腹側から側胸部・縦隔側だけではなく，背側の胸壁直下にも同じように見えること，などで気胸との鑑別が可能である．また，錯視の一種である Mach band にも留意する必要がある．これも濃度の大きく異なる境界面で，高周波強調処理と類似した視覚効果を与える．

表1 気胸の原因とその分類

自然気胸
1. 特発性自然気胸
   - 胸膜直下の気腫性嚢胞(bulla, bleb など)の破裂
2. 続発性自然気胸
   - 悪性腫瘍(肺癌,転移性腫瘍)
   - 炎症(結核,肺炎,肺膿瘍,AIDS-ニューモシスチス肺炎,真菌症,肺吸虫症など)
   - びまん性肺疾患・蜂窩肺(IPF/IIP,サルコイドーシス,膠原病肺,好酸球性肉芽腫症,塵肺症,肺胞蛋白症など)
   - 気管支喘息
   - 慢性肺気腫・COPD
   - 子宮内膜症(月経随伴性気胸)
   - Marfan 症候群,Ehlers-Danlos 症候群
   - 肺梗塞
   - リンパ脈管筋腫症(LAM)
   - 新生児疾患(胎便吸引症候群,新生児肺硝子膜症)

外傷性気胸
1. 開放性気胸
   - 外開放性気胸
   - 内開放性気胸
2. 閉鎖性気胸
3. 医原性気胸

2．疾患の解説

気胸は,肺の表面を覆っている臓側胸膜と胸壁を内張する壁側胸膜,2枚の胸膜で囲まれた胸膜腔に,種々の原因で空気の侵入した状態である.正常では,陰圧呼吸であるため,拡張しようとする胸郭と縮もうとする肺の間で胸膜腔は陰圧となり,そこに空気は存在できない.もし空気が入ったとしても,大気圧よりもガス分圧の低い静脈内に速やかに吸収される.何らかの原因で胸膜が破綻し,そこから空気が多量に流入,吸収が間に合わなくなると,胸膜腔に空気が貯留し,気胸を発症する.

気胸には,大きく分けて自然気胸と外傷性気胸の2種類がある.気胸の原因とその病態による分類を表1に示す.

1) 外傷性気胸と自然気胸

外傷性気胸には,開放性気胸,閉鎖性気胸,医原性気胸があり,さらに開放性気胸は外開放性気胸と内開放性気胸に大別される.外開放性気胸とは,胸壁の損傷により壁側胸膜が破綻し,そこから空気が供給されるもので,肋骨骨折や胸壁の切創・刺創などの場合にみられる.多くは,血胸を合併し,血気胸となる.内開放性気胸は,肋骨骨折端による肺損傷,肺破裂,気管支・食道損傷などの内瘻から空気が供給される病態である.いずれの原因の外傷性気胸でも,外界の大気と胸膜腔の交通が遮断された場合,これを閉鎖性気胸と呼ぶ(図10〜12:症例6).

医原性気胸は,CT ガイド下などの肺生検,気管支鏡,上部消化管内視鏡や鎖骨下静脈穿刺,陽圧管理呼吸などの合併症として起こる.また,診断・治療のために人工的に気胸を起こす気胸術があったが,現在はほとんど行われていない.

一方,外傷によらない自発性の気胸を,自然気胸と呼ぶ.これも,大きく特発性と続発性に分類される.特発性自然気胸は,胸膜直下の気腫性嚢胞(bulla, bleb など)の破裂による気胸,あるいは原因が不明のものをいう.続発性自然気胸は,気腫性嚢胞以外のある特定の疾患・病態を基礎として起こる気胸であり,種々の原因のものがこれに含まれる(表1).

2) 特発性自然気胸と続発性自然気胸

特発性自然気胸(症例1)は,やせ型,長身で胸郭の扁平な40歳以下の若年男性に多い.家族発生例もあり,喫煙者に多くみられる.突然の胸痛,増強する呼吸困難で発症する.数%程度に両側同時発生もあるため,注意が必要である.緊張性気胸となることは比較的稀で,予後は概して良好である.しかし,治癒した後も,治療法によって異なるが,繰り返して発症することも多く,対側で異時性に発症することも稀ではない.

それに対し,続発性自然気胸は,その中でCOPDに続発するものが最も多いため,発症年齢も40〜60代と,特発性自然気胸に比べて高年齢に多い.緊張性気胸も,より多くの症例でみられ,またもともと高齢者であるのと,基礎疾患の存在で呼吸・循環の予備能が低下している場合が多いため,概して予後は特発性よりも不良で,致命的になることもある.

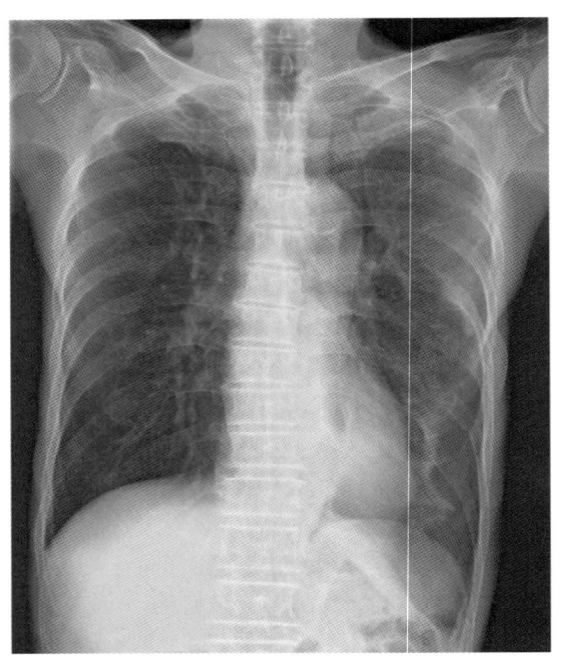

図10 症例6：外傷性血気胸（転倒外傷・多発肋骨骨折）．背臥位正面単純X線像
左肺野外側中心に，透亮帯があり，気胸が存在することがわかる．不整形に縮小した肺との間に，円弧状の境界面をなす．中央陰影の境界も medial stripe sign により通常と比べて鮮明に見える．下肺野中心に，胸腔はただの気胸と比べて暗く見え，血胸貯留による所見である．

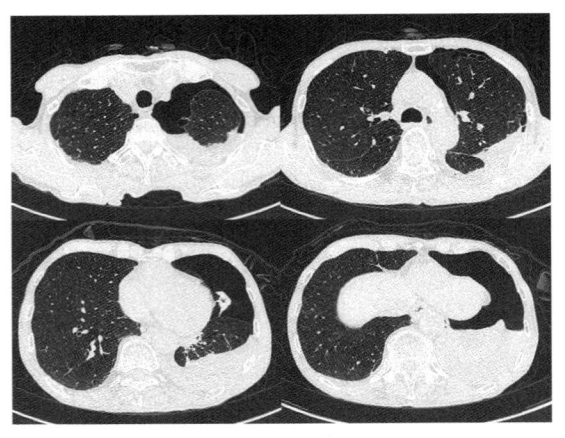

図11 症例6：thin-slice CT像

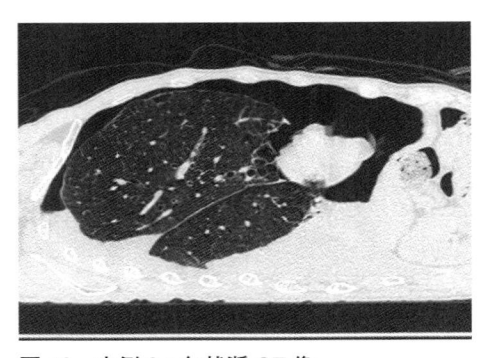

図12 症例6：矢状断CT像
左胸腔内に，比較的多量の気胸と血胸が存在し，水平面を形成している．その間に，やや縮小した肺が浮いているような状態になっている．

3）続発性自然気胸

COPDに伴う気胸は，もともと肺野の過膨張があるため，肺の虚脱は，特発性自然気胸と比べて軽度なことが多い．また，大小の気腫性嚢胞が多発していることが多く，X線写真では，時に気胸との鑑別が難しいこともある．特に，胸膜の癒着を伴っている場合には，時にCTでも癒着した胸膜で分画化された気胸と気腫性嚢胞の鑑別に迷うことがある．この場合には，空気濃度領域の壁の厚さを見ることにより，通常壁の薄い気腫性嚢胞と一層臓側胸膜を被っているため少し壁が厚めに見える気胸を鑑別できることがある．しかし，気腫性嚢胞も感染などの影響で壁が厚くなる場合があり，要注意である（症例2, 4, 6）．

悪性腫瘍による気胸は，末梢性肺癌や転移性腫瘍が多い．そのなかでも，特に転移性腫瘍が多く，骨肉腫が有名である．腫瘍の壊死部分が胸膜腔に破れて胸膜が破綻する場合や，腫瘍による気管支閉塞で気道内圧の上昇から肺胞の拡張をきたした結果，肺が破裂する場合があるといわれる．他には，non-Hodgkinリンパ腫やEwing腫瘍，Wilms腫瘍の肺転移などで，気胸をきたすことが多い．時に，気胸が肺野の悪性腫瘍の初発症状となり，まだ臨床的に腫瘍が顕在化しないうちからでも気胸を起こすことがあるため，非典型的な経過をたどる気胸の場合，原因検索には特に注意を要する．また，もともと悪性腫瘍で体力が低下した患者に気胸が起こった場合，重篤で予後不良になることがある．炎症に続発する気胸では，以前は結核によるものが多かった．胸膜の癒着からその索状癒

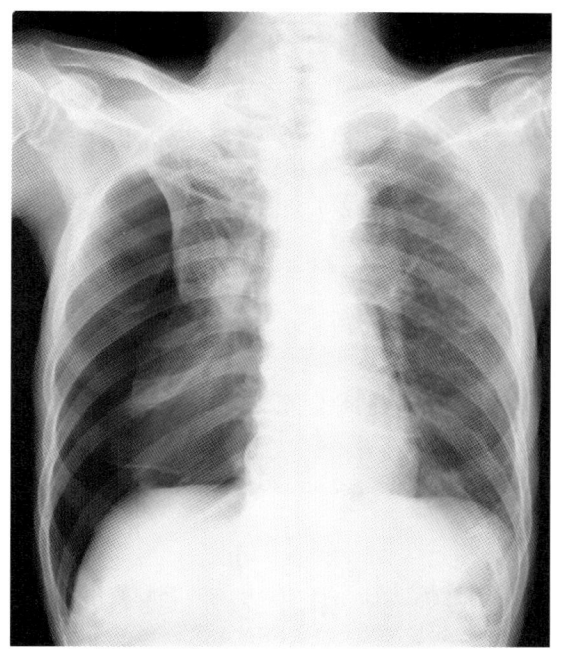

図13 症例7：塵肺症に続発した緊張性気胸．立位正面単純X線像
右側に多量の気胸が存在し，肺は小さく縮小，高濃度化している．右横隔膜が軽度低下，中央陰影は左方へ偏位している．肋骨横隔膜角の切れ込みが深くdeep sulcus sign 陽性である．肺尖部に胸膜の癒着があるため，縮小した上葉が引きつれたような形になっている．左肺野には，粒状影，小結節影が散在している．

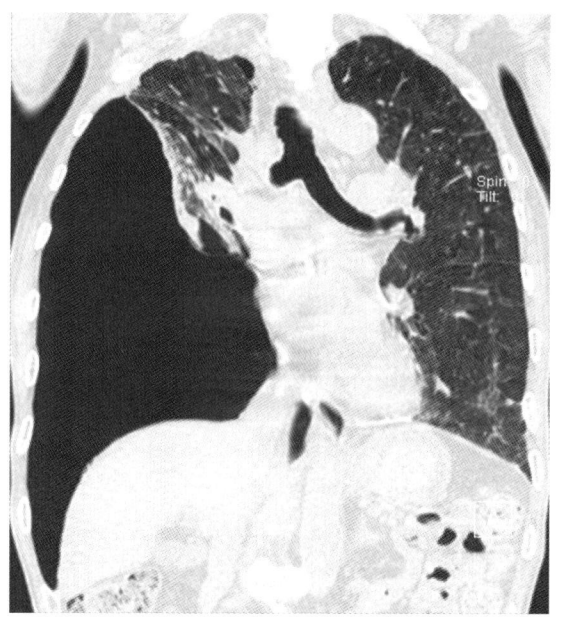

図14 症例7：緊張性気胸．冠状断CT像
CTでは，気胸による右肺野の虚脱，縦隔の左方への偏位，横隔膜の軽度低下の他，肺内に多発する気腫性嚢胞，小葉中心性粒状影などの塵肺症所見も明瞭である．

着起始部が破綻して発症する場合と，結核性空洞が臓側胸膜に破れて発症する場合がある．そのほか，肺膿瘍，肺炎（特にブドウ球菌性肺炎），AIDS，ニューモシスチス肺炎，真菌症，肺吸虫症などでみられる．

続発性気胸のなかで，特異なものに月経随伴性気胸（catamenial pneumothorax）がある．月経時に気胸が反復し，右側に多く，骨盤腔内には子宮内膜症をみることが多いといわれている．比較的稀ではあるが，生殖可能年齢の女性に繰り返す気胸を診た場合，必ず鑑別に入れるべき疾患である．

4）緊張性気胸

これら，いずれの原因の気胸であっても，胸膜の破綻部位にcheck valve機構を招来し，吸気時に一度胸膜腔へ入った空気が，呼気時にも出られない状態が続くと，気胸が次第に増加し，胸腔内圧が急激に上昇する．これを，緊張性気胸と呼ぶ．心臓・静脈系が気胸の直接の圧迫，あるいは胸腔内圧上昇の影響を受け，静脈還流，循環動態が障害される．また，縦隔は健側へ偏位するため，患側のみならず健側の肺も障害され，呼吸動態にも重大な影響を与える．放っておくと予後は不良であり，必ず評価されなければいけない病態である．その放射線診断的な所見は，中央陰影の健側への偏位，横隔膜の低下，患側肺の虚脱である．図13，14に緊張性気胸の症例の単純X線写真と冠状断CT像を提示する．

5）肺下気胸

肺底部，横隔膜直上に気胸が貯留した状態を，肺下気胸（subpulmonary pneumothorax）と呼ぶ．肺下気胸は，背臥位の場合だけではなく，立位のときも，胸膜の癒着などがあり，気胸が肺尖部・上肺野のみに集中できないときにもみられる．肺下気胸では，deep sulcus signや肺底部横隔膜陰

表2　気胸による肺虚脱の程度分類

```
0：肺の虚脱のないもの
1：軽　度…肺尖部が鎖骨の上にある．
2：中等度…肺尖部は鎖骨より下にあるが，肺容積は一
　　　　　 側胸郭全体の 50% 以上．
3：高　度…肺容積が一側胸郭全体の 50% 以下の虚脱．
```

影の鮮明化，横隔膜上の透亮帯などがみられる．また，少量の胸水を伴った水気胸となった場合，立位像では，横隔膜と重なって水平面が形成され，肺下気胸の存在診断に有用である．立位 X 線像を漫然と眺めていると，肺尖部だけに目が行き，肺下気胸を見落とすことがあるため，注意が必要である（図 2, 3）．

6）気胸の量，肺虚脱の程度の評価

気胸の量，肺の虚脱の程度によって，自然気胸は治療方針，対処方針が異なる．虚脱の程度は，通常立位単純 X 線写真で評価される（表 2）．

初回発症で，肺野の虚脱がないか軽症の場合，多くは安静保持，経過観察が行われる．それより高度のものや，再発例，合併症を有する症例では，穿刺脱気，持続脱気や胸膜癒着術，胸腔鏡手術（video-assisted thoracoscopic surgery；VATS），開胸手術などの治療法が選択される．

3．読影のポイント

まず，症状や理学的所見などから気胸を疑うことが重要である．

立位正面像では，肺尖部から外側にかけて肺野末梢の透亮像，肺と境界をなす円弧状の陰影に注意を払う．

非典型的な症例では，肺尖部に気胸が目立たず，肺底部や内側を中心に存在することもあり，これらにも目を向ける必要がある．この際，肺底部では横隔膜直上の透亮像や deep sulcus sign，内側では medial stripe sign などが助けとなる．

しかし，少量の気胸は鎖骨や肋骨の陰影との重なり，皮膚や着衣のしわ，あるいは骨の辺縁などと紛らわしく診断に苦慮することがある．その場合には，先述の呼気位 X 線写真，健側側臥位正面写真，あるいは CT，thin-slice CT など，より精度の高い撮像法，診断法を追加することで，見逃しや誤診を防ぐことができる．

こうして，気胸の存在が確認できた後は，縦隔偏位の有無，肺の虚脱の程度を評価する．これらは，以後の臨床的な処置の必要性，治療方法選択の分岐点となるため，必ず評価しなければいけない．

また，気胸の原因となるような気腫性嚢胞，肺気腫・COPD 所見，腫瘤性病変，炎症性疾患，びまん性肺疾患，肋骨骨折，胸壁損傷などの所見を探すことも大切である．さらに，合併する胸水，血胸にも注意する必要がある．

4．フォローアップのために

気胸は，治療前もその最中も，経時変化が比較的急速な疾患の 1 つである．したがって，比較的頻回の画像検査が必要であり，この面でも単純 X 線写真の役割は大きい．ドレナージ中などの場合には，立位をとれないことも多いが，そのときでも，座位，半座位や健側側臥位などを適宜加えて，評価しやすい画像を得ることが必要である．ドレーンチューブの先端の位置を確認するためには，正面像だけではなく，側面像などが追加されることも多い．

また，治療により，肺が再拡張したときに起こる再拡張浮腫も知っておく必要がある．これは，比較的多量の気胸を急速に脱気し，患側肺を拡張させたときに起こることが多い．咳，呼吸困難，チアノーゼなどの呼吸器症状を呈することがあり，重篤な状態になることもあるという．X 線写真では，肺水腫の所見を呈する．胸水の穿刺吸引のときにもみられることがある．肺の急速な拡張の既往を知ることができれば，診断に迷うことはない．

縦隔気腫

縦隔に空気の貯留した状態を縦隔気腫という．縦隔内の空気流入経路は，頸部や後腹膜の気腫，

表3　縦隔気腫の原因

1. 肺胞破裂
   強い咳嗽：肺炎，結核，麻疹，百日咳などの感染症，気管支喘息，気道内異物・腫瘍
   他の肺胞内圧上昇：分娩，重量物の挙上，排便時の怒責，嘔吐，人工呼吸，麻酔，吸入療法などの気圧性外傷など
2. 中枢側気道損傷
   外傷，手術，気圧性外傷（人工呼吸器など）
3. 食道の損傷
   食道癌，特発性食道破裂〔ブールハーフェ症候群（Boerhaave syndrome）〕，医原性（胃食道内視鏡）
4. 皮下気腫，気腹など他部位からの流入
   気管切開・甲状腺などの頸部手術，開腹術・後腹膜手術などによる切開創からの空気の流入，消化管穿孔

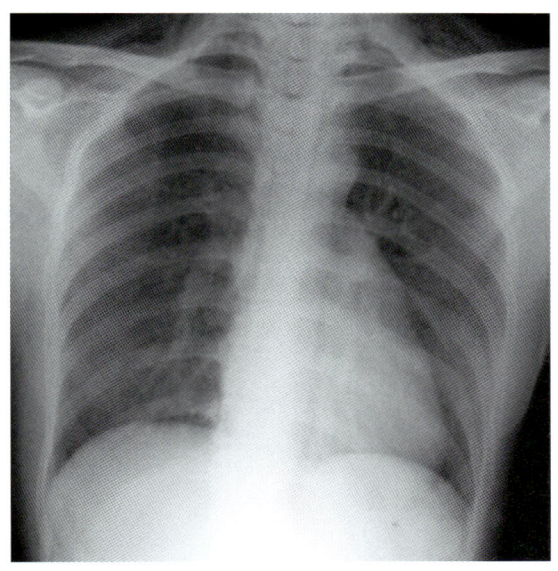

図15　症例8：縦隔気腫．背臥位正面単純X線像
特発性の縦隔気腫の症例である．縦隔内から下頸部，側胸部の皮下にかけて広範な気腫がある．縦隔気腫により，大血管の輪郭が顕在化している．また，左右の横隔膜が連続したように見える（continuous diaphragm sign）．

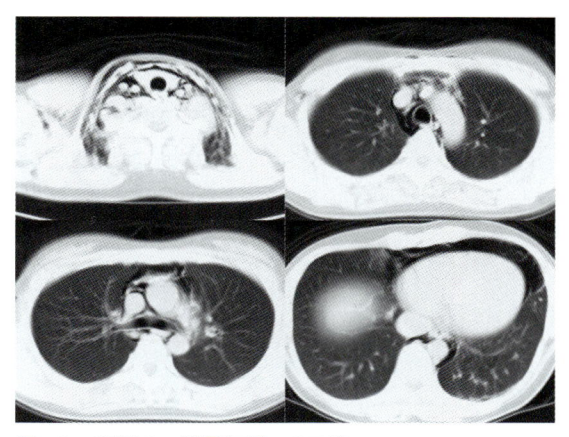

図16　症例8：縦隔気腫．CT像
下頸部から側胸部の皮下気腫，縦隔気腫がある．頸部・縦隔の大血管や中枢側気道の周囲に空気があり，それらの輪郭，周囲構造との境界が明瞭化している．

気腹から入ってくる場合，中枢側気道や食道の破裂・穿孔による場合，肺胞の破綻により肺血管・気管支周囲の間質から縦隔内に空気が集まる場合がある．皮下気腫を合併することも多く，画像診断的に皮下気腫は縦隔気腫の存在を疑う重要な所見となる．

その原因を表3に示す．胸部単純X線写真では，正面像にて上縦隔から頸部にかけて，また，心臓辺縁に沿う垂直な空気像を認める．縦隔胸膜が線状影として見えることがある．軽度の縦隔気腫では中央陰影左側に沿ってわずかな透亮像を示す．下頸部から縦隔内の血管影が顕在化する．側面像では特に胸骨後腔と大動脈弓や肺動脈などの大血管周囲に空気貯留を認める．continuous diaphragm sign は心影の下方まで透亮像が見え，silhouette sign が陰性となり，左右の横隔膜が連続したように見える所見を指す（図15）．小児の縦隔気腫では，空気で胸腺が挙上され，顕在化する angel wing sign, spinnaker sail sign がみられる．縦隔気腫も，気胸と同様にCTの診断能が高い（図16）．少量の縦隔気腫は，CTで初めて指摘できる場合が多い．

文献

1) Felson B：Chest Roentgenology. WB Saunders, 1973
2) Fraser RG：Diagnosis of diseases of the chest, 4th ed. WB Saunders, 1999
3) Dahnert W：Radiology Review Manual, 7th ed. Lippincott Williams & Wilkins, 2011

（小野修一）

13章
心大血管疾患
単純X線撮影でここまで読める

　CT, MRI, 超音波など各種の非侵襲的検査法の発達はめざましいものがあり，心疾患の画像診断法としても大きな役割を占めている．しかし，胸部X線撮影はより簡便に，肺血管，心大血管の形状，心房・心室などに関しての情報が得られ，いまだその重要性は変わらない．本項では胸部単純X線撮影で知ることのできる心大血管系の異常に関して，代表的疾患の画像を紹介し，注目すべき点を挙げて解説する．

　読影にあたっては，胸部単純X線の正面像および側面像における心室・心房・弁の位置を知っておくことが必要である（図1）．また心陰影の拡大が認められる場合には心臓の血行学的回転を考えるとよい（図2）．

　時計式回転（clockwise rotation）：僧帽弁狭窄など右心負荷のかかる疾患では右室拡大により，心臓は横隔膜面から見て時計方向に回転する．胸部単純X線正面像では拡大した右室が心陰影左縁下部を構成し，拡張した右室流出路から肺動脈幹がこれに連続するように上部へと伸びるため，心腰部の陥凹が消失する（図2a）．

　反時計式回転（counterclockwise rotation）：大動脈弁疾患では左室拡大により，心臓は横隔膜面から見て反時計方向に回転する．胸部単純X線正面像では大動脈弓部と心陰影左縁下部が突出し，心腰部の陥凹がより強調される（図2b）．

　時計式回転は「僧帽弁型」，反時計式回転は「大動脈弁型」とも呼ばれ，心臓の負荷が右心負荷なのか左心負荷なのかの判定の指標の1つとして重要である．

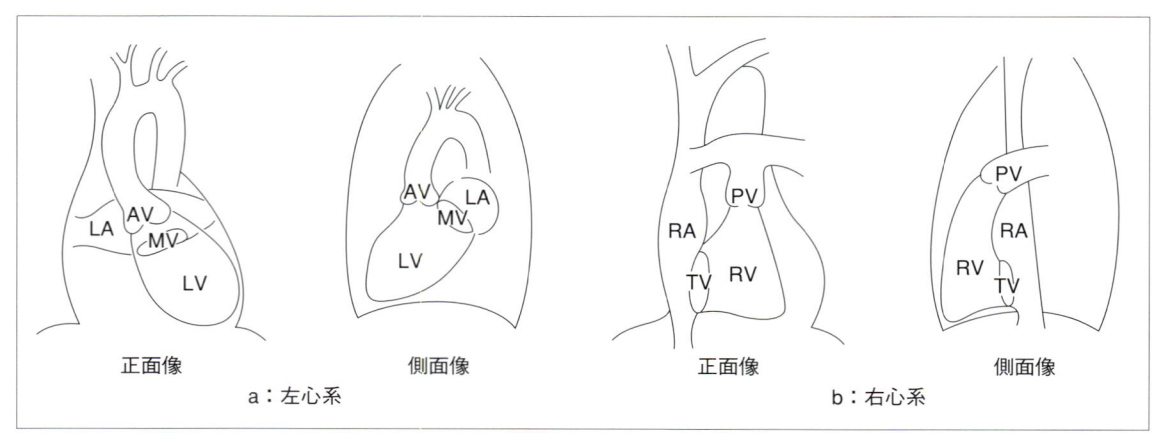

図1　胸部単純X線写真における心室・心房・弁の位置（a：左心系，b：右心系）
LV：左室，LA：左房，AV：大動脈弁，MV：僧帽弁，RV：右室，RA：右房，TV：三尖弁，PV：肺動脈弁

疾患の解説と読影のポイント

1．大動脈弁狭窄症

収縮期圧負荷による左室の求心性肥大と，大動脈弁狭窄後のジェット流および乱流による上行大動脈の狭窄後拡張をきたす．上行大動脈の拡大のため，心血管陰影の右縁上部は突出する．反時計式回転と求心性の左室肥大のため，心左縁下部は丸みをおびるが，狭窄病変のみでは心陰影の拡大は認められない．心陰影の拡大が認められる場合は，閉鎖不全の合併や心不全の併発を考慮すべきであり，心陰影は大動脈弁型を呈する（図3a）．加齢や動脈硬化あるいは先天性二尖弁が原因として挙げられ，いずれも大動脈弁の石灰化をきたすが，石灰化が著しいほど狭窄の程度が高いとされている．大動脈弁の石灰化は，正面像では心陰影のほぼ中央で胸椎のやや左側，側面像（図3b）では下肺静脈の高さで心陰影のほぼ中央に認められる．

2．大動脈弁閉鎖不全症

大動脈，左室のいずれにも拡大が認められ，特に大動脈では上行大動脈のみならず大動脈弓部まで拡大する．容量負荷に伴う左室の拡張のため心

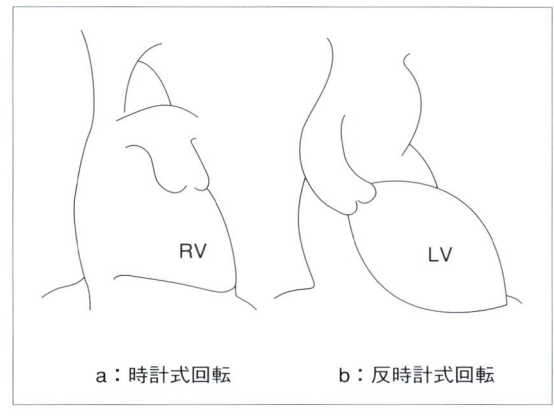

図2　心臓の血行学的回転
RV：右室，LV：左室

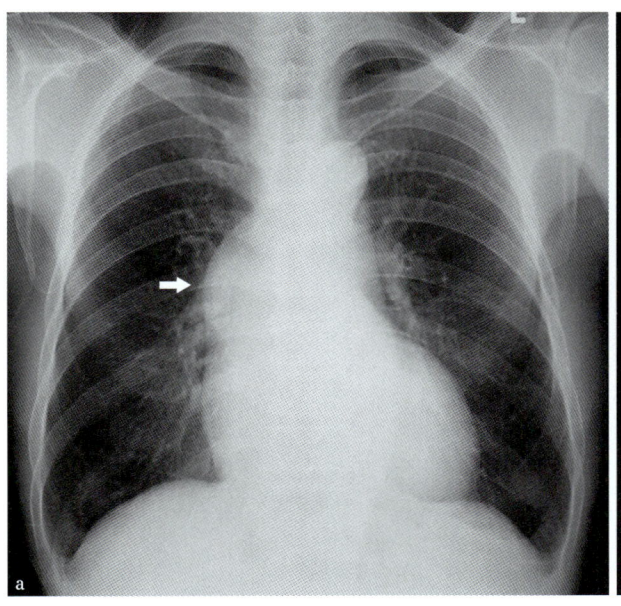

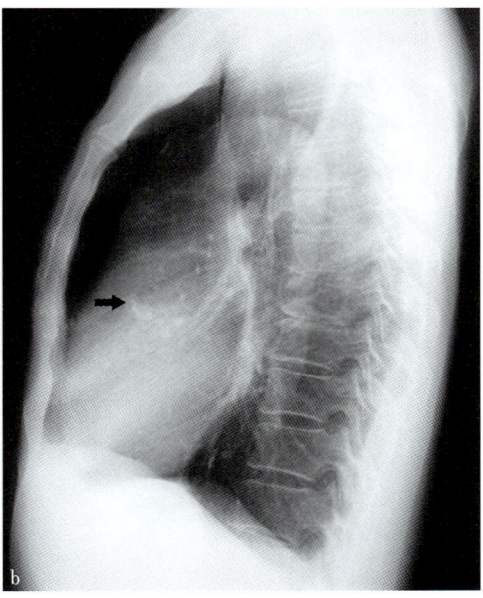

図3　大動脈弁狭窄症
a：正面像．心血管陰影の右縁上部は上行大動脈の狭窄後拡張のため突出している（矢印）．左室の拡大がないため心左縁下部の張り出しはない．
b：側面像．心陰影の中央にリング状の石灰化を認める（矢印）．この石灰化は大動脈弁の石灰化を示している．石灰化が著しいほど弁狭窄の程度が高いとされており大動脈弁狭窄を示唆する．狭窄に伴う圧負荷がかかるため求心性の左室肥大をきたすが，大動脈閉鎖不全と異なり，容量負荷がかからないため左室の拡張をきたさない．

陰影の反時計式回転も加わり，大動脈弓の膨隆，左心縁下部の左下方への拡大，心腰部の陥凹が顕著になり，大動脈弁型を呈する(図4)．

3．僧帽弁狭窄症

左房圧の上昇に伴い左房が拡大する．左房の拡大は胸部単純X線写真正面像では，右心縁下部における二重輪郭として描出される．また，左主気管支の挙上，気管支角の開大を呈する．側面像では心陰影上部後縁が膨隆し，左主気管支を背側上方へと圧排する．左房圧の上昇は肺うっ血，肺動脈圧上昇から右室圧上昇をきたし，肺血管陰影の増強，肺動脈幹の拡張，右心系の拡大を呈するようになる．心不全に至らない限り左室から大動脈弓部の拡張はきたさず，右心系の拡張から時計式回転をきたすことから心陰影は僧帽弁型を呈する(図5a)．ほとんどが小児期のリウマチ熱が原因であり，弁尖部の石灰化が側面像で認められる場合もある(図5b)．

4．僧帽弁閉鎖不全症

上述の左房拡大とともに，容量負荷に伴う左室拡大がみられる．したがって，左房拡大による心腰部の突出とともに，左室拡大を反映して心陰影

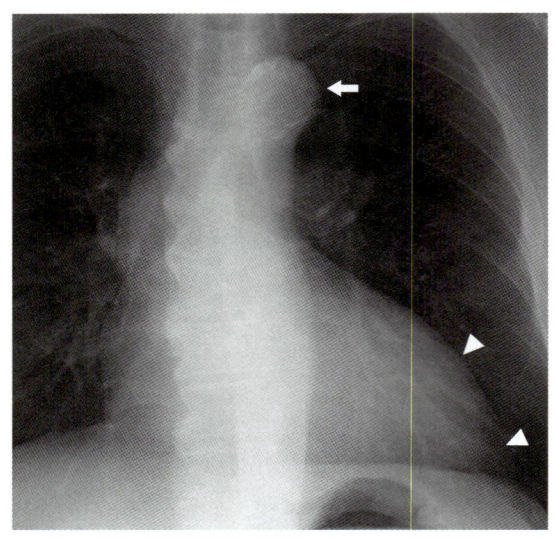

図4　大動脈弁閉鎖不全症
大動脈弓の膨隆(矢印)と左心縁下部の拡大(矢頭)を認める．典型的な大動脈弁型を呈する．

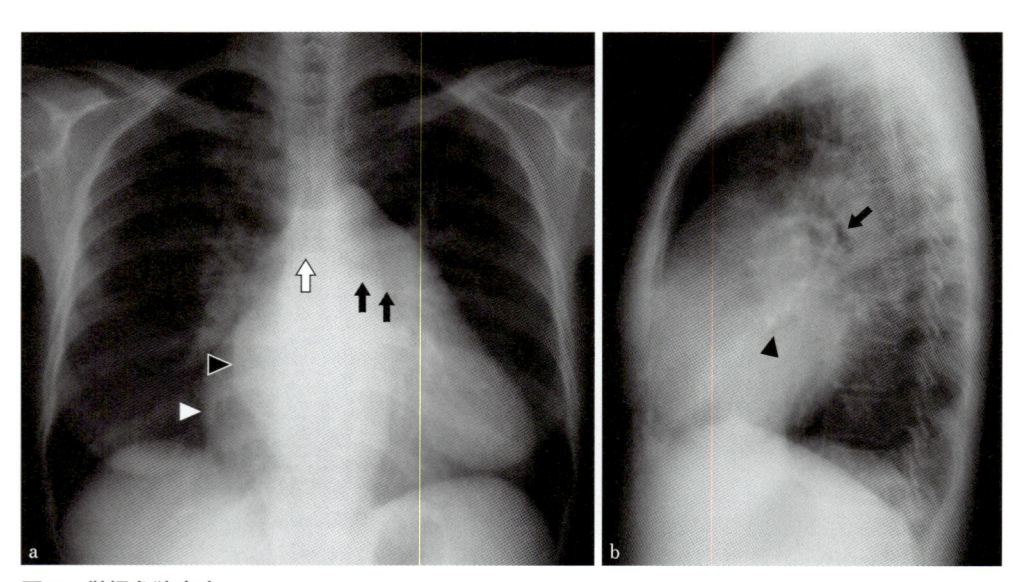

図5　僧帽弁狭窄症
a：正面像．左房の拡大を示す右心縁の二重輪郭(矢頭)が認められる．左主気管支の挙上(黒矢印)，気管支角の開大(白矢印)もみられる．
b：側面像．心陰影上部後縁が膨隆し，左主気管支が背側上方へ圧排(矢印)されている．弁尖部の石灰化(矢頭)も認められる．

は左方へ拡大し心尖は下降する．左房，左室の拡大に比べて，肺のうっ血は軽度で肺野の変化が少ない点が僧帽弁狭窄との鑑別になる．

5．心囊液貯留

著明な心囊液貯留により心陰影は左右に拡大し，立位では氷嚢型，仰臥位では球形になることが多い（図6）．著明な心拡大をきたす疾患としては，心囊液貯留，拡張型心筋症，連合弁膜症，Ebstein奇形，高度心不全が鑑別に挙げられる．長期間にわたり心膜腔に液体貯留が持続すると，心膜の線維性肥厚，癒着から石灰化をきたし，心臓の拡張障害をきたす．このような収縮性心膜炎をきたすと心拡大は軽度で，上大静脈の拡張により右心縁上部が張り出して右心縁が上下で扁平化する．

石灰化は右房，右室の周囲や房室間溝部に多い（図7a）．正面像では右心縁下部から下縁に沿って帯状にみられることが多く，側面像でより明瞭に捉えられる（図7b）．

6．虚血性心疾患

冠動脈の石灰化は虚血性心疾患と関連することが知られており，特に左冠動脈主幹部から左前下行枝，左回旋枝の近位部に好発する．胸部単純X線写真正面像では，この左冠動脈起始部は椎体左縁，左心縁および左心縁上部を通る水平線とに囲まれる三角部分（coronary artery calcification triangle；CAC triangle）に存在するため，この部分に注目する（図8）．右冠動脈は胸椎に重なる位置を走行するため，また心拍動に伴う移動が大き

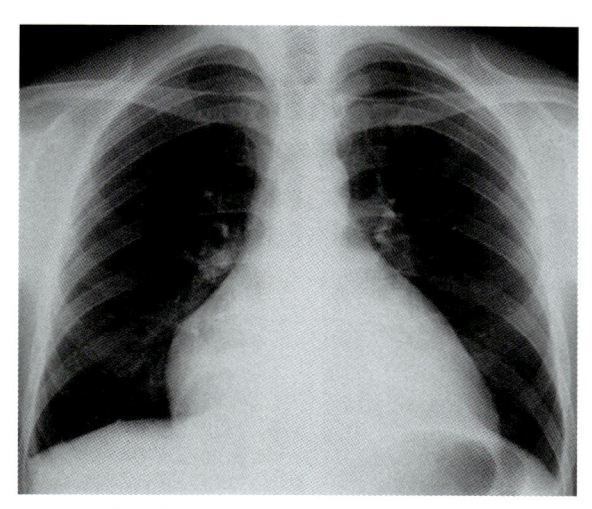

図6　心囊液貯留
心陰影は氷嚢型の著明な拡大を示す．

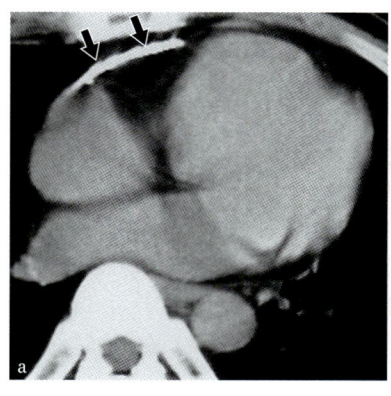

図7　収縮性心膜炎
a：CT像，b：単純X線写真側面像
帯状の石灰化（矢印）が右房室間溝に沿って認められる．

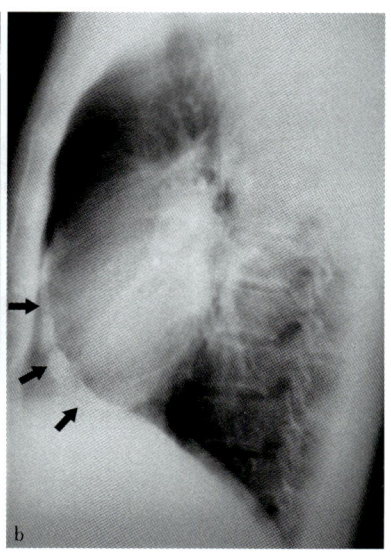

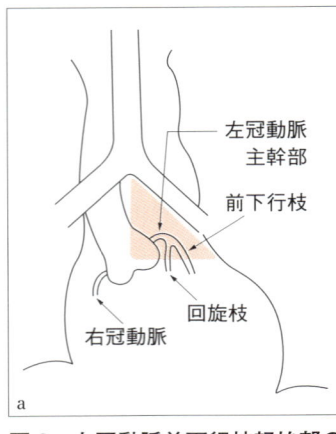

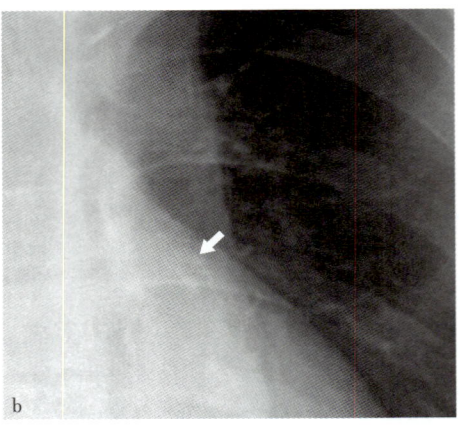

図8 左冠動脈前下行枝起始部の石灰化
a:CAC triangle,b:単純 X 線写真正面像
心陰影に重なり線路状の石灰化(矢印)を認める．

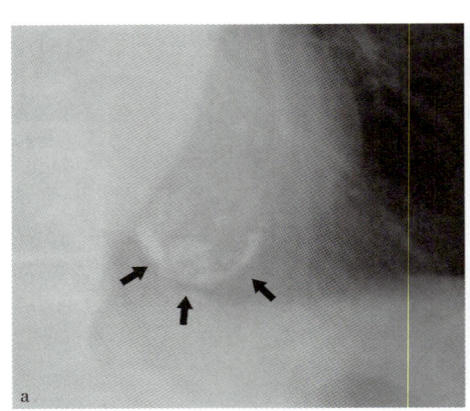

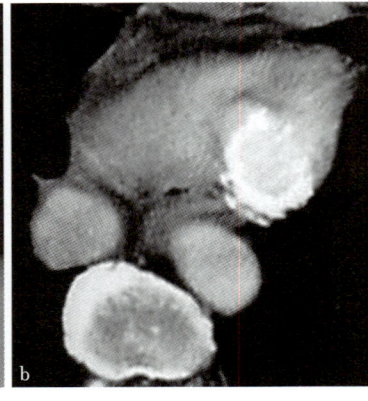

図9 陳旧性心筋梗塞に合併した心室瘤
a:単純 X 線写真正面像,
b:造影 CT 像
円弧状に瘤壁の石灰化(矢印)が認められる．造影 CT(b)では瘤内に血栓はみられない．

いために陰影が不明瞭で，正面像での指摘は困難である．

　陳旧性の梗塞部は左室壁が限局性に菲薄化し，脆弱な部分が瘤状に突出して心室瘤を形成する場合がある．この瘤壁は石灰化をきたすことがあり，左心縁から突出する円弧状の石灰化としてとらえられる(図9a)．この場合には壁在血栓を合併することが多く，他のモダリティによる検索が必要となる(図9b)．

7．心房中隔欠損

　成人期に発見される先天性心疾患の 3/4 を占める．心房レベルでの左-右シャントのため右房，右室の拡張，肺動脈幹の突出，肺血管陰影の増強をきたす．

　胸部単純 X 線写真正面像では右室，肺動脈拡大のため左心縁中部がなだらかに張り出す(図10a)．さらに右室の拡大が著明になると，時計式回転が加わって右室および右室流出路が左側に張り出し，左心縁中部から下部がなだらかに連続する長い弧状の突出として認められることになる．右室の拡大を反映して心尖は高位にあることが多い．還流してきた血液は，欠損孔を通じて直接右房に流入するため，左房の拡張はきたさない．肺血管

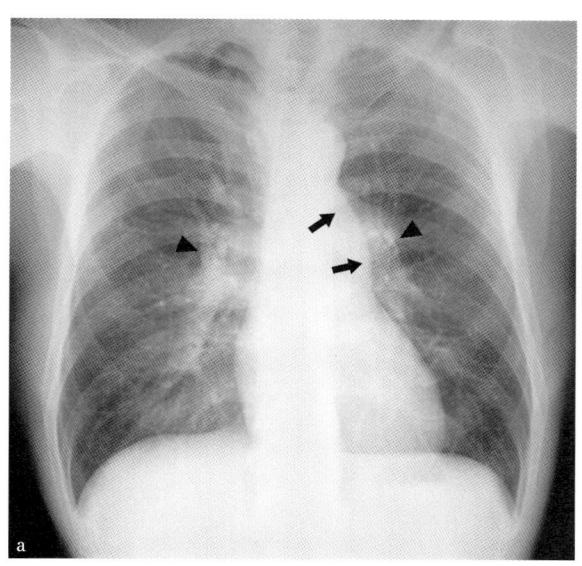

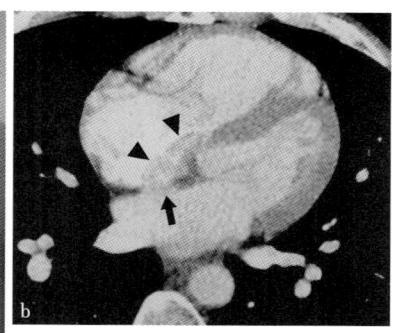

図10 心房中隔欠損
a：単純X線写真正面像．肺動脈が拡大し，左心縁中部がなだらかに張り出している（矢印）．肺血管陰影も増強している（矢頭）．
b：造影CT像．欠損孔（矢印）を介して左房から右房へと向かうシャント血流（矢頭）が認められる．

陰影の増強は，気管支と伴走する動脈径と比較して判断する．特に右肺門の中間気管支幹と下行肺動脈は比較が容易である．正常では1対1とされるが，正常若年者では同じか，やや血管のほうが細いことが多い．したがって若年者の胸部単純X線写真で肺動脈のほうが太く，左心縁中部が膨隆していれば，心房中隔欠損を疑って精査を施行するのが望ましい（図10b）．

（佐久間亨，原田潤太）

IV

腹部

1章
腹部単純X線撮影

これだけは知っておきたい腹部単純X線正常像

腹部単純X線撮影の意義

　画像診断機器の発達，普及により腹部領域の診断においても超音波，CT，MRI，核医学などの画像検査が容易に施行できるようになった．しかし，単純X線写真は急性期，慢性期の疾患を問わず腹部領域の診断において依然として重要な位置を占めている．単純X線写真は腹部全体を把握するのに適し，それのみで診断が可能なこともあるが，次に続く超音波，CT，MRI，核医学などの画像検査への道標として重要な役割を果たしている．また，CT，MRIを読影する際にも多くの情報を提供し，ふと見返して改めて異常所見に気付かされることも少なくない．単純X線写真は，空気，脂肪，水，金属濃度から成り立つ画像であり，すべての異常を観察することは不可能であるが，そのコントラストの成り立ち，X線正常解剖を学習し，常に意識しながら読影することにより多くの異常所見が拾えるようになる．

撮影のポイント

　腹部単純X線写真において最も基本的な撮影体位は背臥位前後方向撮影である．背臥位では腹厚が平均化し，腹部全体のコントラストが良好となる．また，腹部の臓器や腫瘍が後腹膜腔の脂肪を圧排し，辺縁をより明瞭に描出する．立位前後方向撮影を同時に撮影した場合には体位による所見の変化，移動を知ることができる．
　腹腔内遊離ガスや液面形成（air-fluid level）の証明のためには立位での撮影が有用である．重症患者や少量の腹腔内遊離ガスを証明したい場合には左側臥位で撮影する．右側臥位の撮影では，腹腔内遊離ガスが胃泡や脾彎曲部の結腸内ガスと間違われやすく，十二指腸球部穿孔の場合は穿孔部位から消化管内ガスが腹腔内へ出にくい（図1）．また，同時に撮影された胸部単純X線写真も横隔膜下で少量の腹腔内遊離ガスの証明には有用である．
　骨盤部の観察では直腸の糞塊・ガス像の有無がイレウスの種類などの診断に重要となるため排便前に撮影することが望ましい．また，膀胱に尿が貯留していると骨盤内腫瘤や腹水貯留と間違えられやすいため，排尿後に撮影することが望ましい．

正常X線解剖（図2）

1．消化管ガス

　消化管ガスは基本的には解剖学的な位置に存在している．胃内ガス像は左横隔膜下に位置し，空腸ガス像は左中腹部から左腹部，回腸ガス像は中腹部から右下腹部にみられる．結腸ガス像は辺縁に位置しているが，横行結腸とS状結腸のガス像の位置は個体によりさまざまである．また，直腸ガス像は骨盤底部に位置している．

2．横隔膜

　横隔膜は胸腔と腹腔を境する弧状の陰影として確認される．左横隔膜下には胃内，結腸内ガス像，脾の軟部陰影が存在し，右横隔膜下には肝臓の軟

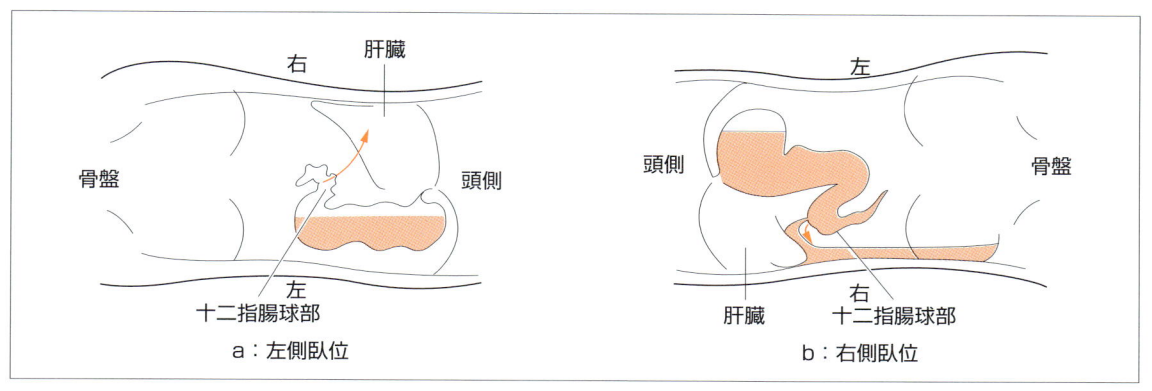

図1 側臥位での撮影（文献2より引用改変）
a：左側臥位像．十二指腸球部穿孔部位から消化管内ガスが腹腔内に出やすい．
b：右側臥位像．消化管内ガスは腹腔内に出にくく，逆に消化管内容物が腹腔内に出やすい．

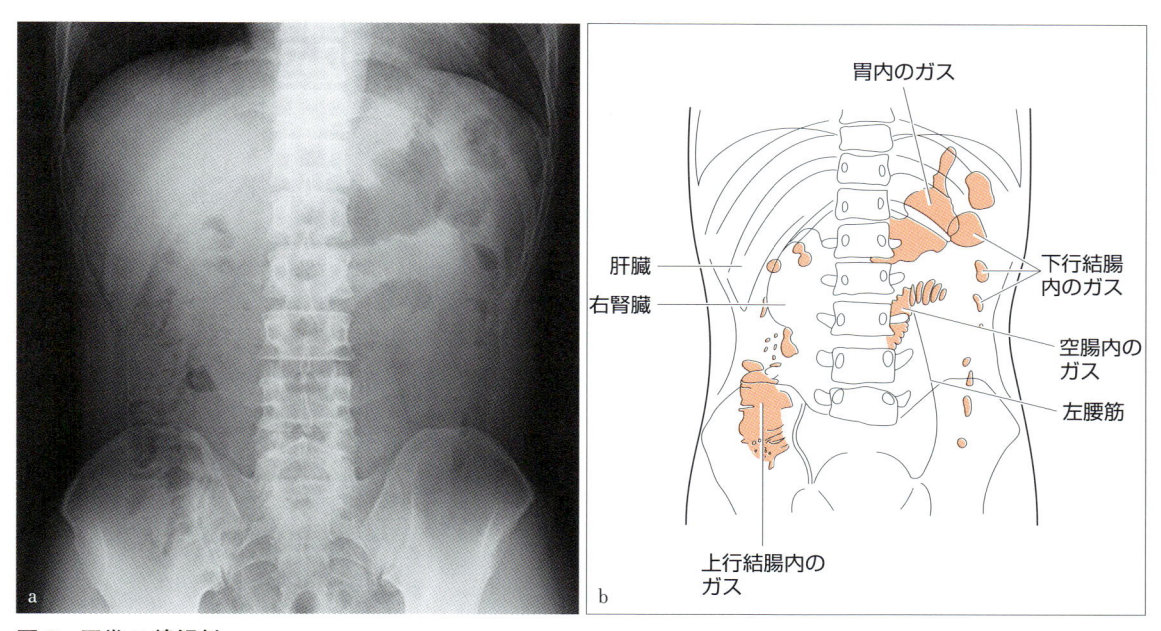

図2 正常X線解剖
a：腹部単純X線写真（背臥位）（30歳代，男性）．b：aのシェーマ

部陰影が存在する．横隔膜脚は第1～2腰椎の高さまで確認できる．

3．腹壁

腹壁は皮下組織，筋肉およびその周囲の脂肪が体型に応じて像を形成している．

4．腹腔および後腹膜腔

腹腔は壁側腹膜と臓側腹膜とで囲まれた空間で，間膜によっていくつかの腔・溝・嚢・窩に分かれている．腹水や腹腔内遊離ガスの貯留が起こりやすいため，その部位を知っておく必要がある．横隔膜下腔は肝臓と横隔膜との間の腔で鎌状間膜により左右に分けられる．右横隔膜下腔は右肝下

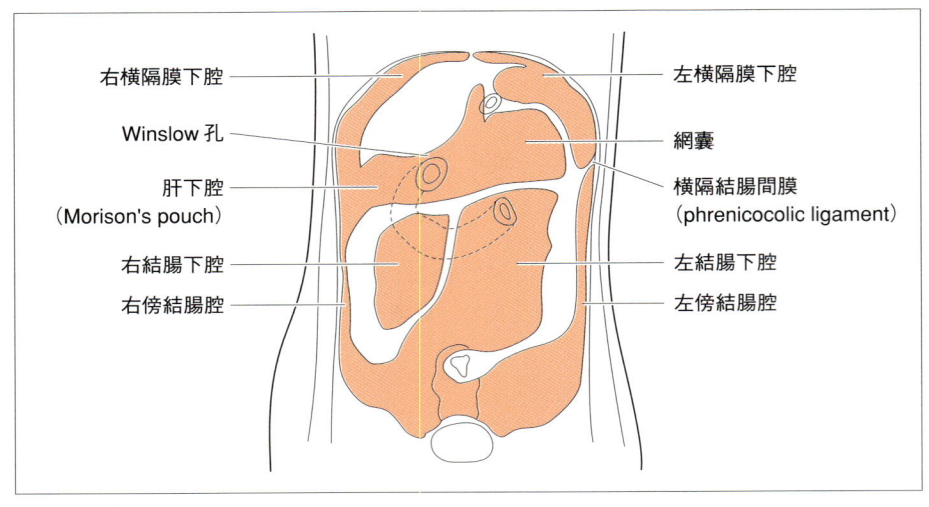

図3 腹腔のシェーマ

腔-右傍結腸溝と交通しているが，左横隔膜下腔と左傍結腸溝との間には横隔結腸間膜（phrenicocolic ligament）が存在しており交通はみられない．肝下腔の肝下後面と腎前面との間を特にMorison窩（Morison's pouch）といい，右傍結腸溝へと移行する部位である．傍結腸溝は上行・下行結腸外縁にある腹膜の陥凹部で腸壁と体壁との間で左右に存在する．右傍結腸溝は左より広く，臥位においてはMorison窩とともに腹水が貯留しやすい（図3）．

後腹膜腔は前腎傍腔，腎周囲腔，後腎傍腔よりなる．前腎傍腔には膵臓，十二指腸，上行・下行結腸が存在しているが，これらの輪郭は通常，描出されない．腎周囲腔は脂肪組織が多いため，腎臓の辺縁は明瞭に描出される．後腎傍腔には臓器は含まれていないが，脂肪組織により腰筋辺縁の下1/2が描出される（図4）．外方は前方に回って側腹部腹膜外腔となり側腹線条として観察される（図5）．

5．実質臓器（図6）

実質臓器で辺縁が確認できる臓器としては，肝右葉，脾臓の一部，腎臓が挙げられる．膵臓や胆嚢は通常，確認できない．

6．骨盤（図7）

骨盤部は骨盤骨に囲まれ，正中線上に直腸の糞塊・ガス像がみられ，膀胱は尿が貯留している場合に軟部陰影として確認される．

読影のコツ

腹部単純X線写真はガス濃度が描出されやすい．腹部において消化管外にガス像を認めた場合には異常所見と考える．消化管内のガス像を同定するには解剖学的な位置とともに粘膜面の皺を観察する．左中腹部から左腹部に存在する空腸ガス像にはKerckring皺襞がみられ，中腹部から右下腹部にみられる回腸ガス像には平滑な腔壁がみられる．結腸および直腸には糞塊およびガス像がみられ，結腸ではhaustraの形態を認識できる（図8）．ただし，右下腹部に存在する回腸ガス像とS状結腸ガス像の区別は困難なことが多い．

小腸には正常でも少量のガス像がみられ，"小腸ガス像＝異常ガス像"とはならない．また，長期臥床患者や新生児，乳児では小腸に多量のガスが認められる．一般的に，小腸では径が3 cm以上，長さ8〜10 cm以上，結腸では径が6 cm以上で拡張と判断される．

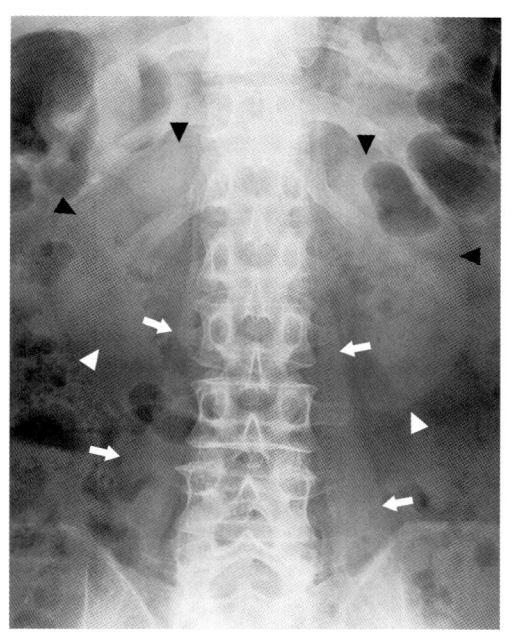

図4　腰筋と腎臓
腰筋(矢印)と腎臓(矢頭)の輪郭が描出されている．

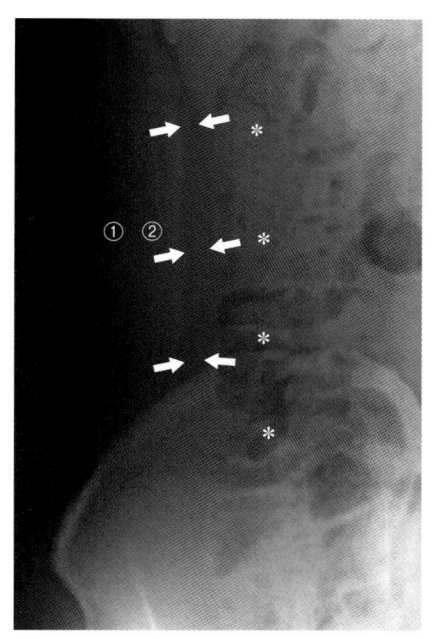

図5　腹壁と側腹線条
皮下組織①，筋肉②，側腹線条(矢印)，上行結腸(＊)

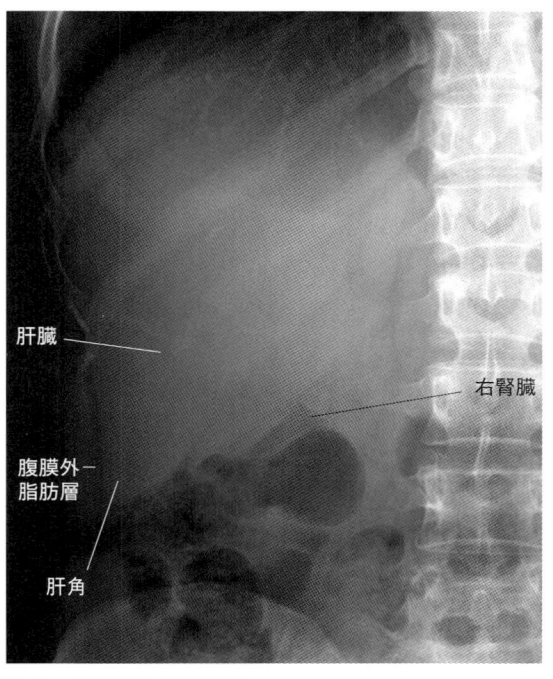

図6　上腹部の実質臓器

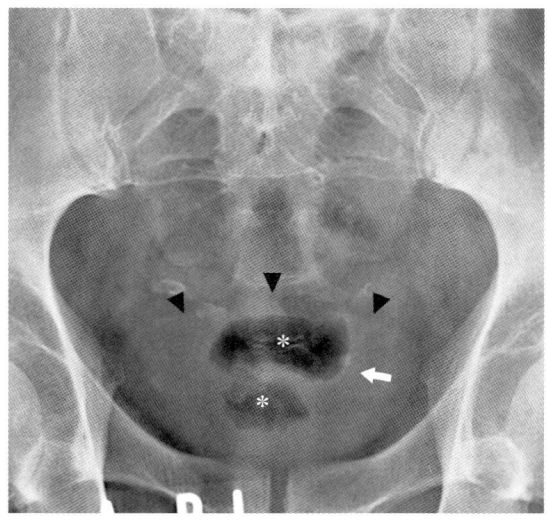

肝臓
腹膜外脂肪層
肝角
右腎臓

図7　骨盤
直腸ガス(＊)，腹腔周囲脂肪(矢頭)，尿が貯留している膀胱(矢印)

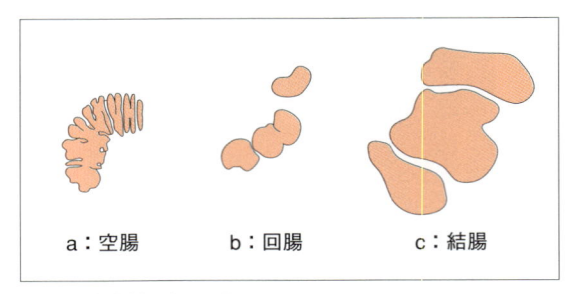

図8 消化管ガスのシェーマ

　液面形成像は正常でもみられる．胃，十二指腸球部および上行結腸に認められることが多いが，小腸では比較的少ない．小腸では3cm以上の拡張で，2個以上の液面形成像が認められた場合に異常の可能性があると判断される．

　直腸内の糞塊像，ガス像の有無は，イレウスや便秘の診断に重要であり，骨盤内の病変による圧排像を認めることもあるため必ず確認する．

　腹腔内遊離ガスでは立位であれば横隔膜下，肝下部，Morison窩など，背臥位であれば肝表面，肝鎌状間膜を確認する必要がある．鑑別としてChilaiditi症候群，横隔膜ヘルニア，胃泡や結腸などの消化管内ガスが挙げられる．ガス像の連続性や内腔面の性状が鑑別のポイントとなる．腹腔外で，後腹膜腔などでのガスは癒合しない多発性ガス像として描出されるが，結腸内糞塊・ガス像と見間違うことがある．鑑別のポイントとして，腹腔外ガス像では結腸内糞塊・ガス像に比較して大きく，線状・板状ガス像を伴う，体位により移動しない，などが挙げられる．

　腹水貯留の評価では，右傍結腸溝・側腹部(flank stripe sign)，肝外側・下角(Hellmer's sign, hepatic angle sign)，骨盤部(dog's ears sign)を観察する．臥位では右傍結腸溝の正常幅は3mm以下である．

　異物，石灰化および結石は全体像を把握することが比較的容易である．しかし，肋骨，椎体および骨盤骨に重なる場合には注意を要する．また，横隔膜近傍の所見を確認する場合には，同時に撮影された胸部単純X線写真を必ず参照する．

文献

1) 西岡清春：腹部単純X線 読影トレーニング．ライフ・サイエンス・センター，1981
2) 大場 覚：腹部単純X線写真のよみ方．中外医学社，1990

（稲岡　努）

2章
腸閉塞
部位と原因，血行障害の有無を見きわめる

　腹部単純X線写真は簡便，無侵襲，安価で腹部全体が網羅でき，急性腹症には欠くことができない．特にガス像の異常を示す腸閉塞は最も診断が容易であるが，閉塞部位と閉塞の原因を診断することは困難なことが多い．特に閉塞腸管が血行障害を伴う(図1)か否か(図2)は予後に影響し，必ず診断しなければならない．血行障害を伴う腸閉塞は腹部単純X線写真で次の所見があれば推測できる．① 多量の腹水の出現，② 腸液で満たされ拡張腸管が偽腫瘍(pseudotumor sign)としてみえたり，あるいは骨盤腔を占拠した所見(骨盤腔暗影)，③ 壁肥厚を示す腸管とその腸管が体位で形を変えない(腸管ループの固定)．閉塞の原因を知るためにCT検査は欠かせない．

撮影のコツ

　立位は主にガス像を見るために高圧で撮影される．一方，臥位はガス像，各臓器，脂肪組織，石灰化などを見るため低圧で撮影される．超音波，CTで容易に判断できる腹水の存在を単純X線写真でしなければならないかは議論があるが，写真に写っているものは可能な限り判断するのがよい．腹水が存在すれば肝下角の消失，右傍結腸溝

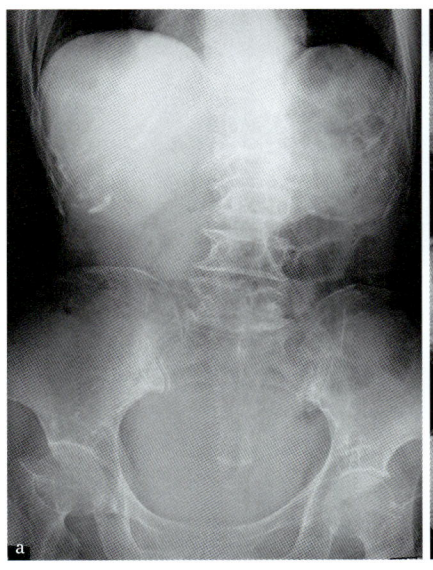

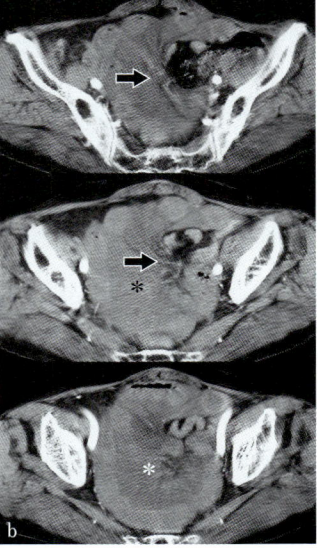

図1　血行障害を伴う機械性腸閉塞
a：背臥位．b：CT．腸液で満たされた小腸，腸間膜の浮腫(＊)と捻転(矢印)．

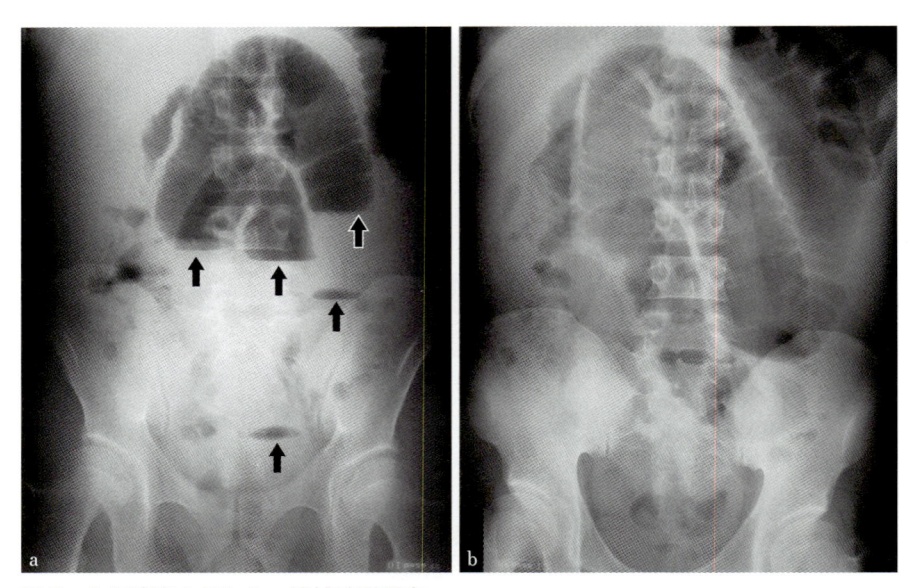

図2 血行障害を伴わない機械性腸閉塞
a：立位．鏡面形成（air-fluid level）（矢印）．b：背臥位．hair-pin像．

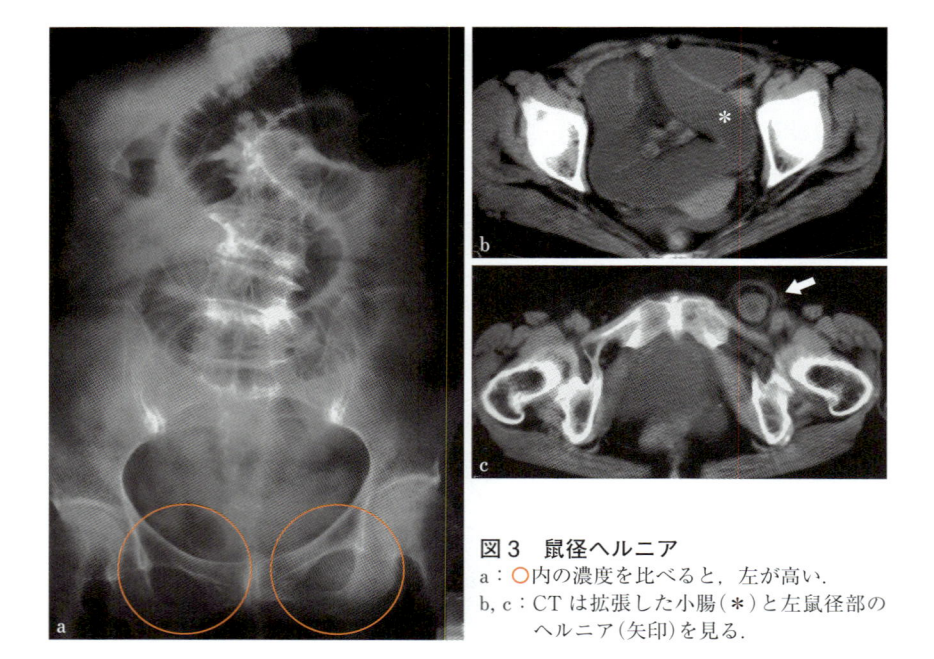

図3 鼠径ヘルニア
a：○内の濃度を比べると，左が高い．
b, c：CTは拡張した小腸（＊）と左鼠径部の
　　　ヘルニア（矢印）を見る．

の開大（正常は5 mm以下）や腸管ループの離開により判断できる．また骨盤は左右対称で撮影されていれば，左右の閉鎖孔の濃度を比較して鼠径ヘルニア，閉鎖孔ヘルニアの診断を推測するのに役立つ（**図3, 4**）．

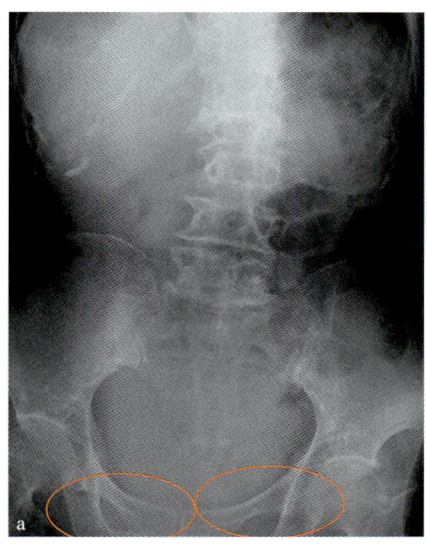

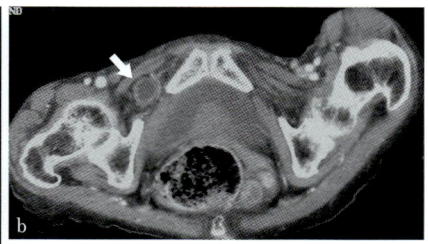

図4 閉鎖孔ヘルニア
a：○内の濃度を比べると，右が高い．
b：CT．閉鎖孔ヘルニア（矢印）を認める．

疾患の解説

1．腸閉塞の分類，病態と原因

　腸管管腔の狭窄，閉塞による腸管内容の通過を障害する機械性腸閉塞と，腸管蠕動の低下・消失による機能性（麻痺性）腸閉塞に分けられる．腸閉塞はしばしばイレウスと表現されるが，イレウスは麻痺性腸閉塞のことであって機械性腸閉塞には用いられない（欧米では例外的に胆石による機械性腸閉塞を"gallstone ileus"という）．

　機械性腸閉塞は管内性（胆石，食物），腸管壁由来（腫瘍，炎症，虚血，腸重積，先天性狭窄），管外性（癒着，ヘルニア，腸管捻転）に分けられる．また閉塞の形から"open loop"型（腸管内容が口側に移動可能）と"closed loop"型（両端閉塞型）がある．血流障害を伴う機械性腸閉塞を絞扼性腸閉塞といい，腸管虚血，腸管壊死，腸管穿孔，腹膜炎をきたし，致死率が高く緊急手術の適応である．絞扼性腸閉塞は"closed loop"型腸閉塞に続発することが多い．"closed loop"型腸閉塞は，術後や腹膜炎後の癒着バンドで起こり血行障害を必ずしも伴わないが，閉塞部を中心に捻転しやすく，絞扼性腸閉塞と同等に扱われる．ヘルニア嵌頓も絞扼性腸閉塞である．その他に閉塞形態が特殊で血流障害を伴うものに腸重積と腸管軸捻転などがある（**表1**）．

　術後の腸蠕動　は小腸で4〜6時間後，大腸で40〜48時間後で起こるが，その間，腸蠕動が消失

表1 腸閉塞の分類

機械性腸閉塞
　管内性：胆石，食物，異物の誤嚥
　腸管壁由来：腫瘍，炎症，虚血，腸重積，先天性狭窄
　管外性：癒着，ヘルニア，腸管捻転
　　＊絞扼性腸閉塞：血行障害を伴う機械性腸閉塞
　【機械性腸閉塞分類】
　　・単純性腸閉塞："open loop"型腸閉塞で腸管壁に異常のない術後癒着・索状物による閉塞と，癌や炎症による壁に異常あるいは内腔の異物などによる閉塞
　　・複雑性腸閉塞："closed loop"型腸閉塞，絞扼性腸閉塞，腸重積と腸管軸捻転など血行障害を伴う閉塞

機能性（麻痺性）腸閉塞
　腹膜炎（膵炎，胆嚢炎，虫垂炎，憩室炎）
　電解質異常
　薬剤（麻薬，向精神薬）

閉塞の形態からみた分類
　open loop型：腸管内容が口側に移動可能
　closed loop型：一点で閉塞された両端閉塞型
　　＊血行障害を伴う特殊な形態：腸重積，腸管軸捻転

ヘルニア

　95％は外ヘルニアである．外ヘルニアは視触診で診断がつく．大腿前内側面の痛みが特徴の閉鎖孔ヘルニアは高齢者に多い．内ヘルニアには頻度の高い左傍十二指腸ヘルニア，右傍十二指腸ヘルニア，経腸間膜ヘルニアがある．その他にWinslow孔を経由するヘルニア，傍盲腸ヘルニア，子宮広間膜，S状結腸腸間膜，大網の欠損部を経由するヘルニアがあり，また，手術，外傷，炎症などによって起こる．内ヘルニアは開腹時に偶然発見されるものから，急性あるいは慢性の腸管通過障害を起こすものまである．緊急処置が必要なヘルニアは，ヘルニア門の大きさと脱出する腸管・腸間膜の関係で腸管が嵌頓し，絞扼性腸閉塞の原因となる．脱出した腸管はヘルニア門で絞扼された"closed loop"となっている(図)．

	表　内ヘルニアの部位と頻度(文献3より引用)
A.	傍十二指腸ヘルニア(53％)
B.	盲腸周囲ヘルニア(13％)
C.	Winslow孔ヘルニア(8％)
D.	経腸間膜ヘルニア(8％)
E.	骨盤内組織へのヘルニア(7％)
F.	経S状結腸間膜ヘルニア(6％)

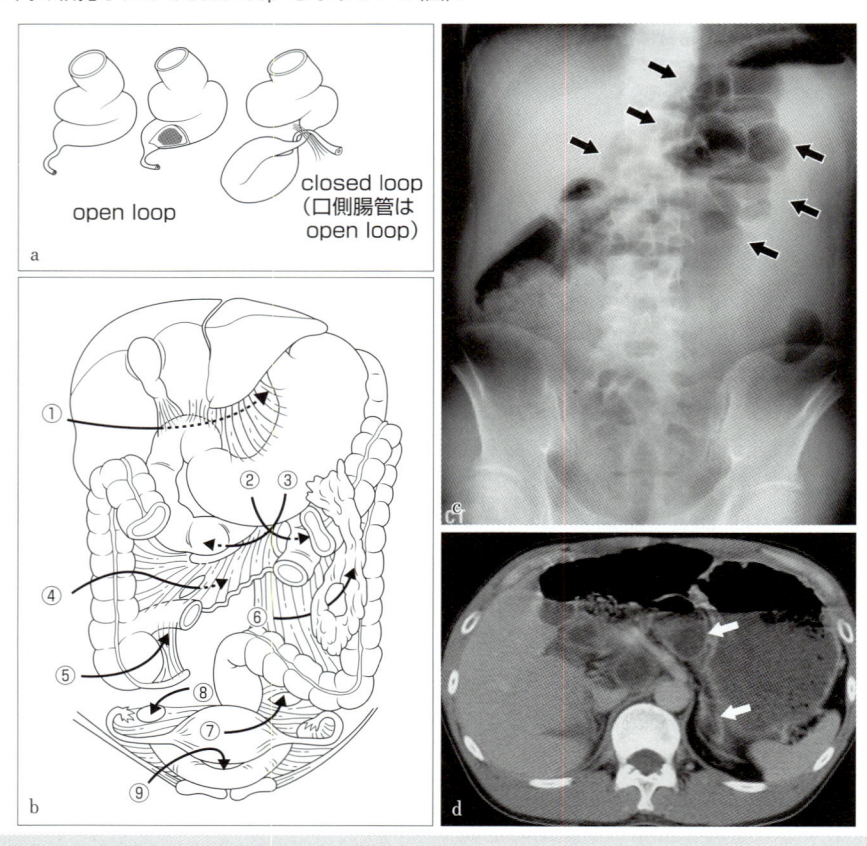

a：open loop型とclosed loop型
b：内ヘルニアのシェーマ
①foramen of Winslow，②left paraduodenal hernia，③right paraduodenal hernia，④transmesenteric hernia，⑤paracecal hernia，⑥omental hernia，⑦intersigmoid hernia，⑧hernia of broad ligament，⑨internal supravesical hernia
c：Winslow孔を経由する内ヘルニア．胃の小彎に位置するガスで拡張した異常小腸ループ(矢印)
d：CTは網嚢腔内の(胃の後方まで入り込む嚢)小腸(矢印)が認められる．

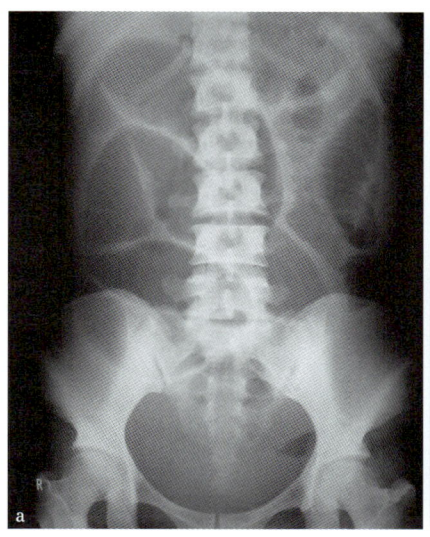

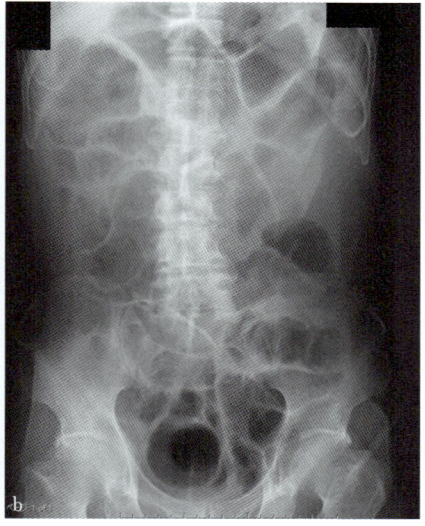

図5　麻痺性イレウス
a：虫垂炎穿孔による汎発性腹膜炎．小腸の拡張と腹水貯留．
b：開腹手術後の24時間後，小腸・大腸ともに拡張．

し麻痺性腸閉塞がみられる．腹膜炎(膵炎，胆嚢炎，虫垂炎，憩室炎)，電解質異常，薬剤(麻薬，向精神薬)によっても起こる(図5)．

2．腸閉塞の経過と臨床症状

絞扼性腸閉塞では腸管虚血で疼痛が強くなってくるが，腸管虚血がさらに進行して，腸管壊死に至ると疼痛は和らぎ，一見良くなったようにみえる．このときが危ない．積極的に調べ，処置が必要である．次には穿孔が起こり腹膜炎で再び痛みが出現しショック症状となる．

単純性腸閉塞は腸管内圧をロングチューブで減圧するのが第一選択である．

読影のポイント

以下を念頭に置いて読影する．
（1）閉塞部位の決定：小腸閉塞と大腸閉塞を判定する．
（2）閉塞の原因を診断する．
（3）閉塞腸管に血流障害を伴うか否かを判断する．

表2　小腸閉塞でみられる所見

立位：鏡面形成(air-fluid level)
　　　梯子像(step ladder appearance)
　　　string of beads sign
臥位：コイルバネ像(coil spring appearance)
　　　鰊骨像(herring bone appearance)
　　　hair pin appearance
　　　偽腫瘍(pseudotumor sign)
　　　coffee bean sign
　　　腸管ループの固定(fixation of bowel loop)
　　　母指圧痕像(thumb printing)
　　　多量の腹水
　　　腸管壁の空気の出現(腸管気腫症)

1．小腸閉塞(表2)

小腸の拡張は径が3cm以上で，立位は鏡面形成(air-fluid level)，梯子像(step ladder appearance)，string of beads sign など，臥位ではコイルバネ像(coil spring appeearance)，相接するガスで拡張した空腸ループのKerckring襞が鰊の骨のようにみえる鰊骨像(herring bone appeearance)，hair pin appearance と表現される所見をみる(図1,6)．

closed loop型(絞扼性)腸閉塞は，腫瘤状に見え

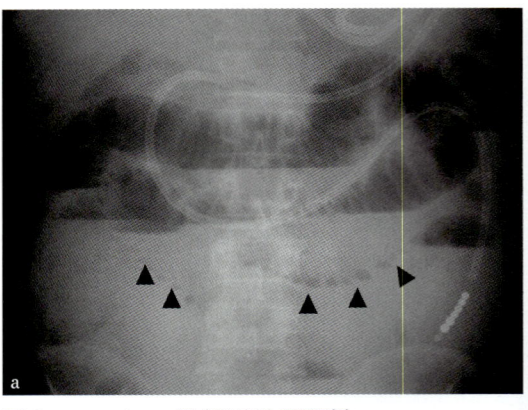

図6 open loop 型（単純性腸閉塞）
a：立位．string of beads sign（矢頭）．腸液で拡張した小腸の Kerckring 襞に trap された少量のガス．
b：背臥位．ガスで拡張した相接するループは herring bone appearance（鰊骨像），hairpin appearance がみられる．

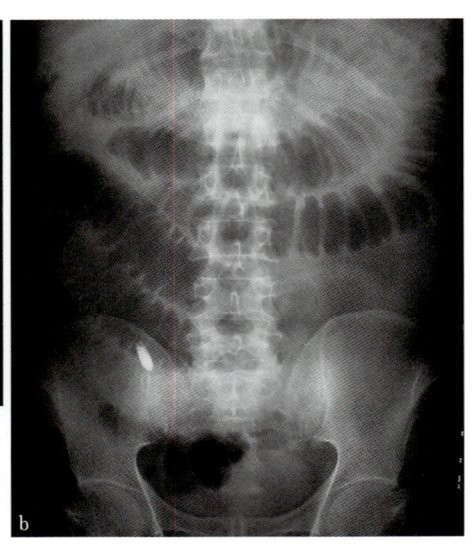

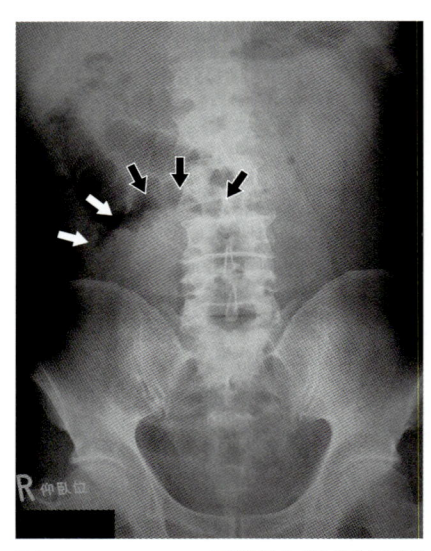

図7 closed loop 型腸閉塞（絞扼性腸閉塞）
右腹部に腫瘤状陰影（pseudotumor sign）（矢印）を見る．

る偽腫瘍（pseudotumor sign）や骨盤腔暗影，coffee bean appearance を示す血行障害で，腸管浮腫が起こると条件がよければ母指圧痕像（thumb printing），腸管の軟らかさが失われて起こる腸管ループの固定（fixation of bowel loop）が認められる（図7, 8）．多量の腹水を伴うこともあり，緊急手術の適応となる．

腸管壊死の所見として，腸管壁の空気の出現（腸管気腫症），門脈内ガスがみられる．腸管気腫症は腸管壊死を疑う所見であるが，特異的でない（図9）．

2．大腸閉塞

6 cm 径以上，多くは結腸癌，時に憩室炎，糞便，異物などが原因となる．閉塞部が上部結腸であれ，下部結腸であれ，忘れてならないのは盲腸の拡張の程度を読影することである．回盲弁の機能が保たれていれば，腸液やガスで盲腸が Laplace の法則で拡張する．急激に拡張した盲腸は9 cm に達すると破裂する危険性が増し，経肛門的大腸減圧術や緊急手術が不可欠である．直ちに処置が必要である．回盲弁の機能のないときには小腸にガスが逆流して小腸，大腸ともに拡張する．大腸の閉塞に血行障害を起こすことは少ないが，時に閉塞部の口側結腸に虚血性大腸炎の所見をみる（図10）．

大腸軸捻転は絞扼され，血行障害を伴い，腸管壊死，穿孔を起こす．S 状結腸，盲腸，横行結腸

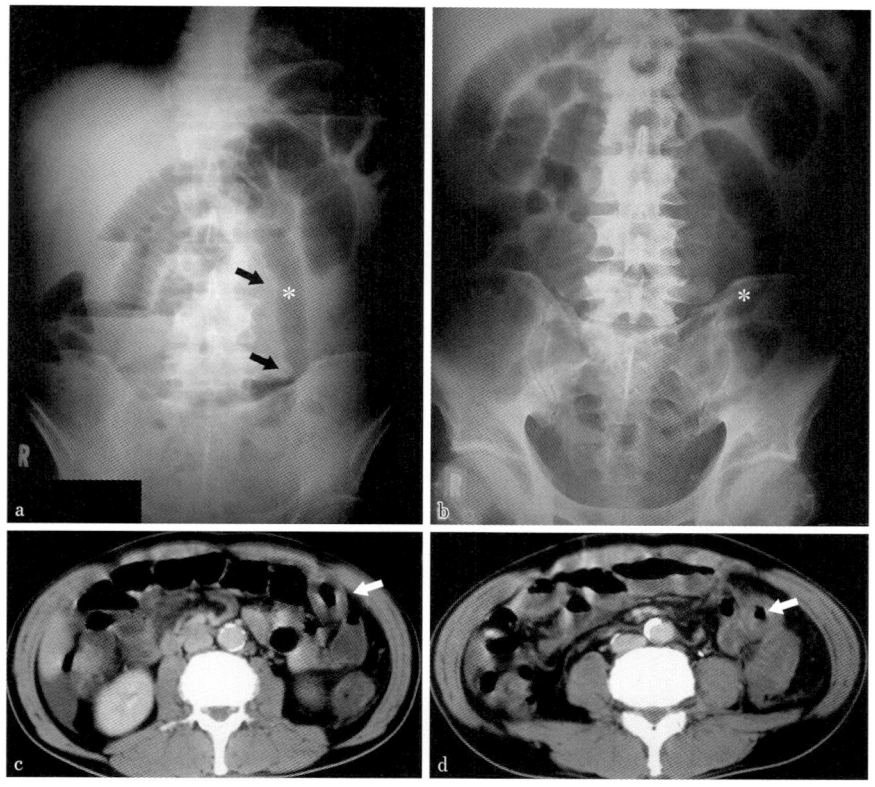

図8 血行障害を伴う機械性腸閉塞
a：立位．絞扼性腸閉塞．図6b（背臥位）と比べて位置・形の変化がない腸管（＊），母指圧痕像（矢印）も認める．
b：背臥位．左腹部のガスを有する腸管（＊）は拡張がなく，立位と臥位でも位置と形に変化がない．いわゆる腸管ループの固定といわれ，腸管壁が肥厚し，軟らかさが失われた状態（腸管虚血のための壁肥厚）である．
c, d：CT．矢印の小腸は壁肥厚を示す．

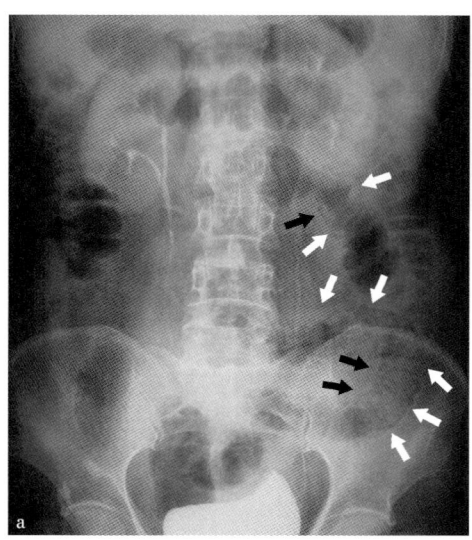

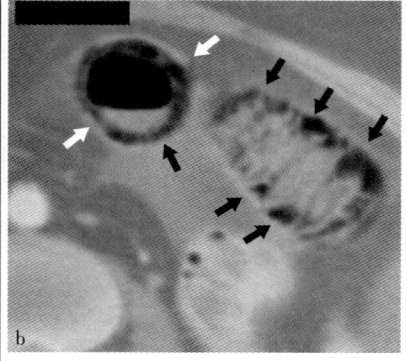

図9 絞扼性腸閉塞にみられる腸管気腫症
(pneumatosis cystoides Intestinalis)
a：絞扼された腸管壁に波線状，点状のガス像（矢印）．
b：CTは壁内ガスを明瞭に示す（矢印）．

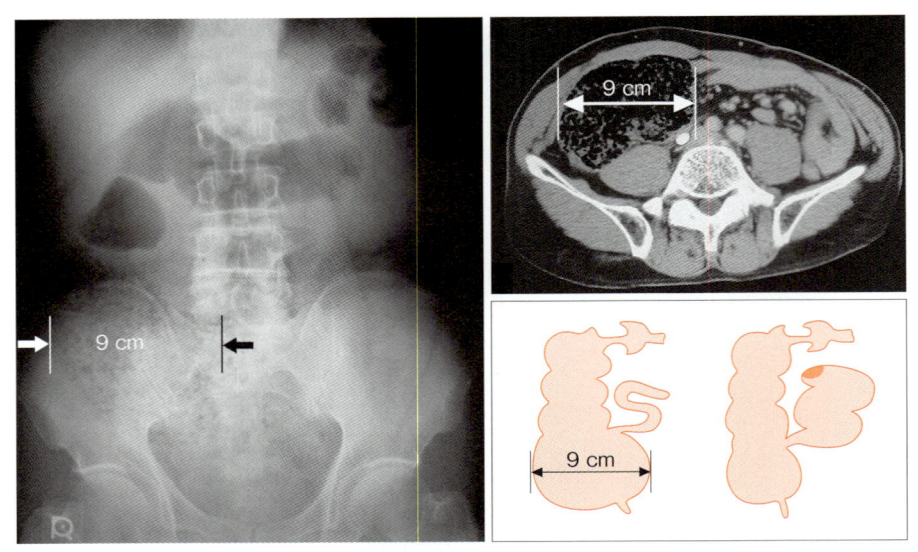

図10 大腸閉塞(上行結腸癌)に起こる盲腸穿孔
泡沫状の内容物で拡張した盲腸径は9 cmに達する．機能をもつ回盲弁では小腸への逆流がなく，盲腸が拡張し9 cmに達すると破裂の危険性がある．

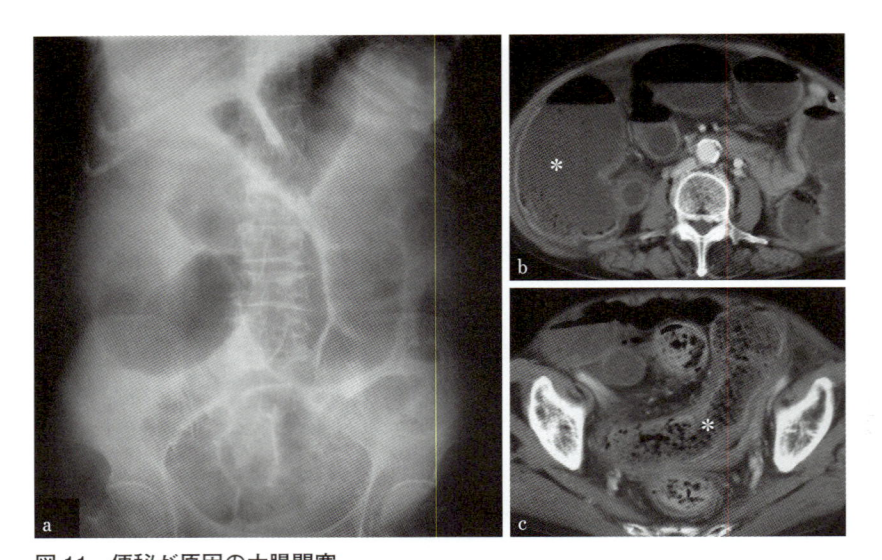

図11 便秘が原因の大腸閉塞
a：下部結腸に便塊を見る．右結腸は拡張．
b, c：CTは腸液で拡張した盲腸，横行結腸と下部結腸の便塊を示す(＊)．

の順で起こりやすい．S状結腸軸捻転はガスで拡張した"coffee bean appearance"，盲腸軸捻転は囊状ガス像をとる(図11〜13)．

3．機能性腸閉塞

小腸・大腸ともに拡張し，機能のない回盲弁の大腸閉塞にみられる小腸・大腸拡張と鑑別が必要である．急性の大腸拡張をきたす急性結腸偽性閉塞

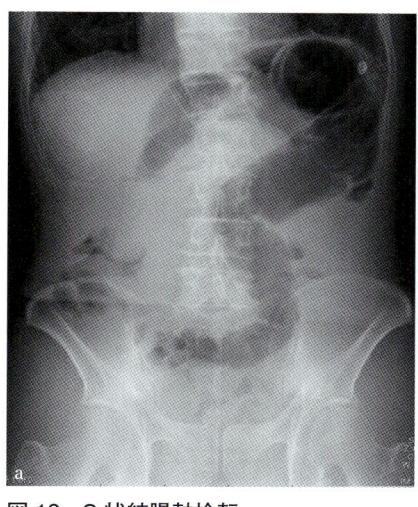

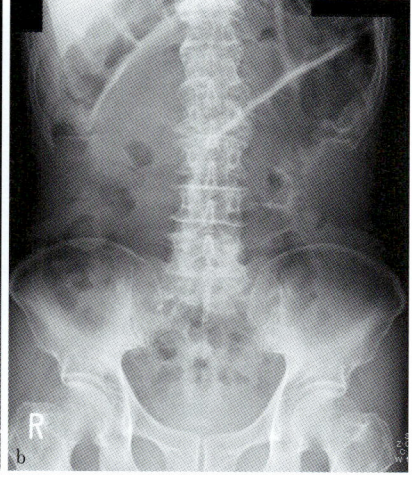

図12　S状結腸軸捻転
ガスで拡張した結腸が典型的な coffee bean appearance を示せば診断できる．しかし，この症例のように coffee bean appearance がないこともある．

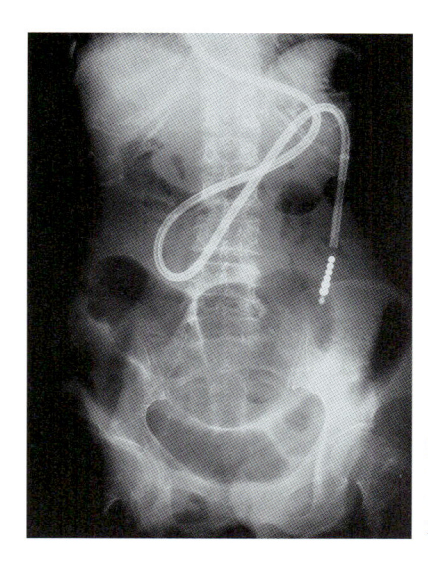

図13　盲腸軸捻転
ガスで嚢状に拡張した盲腸が正中に位置する（正確には盲腸軸捻転は上行結腸に起こった軸捻転である）．

症〔Ogilvie syndrome（acute colonic pseudo-obstruction）〕は，大腸の交感神経と副交感神経の不均衡が原因と考えられ，緩下薬や抗Parkinson病薬の長期服用の高齢者に多い．1ないし3日で次第に大腸が拡張し，盲腸穿孔の危険性がある（図14）．

4．gas less abdomen

腹部単純X線写真上，通常胃，小腸，大腸には少量のガスを認めるが，絶食，下剤などで腸管ガスが少ない状態をいう．絞扼性腸閉塞や上腸間膜動脈閉塞症では，頻回の嘔吐により gas less abdomen となることがある．症状から腸閉塞など急性腹症として扱われるときは積極的にCTや超

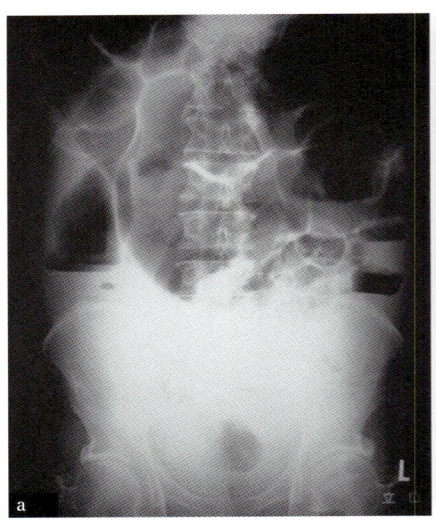

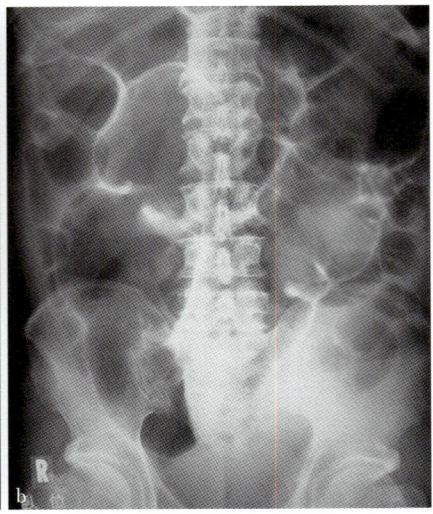

図14 Ogilvie syndrome
70歳代，男性．抗精神病薬の服用．立位(a)，臥位(b)で上行結腸から横行結腸は拡張．立位でair-fluid level をみる．

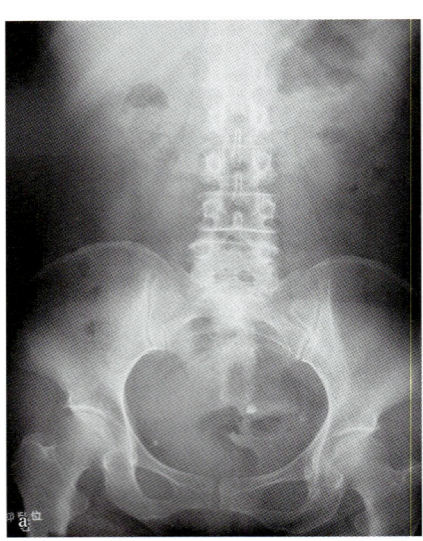

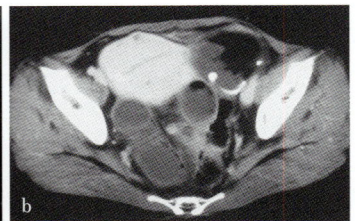

図15 gas less abdomen の単純X線写真を呈した絞扼性腸閉塞（50歳代，女性）
腹痛と頻回の嘔吐が主訴で来院．
a：胃にガスを見るが，腹部全体腸管ガスが少ない．
b：CTでは骨盤内に絞扼腸管がみられる．症状から腸閉塞が疑われるときCT，超音波は必須である．

音波で診断し，決してきれいな腹部単純X線写真で異常なしと済ませてはならない（図15）．

5．異物などによる腸閉塞

精神疾患や認知症のある患者の腸閉塞はおよそ考えられない物を食べて起こる．異物の嚥下をまず疑ってみる．また，消化のできない蒟蒻などさまざまな食物が腸閉塞の原因となる．歯が悪く咀嚼せずに丸呑みする習慣の人にも食物による腸閉塞が起こる．鋭利な異物や鳥・魚の骨などが腸管穿孔と閉塞を起こす．肛門から挿入された瓶，野菜，ボールなども大腸閉塞の原因となる（図16）．

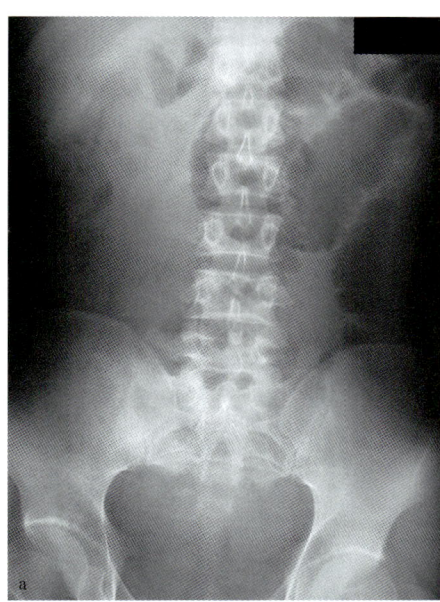

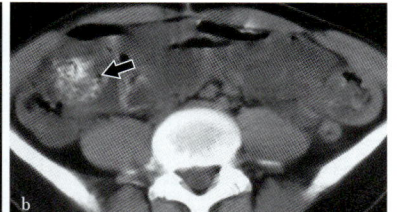

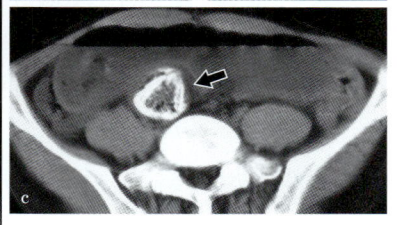

図 16 異物（壁紙）摂取による腸閉塞
X 線不透過であれば腹部単純 X 線で診断がつく．
a：空腸の拡張を左上腹部に認める．正中から下腹部はガスが少なく，腸液で満たされた拡張腸管を推測する．異物は指摘できない．
b, c：腸内に高濃度の異物を見る（矢印）．

そのほかの注意点

（1）2.5 cm 径以下の小腸の鏡面形成は下痢状態でしばしばみられる．

（2）絞扼性腸閉塞の絞扼部より口側腸管は単純性腸閉塞（open loop 型）である．CT，超音波により絞扼腸管の有無を調べなければならない．

（3）限局性麻痺性イレウス（sentinel loop sign）は機能性腸閉塞の1つで，膵炎であれば空腸の一部に立位で鏡面形成をみる．他に虫垂炎，急性胆嚢炎など急性炎症が近傍の腸管の麻痺を起こす．

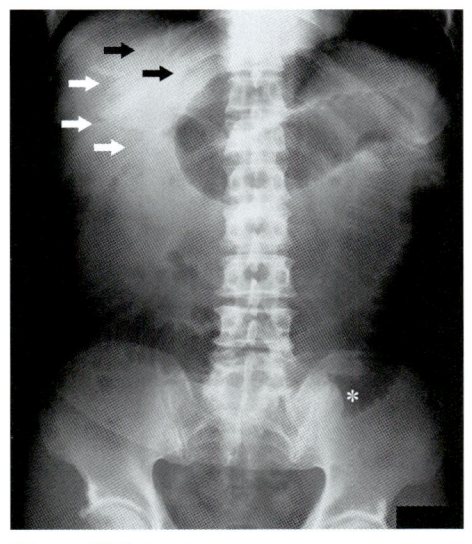

図 17 胆石イレウス
カニの鋏み状の小腸閉塞像（＊）．胆管腸管瘻から肝臓に樹枝状ガス（胆嚢・胆管内ガス）をみる（矢印）．

胆石や胃石も稀に腸閉塞の原因となる．胆嚢十二指腸瘻から出た径 3 cm 以上の大きな胆石による小腸閉塞では石灰化しているか，または胆道内ガスがあれば診断できる（図 17）．

文献

1) Davis L, et al：Roentgen criteria of impending perforation of the cecum. Radiology 68：542-547, 1957
2) 救急放射線研究会（編）：Emergency Radiology. pp167-177, 南江堂, 2002
3) Meyers MA：Dynamic radiology of the abdomen 5th ed. pp711-748, Springer, 1999
4) Welch CE：Bowel Obstruction. WB Saunders, 1990

（坂本　力）

3章
腹膜腔遊離ガス(free air)
腹膜腔遊離ガスを見落とさないために

　腹膜腔遊離ガスは開腹術後など特殊な場合を除き，消化管穿孔の重要なX線所見であり，急性腹症の際に撮影された腹部単純X線写真では，遊離ガスの有無が重要なキーとなることが多い．ここでは遊離ガスの検出に必要な撮影法，X線所見ならびにいくつかの鑑別診断について述べる．

撮影のコツ

腹部単純X線撮影法
　腹部単純X線写真は，被検者の膝を軽く曲げた背臥位での撮影が基本である(図1)．半切のフィルムを使用し，下端は恥骨結合の中央付近までは含まれるようにする．膝を曲げるのは腹壁の緊張をとり，腰椎の前彎を緩和させるためである．背臥位の写真でも遊離ガスを検出できることが少なくないので，注意して観察することが重要である．もちろん遊離ガスの検出のためには横隔膜を含めた立位の撮影(図2)が重要ではあるが，立位撮影での横隔膜部は肺が重なって腹部単純の撮影条件では露出過多となり判別が困難となりやすい．少量のガスの検出にはむしろ通常の胸部撮影(図3)のほうが有用なことが多い(図4)．また，腹痛の患者に立位撮影を行うのは困難なことも少なくな

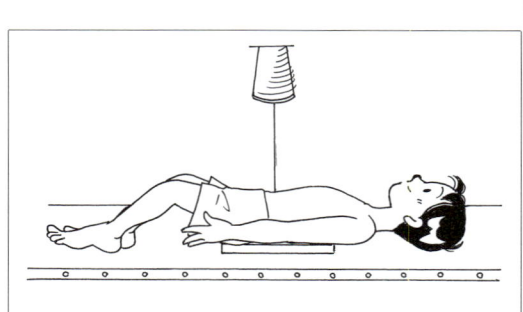

図1　背臥位腹部撮影
両膝を軽く曲げて撮影する．照射野の下縁は恥骨結合の中央付近まで含むようにする．

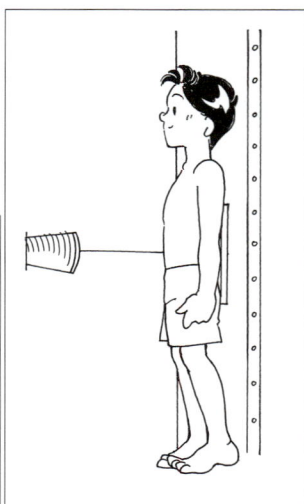

図2　立位腹部撮影
横隔膜上縁が十分含まれるように照射野の位置合わせを行う．

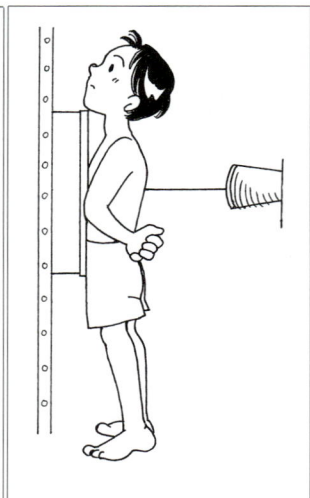

図3　胸部撮影
立位胸部撮影のほうがガスを検出するにはより敏感である．

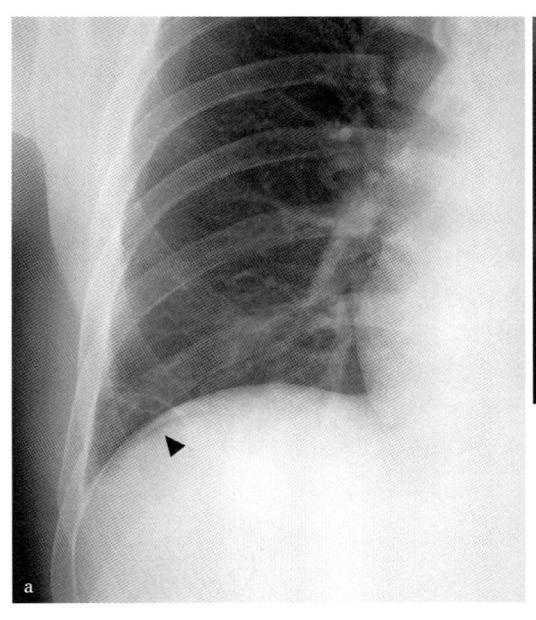

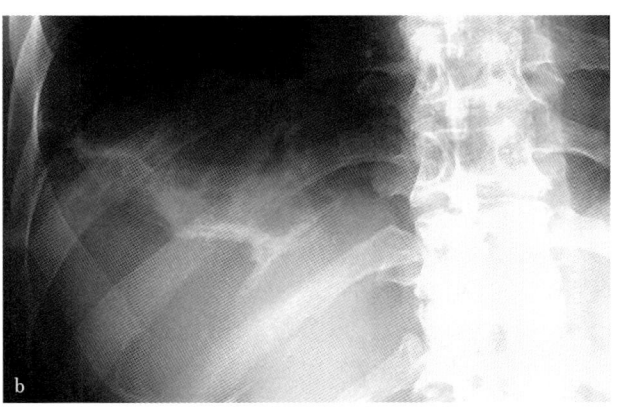

図4 少量の腹腔内遊離ガス
a：立位胸部単純X線写真，b：立位腹部単純X線写真
立位胸部単純X線写真(a)では，右横隔膜下に少量の遊離ガスが認められるが，立位腹部単純X線写真(b)では，露出過多によりガスの検出が困難となりやすい．

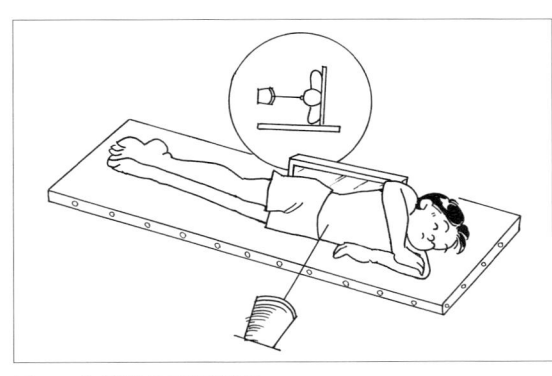

図5 左側臥位正面撮影
立位の体位がとれない患者には，左側臥位正面撮影を行う．立位を撮らずに，側臥位正面をルーチンとする施設もある．

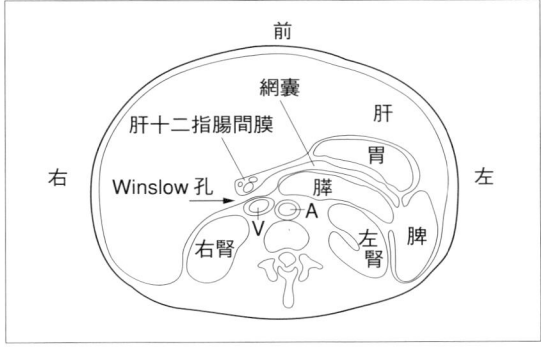

図6 Winslow孔
左側臥位にすることにより網嚢内に入った遊離ガスを，Winslow孔を通して外に導くことができる．
V：下大静脈，A：大動脈．

い．そのような際には左側臥位による腹部正面撮影(decubitus view)を行う(図5)．右ではなく左側臥位にするのは，網嚢内にある遊離ガスをWinslow孔(図6)から外に出させるためであり，また遊離ガスを肝と腹壁の間に集めて検出しやすくするためである(右側臥位では遊離ガスが胃泡内や大腸内のガスと紛らわしくなりやすい)．立位撮影では横隔膜部が露出過多となりやすいことから，立位を撮影せずにこの左側臥位正面をルーチンとしている施設もある．ただし同じ量の遊離ガスでも，立位のほうが側臥位正面よりも多くあるように見えるという報告がある．また，遊離ガスを横隔膜下に十分量集めるために，患者を目的の体位にしてしばらくの時間(約10～15分)をおいて撮影したほうがよいともいわれるが，急性腹症などの場合ではそのような時間的余裕がないことが多い．

疾患の解説と読影のポイント

1. 立位あるいは側臥位正面撮影で遊離ガスをみる

立位あるいは側臥位正面撮影においては，横隔膜下に無構造のX線透過性の高いガスの貯留が認められる．右横隔膜下であれば肝臓との間に円弧状ないし三日月状のガスが明瞭であるが，左側では胃泡や大腸のガスのために紛らわしいことがあるので，注意深い観察が必要である．遊離ガスの下縁にair-fluid levelが認められれば腹水が同時に存在することを意味しており，腹膜炎の可能性を考える必要がある．

2. 背臥位撮影で遊離ガスをみる

一般に腹部単純X線写真で腹腔内の遊離ガスを検出するには，立位あるいは側臥位正面がより敏感であることはいうまでもない．しかし，立位や側臥位がとれない重症患者の場合や，遊離ガスがあってもそれを予測しない場合には，背臥位のみの撮影が行われることが多く，背臥位撮影での遊離ガスの所見にも精通しておくことが重要である．また，立位撮影で得られる情報は遊離ガスの有無だけのことが多いが，臥位では遊離ガスの位置や腸管ガスの状態などから，その原因や部位などをある程度推測できることもあり，またそのほかの腹腔内の異常なども評価することができる．

正常では，空気は消化管腔内にしか存在せず，空気によって描出されるのは胃や腸管の内側壁である．遊離ガスが腹腔内に存在すると，それにより胃や腸管の外側壁や腹壁の内側縁，胆嚢あるいは肝臓などの輪郭の一部が描出されてくる（図7～10）．ある程度の腹腔内脂肪がある場合には，腸管，特に大腸の外側壁が脂肪によって淡く描出されることは稀ではないが，ガスによる描出は高コ

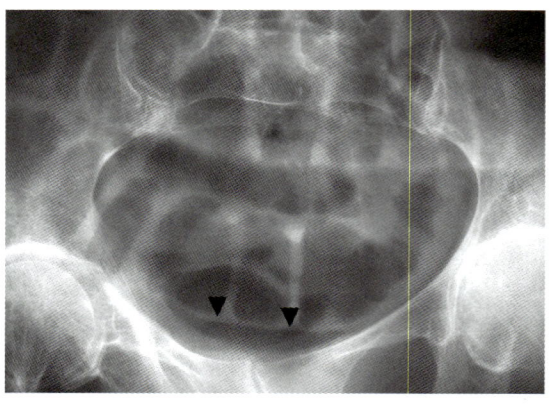

図7　Meckel憩室の穿孔（70歳代，女性）
腹痛を訴え来院．背臥位正面像で骨盤内の拡張した小腸壁の外縁が明瞭に描出され（矢頭），腸管外に空気があることを示している．Meckel憩室の穿孔であった．

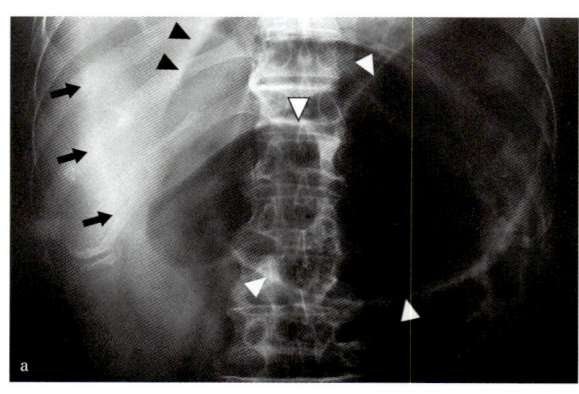

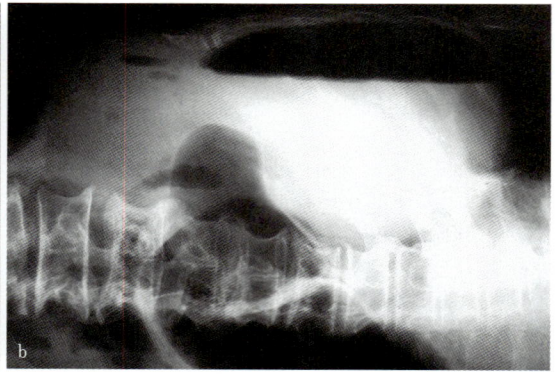

図8　十二指腸潰瘍穿孔（70歳代，男性）
a：背臥位像，b：左側臥位正面像
腹痛にて来院．大量の遊離ガスが胃周囲から肝前面にあり，背臥位（a）では胃壁外縁（白矢頭），肝鎌状間膜（黒矢頭）が明瞭に認められる．左側臥位正面（b）では大量の遊離ガスがあり，液面を形成しており腹水の存在が明らかである．ガスと腹水との境界が背臥位像（a）でも認められる（矢印）．

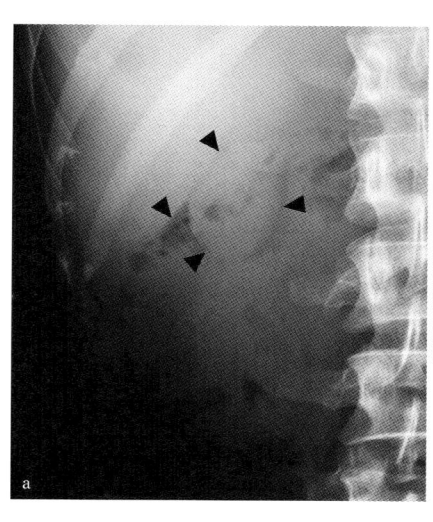

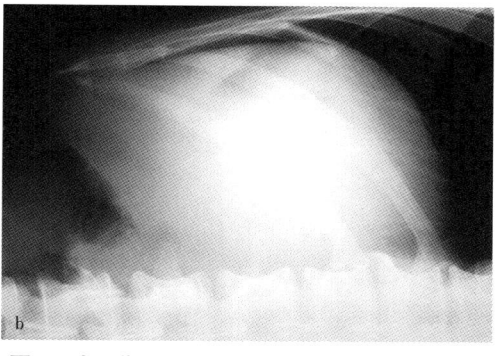

図9 十二指腸潰瘍穿孔(50歳代, 男性)
a：背臥位正面像, b：左側臥位正面像
背臥位正面像(a)では, 遊離ガスが胆嚢ならびに肝下縁を描出しており(矢頭), 遊離ガスがあることがわかる. 側臥位正面でみられる遊離ガス(b)は少量である.

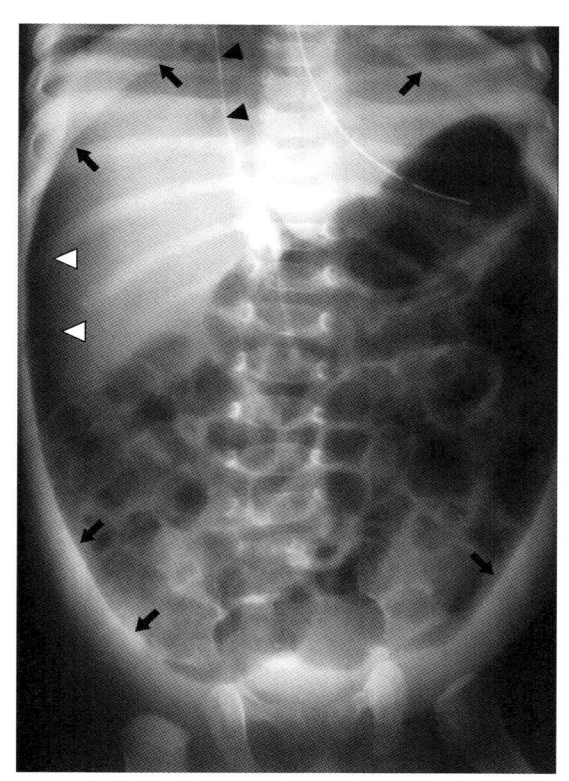

図10 背臥位腹部単純X線写真
腹部膨満の新生児の背臥位腹部単純X線写真である. 一般に小児においては胸部に対し腹部の割合が成人のそれより大きいが, 本症例の割合は異常と思われる. また腹部全体には楕円形の透亮像が広がっており, 周辺では腹壁の軟部組織と明瞭に境されているのがわかる(矢印). これは大量の空気が腹腔内に充満しているためである. 肝外側に入り込んだ遊離ガスによって肝辺縁が写し出されている(白矢頭). さらに肝表面の空気により肝と前腹壁の間にある肝鎌状間膜が, 右上腹部から下腹部正中に向かって走る細い線状の陰影として描出されている(黒矢頭). この大きな楕円形の透亮像とその中を走る索状の陰影がラグビーのボールに似ていることから football sign といわれる. 大量の遊離ガスが腹腔内に充満している所見であり, 特に新生児の消化管穿孔(胃穿孔が多い)によく認められる.

ントラストかつ明瞭である.

　遊離ガスが腹壁内側縁と相対する2つの腸管ループの間に貯留すると三角形の透亮像としてみられることがあり, triangle sign といわれるが, 頻繁にみられる所見ではない.

　また, 比較的大量の腹水と遊離ガスがある場合には, 両者の境界が背臥位撮影においても認識できる(図10, 8a).

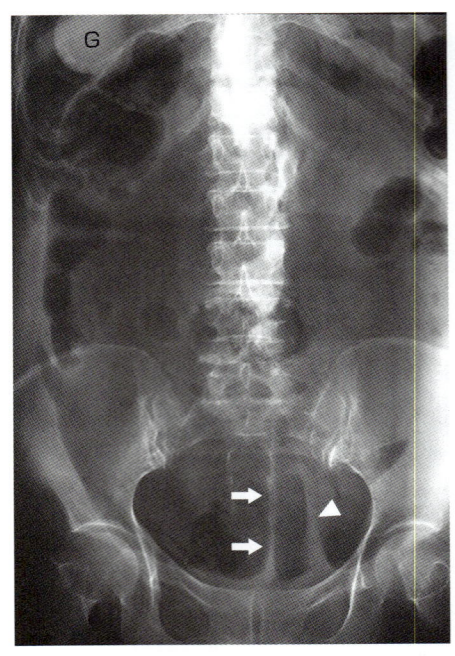

図11　十二指腸潰瘍穿孔(80歳代,女性)(背臥位正面像)
大量の遊離ガスが腹腔内に存在し,右上腹部では胆嚢(G)の輪郭が描出され,また下腹部では前腹壁後面に存在する正中臍ヒダ(矢印),内側臍ヒダ(矢頭)が描出されている.

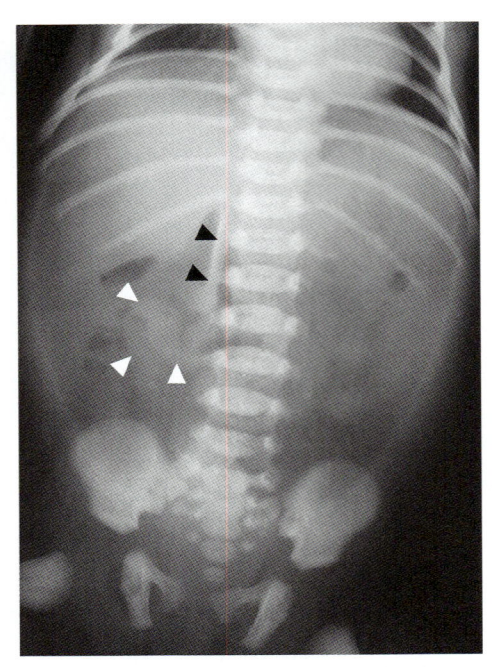

図12　胃穿孔による football sign(新生児,男子)
肝鎌状間膜(黒矢頭)だけでなく腸管の一部(白矢頭)も描出されている.

　背臥位では遊離ガスは上腹部の肝前面と腹壁(横隔膜)の間に貯留しやすい.したがって同部位にある肝鎌状間膜がガスにより頻繁に描出される.この間膜は右上腹部内側から内下方へ走り,淡い透過性を示すガスによって囲まれた索状構造としてみられる(図8a,9,10).

　また,下腹部では正中に尿膜管索(正中臍ヒダ)が,またその両側に左右の臍動脈索(内側臍ヒダ)が描出されることがある(図11).大量の腹腔内遊離ガスが存在すると膨張した腹部を占拠する楕円形の透亮像がみられ,それに上述した数条の間膜による索状構造が認められることから football sign といわれる(図10〜12).

　横隔膜と肝の間に貯留する遊離ガスのために肝の外縁や肝鎌状間膜が描出されるが,開腹術や腹膜炎の既往がある症例では肝と腹膜の間に癒着を生じ,大量の遊離ガスが存在しても横隔膜下にガスが貯留しない場合もあることを知っておく必要がある(図13).

3. 遊離ガスの原因

　腹腔内遊離ガスを検出した場合,その原因としてまず考えなければならないのは消化管穿孔である.しかし,偶然にほかの理由で腹腔内にガスが存在することもあるので,その可能性の有無を確認する必要がある.遊離ガスを認めて大慌てした患者が数日前に開腹術を受けていた,といった例はよくあることである.十二指腸潰瘍など,穿孔の原因となるべき疾患の既往がないかを確かめることも大切である.遊離ガスのみられる部位と消化管穿孔の部位,ならびに遊離したガスの量とは,ある程度の相関がみられる.例えば,胃あるいは

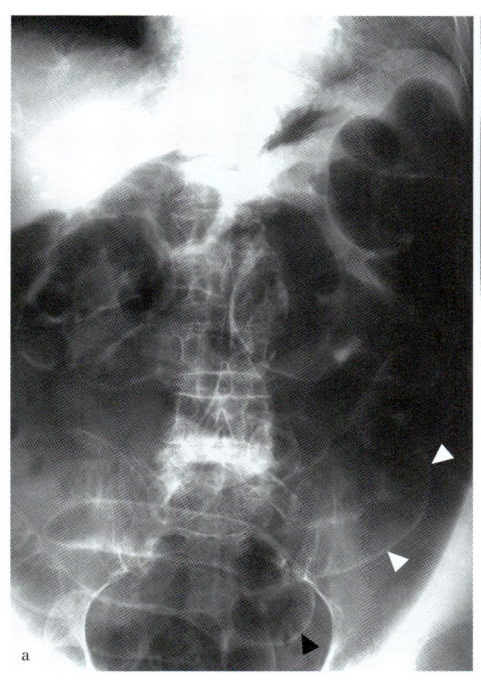

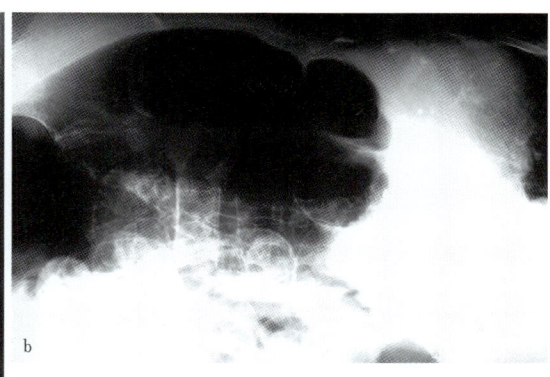

図13　十二指腸潰瘍穿孔（60歳代，男性）
a：背臥位正面像，b：左側臥位正面像
背臥位正面(a)では拡張した小腸外壁（白矢頭）が明瞭に認められ，大量の遊離ガスがあることがわかるが，左側臥位正面(b)では，以前に受けた胆嚢摘出術による癒着のために，ガスが肝と横隔膜の間に入り込んでいない．

十二指腸潰瘍穿孔では上腹部に中等量のガスが貯留しやすいし，小腸の穿孔では少量のガスが泡沫状に遊離することが多い．大腸の穿孔では大量のガスが腹腔内に出現しやすい．しかし，例外が多いことから，参考程度にとどめ，臨床上は無関係と考えたほうがよい．ただ，急性虫垂炎による穿孔で大量のガスが遊離することはまずあり得ず，胃や十二指腸潰瘍穿孔との鑑別には有用である．

穿孔の原因としては，潰瘍，癌をはじめとする腫瘍，憩室炎や潰瘍性大腸炎などの炎症，血管閉塞などによる消化管壊死，消化管閉塞による過度の腸管拡張，Meckel憩室の穿孔，外傷など種々が挙げられるが，個々については省略する．

4．術後の腹腔内遊離ガス

合併症のない状態で，開腹術後どのくらいの期間遊離ガスが単純X線写真で認められるか，についてはBryantらの報告がある．彼らは200例の開腹術症例を検討し，次のような結果を述べている．術後，58％に遊離ガスが認められ，その消失までの期間は1〜24日であり，その期間は最初に存在したガスの量に依存する．ガスの量，その吸収の度合いは，腹膜炎の有無に関係しない．関与する因子は体型であり，痩せ型あるいは無気力な例では遊離ガスの量も多く，その消失までの期間も長く，肥満型の例ではガスの量も少なく，消失までの期間も短い．以上の結果より，肥満型の症例に長期間の遊離ガスがある場合は，再穿孔などの合併症を考える必要があると思われる．

5．鑑別診断

正常でみられる腹腔内ガスは，胃あるいは腸管内のガスのみであり，それ以外はすべて異常と考える必要がある．遊離ガス以外の詳細については次項で述べられると思うが，本項では腹腔内遊離ガスと間違えられやすい状態，あるいは必ずしも異常とはいえない遊離ガスについて言及する．

1）人工的気腹

開腹術後，腹腔鏡下手術後，経皮内視鏡的胃瘻造設術（percutaneous endoscopic gastrostomy；

PEG)後などの人工的操作で腹腔内に体外から遊離ガスが進入する場合である．かつては横隔膜や腹壁に接する病変が腹腔内にあるか否かを評価するために，腹腔内に人工的にガスを注入する手法（診断的気腹）が行われたこともあるが，超音波，CT あるいは MRI の発達により，現在ではほとんど施行されることはない．遊離ガスを見た場合，そのような既往がないか確認することが重要である．

2）卵管通気テスト後

若い女性では卵管閉塞の検査あるいは治療のために行われる通気テスト（Rubin test）によるガスが腹腔内に入ることがある．多くは少量でありすぐに吸収され，また症状も軽度のために腹部単純 X 線撮影が行われることもないが，他の目的で撮影された腹部 X 線写真で偶然に発見されることがある．テストを受けたか否かの確認が重要である．

きわめて稀な例ではあるが，性交渉あるいはその後の洗浄により卵管を介して腹腔内にガスが進入することもある．

3）気縦隔（縦隔気腫）

気縦隔のガスが横隔膜と壁側胸膜あるいは腹膜との間に進入することがある．少量のガスでは気縦隔と腹腔内遊離ガスとの鑑別は困難であるが，ある程度の量となると遊離ガスでは横隔膜ドーム下に比較的厚い透亮像としてみられるのに対し，気縦隔では横隔膜に沿った薄い円弧状の透亮像となる．また同時に縦隔にもガスがみられる．稀に気縦隔のガスが後腹膜に進入した後に腹腔内に穿破し，遊離ガスとなることもある．

4）腸管壁内ガス（pneumatosis intestinalis）（図 14）

腸管の壁内に種々の原因でガスが進入することがある．原因不明のこともあるが内視鏡操作や異物などによる外傷，潰瘍，消化管壊死などに続発することもある．ガスが大量に壁内に進入すると，壁の外側に貯留した遊離ガスに似た所見を呈することがある．壁内ガスではガスが腸管を取り囲むように壁に沿って存在し，立位あるいは側臥位に

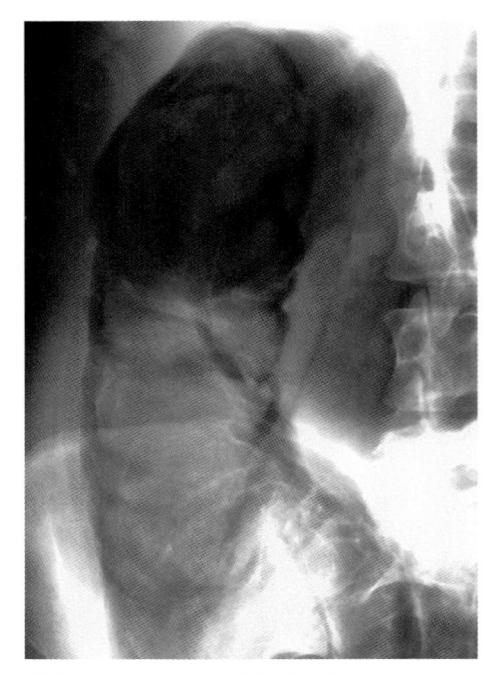

図 14　pneumatosis intestinalis
（65 歳，女性，背臥位正面像）
上行結腸の壁の粘膜と漿膜の間に連続性にガスが認められる．壁の外側にはないことに注意．

よって移動しないことで鑑別は可能である．

ごく稀ではあるが，壁内のガスが外壁側に破れ，少量の遊離ガスを放出することがある．

5）Chilaiditi 症候群

大腸，時に小腸の一部が肝と右横隔膜の間に入り込む状態で，上腹部圧迫感あるいは腹痛，夜間嘔吐，食欲不振などの症状を伴うことがある．稀ではあるが肝鎌状間膜の先天異常が認められる．立位撮影では右横隔膜下に複数の haustra によって分葉状に境された腸管内のガスが認められる．

6）胃拡張（胃捻転）（図 15）

胃の捻転が繰り返され，慢性化すると胃が著明に拡張し，あたかも遊離ガスのように腹部全体を占拠することがある．捻転ではガスが明瞭に境された 1 つの mass として認められ，遊離ガスのようにそれによって描出される腸管壁や間膜などの構造が認められないことで鑑別が可能である．

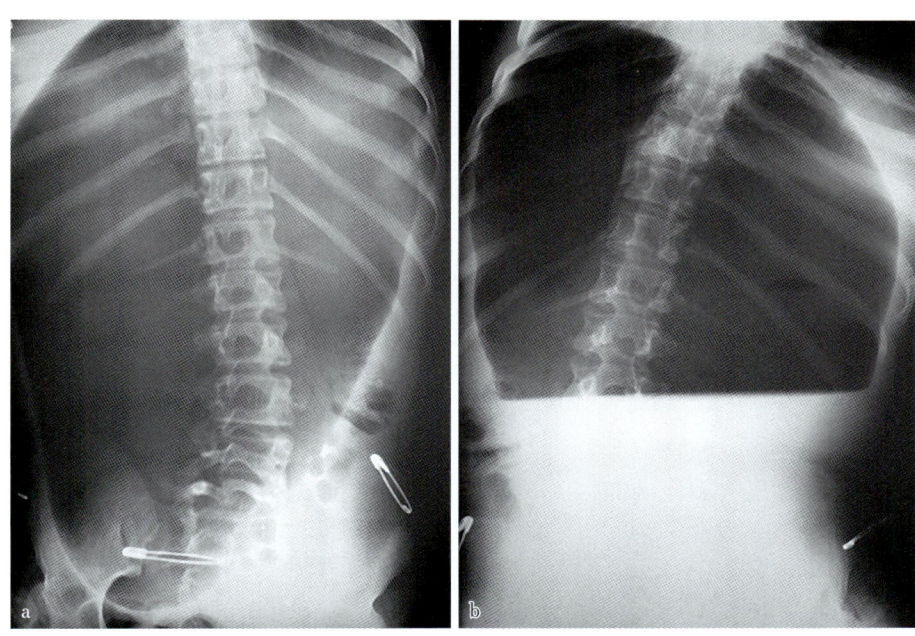

図 15　胃捻転による胃拡張（24歳，男性）
a：背臥位正面像，b：立位正面像
腹部全体を占めるほど拡張した胃のガス像がみられる．
肝や肝鎌状間膜，腸管の描出がないことなどから遊離ガスとは鑑別できる．

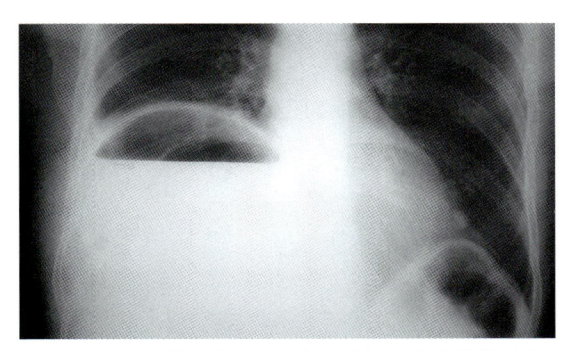

図 16　右横隔膜下膿瘍（53歳，男性，立位胸部単純像）
右横隔膜は挙上し，その足方に液面を有するガス像がみられるが，単純 X 線写真だけでは遊離ガスとの鑑別は困難である．

7）横隔膜下膿瘍（図16）

　横隔膜下に大きな膿瘍が形成され，ガスを入れると，立位，臥位ともに free air とよく似た所見を呈することがある．膿瘍内にガス産生菌によりガスが発生することもあれば，腸管との間にできた瘻孔より膿瘍内にガスが進入することもある．膿瘍では周囲との癒着により立位あるいは側臥位と背臥位によってもガスの移動が少なく，時間を追って観察しても変化が緩慢である．鑑別にはCT が最も有用である．

文献

1) Bryant LR, et al：A study of the factors affecting the incidence and duration of postoperative pneumoperitoneum. Surg Gynecol Obstet **117**：145-150, 1963

（鬼塚英雄，野見山圭太）

4章

腹部異常ガス

その原因と読影のポイント

本項では腹部単純X線写真でみられる腸管外ガス像のうち，腹膜腔遊離ガスを除いた異常ガス像について解説を行う．この異常ガス像は，腹部単純X線写真で特徴的な所見を示すものもあり，早期発見の手がかりとなることも少なくない．また，早急な治療を有する病態が関係することが多く，早期発見の臨床的意義は高い．

疾患の解説と読影のポイント

腹部異常ガスのうち，腹膜腔遊離ガスを除いた疾患について解説を行う．本来ガスの存在しない部位または臓器にガスを認める腹部異常ガスの原因として，①消化管由来，②ガス産生菌による感染由来，③手術，穿刺や外傷など外部空気由来などが主なものである．臨床所見，異常ガスの存在部位，形態により，その原因が推察できるものも少なくはない．本項では異常ガスの認められる部位，臓器に注目し，その原因と読影のポイントを中心に解説を行う．

右上腹部は腹部異常ガスが認められる頻度が高く，胆道系，門脈，肝実質，肝周囲に存在するものがあり原因は多彩である．また，日常遭遇する機会も多く，臨床的に重要な疾患が原因であることも少なくない．

1．胆道系ガス

胆管内ガスは pneumobilia と呼ばれる．その原因としては胆道消化管吻合術，内視鏡的乳頭切開術のほか，胆道系や消化管の悪性腫瘍，十二指腸潰瘍，胆石などによる胆道消化管瘻がある．原因がさまざまであるため症状も特異的なものはないが，術後のものなどの無症状なものが多い．

腹部単純X線写真では，胆管内ガスは典型的に

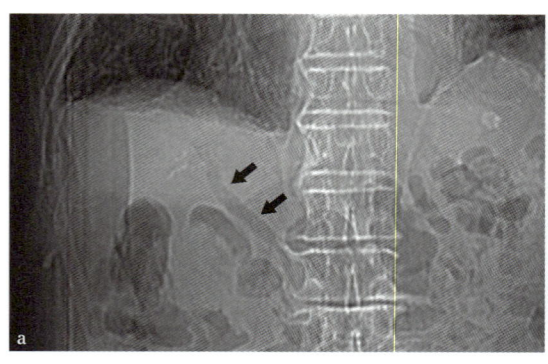

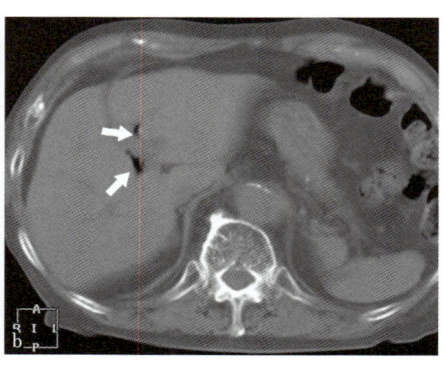

図1　pneumobilia
a：腹部単純X線写真で，肝門部走行に一致するガス像がみられ（矢印），胆管内ガスと思われる．
b：腹部単純CTで，肝門部胆管にガスがみられる．

は肝門部を中心として胆管の走行に一致して樹枝状にガス像がみられる(図1).門脈ガスとの鑑別が問題となり,門脈内のガスは門脈血流に押し流されて肝末梢に達するが,胆管内のガスは胆汁の流れにより中枢側に存在する点が鑑別となる.

胆道系ガスのうち胆囊内ガスは消化管と胆道の交通でもみられるが,ガス産生菌による気腫性胆囊炎を忘れてはならない.気腫性胆囊炎(図2)は胆囊腔,胆囊壁,胆囊周囲にガスが認められる急性胆囊炎の特殊型である.一般の胆囊炎と異なり,男性に多い.無胆石例も多く,糖尿病に合併することが多い.また,動脈硬化による胆囊動脈の閉塞が一因とされているように,動脈硬化の進んだ50〜70歳の男性に多い.穿孔率が通常の急性胆囊炎の5倍あり,死亡率も高いので,早期の治療が必要である.原因菌は Clostridium welchii, Escherichia coli が多い.腹部単純X線所見では,ガスが胆囊内腔に存在するもの,胆囊壁に存在するもの,胆囊周囲に存在するものがある.胆道と腸管の交通は認められない.超音波では胆囊に一致した音響陰影がみられるが,正診率は低い.その診断が困難なときにはCTが存在診断のみでなく病変の広がりの評価に役立つ.

胆囊内のガス像の特殊なものとして含気性胆石がある.腹部単純X線写真で星芒状ガス像が胆囊部にみられれば胆石の診断が可能であるとされる.ガス像はその形状から Mercedes-Benz sign や crowfoot sign と呼ばれる(図3).実際は,ガス

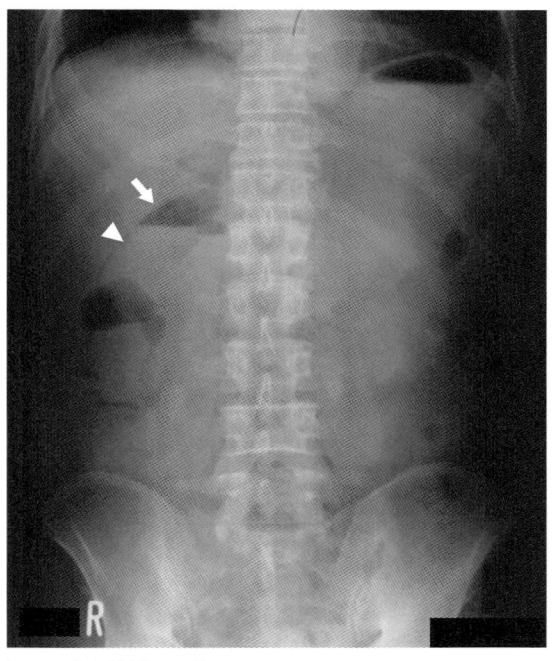

図2　気腫性胆囊炎
立位腹部単純X線写真で,右上腹部にair-fluid level 液面形成を伴った異常ガス像がみられる(矢印).このガス像に連続し,線状のガス像が連続している(矢頭).部位から考えて,このガス像の由来は胆囊,腸管,右腎などの可能性があるが,矢頭は胆囊の輪郭(胆囊壁内ガス),矢印は胆囊内腔のガスと考えると胆囊の形態と一致し,気腫性胆囊炎と診断される.

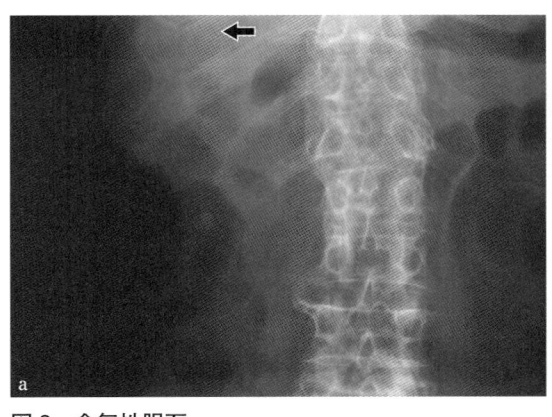

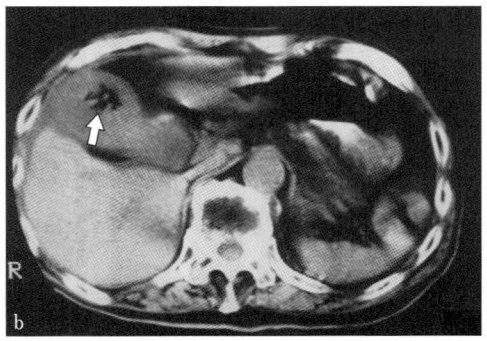

図3　含気性胆石
a:腹部単純X線写真で,肝門部にわずかな異常ガスがみられる(矢印).
b:腹部単純CTで,胆囊内に星芒状のガス像を示す含気性胆石がみられる(矢印).

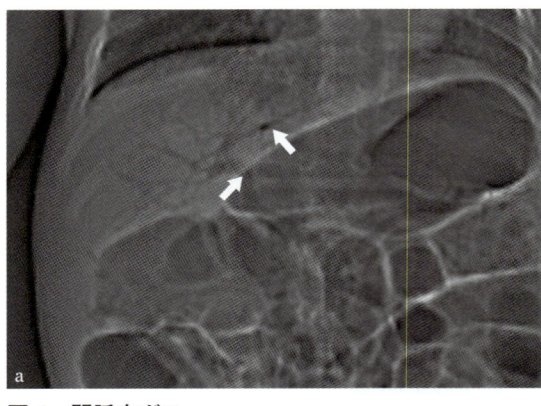

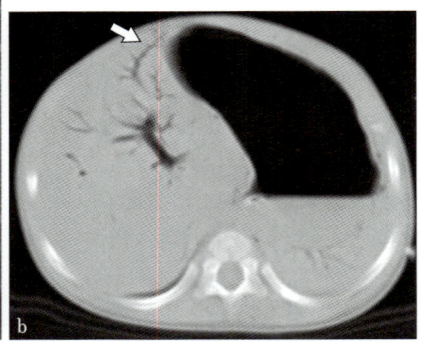

図4 門脈内ガス
a：腹部単純X線写真で，肝門部から肝末梢に樹枝状に広がるガス像がみられる（矢印）．
b：腹部単純CTのwindow幅の広いCT画像で，門脈内ガスが樹枝状に肝表面近くまで達しているのがわかる（矢印）．

量が微量のため腹部単純X線写真では認めがたいことも多い．CTではコントラストが良好なため診断が容易である．

2．門脈ガス

門脈ガスは原因疾患として腸管壊死，腸閉塞，急性膵炎，潰瘍性大腸炎，腹腔内膿瘍，胃潰瘍，十二指腸潰瘍，外傷のほか大腸内視鏡検査，注腸造影などによる医原性のものもある．一般に致死率が高く，緊急処置が必要となることが多い．症状は腹痛，嘔吐，下血，腹部膨満などで，基礎疾患あるいは二次的に生じるショックなどの病態によるものが多く，本症に特徴的な症状とはいえない．単純X線写真では門脈の走行に一致した樹枝状のガス像（図4）としてみられるが，上述したように肝末梢に分布しやすい．しかし，ガスの量が少ない場合は単純X線写真では同定が困難であり，CTが診断に有用である．CTは門脈内ガスのみでなく，上腸間膜静脈内や腸管壁内のガスの描出も優れている．

3．肝実質内ガス

胆道ガス，門脈ガス以外の肝内ガスとして肝実質内ガスがあるが，ガス産生菌による肝膿瘍（図5）や，経カテーテル動脈塞栓術後の肝細胞癌内にガスがみられることがある．

4．腸管壁内ガス

消化管の異常ガスとして腸管壁にガスが存在する腸管気腫がある[2]．原因は不明であるが消化管内圧の上昇により，腸管内のガスが腸管裂隙より壁内に入り込み気腫を形成するという説が有力である．原因としては，①腸管壊死，②腸管粘膜損傷，③腸管粘膜の透過性亢進，④肺疾患などがある．腸管気腫は腹部単純X線では線状，数珠状あるいは小囊胞状のガスが腸管壁に沿ってみられる．単純X線写真のみで困難な場合，広いwindow幅のCTが有用である（図6）．腸管壊死に伴う例では予後不良で，腸管に沿う線状ガス像を呈することが多い．囊胞状のガスが腸管壁にみられる腸管気腫性囊胞症は大腸に多く，症状は腹痛，下血などであるが，予後良好なことが多い．

5．腎部ガス

腎部のガス像としてまず考えなければならないのが，気腫性腎盂腎炎である．ガス産生菌による急性腎盂腎炎であり，原因菌は大腸菌が最も多い．90％以上で糖尿病の合併がみられ，尿路閉塞なども原因となる．女性に多い（女性：男性＝2：1）．腹部単純X線写真では，典型的には腎陰影に重な

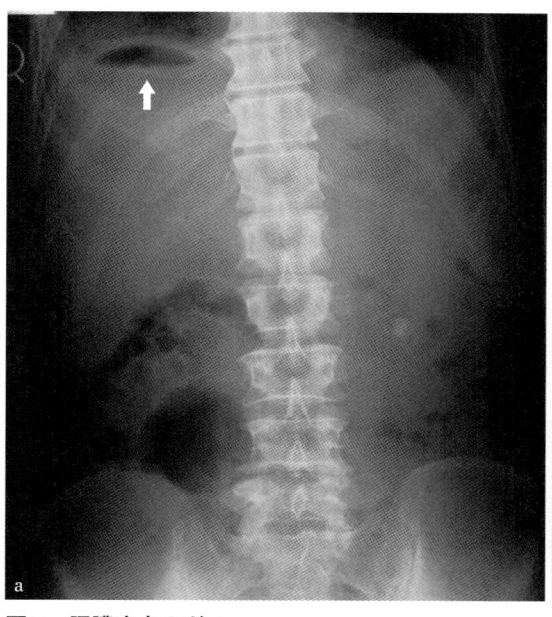

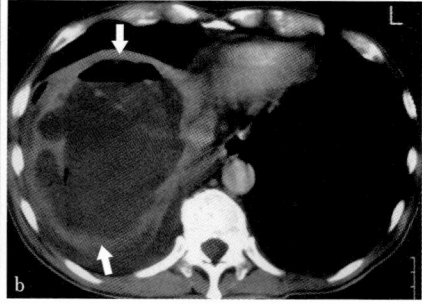

図5 肝膿瘍内のガス
a：右横隔膜下にガスがみられる（矢印）．
b：肝円蓋部に膿瘍がみられ，膿とガス（矢印）が認められる．ガス産生菌による肝膿瘍であり，経皮的ドレナージが行われた．

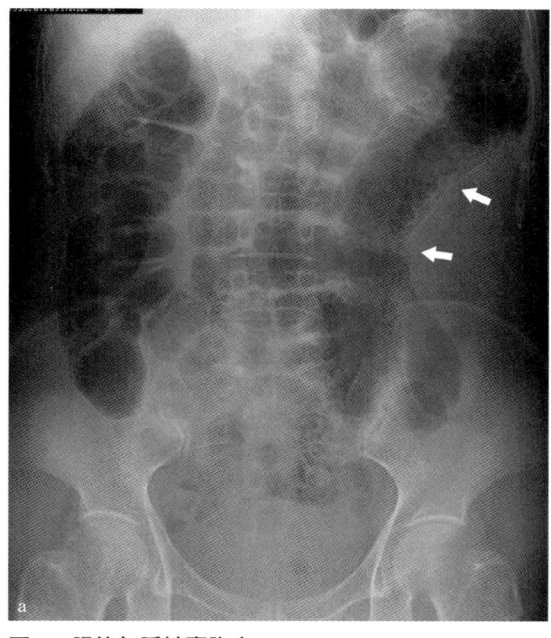

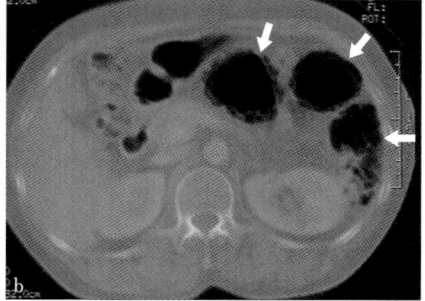

図6 腸管気腫性囊胞症
a：腹部単純X線写真で下行結腸壁に沿って多数の類円形の透亮像が認められる（矢印）．
b：腹部単純CTのwide window画像で，横行結腸から下行結腸の壁に囊胞状のガスが多数認められる（矢印）．

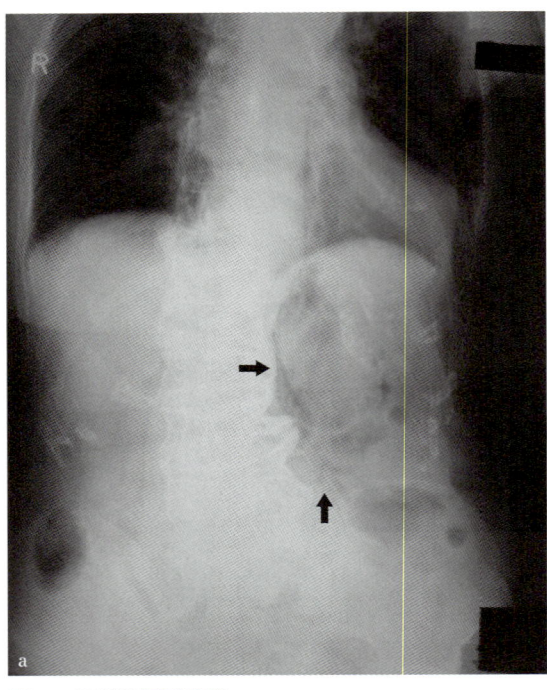

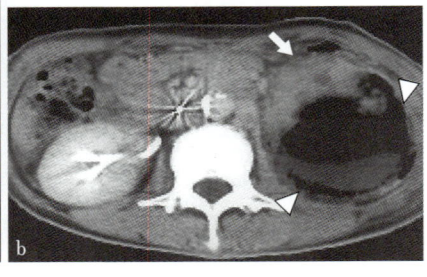

図7　気腫性腎盂腎炎
a：腹部単純X線写真で，左腎陰影およびその周囲に異常ガスがみられる（矢印）．
b：腹部造影CTで，左腎の実質は破壊され造影効果が不良である（矢印）．腎実質および腎周囲腔にガスと液体貯留がみられる（矢頭）．

る線状または泡状のガス像が，髄質から皮質に放射状にみられ，被膜下，腎周囲にもガスがみられる．単純X線写真で不確かなときはCTが有用であり，診断および病変の広がり診断に価値が高い（図7）．治療は内科的には抗菌薬，電解質補正などがまず行われ，ドレナージや腎摘出が必要なことが多い．

6．膀胱部ガス

膀胱内にガスがみられる場合，膀胱鏡などの検査による外部の空気に由来する病的でないものを否定する必要がある．また単純X線写真の正面像で直腸，子宮，腟のガスなどとの鑑別が必要である（図8）が，側面像や立位と臥位でのガスの位置関係などから通常鑑別可能である．CTは膀胱内ガスを的確にとらえることが可能である（図9）．その原因として腸管膀胱瘻が重要であるが，糞尿，

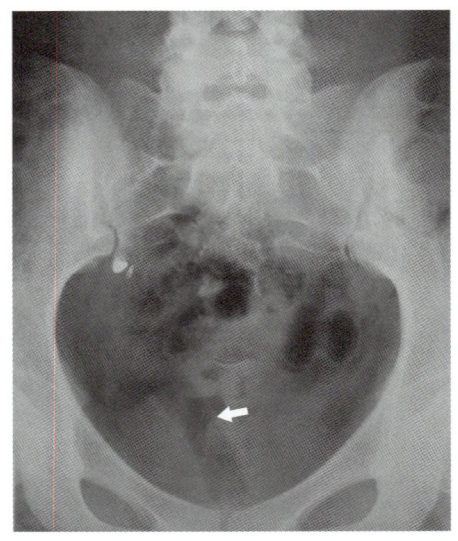

図8　異物のガス像
骨盤部単純X線写真で，腟内タンポンのガス像が認められる（矢印）．

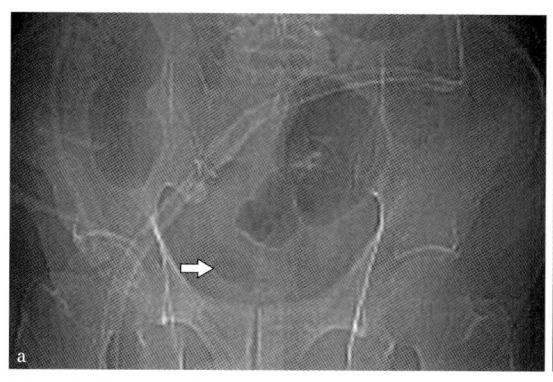

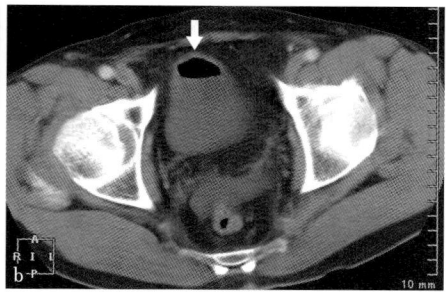

図9 膀胱内ガス像
a：骨盤部単純X線写真で小骨盤腔にガスがみられ，直腸ガスとの鑑別が問題となる．
b：骨盤部造影CTで膀胱内にガスがみられる（矢印）．膀胱鏡後にみられた病的でない膀胱内空気である．

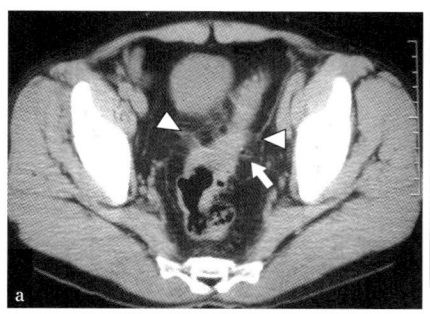

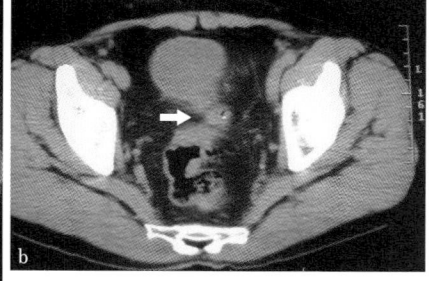

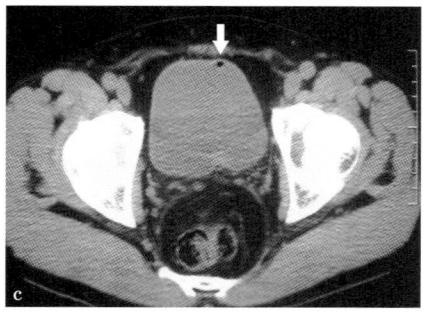

図10 膀胱内ガス像（S状結腸憩室炎によるS状結腸膀胱瘻）
a：S状結腸に憩室があり（矢印），その周囲脂肪組織に索状の濃度上昇がみられ（矢頭），憩室炎と思われる．
b：aの1cm下方でS状結腸と膀胱壁の境界は不明瞭である（矢印）．
c：bの1cm下方で膀胱内にわずかなガスがみられる（矢印）．このようなわずかなガスは単純X線写真で検出することは困難である．

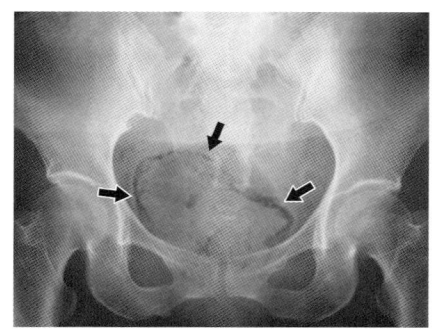

図11 気腫性膀胱炎
骨盤部単純X線写真で膀胱壁に沿ってガス透亮像（矢印）が認められる．

気尿などの特異的な臨床所見が認められれば診断的である．その原因として憩室炎，大腸癌，Crohn病などがある（図10）．

　膀胱壁に一致したガス像を認めた場合，気腫性膀胱炎が疑われるが，糖尿病の合併率が高く，排尿障害を伴っていることも多い[3]．予後は気腫性腎盂腎炎ほど悪くはなく，抗生物質投与と排尿障害の改善により治癒することが多い．

　気腫性膀胱炎において単純X線写真でみられる膀胱壁に沿ったガス透亮像（図11）は，beaded necklaceまたはcobblestone appearanceと呼ばれる．膀胱粘膜下の気腫性嚢胞によって生ずる膀胱壁の不規則な肥厚を反映した所見であり，気腫性膀胱炎に特徴的な所見である．単純X線写真で診断が不確かな場合は，CTの診断的価値は高い．

文献

1) Gill KS, et al：The changing face of emphysematous cholecystitis. Br J Radiol **70**：986-991, 1997
2) Pear BL：Pneumatosis intestinalis；A review. Radiology **207**：13-19, 1998
3) Grayson DE, et al：Emphysematous infections of the abdomen and pelvis；a pictorial review. Radiographics **22**：543-561, 2002

（後閑武彦）

5章
腹部石灰化をどう読むか
臓器別石灰化の鑑別

　最近ではCTに頼る臨床医が多く，腹部単純X線写真の撮像件数自体が減少しているように思われる．結果，腹部単純X線写真を目にすることも減り，所見についての理解に乏しくなるという悪循環も生じる．腹部単純X線写真はCTと比較して被曝が格段に少なく，正しい知識を持てば，多くの情報を拾うことができる．

　腹部単純X線写真でみられる石灰化は，特に精査や治療を要さない所見も多く存在するが，中には悪性腫瘍や動脈瘤など，注意を要する所見もある．

肝

　肝実質内に1〜2 mm大の小結節状石灰化が散在してみられる場合には，肉芽腫の石灰化が考えられる（図1）．陳旧性結核や，histoplasmosisなどが原因として挙げられるが，本邦では結核がほとんどである．

　包虫症では，肝実質内に囊胞を形成するが，壁に沿って石灰化を生じるため，単純X線写真では曲線状やリング状の石灰化を認める．日本住血吸虫症では，被膜の石灰化や，実質内の亀甲状石灰化を認める．膿瘍や血腫の治癒後にも石灰化を生じる．

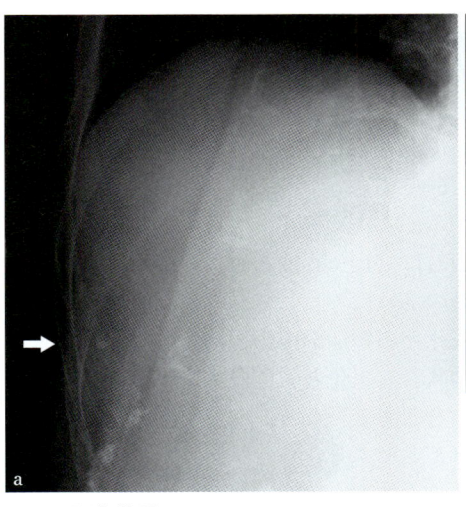

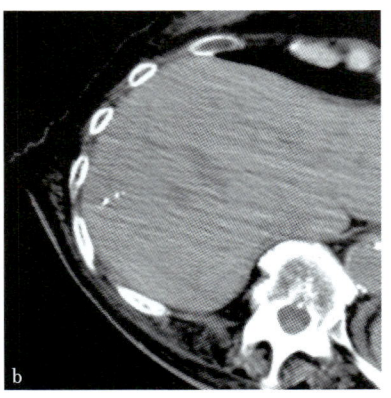

図1　肝肉芽腫
a：腹部単純X線写真．肝右葉辺縁に，明瞭な小結節状の石灰化を複数認める（矢印）．
b：単純CT．CTでも小結節状の石灰化を認める．胆管拡張などはみられない．

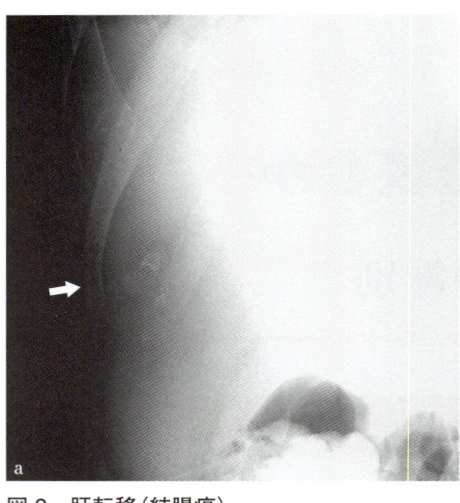

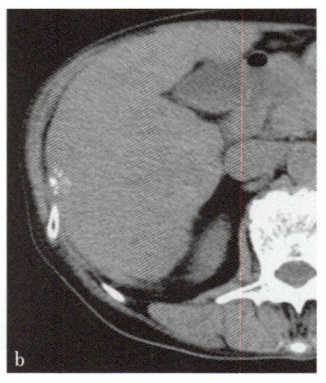

図2　肝転移（結腸癌）
a：腹部単純X線写真．肝右葉辺縁に，淡く小さな石灰化の集簇を認める（矢印）．
　肉芽腫に比べ不明瞭である．
b：単純CT．右葉辺縁の腫瘤に一致して，複数の淡い小石灰化を認める．

　肝血管腫にも石灰化を生じることがある．比較的大きな腫瘍でみられることが多く，中心部の線維瘢痕や，内部の血栓に石灰化を生じ，比較的粗大な石灰化をきたすとされている．

　転移性肝癌に石灰化をきたす場合があるが，結腸癌などのムチン産生性腫瘍で多くみられる．砂粒状，顆粒状の石灰化を認める（図2）．

　未治療の肝細胞癌の石灰化は稀である．みられる石灰化は顆粒状，小結節状から粗大なものまで多彩である．fibrolamellar typeの肝細胞癌では，比較的高頻度に石灰化がみられ，限局性結節性過形成（focal nodular hyperplasia；FNH）との鑑別点の1つとして挙げられる．

　肝細胞癌の経カテーテル的治療で，抗癌剤と懸濁して注入された油性造影剤は，病変部に長く残留し，単純X線写真で観察されることも多い．

脾

　成人の腹部単純X線写真では，約4％に脾の小円形石灰化がみられるが，ほとんどは静脈石と言われている．脾の静脈石は，門脈圧亢進症の症例で多くみられる．肝と同様に，陳旧性結核による肉芽腫がみられることもある．

　脾門部付近にリング状の石灰化を認める場合には，脾動脈瘤の石灰化を考える（図3）．2cm以上のもの，増大傾向を認めるもの，妊娠予定がある場合などは塞栓術などの治療対象となる．

胆道系

　胆石は，成分によってコレステロール結石と色素石に分けられ，色素石はさらに黒色石とビリルビンカルシウム石に分けられる．複数の成分を含む混含石や混成石も存在し，カルシウム含有量によって，単純X線写真やCTでの描出濃度，形態は変化する．単純X線写真で石灰化像として認められる胆石は，10％程度とされている．右季肋部の，胆嚢の部位に一致してみられ，しばしば肋軟骨の石灰化との鑑別が困難となる．立臥位で肋骨や他の肋軟骨石灰化との位置関係が変化する場合には，結石と考えられる．

　炭酸カルシウムを含む石灰化乳胆汁は，通常の胆汁より重く高濃度で，立位単純X線写真では液面を形成し，臥位では不明瞭になる（図4）．石灰化していない結石が，石灰化乳胆汁の内部で陰影

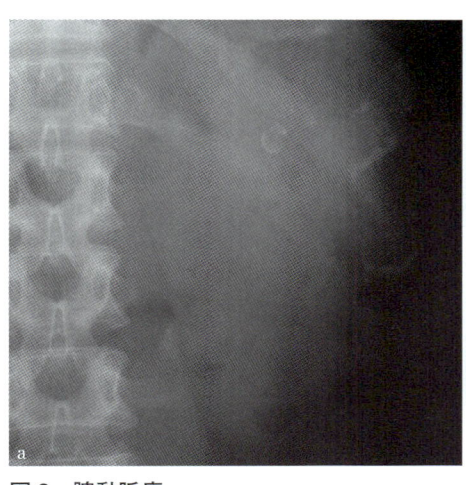

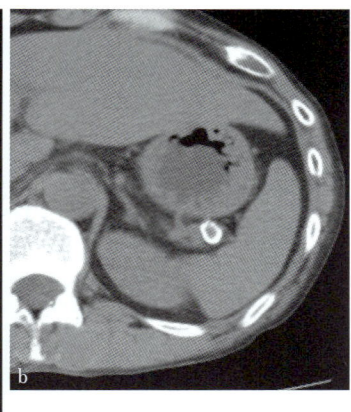

図3 脾動脈瘤
a：腹部単純X線写真．左季肋部付近に，明瞭なリング状の石灰化がみられる．
b：単純CT．単純CTでは，脾門部に一致してリング状の石灰化を認める．

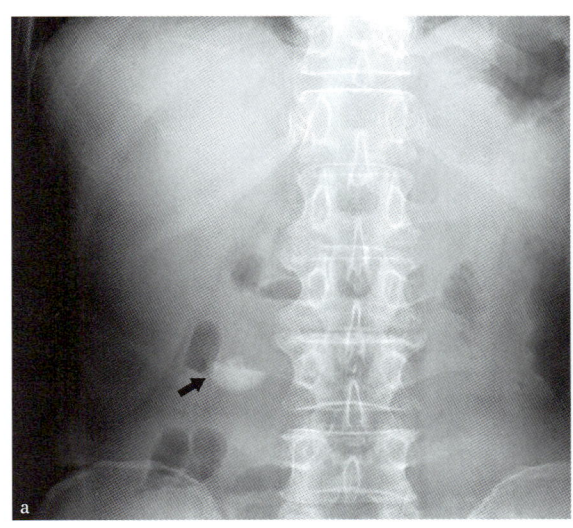

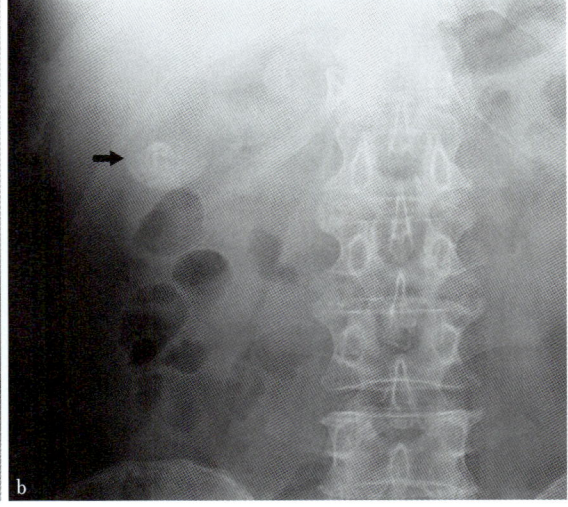

図4 石灰化乳胆汁
a：立位．立位では胆囊底部に一致して，液面形成を伴う高濃度域を認める(矢印)．内部に石灰化した結石を伴っている．
b：臥位．臥位では，立位同様に胆囊底部は高濃度で認められるが，液面形成は不明瞭になっている(矢印).

欠損として認められる場合もある．
　慢性胆囊炎では，稀に胆囊壁に沿ってびまん性に石灰化を認めることがあり，陶磁器様胆囊と呼ばれる(図5)．高頻度で胆囊癌を合併するため，手術適応となる．

膵

　膵に一致して複数の小石灰化を認める場合には，慢性膵炎による膵石と考えられる(図6)．石灰化は辺縁明瞭で，さまざまな形態を示す．
　solid pseudopapillary tumor にも石灰化をきた

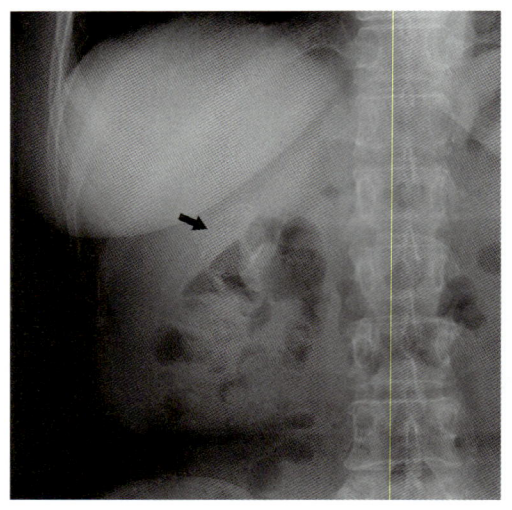

図5　陶磁器様胆嚢
胆嚢の輪郭に一致して，やや不規則なリング状の石灰化を認める（矢印）．

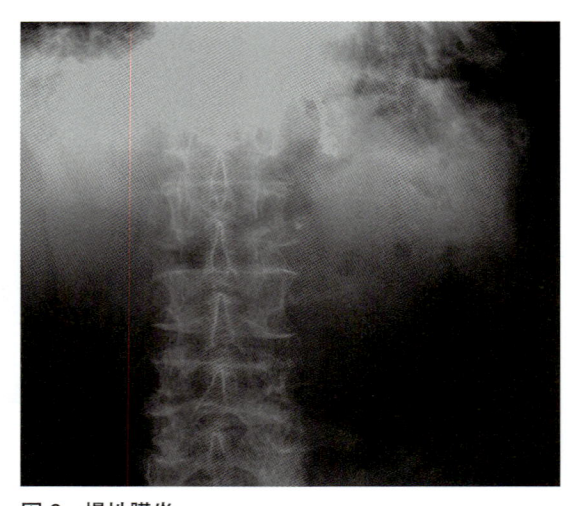

図6　慢性膵炎
腹部中央から左横隔下にかけて，膵の部位に一致して微細な石灰化の分布を認める．

す．若年女性に多く，膵尾部に好発する．腫瘍内部に出血，壊死を生じ，石灰化をきたす．悪性度は低いが，転移・再発がみられることもある．

副腎

副腎嚢胞，腺腫，副腎癌，神経節細胞腫などで石灰化をきたす．嚢胞では壁に沿った卵殻状石灰化を認める．悪性のものでは，病変内部に一致して斑状の石灰化をきたすとされている．

小児では神経芽腫の石灰化がみられる．単純X線写真では約半数に，腫瘍の部位に一致して淡い石灰化をきたすとされている．

その他，陳旧性結核，血腫などで石灰化をきたす．

腎

単純X線写真上，腎の石灰化の90％が結石であり，腎結石の90％に石灰化を認めると言われている．石灰化結石にはリン酸カルシウム石，シュウ酸カルシウム石があり，いずれも尿中カルシウムが増加した状態で生じやすくなる．腎の輪郭の中央部，腎盂や腎杯に一致した石灰化を認めるが（図7），腎杯憩室内の結石では，実質内に存在するように見える場合もある．馬蹄腎では，正中付近に認める場合もある．結石が大きく，腎盂腎杯を鋳型状に充填する場合，珊瑚状結石と言われる（図8）．結石が腎盂腎杯内にとどまっている状態では症状をきたすことはないが，尿管に脱落すると尿管結石となり，水腎症などを生じる．尿管結石は，尿管の生理的狭窄部位に一致して認められることが多く，腎盂尿管移行部，腸骨動脈交差部，尿管膀胱移行部，子宮広靱帯交差部などにみられる．結石の大きさが3mm以下の場合は，ほとんどが自然排石される．

腎実質の石灰化は，腎石灰化症と言われる（図9）．多くは髄質の石灰化で，副甲状腺機能亢進症，慢性腎盂腎炎，海綿腎や尿細管性アシドーシスなどでみられる．海綿腎では拡張した尿細管内に，数mm程度の石灰化がみられる．尿細管性アシドーシスでは，拡張のない尿細管に線状の石灰化がみられ，扇状に分布するとされている．皮質の石灰化は急性皮質壊死によるものが多い．

陳旧性結核では，腎実質の萎縮と強い石灰化を認め，漆喰腎と呼ばれる（図10）．

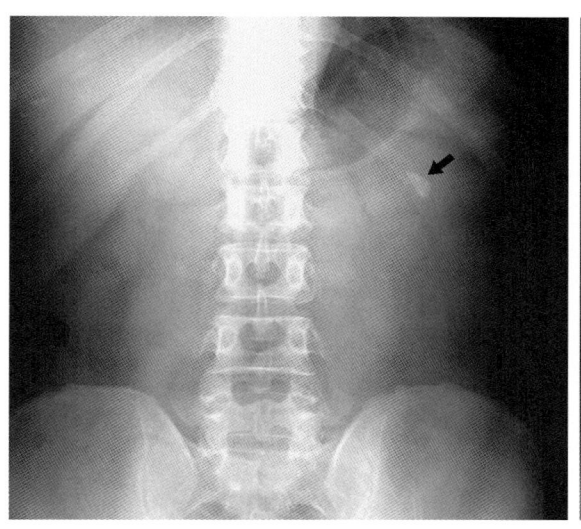

図7 腎結石
左腎上極の腎杯付近に，結節状の石灰化を認める．

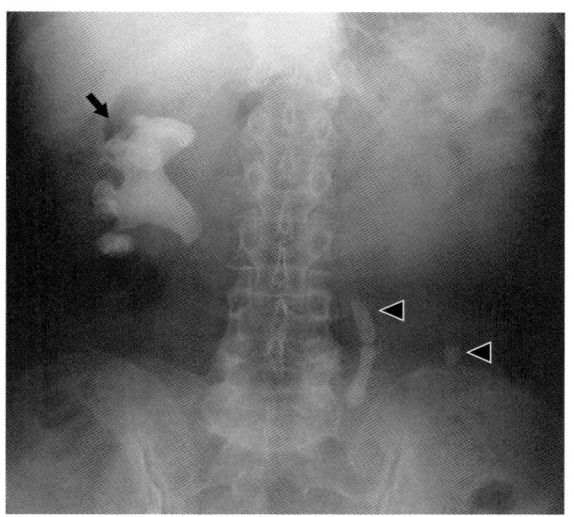

図8 珊瑚状結石
右腎盂腎杯を鋳型状に充満する結石を認め（矢印），珊瑚状結石の所見である．対側の腎および尿管の結石もみられる（矢頭）．

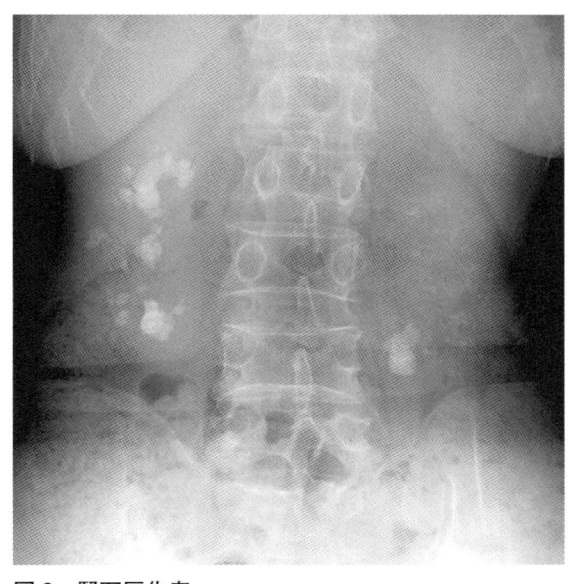

図9 腎石灰化症
両腎の髄質に一致して，細かい石灰化をびまん性に認める．両側腎結石を伴っている．

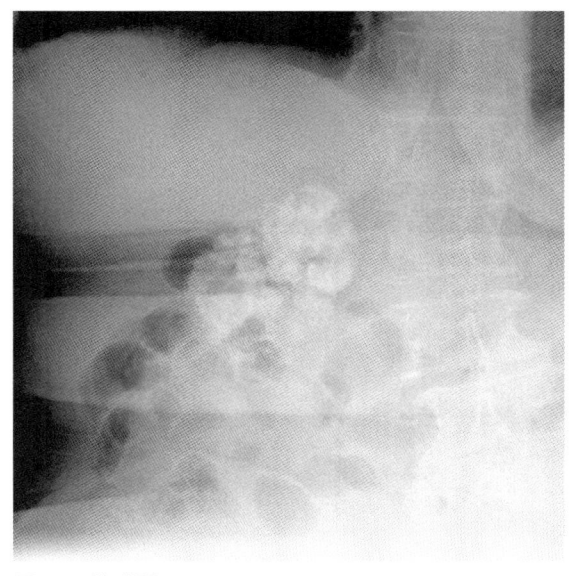

図10 漆喰腎
萎縮した右腎に一致して，不規則な強い石灰化を認める．

　慢性被膜下血腫では，病変の辺縁部に石灰化をきたす．血腫による腎実質の圧迫，菲薄化により，高血圧の原因となることがある．
　腎囊胞にも壁や内部に石灰化を伴うことがある．感染や出血の既往による．
　腎癌では10〜15％に石灰化を認める．充実性腫瘍内部の斑点状や曲線状石灰化，囊胞状腫瘍の壁の石灰化がみられる．

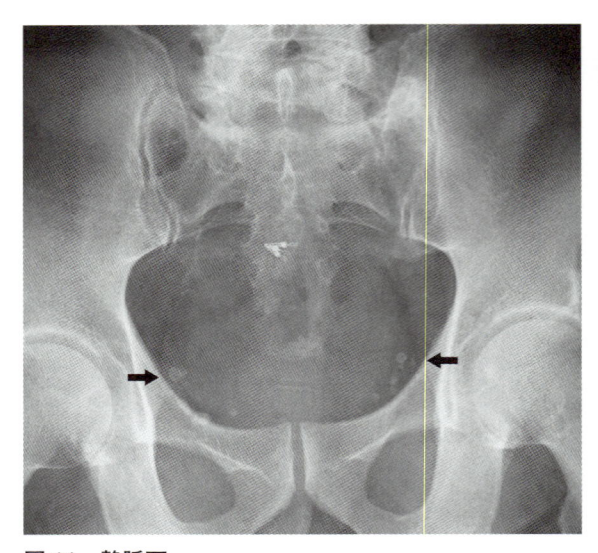

図 11　静脈石
小骨盤腔の両側に，複数の明瞭な石灰化を認める．石灰化は円形で，辺縁部に比べ内部はやや低濃度に見える．

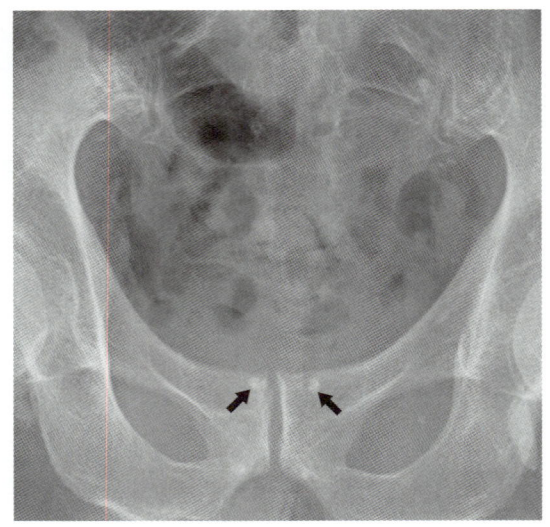

図 12　前立腺の石灰化
恥骨結合に重なり，明瞭な小結節状の石灰化を認める．

その他，膿瘍や梗塞などによる石灰化がみられる．

消化管

結腸癌など，ムチンを産生する腫瘍では，砂粒状，顆粒状の石灰化がみられることがある．肝やリンパ節への転移にも同様の所見を認める場合がある．

その他，胃石，虫垂石などの石灰化を認める場合がある．虫垂石を伴う虫垂炎は，穿孔しやすいと言われている．

結腸腹膜垂が捻れ，血行障害をきたし脂肪壊死を生じると，石灰化をきたすことがある．腹腔へ脱落すると腹膜鼠（腹腔鼠）と呼ばれる．

骨盤腔

小骨盤腔に数 mm 以下の円形石灰化を認める場合には，静脈石が疑われる（**図 11**）．静脈内の血栓に石灰化を生じたもので，健常者にも多くみられる．恥骨結合と仙腸関節を結んだ線の外側に好発する．小さくても明瞭に認められ，中心部透亮像がみられることもある．尿管結石との鑑別が困難な場合もあるが，尿管結石は結石の辺縁部より中央部が高濃度を呈し，結石が複数存在する場合には尿管に沿って線状に配列される．

男性の腹部単純 X 線写真で，恥骨結合に重なり小結節状の石灰化を認める場合，前立腺の石灰化を考える（**図 12**）．澱粉様小体の石灰沈着による所見で，ほとんどは病的意義のない所見である．若年者では異栄養症などの二次的な石灰化の可能性もある．

骨盤底部に左右対称に管腔状の石灰化を認める場合には，輸精管の石灰化と考えられる（**図 13**）．糖尿病患者で多くみられる．

女性の場合，子宮筋腫の石灰化がしばしばみられる．骨盤腔内に桑実状の石灰化を認める（**図 14**）．皮様嚢腫の内部に歯牙や骨など，やや不規則な形状の石灰化を生じることがあるが，周囲に脂肪濃度がみられる場合には診断可能である（**図 15**）．立位では，脂肪成分が液面を形成する場合があり，よりわかりやすい．

5章 腹部石灰化をどう読むか

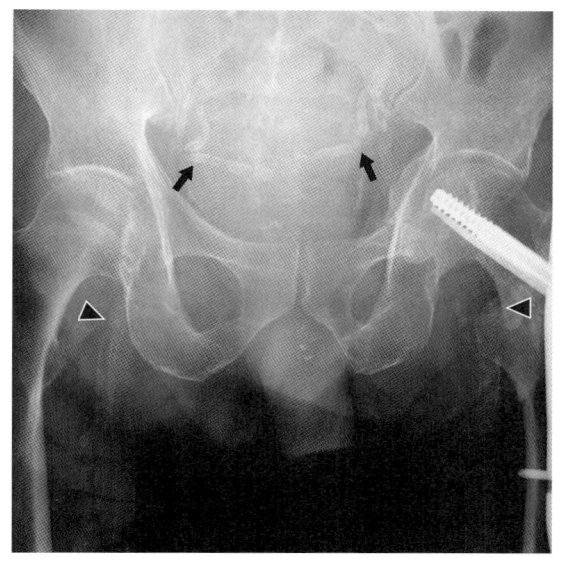

図13 輸精管の石灰化とMoenckeberg型中膜石灰化
小骨盤腔内に，石灰化を伴う蛇行した管腔状構造を左右対称に認める．動脈の走行とは一致せず，輸精管の石灰化と考えられる（矢印）．
両側大腿動脈の壁には，比較的平滑な石灰化を連続して認め，径の拡大や狭窄はみられない．Moenckeberg型中膜石灰化の所見である（矢頭）．

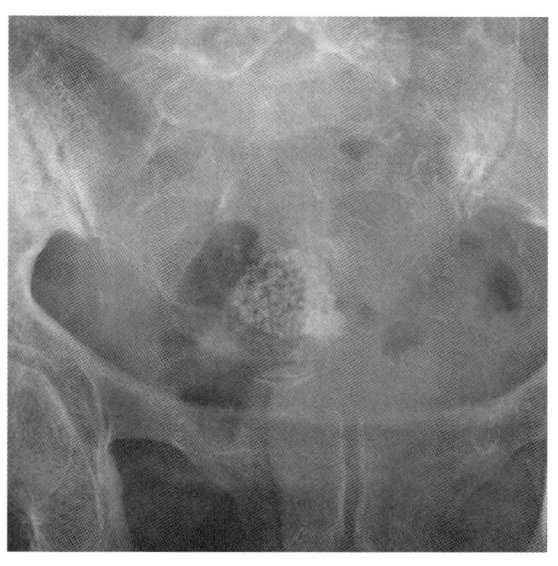

図14 子宮筋腫の石灰化
骨盤腔中央に，腫瘤状の石灰化を認める．石灰化の内部は不規則に認められる．

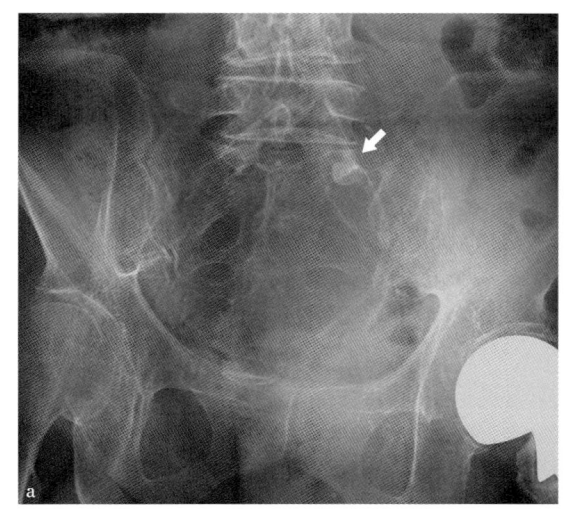

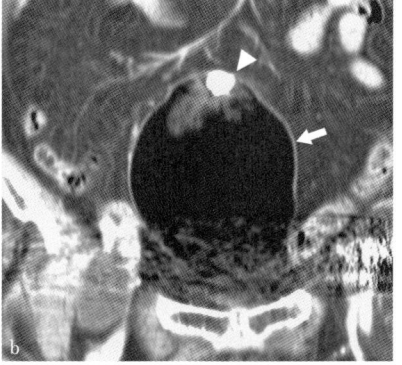

図15 卵巣皮様嚢腫
a：単純X線写真．骨盤腔上部に結節状の石灰化（矢印）を認める．小骨盤腔内は全体にやや濃度が低下している．
b：腹部CT（冠状断再構成画像）．骨盤腔内に類円形の嚢胞状構造を認める（矢印）．内容の大部分は脂肪濃度を呈し，上部の壁に接して結節状の石灰化と，乳頭状の実質成分を認める（矢頭）．

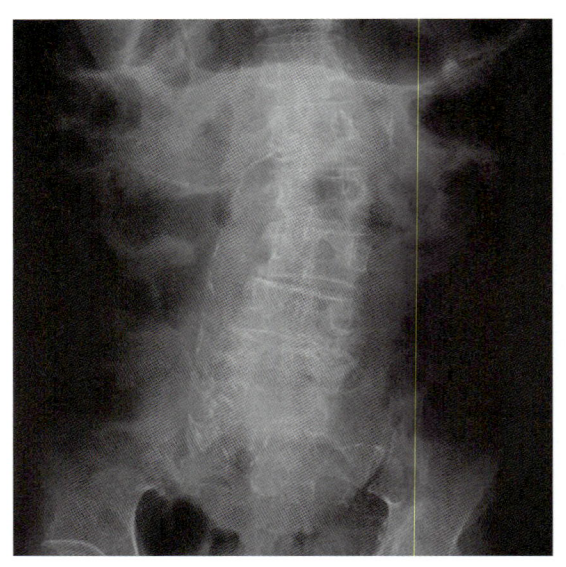

図16 粥状動脈硬化
腹部大動脈から腸骨動脈にかけて，蛇行した血管の壁にやや不規則な石灰化を認める．

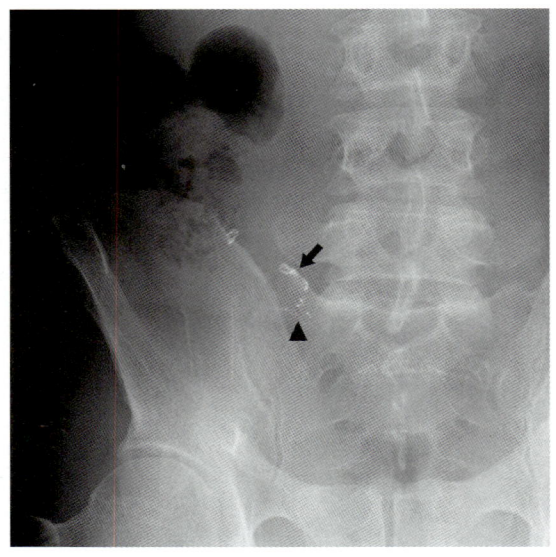

図17 虫垂のバリウム残存（穿孔性虫垂炎）
回盲部内側に，バリウムと思われる結節状の高濃度が曲線状に配列されている（矢印）．虫垂先端部付近では周囲に散らばるように認められ（矢頭），穿孔性虫垂炎を示唆する所見である．

動脈

　粥状動脈硬化では，血管内膜下のプラークに石灰化をきたす．大動脈や太い分枝にみられ，壁に沿って不規則な石灰化を認める（**図16**）．動脈瘤がある場合には，血管径に合わせ拡張した所見がみられる．腹部大動脈瘤の多くは，腎動脈分岐から総腸骨動脈分岐の間にみられる．径が6 cm以上ある場合には破裂のリスクが高い．

　Moenckeberg型中膜石灰化（**図13**）は，糖尿病や透析患者にみられることが多い．血管壁の中膜平滑筋に石灰化をきたし，腸骨動脈以遠の下肢動脈に連続してみられる．内腔狭窄をきたすことは少ない．

医原性石灰化，異物等

　自動吻合器を使用した術後吻合部や，腹腔鏡下胆摘術後のクリップなどは，腹部単純X線写真で明瞭に観察できる．腹壁の術後創部に石灰化をきたすことがある．

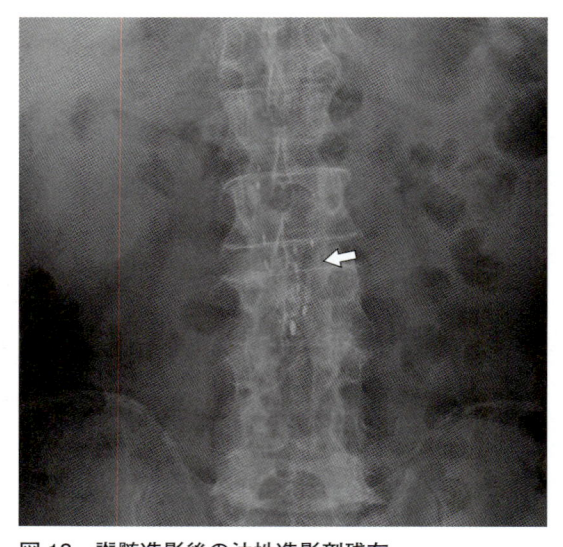

図18 脊髄造影後の油性造影剤残存
脊柱管に沿って線状の配列を示す，骨より高濃度の類円形小結節を複数認める．

　結腸憩室や虫垂内に，注腸検査で使用されたバリウムの残存がみられることは多い．骨に比べ高濃度に認められるため，石灰化との鑑別に困るこ

とはない．虫垂内のバリウムが，穿孔性虫垂炎により周囲に散布されることがあり，虫垂炎診断の一助となる場合がある（図17）．

以前の脊髄造影で使用された油性造影剤が，脊柱管に一致して認められることがある（図18）．油性造影剤による脊髄造影は，癒着性くも膜炎などの合併症を生じることがわかり，現在では水性造影剤が使用されている．子宮卵管造影でも油性造影剤が使用され，腹腔内に残存する場合がある．

誤飲や異食症などの異物は，金属などでは明瞭に認められることもあるが，単純X線写真で認めにくいものもある．そういった場合には造影剤を服用させ，陰影欠損として認識することも可能である．

駆梅療法後や金属製剤の注射，異所性石灰化等により，臀部皮下の石灰化を認めることがある．腹腔内の石灰化とは，側腹線条の延長線上より外側に認められることから区別できる．

そのほか，皮下に針治療の置針や，銃弾などの異物がみられることもある．

文献

1) 水野富一：今日の腹部単純X線写真の読影；腹部単純写真上に現れる石灰化像．診断と治療 84：47-54, 1996
2) 山本浩之, 他：Short Topics 高齢者一般画像診断の注意点（若年者との相違）：腹部X線写真でみられる石灰化像の鑑別．Geriat Med 42：27-30, 2004

（福島　徹）

ビューワー VIEWER
画像診断の達人になる方法：その1
画像をよく観察する

30数年前，あるカンファレンスで，胸部単純X線写真を前に卒後4年目の国立がんセンターの若い先生（現T大学のE教授）が読影していた．「この血管はA^3_bであり，V^2_cがこれで，A^2の枝はここに見えています．腫瘍にはA^3，A^2がからんでおりspiculaも見えます，したがって肺癌，なかでも腺癌と思われます」彼らのグループは，1例の手術例，剖検例を数時間かけて，手術標本と断層写真，断層写真と単純X線写真を対比していた．1枚の単純X線写真に写っている陰影が，断層写真ではどう見え，標本ではどうなのか，画像と病理の詳細な対比を毎日毎日繰り返していたからできたことであった．

胸部単純X線写真に写っているものは何なのか．見えているものが正常構造なら解剖名があり，病変なら病理所見がある．見えている陰影が何なのか，誰でも知りたい，すなわち，それが画像診断である．細かく解析することで，胸部単純X線写真1枚からでも病理標本を見てきたように診断できるようになりたいものである．単純X線写真は，見ようと思えば多くのものが見えるが，見るつもりがなければ，見えているものも見えてこない．画像診断が上達するには，一生懸命観察すること，見えているものが何かを考えることからはじまる．

かつて，胸部単純X線写真と病理標本をつなぐものには，非常に解像度の悪い断層写真しかなかったが，今はCTがある．3次元再構成画像もあり，単純X線写真で見えているものが何なのか簡単に対比が可能である．単純X線写真の答えをCTから知ることで，単純X線写真からCT所見，さらには病理所見までも言い当てることのできるような達人になることが可能である．ただし，そのためには，CTの読影力も，病理の知識も必要である．達人への道は険しい．

（児島完治）

V

骨軟部組織

1章
脊椎の正常解剖
脊椎単純 X 線撮影の読影のために

脊椎や脊髄病変の画像診断には詳細な情報が得られる MDCT や MRI が有用である．しかし，X 線単純撮影は簡便な検査で脊椎の全体像をスクリーニングできるので，現在でも第 1 選択の画像診断として不可欠である．

以下に脊椎の単純 X 線撮影の読影に必要な解剖と正常 X 線撮影について述べる．

単純 X 線撮影の意義

脊椎の単純 X 線撮影は，椎体の整列状態（alignment，側彎や前後彎など），椎体の変形（骨折や骨粗鬆症など），脊柱管や椎体間腔の狭小化（椎間板の変性など）の診断に適している．また，靱帯の骨化，骨硬化や融解，骨棘形成などの形態の異常の検出も可能である．

脊椎単純 X 線撮影のポイント

前後像と側面像の直行する 2 方向撮影が基本である．必要に応じて，斜位や前屈・後屈の側面像を追加するほか，第 1～2 頸椎の病変では開口位正面像（口を開けて前後像を撮影する）が有用である．しかし，多方向の撮影を追加すると X 線被曝量が多くなるので，日常臨床においては前後像と側面像で異常所見が疑われれば，MRI や CT で精査するほうがよい．

表 1　各脊椎の形態上の特徴

	頸椎	胸椎	腰椎
椎体	鉤椎関節[*1]	箱型 肋骨関節面あり[*2]	後部が陥凹
椎弓根	椎体の中央につく	椎体の上部につく	椎体の上部につく
横突起	前方に位置 横突孔あり	後外方に向く	側方に向く
関節突起	矢状面で 90°	矢状面で 70°	矢状面で 45°
椎弓	椎体と同じ高さ	後下方に向く	後方に向く
棘突起	後方に向く 先端が 2 分	後下方に向く 先端が長い	後方に向く 先端が厚い

[*1]. 鉤椎関節（Luschka 関節）
頸椎椎体の後外側部の鉤状突起（Luschka 突起）により，上下の椎体間に形成される関節で，第 3 から第 7 頸椎までの 5 椎間腔にある．変性による骨棘形成が神経根や椎骨動脈を圧迫することがある．
[*2]. 肋骨と胸椎との関係
肋骨は胸椎椎体の後外側上縁に存在する上・下関節窩で隣接する 2 個の椎体および横突起にある横突肋骨窩の 3 か所で関節を形成する．すなわち第 2～10 肋骨は 2 つの椎体と関節する．

1章 脊椎の正常解剖

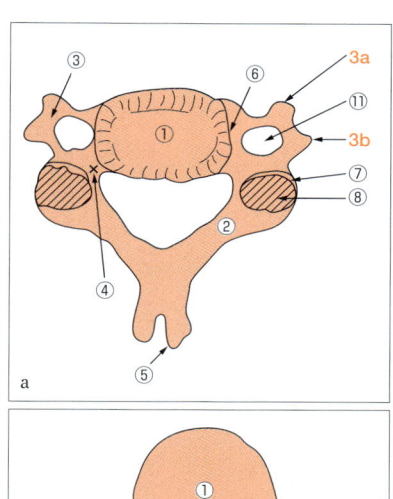

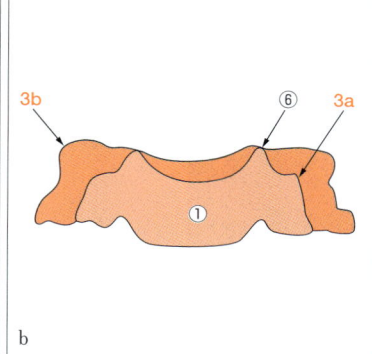

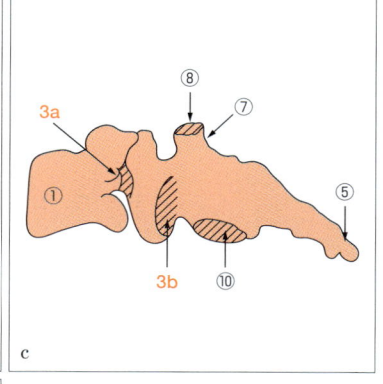

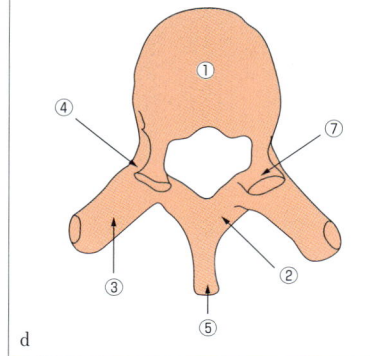

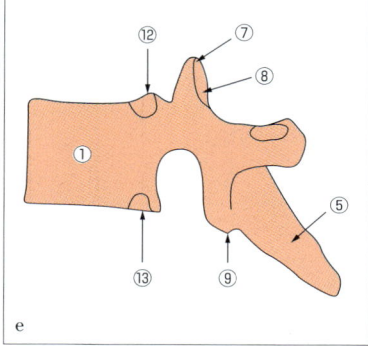

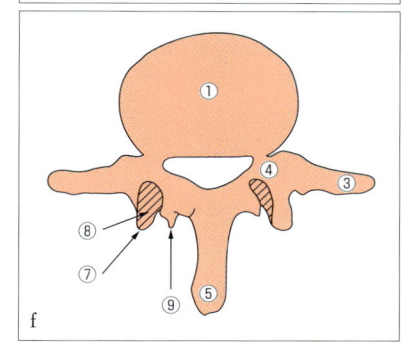

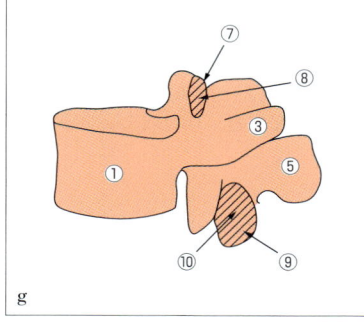

図1 脊椎の正常解剖
頸椎
a：上面，b：前面，c：側面
胸椎
d：上面，e：側面
腰椎
f：上面，g：側面（やや上方から見る）
各部の名称
①椎体，②椎弓，③横突起(3a 前結節，3b 後結節)，④椎弓根，⑤棘突起，⑥鉤状突起，⑦上関節突起，⑧上関節面，⑨下関節突起，⑩下関節面，⑪横突孔，⑫上肋骨窩，⑬下肋骨窩

V 骨軟部組織

脊椎の正常解剖

脊椎を構成する椎骨は椎体と後方要素(椎弓根，椎弓，棘突起)からなる．頸椎，胸椎，腰椎の形態上の特徴を**表1**と**図1**に示す．

脊椎は椎間関節，椎体間関節と靱帯組織によって保持されている．椎間関節は上位椎体の下関節突起と下位椎体の上関節突起で構成される滑膜関節である．一方，椎体間関節は椎間板を介する関節で，椎間板辺縁部の線維輪が椎体の上下面を覆う軟骨終板と硬く結合して，椎体を連結する．軟骨終板と椎体間の厚みの総和が椎間腔に相当する．

第1頸椎(環椎)と第2頸椎(軸椎)は他の脊椎と異なる形態を示す．環椎椎体は軸椎歯突起として存在し，前弓と後弓が外側塊によって結ばれている．軸椎歯突起前面に環椎前弓との関節面があり，この関節は軸性回転する．

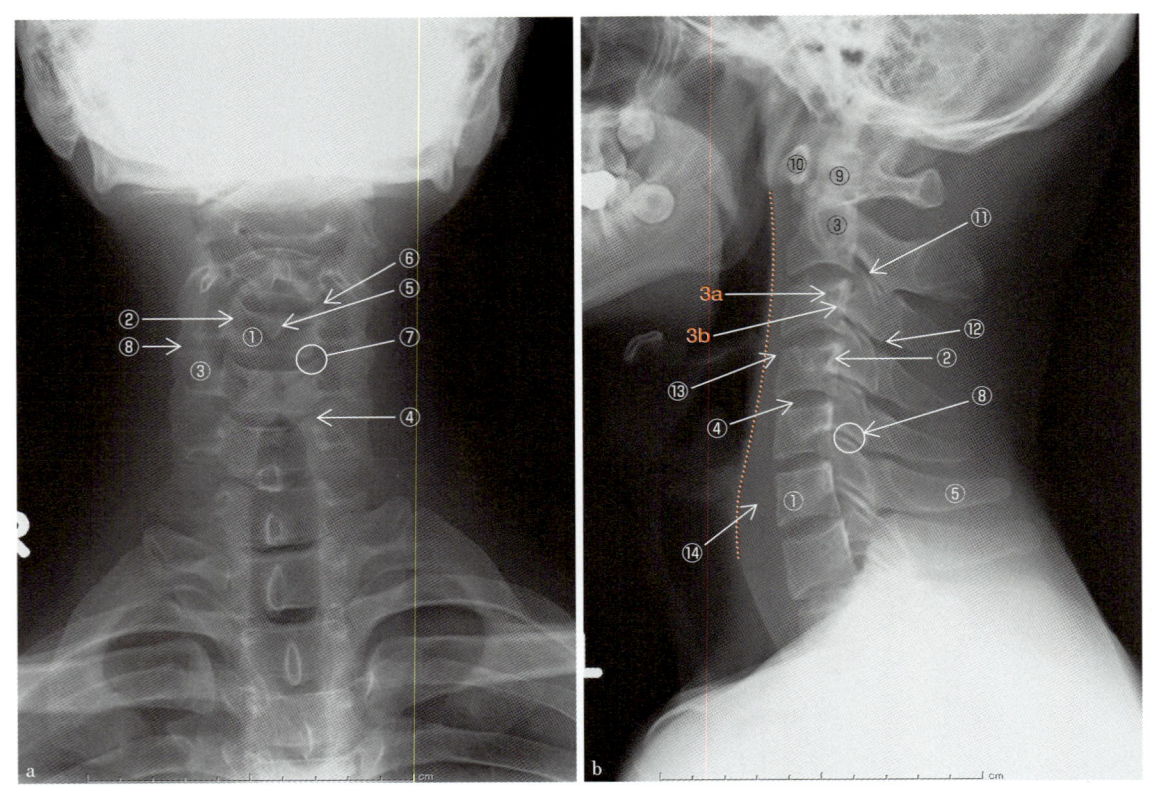

図2 頸椎の正常X線写真
a：前後像，b：側面像
図2～4の各部の名称
①椎体，②椎弓根，③横突起（3a 前結節，3b 後結節），④椎間腔，⑤棘突起，⑥鉤状突起，⑦鉤椎関節，⑧椎間関節，⑨歯突起（軸椎），⑩環椎前弓，⑪上関節突起，⑫下関節突起，⑬咽頭後壁軟部組織，⑭気管後部軟部組織，⑮椎間孔
点線：咽頭腔の後壁

脊椎単純X線の読影のコツ

　脊椎の形態は複雑で，わずかなX線の入射角度の違いによって画像が変化する．例えば椎骨の輪郭が二重になったり，異常はないのに椎間腔が狭小に見えたりすることがあるので，読影にあたっては注意が必要である．
　脊椎単純X線撮影の各椎体の正常X線写真を図2～4に示し，表2に読影に当たっての要点をまとめた．以下に読影の留意点について述べる．

1．頸椎

　側面像ではまず頸椎の整列形態を見る．頸椎は正常健常人の約60％では生理的前彎を示すが，他に直線上，後彎やS字状を呈することもある．頸椎椎体前縁から歯突起前面に沿う線が大孔の前縁に達し，脊柱管後縁（棘突起の前縁）を結ぶ線は大孔後縁に達する．環軸椎以外は椎体前後縁に沿う線は互いに平行である．これらの基準から逸脱するものは病的である．
　成人頸椎の脊柱管前後径（側面像で椎体後縁から棘突起前縁までの距離）は13～23 mm程度で，13 mm以下になると脊柱管狭窄症を発症する可能性がある．
　軸椎の歯突起の前縁と環椎前弓後縁の距離は2.5 mm以下で，これを超えると環軸椎亜脱臼が疑

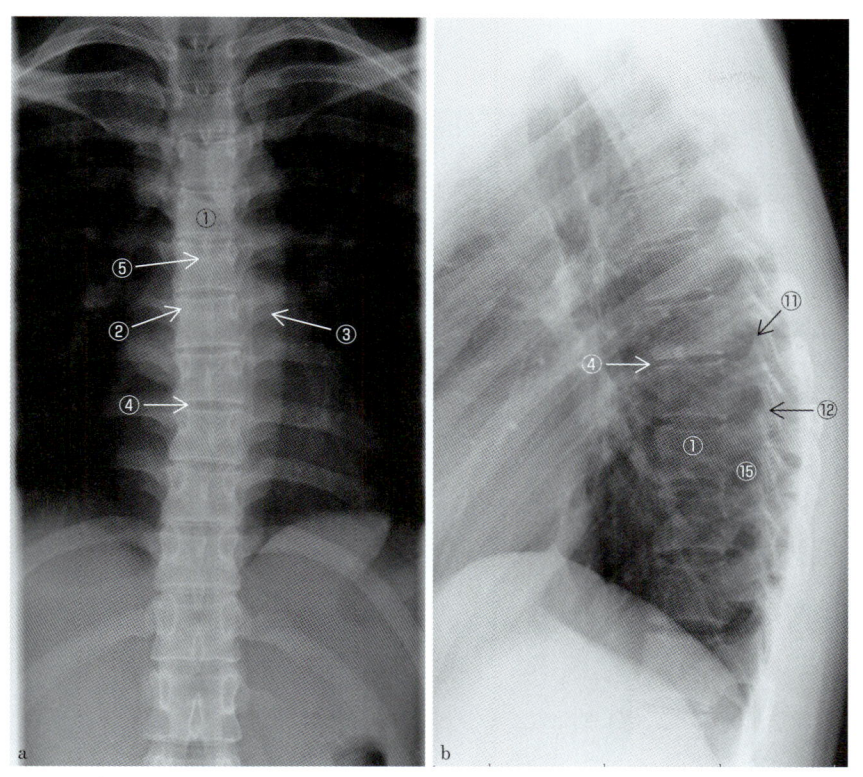

図3 胸椎の正常X線写真
a：前後像，b：側面像
①椎体，②椎弓根，③横突起，④椎間腔，⑤棘突起，⑪上関節突起，⑫下関節突起，⑮椎間孔

われる．

側面像では，さらに頸椎の前方に咽頭後壁軟部組織が軟部陰影として認められるが，この厚さは7 mm以下である．

前後像では頸椎の生理的前彎の影響で，各椎体の上下縁が必ずしも明瞭ではない．さらに椎弓根や横突起，上下関節突起が互いに重なり合い，椎弓根が同定しがたいことも少なくない．

前後像では椎体や棘突起から整列状態を確認し，次に鉤椎関節（Luschka関節），椎間関節，椎弓根の形態と椎間腔を確認する．

2．胸椎

前後像では整列状態を見る．右側への軽度の側彎は正常でも認められる．胸椎には生理的後彎があるため，上位，下位胸椎の椎体上下縁が鮮明さを欠くことが多い．椎弓根は明瞭な卵円形として同定される．椎弓根の内側面は内方凸のカーブを描く．椎弓の上縁は前後像で同定できる．

側面像では，生理的後彎を確認する．椎体後面は必ずしも鮮明な1本の線としては同定しがたい．上位胸椎は通常肩関節を重なり明瞭に描出されないことが多い．椎体の後面が陥凹（scalloping）を示すことはなく，これがあれば病的である．

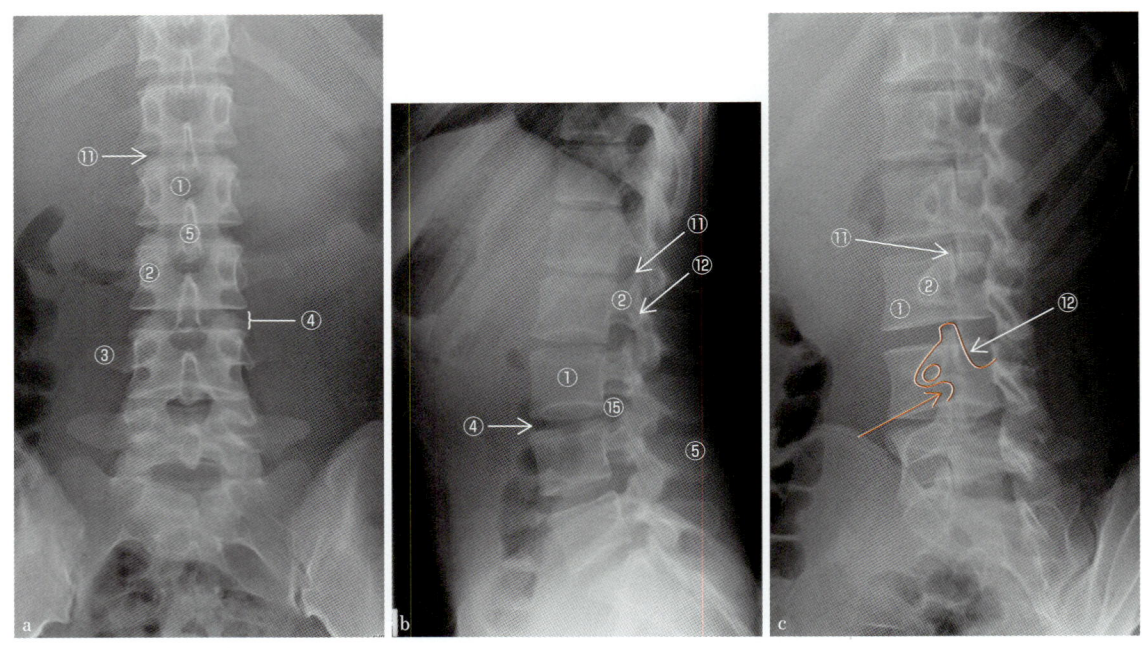

図4　腰椎の正常X線写真.
a：前後像，b：側面像，c：左前斜位
①椎体，②椎弓根，③横突起，④椎間腔，⑤棘突起，⑪上関節突起，⑫下関節突起，⑮椎間孔
色線：スコッチテリアサイン

表2　正常X線撮影と読影の要点

	前後像	側面像	斜位
頸椎	整列状態（棘突起を指標） 鉤椎関節 椎弓根の状態 外側部の異常 歯突起の形態と位置	整列状態 歯突起の位置 椎体の形態（骨棘など） 椎間腔の狭小化 関節面 脊柱管前後径 椎体前軟部組織	椎間孔
胸椎	整列状態 椎体の形態 椎弓根 椎弓	整列状態 椎体の形態 椎間腔 椎間孔	関節面
腰椎	整列状態 椎体の形態・数 椎弓根 椎弓 椎間関節 腸腰筋の陰影	整列状態 椎体の形態・数 椎間腔 椎間孔 椎間関節 脊椎管の前後径	関節間部 関節

3. 腰椎

前後像では整列状態と椎弓根，椎弓，上下関節突起，棘突起や椎体が確認される．

側面像での椎体後面の陥凹(physiological scallopingと呼ばれる)や，腰肋，移行椎(第5腰椎の仙椎化や仙椎の腰椎化など)などの変異がしばしば認められる．第5腰椎神経孔は正常でも狭いことがある．椎体間腔の広さを見る際は，X線軸の中心がどのレベルにあるかに注意が必要で，第5腰椎と第1仙椎との間は正常でも狭いことがある．椎体縁，骨棘の有無にも注意する．整列状態は椎体後面を結ぶ線が仙椎にスムーズに達するかを見る．

成人腰椎脊柱管の前後径は16〜23 mm程度で，16 mm以下になると脊柱管狭窄症を発症する可能性がある．

斜位像では上下関節突起と椎間関節がよく観察できる．椎弓から上下関節突起がスコッチテリアのように見える．脊椎分離症(椎弓間部分離)では，首にあたる部位が断裂して首輪をしたテリアのように見える(スコッチテリアサイン，図4-c)．

文献

1) 都留美都雄：脊椎単純撮影．牧豊，他(編)：神経放射線学Ⅰ．pp 202-242, 朝倉書店, 1979

（石井　清，山田隆之）

ビューワー VIEWER

画像診断の達人になる方法：その2
はじめの一歩：所見を書く

私が研修医だったころ，初心者は，正式な所見用紙ではなく，まず白紙に所見を書き，上級医に添削してもらっていた．一言一句赤ペンでの訂正があった．日本語の使い方，所見の記載の仕方，見落としの指摘，診断名などである．レポートを受け取る相手が理解できる言葉で書く，電話でしゃべっても理解できる所見を書くなど指導された．所見用紙に直接記入してもよいと許可がでるまで3か月ぐらいはかかったと思う．

かつては，所見はすべて手書きであった．シェーマで所見を書いているところもあった．シェーマと画像のスケッチは違う．学生や初心者はほとんどがスケッチになってしまう．シェーマとは，それぞれの線や点の意味を考えながら簡潔に書いていくものであり，意味のないものまで書かない．ただ，初心者にスケッチさせて，何をどの程度観察しているかの判断に役立たせることもある．びまん性肺疾患ではどのように見えるか，シェーマを書かせることにより，ここは"粒状影"，そこは"輪状影・蜂窩肺"と読影すべきと教えることもある．

電子カルテの時代になり，シェーマよりワープロで所見と診断を記載することが多い．タイプが下手だとできるだけ短い文章で書いてしまう．これでは画像診断は上達しない．音声入力ならば，画面だけ見ながら読影できるので，所見を細かく記載することもできる．さらに，これができれば，カンファレンスでも普段の所見入力と同じ調子で読影すればよいので一石二鳥である．

画像診断の最初に悩むのが，どのように見えるか，どのように書けばよいのかである．ちゃんとした指導者に教えてもらうのが早い．身近にそのような先生がいない場合は，論文や教科書の画像の説明文を参考にするのがよい．そこには，読影の見本のような文章があるので真似をするのがよい．本書には，画像診断の達人による所見の見本が満載である．

（児島完治）

Ⅴ　骨軟部組織

2章 脊椎外傷
好発所見を覚えましょう

脊椎外傷では，① 後部正中の圧痛，② 局所神経所見，③ 意識障害，④ 薬物中毒，および ⑤ 注意を逸らすような痛みのある損傷などがあれば画像診断を行う．中でも単純 X 線写真はスクリーニング検査として，いちばん最初に行われることが多い．しかし，誰かが読影するだろうと，漫然と撮影しただけで安心していては，予後を規定する重要な外傷性変化を容易に見逃してしまう．これは，脊椎が複雑な骨構造をしているため，正常所見および異常所見の判別が困難なせいもある．ただし，外傷の好発部位は限られており，読影ポイントを熟知しておくと，次の検査や次の処置につながる重要な情報が得られる．

SCIWORA 症候群

SCIWORA (spinal cord injury without radiographic abnormalities, X 線陰性脊髄損傷) 症候群は，脊椎外傷において，脊髄損傷の症状はあるが単純 X 線写真で異常所見が指摘できない病態である．臨床的には，運動障害が下肢で弱く，上肢に強い中心脊髄症候群を呈することが多く，かつては，ほぼ同義に使われていた．しかし，MRIが登場して脊髄の評価が直接できるようになり，疾患概念の差異が明瞭化した．また，MRI が行える現在では取り立てて強調する概念ではないかもしれない．

発症機転は，成人例で頸椎症や脊柱管内靱帯骨化症など，もともと脊柱管狭窄がある場合に，過伸展外力が加わって椎間板ヘルニア，骨棘，椎体縁や黄色靱帯のたわみが脊髄を圧迫して損傷を生じることが多い．

涙滴状骨折と隅角解離

脊椎が外傷により過伸展すると，椎体縁の輪状骨端で靱帯付着部が涙滴状の離骨折を起こす．同様の所見は隅角解離でも認める．後者はふつう無症状であるが，椎体後縁の病変では疼痛の原因となることもあり，両者の鑑別を難しくしている．

隅角解離の成因については① ヘルニア説，② 二次骨化中心癒合不全説，および ③ 成長軟骨剥離骨折説がある．いずれにせよ慢性的な病態であり，解離面に硬化像を伴う場合は隅角解離である．特に，無症状の腰椎前上縁の解離を見ても，無症状であればそれ以上の精査は行わない．

環軸椎回旋固定

環軸椎間で椎間関節損傷などにより回旋位で固定され，自力ではもとに戻せない状態である．外傷による場合は回旋(亜)脱臼，筋攣縮の場合は斜頸と呼ばれる．小児では，強い外傷既往がなくても，上気道炎や頭頸部手術後に発症することが多い．

Fielding-Hawkins 分類ではⅠ型(歯突起を中心とした左右同程度の回旋)，Ⅱ型(一側の椎間関節を中心とした回旋)，Ⅲ型(両側の環椎外側塊が非対称に前方偏位)およびⅣ型(両側の環椎外側塊が非対称に後方偏位)に分けられる．単純X線写真

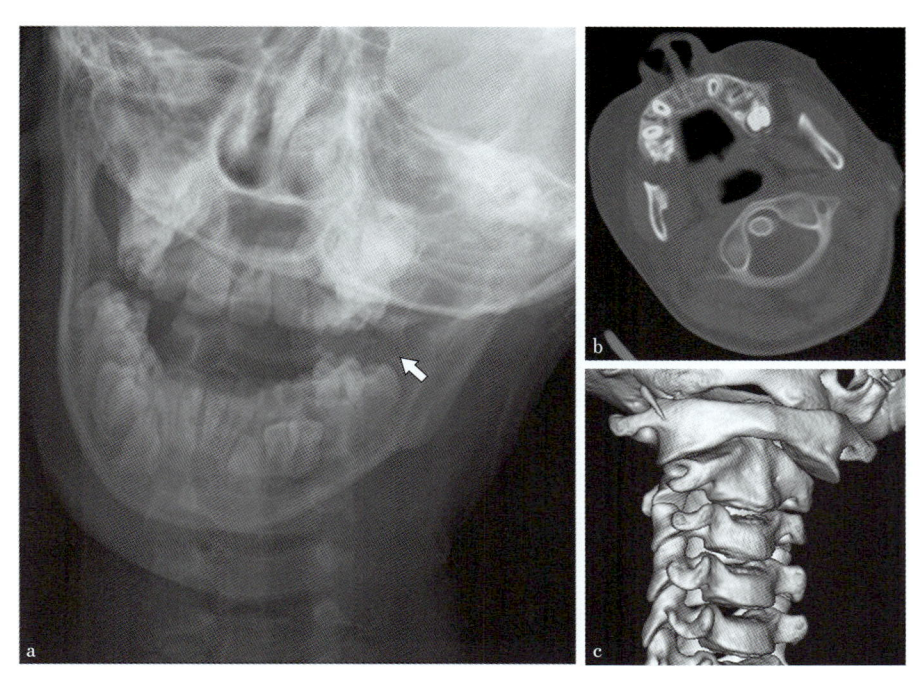

図1　環軸椎回旋固定
9歳，男児．頭頸部手術直後から斜頸となる．
a：開口位正面像．いわゆる cock-robin position の斜頸位を認める．歯突起と環椎外側塊との位置関係が非対称である．
b：CT．軸椎に対して環椎が右前を向いた状態に回旋固定されている．
c：CT 三次元再構成右前斜位像．環椎回旋の状態が明瞭である．

開口位正面像で，環軸椎の片側外側塊が一部重なり，関節裂隙が左右非対称になる（wink sign）（図1a）．ただし，正位で撮影しないと左右差が出やすく注意が必要である．この場合，CT 再構成像による評価が有用である（図1b，c）．

椎間関節脱臼

頸部の過屈曲に回旋が加わると，片側の椎間関節が脱臼する．C4/5 もしくは C5/6 椎間レベルで認められることが多い．上下の椎間関節が前後にかみ合うために脱臼状態で安定してしまう（locked）．両側の椎間関節が脱臼すると，高度の脊髄損傷を合併する．

単純 X 線写真側面像で椎体幅 1/4 程度の腹側脱臼，椎間関節の蝶ネクタイ所見（bow-tie appearance）や左右椎間関節の不一致（図2a），正面像での棘突起の外側偏位などを認めるが，これらの所見は比較的軽微であり，見逃されることもある．CT/MRI では上関節突起と下関節突起の関係が逆になり，関節面が逆方向に露出している（naked facet sign, reverse hamburger sign）のがよくわかる（図2b，c）．

Jefferson 骨折（環椎破裂骨折）

環椎骨折には，Jefferson 骨折，環椎後弓骨折や環椎外側塊骨折などがある．環椎は輪状の形態をしており，骨盤骨折と同様に必ず2か所以上で骨折が生じる．Jefferson 骨折は，高所からの転落などで受傷する環椎の破裂骨折であり，環椎後弓骨折に続いて多い．環椎の前弓と後弓が同時に骨折し，横靱帯の断裂もしくは伸長により全体として前後左右に広がる．その結果，脊柱管は拡大する

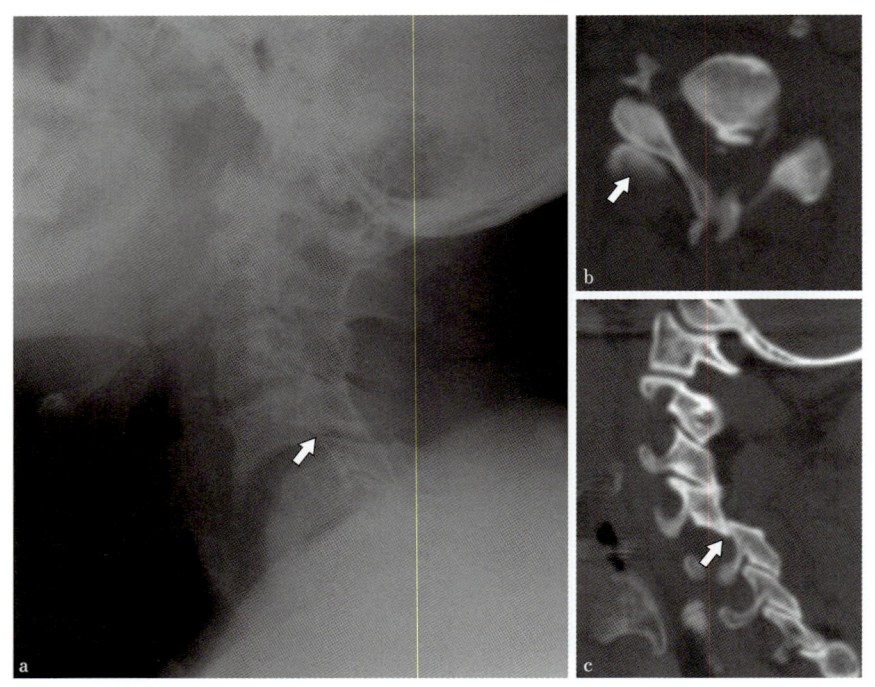

図2 椎間関節脱臼
70歳代，男性．転倒．
a：側面像．C5上関節突起がC4下関節突起の後方に乗り上げている．
b：CT．横断像では右C4/5椎間関節にreverse hamburger signを認める．
c：CT再構成矢状断像．椎間関節がロックした状態が明瞭である．

ので脊髄損傷は少ない．

　開口位正面像で，両側の外側塊の外側への偏位がある．片側の場合は，外側塊の腹側と同側の後弓に骨折のある外側塊骨折である．ただし，幼児期には環椎外側塊がしばしば軸椎外側塊よりも外側に認められ，あたかもJefferson骨折のように見えるので注意が必要である（pseudo-Jefferson fracture）．頸椎側面像でも環椎後弓の骨折を認める（図3a）．骨折線の離解が少ない場合は見逃しやすい．また，骨折は1か所とは限らないことに注意が必要であるのは言うまでもない（図3b, c）．

歯突起骨折

　軸椎骨折には歯突起骨折，hangman骨折や伸展涙滴状骨折がある．歯突起骨折は軸椎骨折の半数以上を占める．頭部に加えられた強い屈曲力，伸展力や剪断力などの複合外力が後頭骨環椎軸椎複合体を介して歯突起に作用し，骨折をきたす．歯突起は屈曲損傷では前方転位，伸展損傷では後方転位する．症状は項部痛や運動制限などであり，特有な症状に乏しく，見逃されやすい．

　先天性歯突起骨との鑑別が重要である．Anderson-D'Alonzo分類ではI型（歯突起上部の斜骨折），II型（基部の横断骨折）およびIII型（椎体海綿骨に及ぶ骨折）に分けられる．II型は，単純X線写真で歯突起基部を横走/斜走する骨折線と，種々の程度の歯突起偏位や咽頭後部軟部組織の腫脹がある．骨折線の同定には開口位像が有用である．ただし，条件が悪いと粗大な病変ですら見逃しやすい（図4）．III型は，側面像で軸椎体部の前後径が拡大している（fat C2 sign）（図5a, b）．

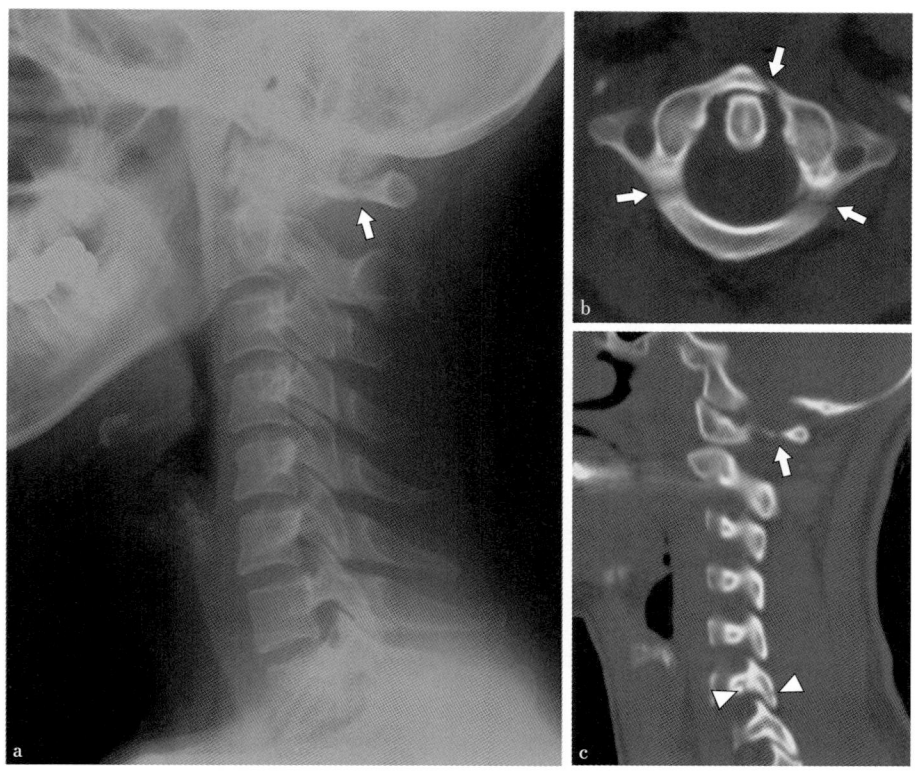

図3 Jefferson 骨折
20歳代，女性．交通事故．
a：側面像．環椎後弓に骨折を認めるが，その他の骨折は不明瞭である．
b：CT．環椎前弓左側および両側後弓に骨折がある．骨折線の離解は軽度である．
c：CT 再構成矢状断像．環椎骨折（矢印）のみならず，C6 椎弓根や関節突起にも骨折がある（矢頭）．

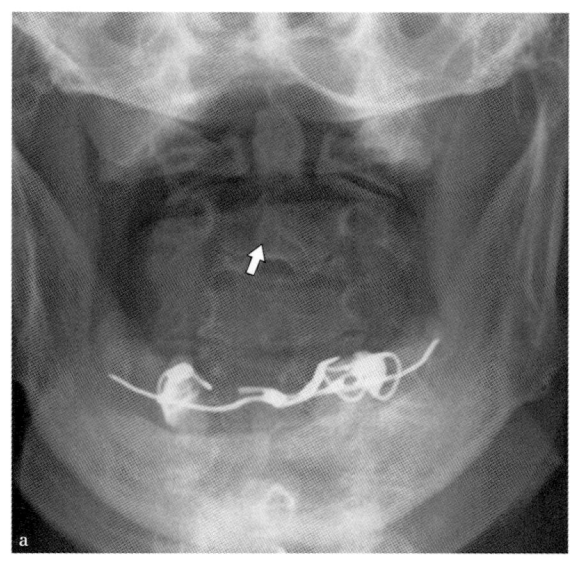

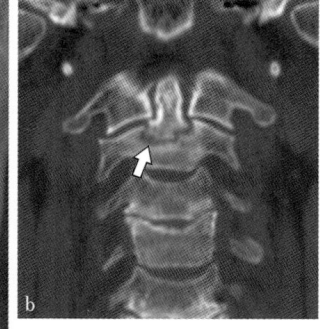

図4 歯突起骨折
60歳代，男性．椅子から転落．
a：開口位正面像．歯突起基部の軸椎体部に骨折線を認めるが，アーチファクトに埋もれて危うく見逃しそうである．
b：CT 再構成冠状断像．CT で Anderson-D'Alonzo 分類Ⅲ型であることが確認された．

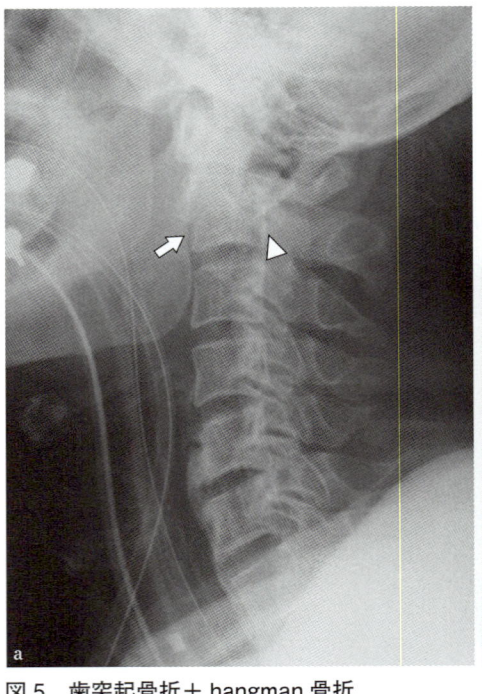

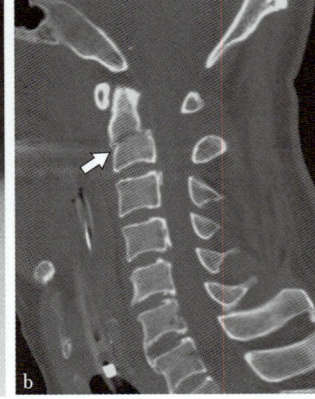

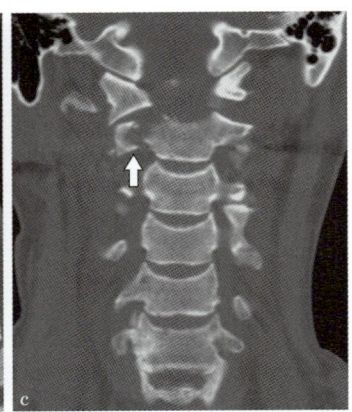

図5 歯突起骨折＋hangman骨折
70歳代，男性，転倒．
a：側面像．Anderson-D'Alonzo 分類Ⅲ型の歯突起骨折により軸椎体部が大きくなって見えている（矢印）．関節突起間骨折も認めるが（矢頭），後彎は目立たない．
b：CT再構成矢状断像．正中矢状断像でも軸椎体部に及ぶ骨折と骨片の転位を認める．
c：CT再構成冠状断像．冠状断像では右外側塊に骨折が及んでいる．

hangman骨折（軸椎関節突起間骨折/外傷性軸椎すべり症）

　軸椎骨折のうち歯突起骨折に次いで多い．hangman骨折は頭部過伸展位で軸椎に圧迫力や伸展力が急激に加わることにより，軸椎関節突起間部を斜走する骨折が起きる．絞首刑のときにみられる骨折に類似するのでhangman骨折と言われるが，より正確にはhangee骨折と呼ぶべきである．脊柱管が拡大される方向に転位するため脊髄損傷は少ない．ただし，骨折線が椎間孔へ及べば椎骨動脈損傷も起こり得る．
　椎体の転位のほとんどないEffendi Ⅰ型，下位椎間板の損傷を伴って椎体の前方転位，前屈位や後屈位をとるⅡ型および，椎体が前方脱臼し前屈位となるⅢ型がある．頸椎側面像が重要であり，関節突起間部を斜走する骨折線を明瞭に認める（図5a, 6a）．軸椎椎体はC3に対して腹側に偏位することも多いが，後方成分は偏位せず脊柱管は開大する（図5c, 6b, c）．

椎体骨折（脊椎圧迫骨折）

　椎体骨折は胸腰椎移行部に好発するが，椎体間の脱臼はない．胸腰椎の安定性の評価にはDenisの3-column theoryが用いられる．椎体の前2/3がanterior column，椎体の後1/3と後縦靱帯がmiddle column，これより後方がposterior columnで，2つ以上のcolumnに骨折が及べば不安定損傷になりやすい．圧迫力によるanterior columnの

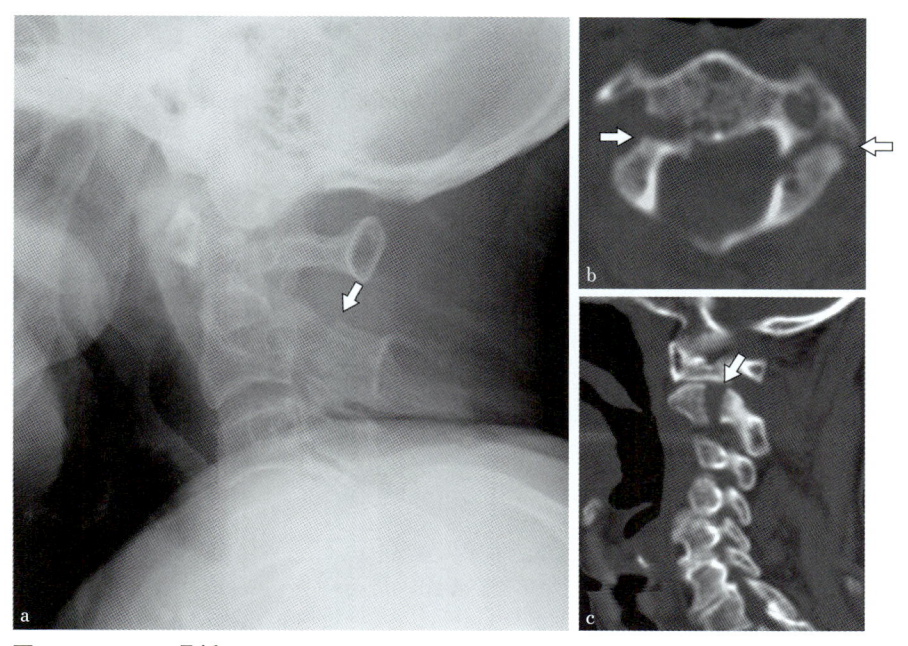

図6　hangman 骨折
80歳代，男性．階段から転落．
a：側面像．骨折部で骨片が転位した Effendi II 型の軸椎関節突起間骨折を認める（矢印）．軸椎
　　椎体の前方転位は認めないが，軽度後彎している．
b：CT．両側関節突起間から椎体右後面に及ぶ骨折線を認める（矢印）．
c：CT 再構成矢状断像．骨折線は離解している（矢印）．

みの損傷は楔状骨折，これに middle column の損傷が加わったのが破裂骨折である．また，屈曲/伸展力による middle および posterior column の損傷が seat belt 型損傷であり，このうち水平骨折が椎体まで及んでいるのが Chance 骨折，屈曲/回旋力による全損傷が slice 骨折である．椎体骨折の評価には半定量法が用いられ，楔状変形，魚椎変形および扁平変形の程度が視覚的に 20％ と 40％ を境に Grade 1, 2 および 3 に区分される．

　破裂骨折の単純 X 線写真では，骨折をきたした椎体が前後方向に径が広がる（図7a）．正面像では，左右椎弓根間の距離が開大する（図7b）．横突起などのその他の合併骨折にも注意したい（図7b, c）．脊髄損傷では，椎体背面の評価が大事であるが，単純 X 線写真では個々の骨片の同定は難しく，CT が有用である（図7c, d）．胸椎損傷の場合は，単純

X 線写真で同様の縦隔拡大をきたす大動脈損傷との鑑別が重要である．この場合，血腫の形成位置の違いによる，大動脈辺縁の描出能，気管支や食道の偏位の有無などに留意すればよい．骨粗鬆症では軽微な外傷などによる圧迫骨折は経時的に進行するため，早い時点で発見したい（図8）．

脊椎強直における外傷

　強直性脊椎炎，強直性脊椎骨増殖症やびまん性特発性骨増殖症などによって，もともと脊椎強直がある場合は，外傷により一部に過負荷が加わり粗大な横骨折をきたすことがある．外傷を契機とした神経症状の悪化は予後不良である．

　単純 X 線写真では，粗大な骨折線が終板に並走する（図9）．強直した椎間レベル近傍で横骨折を

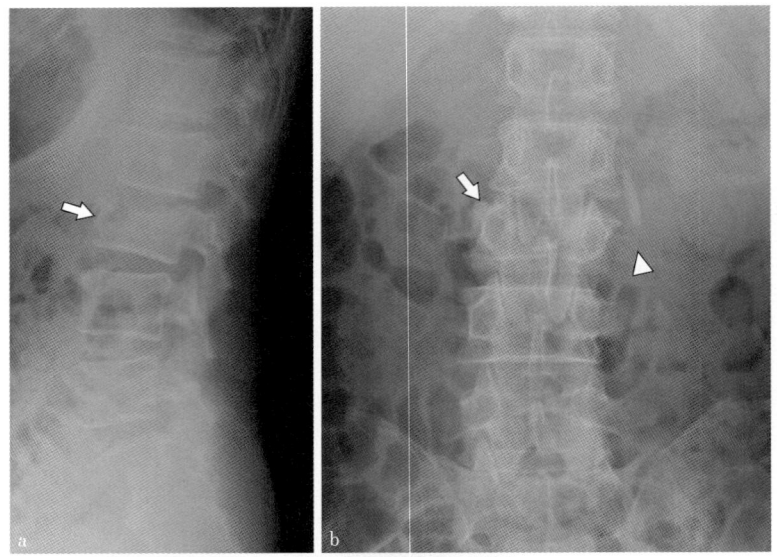

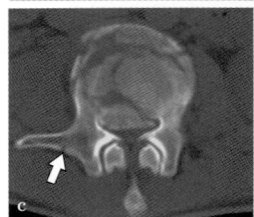

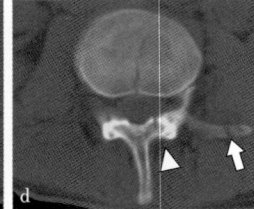

図7 椎体破裂骨折
70歳代，男性．脚立から3m転落．
a：側面像．L3椎体は上部終板優位に低高し，前後方向に延長している(矢印)．
b：正面像．L3の椎弓根間距離が開大している(矢印)．左横突起もある(矢頭)．なお，腰肋を認める．
c：CT．椎体後面の骨片が転位し，脊柱管を狭窄している．右横突起骨折もある(矢印)．
d：CT．左横突起(矢印)や左椎弓(矢頭)にも骨折を認める．

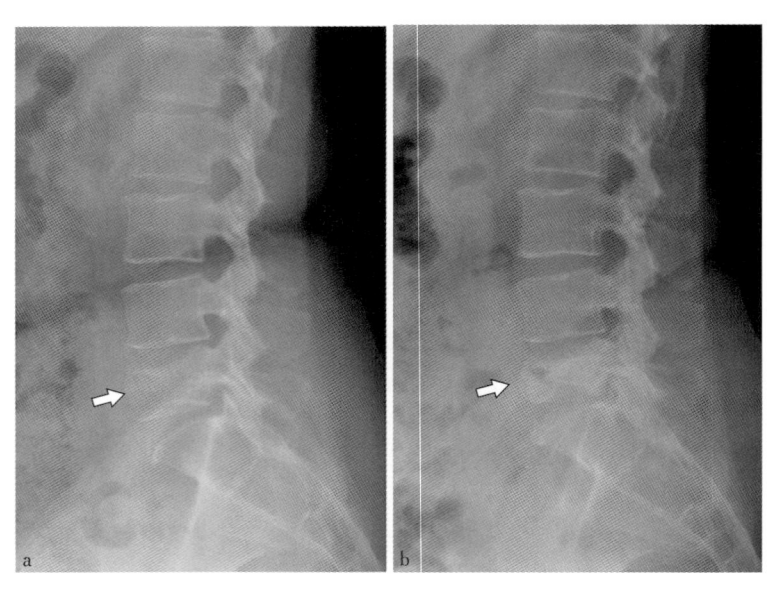

図8 椎体骨折
50歳代，女性．ステロイド投与中，腰痛出現．
a：側面像．L5椎体の圧迫骨折を認める(矢印)．
b：側面像(1か月後)．1か月後にL5圧迫骨折が進行しており(矢印)，脊柱管狭窄も顕在化している．

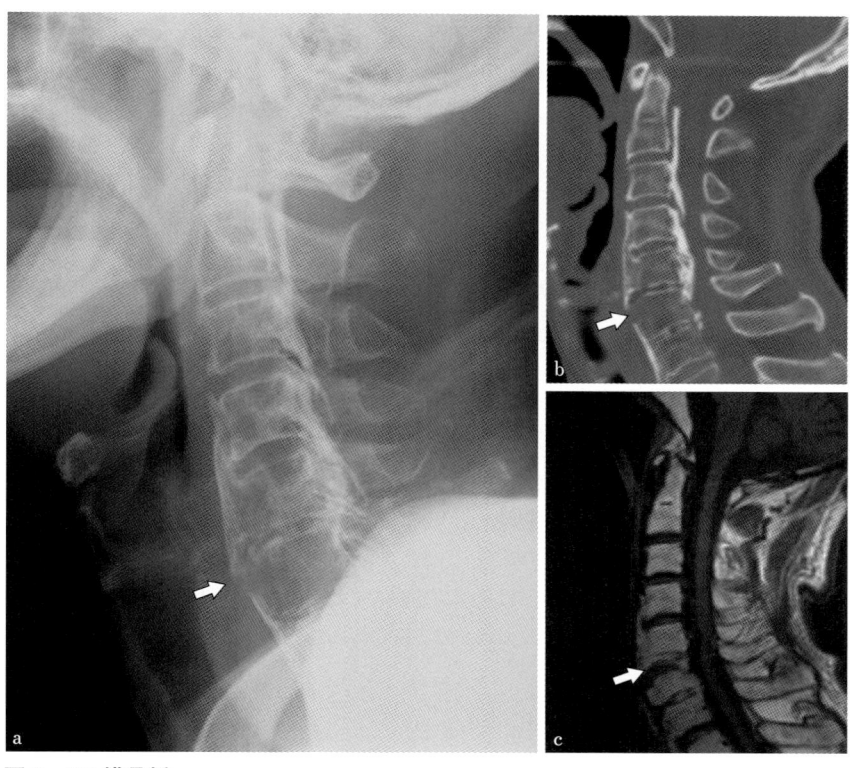

図9 C6 横骨折
70歳代，男性．後縦靱帯骨化で経過観察中．転倒．
a：側面像．後縦靱帯骨化に加え，前縦靱帯骨化もあり脊椎は強直している．C6椎体前方で前縦靱帯骨化の破断と椎体に及ぶ骨折線を認める（矢印）．
b：CT再構成矢状断像．C6椎体は後縦靱帯骨化の下端レベルにあり，負荷が掛かりやすい部位と考えられる．
c：T1強調矢状断像．強直した椎間板直下を横走する骨折線が，あたかも椎間板のように見えている（矢印）．

起こすためである．なお，椎体後部の正中やや上方にある，前内椎骨静脈叢と椎体静脈との合流部に石灰沈着すると，椎体後縁から脊柱管内へ突出する cap of bone を形成するため，後縦靱帯骨化と誤診することがある．

文献

1) 柳下章，他：エキスパートのための脊椎脊髄疾患のMRI 第2版．三輪書店，2010
2) 森墾，他：脊柱管のすべて one-stop shopping；脊髄・神経根の解剖と神経症状．画像診断 27：119-128, 2007
3) 森墾，他：脊柱管の中―正常解剖と疾患群；靱帯・硬膜病変．臨床画像 24：64-77, 2008
4) 森墾：神経画像のピットフォール；見落としと読み過ぎ；脊髄脊椎のMRI. Brain Nerve 62：493-501, 2010

（森　墾）

3章 四肢の単純X線撮影

正常解剖と読影のコツ

単純X線撮影の意義

近年,四肢関節領域のMRIの重要性は明らかで多用されているが,骨折や奇形,変形性関節症などの重症度判定はX線写真でなされる.ここでは,複雑で疾患の多い関節の単純X線撮影を中心に,実際に四肢関節の疾患が疑われる場合の,疾患ごとの有効な撮像法をリストアップし,X線写真の注目点について解説した.関節の形状や可動性は個人差が大きいため,異常の発見には左右を撮像し比較することが重要である.なお,骨腫瘍の撮像に関しては言及していないが,長管骨の場合は病変の存在する骨の正面像と側面像の二方向の撮像が基本である.

表1 上腕骨遠位,肘関節および前腕近位の撮影のポイント

	上腕骨顆上骨折	上腕骨外顆骨折	上腕骨内側上顆骨折	Monteggia骨折,Galeazzi骨折	上腕骨顆間T骨折	肘頭骨折	橈骨頭骨折
正面	○Baumann角	○	○	○手関節も含めて	○	○	○
側面	○	○	○	○手関節も含めて	○	○	○
45度屈曲位正面像							
60度屈曲位正面像							
尺骨神経溝撮影							
外旋位斜位撮影	○						
内旋位斜位撮影	○						
橈骨頭撮影							○
外反ストレス撮影							
動態撮影							
他の有用な検査	CT	CT, MRI	CT, MRI	CT	CT	CT	CT

	内側側副靱帯損傷	上腕骨内側上顆剥離骨折	離断性骨軟骨炎	テニス肘	肘関節脱臼	変形性肘関節症
正面	○	○	○	○	○	○
側面	○	○	○	○	○	○
45度屈曲位正面像			○上腕骨小頭			
60度屈曲位正面像	○					
尺骨神経溝撮影						○肘部管症候群
外旋位斜位撮影	○					
内旋位斜位撮影						
橈骨頭撮影	○					
外反ストレス撮影	○					
動態撮影						○
他の有用な検査	MRI	CT, MRI	MRI	MRI	CT, MRI	

表2 前腕遠位，手関節および手の撮影のポイント

	橈骨遠位部骨折	舟状骨骨折	月状骨脱臼・月状骨周囲脱臼	Kienböck病	手根不安定症	三角線維軟骨複合体損傷
手関節正面	○	○	○	○	○	○
手関節側面	○	○	○	○	○	○
手関節斜位	○	○	○			
手関節回外回内位正面		○				
手関節尺屈位正面像		○ 軽度背屈			○	
手関節橈屈位正面像					○	
手関節最大背屈位側面像					○	
手関節最大掌屈位側面像					○	
clenched fist position					○	
手根管撮影						
手正面						
手斜位						
指正面						
指側面						
指節間ストレス撮影						
他の有用な撮影	CT	CT, RI, MRI	CT	MRI	MRI	関節造影, MRI

	手根管症候群	中手骨骨折	指骨骨折・指関節脱臼骨折	指節間側副靱帯損傷	RA	母指CM関節変形性関節症	Heberden結節
手関節正面	○				○		
手関節側面	○						
手関節斜位							
手関節回外回内位正面							
手関節尺屈位正面像							
手関節橈屈位正面像							
手関節最大背屈位側面像							
手関節最大掌屈位側面像							
clenched fist position							
手根管撮影	○						
手正面		○			○	○	○
手斜位		○					
指正面		○	○	○		○ 母指	○
指側面		○	○	○		○ 母指	○ 各指
指節間ストレス撮影				○			
他の有用な撮影	MRI	CT	CT	MRI	造影MRI	MRI	MRI

撮影のポイント（表1〜4）

　肘関節の撮影の基本は正面と側面である．手関節の撮影の基本は正面と側面，手では正面と斜位，指は正面と側面であり，膝関節の撮影の基本は正面と側面像である．足関節の撮影の基本は正面と側面像，足は足背底像と斜位が基本である．それぞれ疑われる疾患によって他の撮像法を加える．

正常解剖

1．上腕骨遠位，肘関節および前腕近位（図1）

　肘関節は腕尺関節，腕橈関節，近位橈尺関節が1つの関節腔に入っている複合関節である．肘関節はやや外反し，carrying angle（上腕骨長軸と尺骨長軸とのなす角：正常5〜15度）もしくはBaumann角（上腕骨長軸に垂直な線と外顆部骨端線に平行な線とのなす角：正常10〜20度）が生ま

表3 大腿骨，膝関節および下腿骨の撮影のポイント

	離断性骨軟骨炎	Osgood-Schlatter病	ジャンパー膝	有痛性分裂膝蓋骨	半月板断裂	側副靱帯損傷	前十字靱帯損傷	後十字靱帯損傷	非外傷性膝蓋骨脱臼
正面	○			○	○	○	○	○	○
側面	○	○	○	○	○	○	○	○	○
顆間窩撮影	○								
膝蓋骨軸射撮影				○					○
両斜位									
内反・外反ストレス撮影						○			
前方引き出しストレス撮影							○		
後方押し込みストレス撮影								○	
片脚立位正面側面撮影									
脛骨結節軟線撮影		○	○						
その他の撮影	MRI, CT	MRI	MRI	CT	MRI	MRI	MRI	MRI	MRI, CT

	大腿骨顆部・顆上部骨折	脛骨顆部骨折	脛骨粗面骨折	脛骨顆間隆起骨折	膝蓋骨骨折	骨軟骨骨折	変形性膝関節症	特発性骨壊死	滑膜骨軟骨腫症
正面	○	○		○	○	○	○	○	○
側面	○	○	○	○	○伸展位	○	○	○	○
顆間窩撮影						○			
膝蓋骨軸射撮影	○	○			○	○	○		
両斜位				○		○			
内反・外反ストレス撮影				○					
前方引き出しストレス撮影				○					
後方押し込みストレス撮影									
片脚立位正面側面撮影							○	○	
脛骨結節軟線撮影									
その他の撮影	CT, MRI	MRI, CT	MRI	MRI	CT	MRI	MRI	MRI, RI	MRI

表4 足関節および足の撮影のポイント

	足関節捻挫・靱帯損傷	果部骨折	距骨骨折	踵骨骨折	先天性内反足	扁平足	外反母趾	強剛母趾	Freiberg病	踵骨骨端症	第一Köhler病
足関節正面	○	○	○								
足関節側面	○	○	○								
内旋・外旋斜位		○									
内がえしストレス正面像	○										
前方引き出しストレス側面像	○										
踵骨側面				○						○	
踵骨軸写				○							
Anthonsen斜位像				○							
足背底像		○				○	○	○	○		○
足斜位						○	○	○	○		○
最大矯正位背底方向					○						
最大矯正側方向					○						
荷重時足背底像						○	○				
荷重時足側面像						○	○				
種子骨軸射							○				
その他の検査	MRI	CT, MRI	CT	MRI		CT	MRI	MRI	CT	MRI

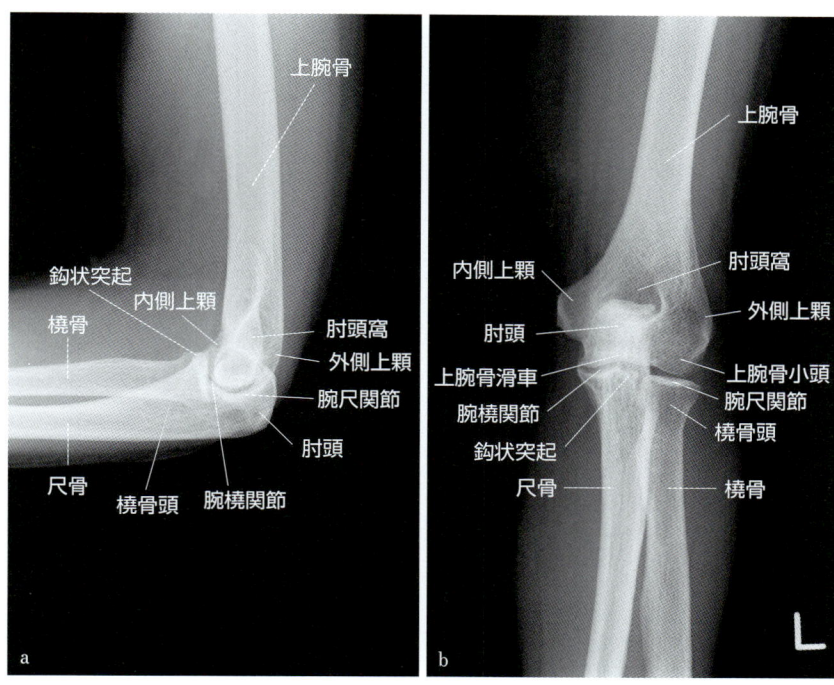

図1 肘関節
a：側面像，b：正面像．

れる．上腕骨肘頭窩に孔があいていることがあり，滑車上孔といわれる．

2．前腕遠位，手関節および手（図2, 3）

前腕は橈骨と尺骨があり，遠位橈尺関節を形成している．橈骨は舟状骨，月状骨との間で手関節（橈骨手根関節）を形成しているが，尺骨は手根骨の間に三角線維軟骨複合体（triangular fibrocartilage complex tears；TFCC）があり，関節を形成していない．橈骨と尺骨の長さは通常一線上にあるが尺骨が長いもの（plus variant）と短いもの（minus variant）があり，Kienböck病はminus variantに多いといわれる．

手は8個の手根骨，5個の中手骨，14個の指骨からなる．手根骨は生下時骨化しておらず，中手骨，指骨は一次核のみが骨化しており，この骨化は骨発育の指標とされる．Turner症候群では第4中手骨末端と第5中手骨末端を結んだ線が第3中手骨の先端を越えない（metacarpal sign陽性）．手根骨は正面でgreater arc（近位手根骨列の関節面）が滑らかな弧を描く配列を示し，側面では橈骨，月状骨，有頭骨の長軸が直線上に配列する．

3．大腿骨，膝関節および下腿骨（図4, 5）

膝関節は大腿脛骨関節と膝蓋大腿関節で形成され，多くの靱帯，関節包，滑液包をもつ．下肢伸展位で正面からみた大腿骨と脛骨幹部の長軸の成す大腿骨外側角（femorotibial angle；FTA）は正常では175〜178度である．大腿骨は人体骨格で最大の管状骨で股関節と膝関節を形成する．膝蓋骨は大腿四頭筋腱内に発生した種子骨の一種で大腿骨の前面で関節を形成する．膝蓋骨は骨の一部が分離したままのことがあり，二分膝蓋骨と呼ばれ，上外側部分に骨片をみる．脛骨は大腿骨と膝関節を形成するうえに腓骨と近位脛腓関節を形成する．腓骨は大腿骨とは連結せず，筋の付着と足関節として作用する．

Ⅴ 骨軟部組織

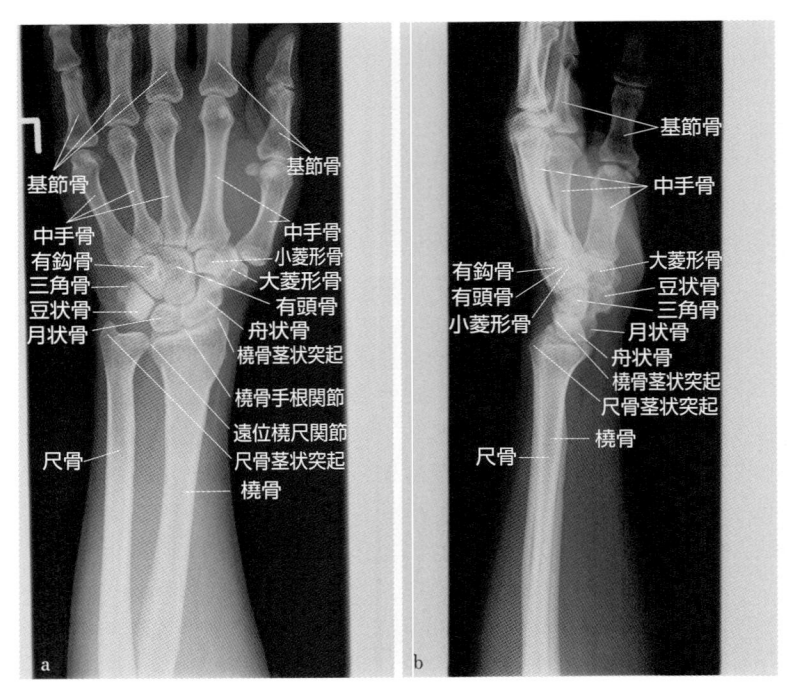

図2　手関節
a：正面像，b：側面像．

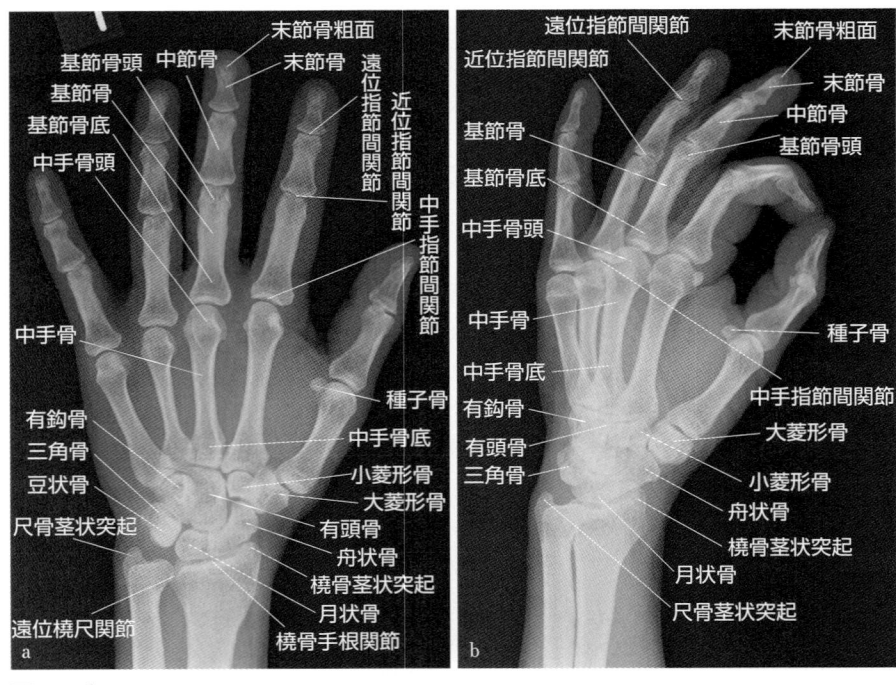

図3　手
a：正面像，b：斜位像．

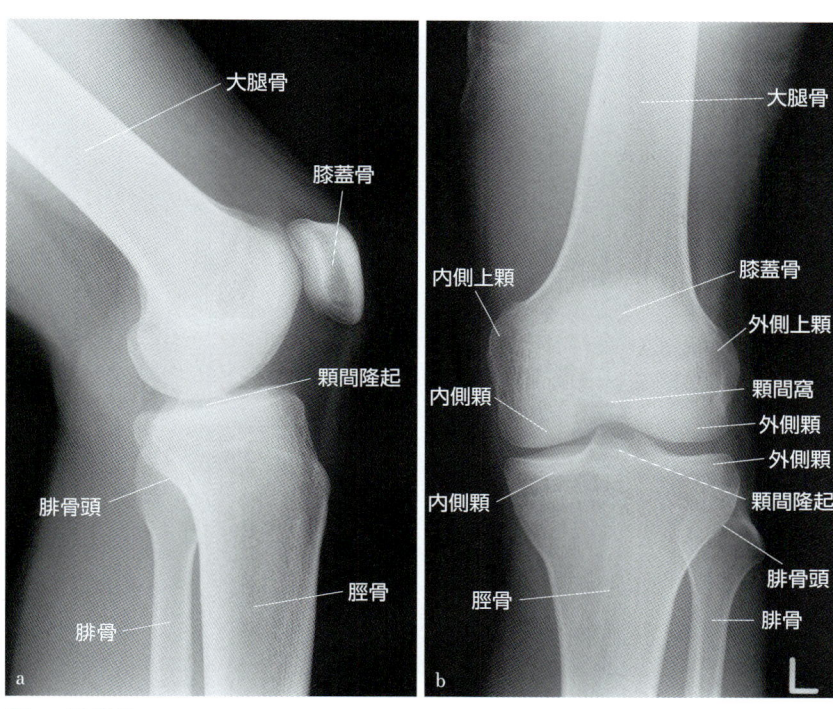

図4 膝関節
a：側面像，b：正面像．

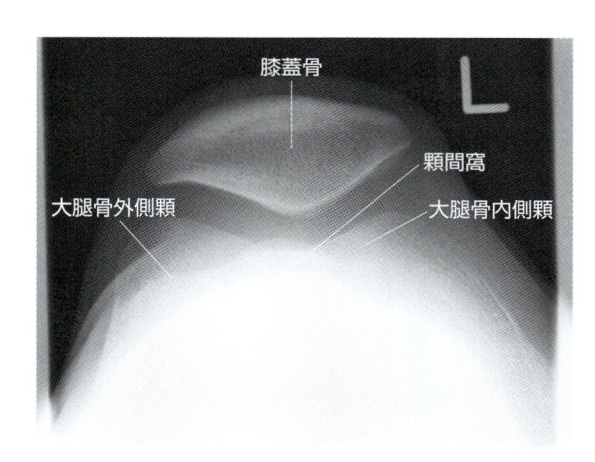

図5 膝蓋骨軸射像

4．足関節および足（図6, 7）

　足関節は距腿関節ともいわれ，脛骨，腓骨，距骨で構成される蝶番関節で，外果，内果，天蓋部から成る距腿関節窩に距骨滑車がはまり込んで安定性を保っている．足は足根骨は7個，中足骨は5個，指骨は14個の骨より成り，Lisfranc関節（足根中足関節）とChopart関節（横足根関節）で前足部，中足部，後足部に分けられる．側面像で踵骨体部中央に三角形の囊胞状変化をみることがあるが，骨梁が疎なためである．

読影のコツ

1．肘関節および上腕骨遠位

　肘関節の骨折や関節炎の診断のときには肘 fat pad sign が有用で，肘関節滑膜外にある fat pad が関節内の血腫や滲出液により転位し，肘関節側面像に描出される sign である．fat pad sign が陽性であれば関節包の断裂はなく，陰性であれば関節包の断裂があり，関節内骨折で骨片の転位の増強が危惧される．

　肘関節周囲の骨折は小児に多く，上腕骨顆上骨折，上腕骨外顆骨折，上腕骨内側上顆骨折，Monteggia骨折とGaleazzi骨折がみられ，成人で

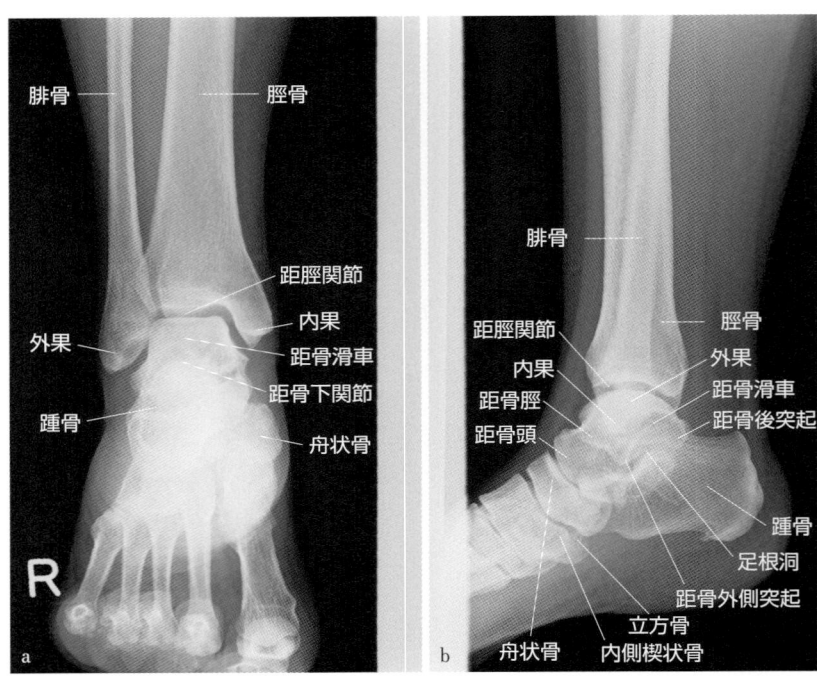

図6 足関節
a：正面像，b：側面像．

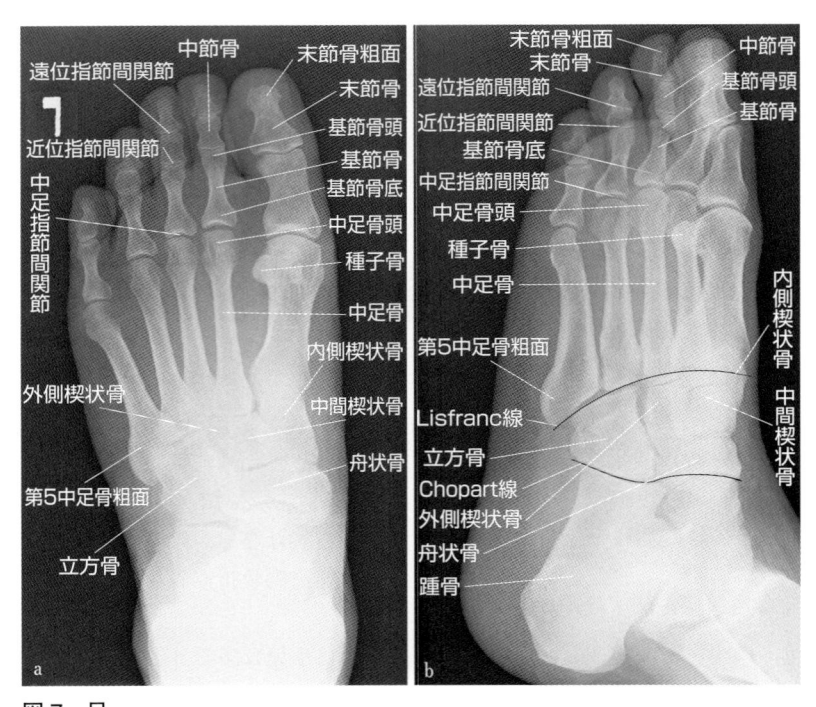

図7 足
a：背底像，b：斜位像．

は上腕骨顆部粉砕骨折，肘頭骨折，橈骨頭骨折があり，正面像と側面像を中心として評価し，脱臼を伴うことが多いため，骨の配列にも注意する．

野球肘は投球動作により生じる外反ストレスと過伸展による肘関節部の障害で，肘関節内側にかかる過緊張（内側上顆炎，内側上顆剥離骨折），外側部での橈骨頭と上腕骨小頭間の圧迫（離断性骨軟骨炎），関節後方の負荷（肘頭突起部の遊離体）が起こる．内側上顆の異常は内側上顆炎として内側側副靱帯の断裂損傷が生じ，外反ストレス撮影で認められることがある．内側上顆剥離骨折は内側上顆に骨片が分節化してみられ，離断性骨軟骨炎は正面像で上腕骨小頭の関節面に透亮像として認められる．

テニス肘は上腕骨外側上顆に起始する伸筋腱の腱炎・腱断裂であり，正面像で骨棘の形成や骨膜反応がみられることがある．

肘関節脱臼は80～90％で後外方に脱臼し，骨折（鉤状突起，橈骨頭など）を合併することがある．

変形性肘関節症は肘関節を酷使する鉱業，林業，農業などの労働者に多く，肘頭～肘頭窩，鉤状突起～鉤状窩に形成される骨棘がみられる．尺骨神経麻痺を発症している場合は尺骨神経溝撮影で神経溝の骨棘を評価する．

2．前腕遠位，手関節および手

橈骨遠位端骨折では骨片の偏位によって Colles 骨折（遠位骨片が橈側へ転位），Smith 骨折（逆 Colles 骨折），Barton 骨折（橈骨の一部の骨折を伴う脱臼骨折），chauffeur 骨折（橈骨茎状突起骨折）がある．

手根骨骨折のうち舟状骨の骨折がよくみられ，X 線撮影で正面，側面像のほか，15度回外および回内位の正面像，手を握って尺屈位の正面像を撮像するなどして舟状骨を横断する骨折線を探る．疑われる症例では MRI や骨シンチグラフィーが有用である．

月状骨では脱臼がみられることがあり，greater arc の乱れ，側面では橈骨，月状骨，有頭骨の一連の配列に注目する．月状骨の脱臼があると月状骨の関節面が90度掌側に回転して掌側に移動している．月状骨の無腐性壊死であるKienböck病はminus variantに多いといわれ，X線写真上正常であるか，時に線状骨折を認める状態から，月状骨の硬化性変化が明らかとなり，月状骨の圧潰が出現し，関節症が現れ，手根骨の配列異常が出現するようになる．早期診断にはMRIが有用である．

手根骨間の靱帯の異常は手根不安定症として現れ，背側手根不安定症では正面X線所見は① 舟状月状骨間の開大（3 mm 以上；Terry-Thomas sign），② 舟状骨の短縮，③ cortical ring sign（舟状骨があたかも指輪のように写る），④ 舟状骨結節・橈骨間の短縮を認める．掌側手根不安定症では三角月状解離がみられる．

TFCC は X 線写真では特異的所見はないが，尺骨の plus variant がみられたり，月状骨や三角骨の近位骨皮質に硬化像や侵食像を呈することがある．MRI が診断に有用である．

正中神経の圧迫麻痺では手根管症候群が疑われる．X線写真では所見が現れないことも多いが，手根管撮影で骨性狭窄がみられることがある．

手指の変形としてはMP関節炎によるボタン穴変形，CM関節炎によるswan neck変形，MP関節炎によるGamekeeper変形などがみられる場合，関節リウマチを疑い，時に骨萎縮，骨や軟骨の破壊，線維性あるいは骨性硬直がみられるようになる．

母指CM関節に亜脱臼位を伴ったり，関節裂隙の狭小化，骨棘の形成，関節面の硬化がみられると変形性関節症を示し，指DIP関節にできた骨棘の形成，DIP関節の脱臼はHeberden結節といわれる．

3．大腿骨，膝関節および下腿骨

大腿骨の遠位では骨端線閉鎖以前の若年で離断性骨軟骨炎がみられる．大腿骨内側顆（60～70％）に起き，次いで大腿骨外側顆（15～20％），膝蓋大腿関節（15～20％）にみることがある．X線所見は初期には不明瞭で，濃度の低下がみられるように

なり，線状の透亮像が認められ，骨片が明瞭となり，骨片の離断が認められる．顆間窩撮影を追加する．

同じく50歳代以降の女性に好発する大腿骨内側顆の荷重部に発生する病変に特発性骨壊死がある．X線写真上，初期には異常を認めないが，荷重面に骨吸収像がみられるようになり，骨吸収部を骨硬化陰影が囲み，底部に石灰板が形成される．その後変形性関節症を呈するようになる．離断性骨軟骨炎と類似するが，離断性骨軟骨炎は若年男子に多く，荷重部より顆間窩周囲に多く，遊離体を形成しやすい点が異なる．

大腿骨顆部・顆上部骨折は粉砕骨折となることが多く，複合損傷となる傾向がある．

脛骨は顆部骨折がよくみられ，外側顆骨折は外反強制により起き，内側顆の骨折は少ない．脛骨顆間隆起骨折は7〜13歳の小児に好発し，前十字靱帯損傷の受傷帰転と同様であり，靱帯が断裂せず骨折が起こる．脛骨粗面骨折は13〜16歳の男児に起き，急速な大腿四頭筋の緊張によって発症する．膝関節側面像で診断される．

脛骨粗面にはOsgood-Schlatter病が起こり，10歳代前半の骨端線閉鎖前で，膝関節側面像，脛骨粗面軟X線撮影で，膝蓋腱付着部周囲に多数の硬化陰影，腫脹突出がみられる．

ジャンパー膝も脛骨粗面に異常を認めることがあり，膝蓋骨下極に骨棘や石灰化がみられることがあるが，異常を認めないことも多い．MRIでは膝蓋靱帯の膝蓋骨付着部が肥厚し（7 mm以上），異常信号を呈する．

膝蓋骨では有痛性分裂膝蓋骨がみられることがあり，これは分裂膝蓋骨に症状を伴うものをいう．原因はスポーツによる過激なストレスである．X線写真は分裂骨片に異常可動性を認める場合，正面像で分裂部の開大や周囲の硬化，軸射像で分裂骨片の落ち込みや傾斜がみられる．

膝蓋骨脱臼は膝の屈曲に際して膝蓋骨が外側に偏位するもので，X線写真では膝蓋骨軸射撮影が診断に有用であり，膝蓋骨の外方傾斜角（30度の軸射撮影で膝蓋骨の中心線と大腿骨の前縁を結んだ線のなす角が15度以上で亜脱臼）で診断できる．膝蓋大腿関節の配列を見るQ角（上前腸骨棘から膝蓋骨の中心を結ぶと膝蓋骨中心と脛骨粗面の中心を結んだ線の角で正常は20度以内）が増大する．

膝蓋骨が脱臼し急速に整復した際に膝蓋骨関節面と大腿骨外側顆が接触することにより骨軟骨骨折が起こる．X線写真では膝関節の正面，側面，斜位と膝蓋骨軸射で骨片を探す．遊離骨片は軟骨が大部分で骨は小さいことが多い．

膝蓋骨骨折は，横骨折（50〜80％）が最も多く，粉砕骨折（30〜35％）が次いで，縦骨折（12〜17％）は少ない．X線診断は膝を伸展位で側面像を撮像することが必要で，伸展位で離解していないものは保存治療も可能となる．

変形性膝関節症は大腿脛骨関節と膝蓋大腿関節のいずれにも起こる．X線写真では膝関節正面，側面，膝蓋骨軸射を基本とし，大腿脛骨関節の関節症では片脚立位で撮像し，FTA（180度以上で内反）を測定する．所見は関節裂隙の狭小化，亜脱臼，軟骨下骨の硬化，骨棘形成，関節内遊離体などがみられる．

滑膜骨軟骨腫症は膝関節の滑膜組織内に軟骨腫瘤を多数形成する疾患で，X線診断では正面像，側面像で滑膜腔のある領域に多数の淡い斑状陰影がみられる．

半月板損傷はX線写真では異常を認めないことが多く，MRIが有用である．

側副靱帯はストレス撮影で明瞭化するが，内側側副靱帯損傷のときは陳旧例では大腿骨内側上顆部の異常な石灰化をみることがあり，Stieda陰影と呼ばれる．外側側副靱帯（lateral collateral ligament；LCL）損傷では，内反ストレス撮影で陽性所見がないと不全断裂，陽性所見があると完全断裂と判断できる．膝関節伸展位でストレステストをして，陰性ならば，LCL単独損傷，陽性ならばACL（anterior cruciate ligament，前十字靱帯），PCL（posterior cruciate ligament，後十字靱帯）などの複合損傷を示す．

十字靱帯はストレス撮影で前方引き出し，後方

引き出しを行い診断するが，前十字靱帯の脛骨付着部の剥離骨折，外側関節包脛骨付着部で剥離骨折（Segond 骨折）がみられることがある．いずれも MRI で明瞭となる．

4．足関節および足

内果，外果では骨折がよくみられ，内転で外果の横骨折，内果の垂直骨折をきたす．外転では三角靱帯，内果骨折，外果骨折，脛腓靱帯損傷をきたす．X 線診断では正面，側面，45 度内旋，外旋斜位で骨折の位置，骨片の転位を検討する．

足関節捻挫は外側側副靱帯，特に前距腓靱帯の損傷が多く，内がえしストレス撮影（健側より 5 度以上）前方ひきだしストレス撮影（健側より 3 mm 以上）を加える．

踵骨でよくみられるのは高所からの転落で起こる骨折である．側面像で Böhler 角（踵骨隆起と後関節裂隙後縁と，踵骨前関節先端と後関節裂隙後縁とを結ぶ線の成す角；正常は 20〜30 度）を計測し，骨折では Böhler 角が減少する．

踵骨骨端症（Sever 病）は踵骨骨端核の痛みを訴えるもので，Osgood-Schlatter 病に類似し，10 歳前後の男児に多い．踵骨側面像，軸射像で異常がみられないことが多いが，骨端核の陰影増強，分節化が認められることもある．

第 1 Köhler 病は舟状骨の無腐性壊死を示す疾患で，3〜7 歳の小児に起こる．X 線検査では足背底像と斜位で，舟状骨の陰影増強，扁平化を認める．

足趾でみられるものとして，先天性内反足があり，この疾患は内転足，内反足，尖足，凹足の 4 つの変形要素がある．距骨頸部が内側に向き回外している．X 線診断では最大矯正位で背底像と側面像を撮像し，正面距踵角，側面距踵角，側面距踵角，側面脛踵角を測定する．

外反母趾は女性に多くみられ，母趾が中足趾（MTP）関節で腓骨側へ外反した変形で，扁平足と開張足を伴う．X 線診断では背底像で外反母趾角（第一中足骨長軸と第一趾基節骨と成す角）は 15 度以上，第 1〜2 中足骨角（第一中足骨長軸と第二中足骨長軸との成す角）は 10 度以上となる．種子骨軸射では種子骨の腓骨側偏位がみられる．

中足骨頭には，無腐性壊死が起きる，思春期女性に多い Freiberg 病といわれるものがある．X 線写真では中足骨頭の扁平化と不規則な硬化分節像がみられる．

強剛母趾は母趾 MTP 関節の変形性関節症で，成人男子の罹患が多い．X 線診断では母趾 MTP 関節で関節裂隙の狭小化，軟骨下骨硬化，骨肥大，骨棘形成などがみられる．

扁平足はアーチ構造が低下した足変形で，X 線診断では足部背底像，側面像を荷重時と非荷重時で撮像する．calcaneal pitch（荷重位の側面像で，踵骨下縁の接線と踵骨―第一中足骨底面の接線との成す角：正常 10〜30 度）の減少，tarso-first metatarsal angle（距骨長軸と第 1 中足骨長軸との成す角：正常 0 度）の増加がみられる．

文献

1）堀尾重治：骨・関節 X 線写真の撮り方と見かた 第 8 版．医学書院，2010
2）町田徹：レントゲン画像解剖ポケットアトラス．メディカル・サイエンス・インターナショナル，2000
3）渋谷光柱，大澤　忠，中田　肇：II 上肢，III 下肢．田坂　晧（編）：放射線医学大系 26 骨診断総論．pp168-218，中山書店，1984

（玉川光春）

4章
病変と紛らわしい正常変異
偽病変を作らないために

骨格系の正常変異にはさまざまなものが知られている．これらの多くは単純X線写真で認められるものである．

本項では，特に骨腫瘍あるいは骨折などと誤診されやすい正常変異を取り上げ，診断の要点を解説する．

読影のポイント
―骨格系の正常変異各論

1．内骨腫（enostosis）〔骨島（bone island）〕

骨皮質から飛び出すことなく海綿骨内部に限局した骨塊で，単純X線写真では境界明瞭な最大径2 cm以下の硬化性病変として認められる．これらは病理組織学的には成熟した緻密骨そのものであり，過誤腫の一種と考えられている．骨盤周囲や肋骨に好発する正常変異であるため，日常診療で遭遇する頻度は高い（図1）．例えば，健診の胸部単純X線写真において，肋骨の骨島が肺腫瘤に酷似した所見を呈して精査に回されることはしばしば経験される（→肺結節と間違えやすい正常変異や病変，94頁参照）．

通常は治療の対象となることはない．鑑別診断としては造骨性の骨転移が挙げられる．診断のポイントは，第1に辺縁明瞭で均一な硬化像を呈すること，第2に周囲の正常骨梁との連続性が認められることである．多くは単純X線写真のみで診断が可能であるが，時にCTによる確認を要することがある．

なお，結節性硬化症（tuberous sclerosis）においては内骨腫が多発することがあるので注意が必要である．さらに，股関節や膝関節などの周囲に特に集中して内骨腫が多発する像を見た場合は骨斑

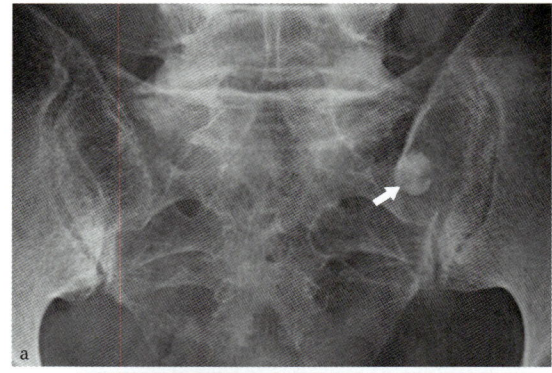

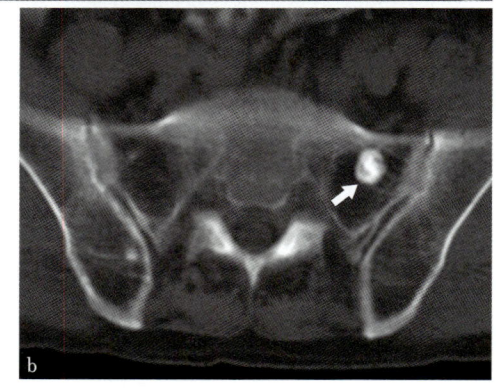

図1　内骨腫（骨島）
50歳代，男性．腹部単純X線写真正面像で，仙骨に重なる円形の石灰化陰影がある（a，矢印）．一見して尿管結石を思わせるが，CTを参照するとこの病変は仙骨の内部に存在するのが判明する（b，矢印）．辺縁明瞭で骨皮質と同様な均一な硬化像を呈しており，内骨腫（骨島）と診断できる．

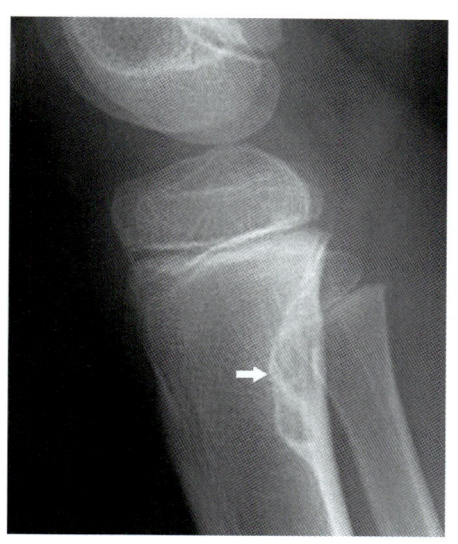

図2 骨幹端線維性欠損
9歳，男子．膝痛で受診し，偶然撮影された単純X線写真側面像である．左脛骨近位骨幹端に偏心性の透亮像があり，辺縁に骨硬化を伴っている（矢印）．この病変は骨皮質に沿うようにして骨の長軸方向に長い形態をしており，典型的な骨幹端線維性欠損と診断できる．

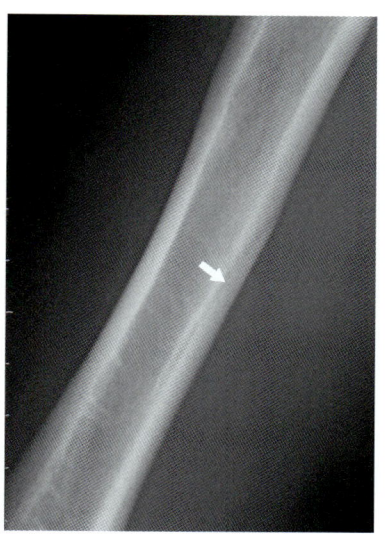

図3 栄養管の単純X線写真
20歳代，男性．右肩痛を主訴に受診し，偶然撮影された上腕骨の単純X線写真正面像である．骨幹の皮質内を斜走する線状の透亮像がある（矢印）．これは正常の栄養管であり，骨折ではない．

紋症（osteopoikilosis）の可能性がある．この疾患は稀な骨硬化性異形成症の1つであるが，特に治療は要さない．

2．骨幹端線維性欠損（metaphyseal fibrous defect）

若年者の長管骨骨幹端にしばしば認める皮質骨表面の欠損像であり，皮質骨の一部が線維性組織により置換された状態である．従来，病変が骨皮質に限局するものを線維性皮質骨欠損（fibrous cortical defect），骨髄内まで及ぶものは非骨化性線維腫（nonossifying fibroma）と称していた．いずれも組織学的には同一であり，現在は両者に共通の呼称を用いる．好発部位は大腿骨および脛骨であり，全体の8割を占める．単純X線写真上，皮質に限局して骨の長軸に沿ったおおむね長径2cm以下の透亮像として認められ，明瞭な硬化縁を持つのが特徴である（図2）．2歳以上の小児の30〜40％にみられるとされ，経過観察により自然消退する．悪性腫瘍などを疑って余計な検査や治療をしないことが肝要で，いわゆる"leave me alone lesion"と言われるものの代表例である．

3．栄養管（栄養血管溝，nutrient canal）

長管骨の栄養血管は，骨幹の皮質を貫いて髄腔へ入り込む．皮質表面で血管が出入りするための孔を栄養孔（nutrient foramen），そこから骨内を通る管を栄養管（nutrient canal）という．この栄養管が皮質に沿って縦走あるいは斜走する線状の透亮像として認められることがあり，これを骨折線と誤らないようにしたい（図3）．この正常変異はnutrient channelあるいはvascular canalなどの名称で記載されていることもある．また，栄養孔が硬化縁を伴う円形の小透亮像として認められることがあり，これを占拠性病変（例えば類骨骨腫）と見誤らないことが大切である．

4．頸肋（cervical rib）

第7頸椎の横突起が発達した状態であり，頸部皮下腫瘤を主訴に受診することがある．両側対称

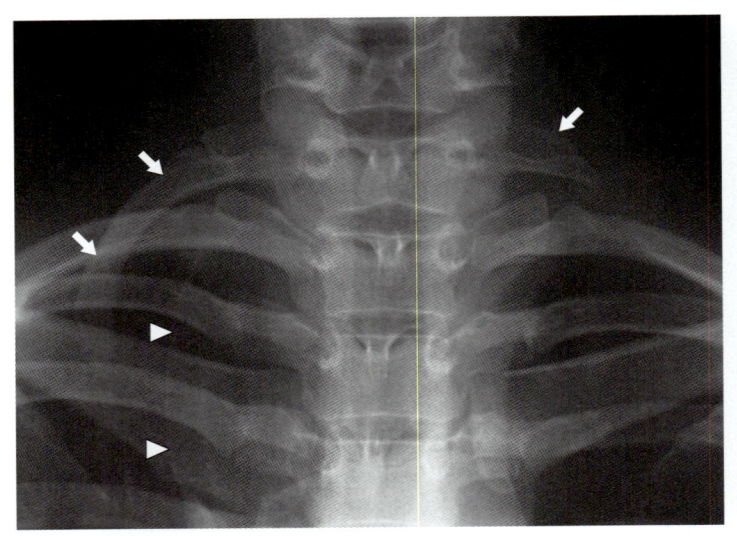

図4　頸肋
20歳代，女性．第7頸椎の横突起が非対称性に発達し，特に右側は下方へと進展している(矢印)．典型的な頸肋であり，通常病的意義はない．なお，本症例では右肺尖に奇静脈葉(矢頭)も存在する(「肺結節と間違えやすい正常変異や病変」94頁参照)．

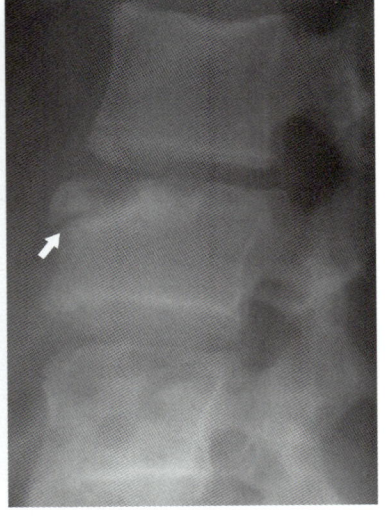

図5　椎体の隅角分離
14歳，女性．腰痛を主訴に受診し，撮影された腰椎単純X線写真側面像である．第3腰椎椎体の前上縁の二次骨化中心と椎体との間に透亮像があり，あたかも骨折のように見える(矢印)．これは隅角分離であり，腰痛とは無関係の正常変異である．

性に認めることもあるが，提示症例(図4)のごとく非対称性のこともあり，また，片側性に存在することもある．さらに，先端が下方に伸びて第1肋骨と連続することもある．

5．椎体の隅角分離〔limbus vertebra (Kantenabtrennung)〕

椎体の二次骨化中心の癒合が遅延した状態で，単純X線写真の側面像で椎体と二次骨化中心の間に透亮像が認められる(図5)．若年者の腰椎前上縁に好発する．その発生機序は，繰り返すストレスのために，骨化していない軟骨終板を椎間板が貫通して脱出するためとされる．発生部位が特徴的であり，骨折と誤診しないよう注意したい．

6．蝶形椎(butterfly vertebra)

稀に認める椎体の形成不全で，腰椎に好発する．椎体は，脊索周囲にある左右の節間間葉組織が合することにより形成されるが，この過程に異常があると，中央に骨欠損が生じることになる．単純X線写真正面像でみると，椎体が正中でくびれた形態を呈し，これが蝶に似ていることからこのような名称がある．圧迫骨折と誤診しないように注意する必要がある．特に，側面像を見ただけでは鑑別がつかない(図6)．

なお，これ自体は正常変異であるが，特定の疾患の中には蝶形椎を合併しやすいものがある(例えばAlagille症候群やVACTERL associationなど)．

7．腰椎の仙椎化(sacralization)

第5腰椎椎体と仙骨が骨性に癒合した状態である．脊椎の分節化に関連する正常変異のうち最も頻度が高いもので，5.5%において認められるという．両者が完全に癒合した場合は完全仙椎化(total sacralization)，不完全に癒合した場合は部分的仙椎化(partial sacralization)という(図7)．逆に，第1仙椎が第2仙椎以下と癒合せず，あたかも腰椎

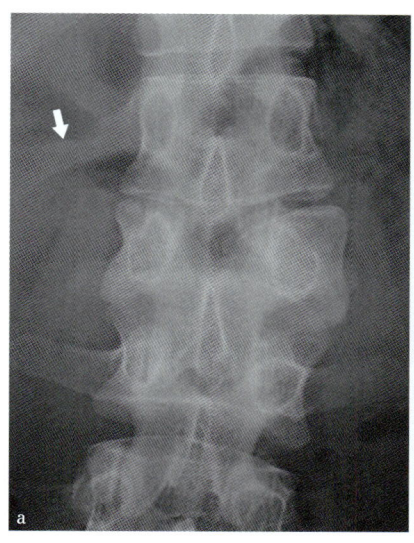

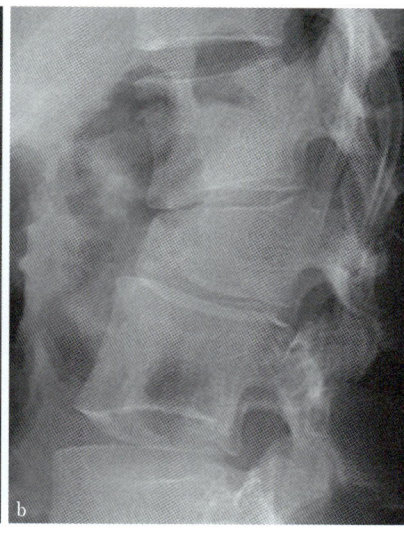

図6 蝶形椎
20歳代の女性看護師．病棟で患者を持ち上げる際に腰痛をきたし受診した．腰椎の単純X線写真正面像(a)で，第2腰椎椎体が正中でくびれた形態，すなわち蝶形椎を呈している．第1および第3椎体は代償的に肥大している．なお，この症例では第1腰椎の右横突起が長く，これは腰肋(lumbar rib)と称される正常変異である（矢印）．側面像(b)をみると，あたかも圧迫骨折のような所見を呈するので注意を要する．

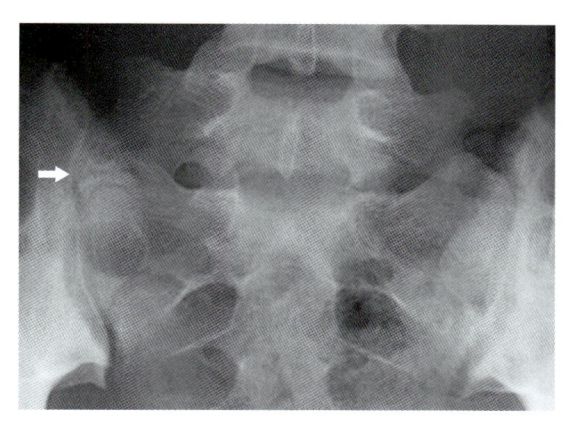

図7 腰椎の部分的仙椎化
14歳の女性．骨盤の単純X線写真正面像で，第5腰椎の横突起が発達し，特に右側では仙骨と連続している（矢印）．これは部分的仙椎化と呼ばれる脊椎の分節化の変異であり，仙骨の骨折あるいは骨腫瘍と間違えないようにしたい．

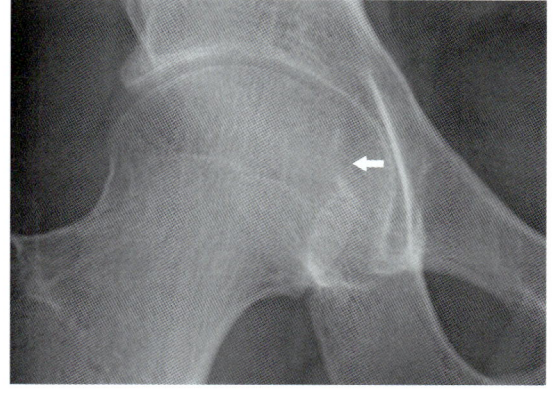

図8 大腿骨頭窩
17歳の男性．偶然撮影された骨盤の単純X線写真正面像で，右大腿骨頭の内側に陥凹がある（矢印）．これは大腿骨頭窩であり，円靱帯の付着部位が陥凹してみえるものである．骨折や大腿骨頭壊死と誤診しないよう注意を要する．

が6個あるような外観を呈する場合がある．これは腰椎化(lumbarization)と称される．

8．大腿骨頭窩(fovea capitis)

大腿骨頭内側に存在する小さなくぼみで，解剖学的には円靱帯の付着部位である．薄いスライスで撮像されたMRIでよく認められる正常構造物であるが，大きい場合には単純X線写真でも認められる（図8）．大半は両側性である．骨折や骨頭壊死後の圧潰と誤診してはならない．ただし，骨頭壊死は，通常は荷重部位に好発するので，鑑別は容易である．

9．herniation pit

大腿骨頸部近位外側前面の皮質欠損であり，単純X線写真では硬化縁を伴う境界明瞭な小円形

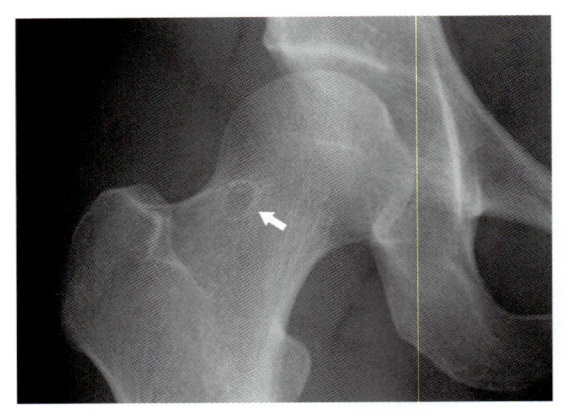

図9 herniation pit
30歳代，女性．右股関節の単純X線写真正面像で，大腿骨頸部近位やや外側に硬化縁を伴う境界明瞭な小円形の透亮像が認められる（矢印）．これはherniation pitといわれる正常変異で，骨腫瘍と誤診してはならない．

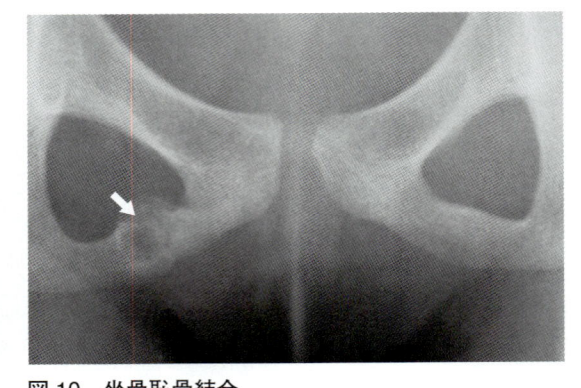

図10 坐骨恥骨結合
9歳の女子．大腿内側の痛みを主訴として受診．骨盤の単純X線写真正面像で，右側の坐骨恥骨結合部が膨隆して腫瘤状に見える（矢印）．これは坐骨恥骨結合（ischiopubic synchondrosis）の膨隆であり，骨腫瘍と誤らないよう注意を要する．
（おおしろ整形外科クリニック・大城 博先生のご厚意による）

の透亮像として描出される（図9）．成人の約5％にみられる正常変異である．

必ず大腿骨頸部近位1/4の外側前面にみられるのが診断のポイントで，他の多くの正常変異と同様に，位置が非常に特徴的である．

鑑別を要するものとしては関節内類骨骨腫がある．これは若年者の持続する股関節痛の原因としてときに診断に難渋する良性骨腫瘍である．nidusに相当する部分が単純X線写真で透亮像として認められ，herniation pitと似た所見を呈する．鑑別に迷う場合はMRIで確認するのがよい．herniation pitの場合は，その周囲骨髄に全く異常がみられないのに対して，関節内類骨骨腫では，周囲骨髄の広範な浮腫を反映して，T1強調像で低信号，T2強調像で高信号となる境界不明瞭な領域を認める．また，関節液増加もみられるので，鑑別は容易である．

この本体は，滑膜の折れ返りによる機械的刺激に起因する骨皮質の侵食であると考えられてきた．その後，股関節屈曲時の臼蓋と大腿骨頸部の間での摩擦，すなわちfemoroacetabular impingement（FAI）の結果として生じた侵食ではないかという説が提唱され，必ずしも正常変異ではなく変形性股関節症の初期変化を示す所見として位置づける考え方もある．このため，herniation pitという用語にかえてfibrocystic changeという呼称も提唱されている[1]．しかし，herniation pitとFAIの関連については懐疑的な報告もあり，その成因については議論の余地がある[2]．

10. 腫瘤状の坐骨恥骨結合（swelling of the ischiopubic synchondrosis）

坐骨枝と恥骨下枝の間には軟骨結合が存在する．この結合は成人では骨化するが，小児期には軟骨が残存している．5〜8歳くらいの小児では，この部位が膨隆して腫瘤のような外観を呈することがある（図10）．通常は左右対称であるので病変と見まがうことは少ないが，時に本症例のように左右非対称なことがあり，このような場合には骨腫瘍と誤診せぬよう特に注意を要する．

なお，この正常変異は，利き足と反対側に好発することが知られている．その理由として，スポーツ活動において，利き足で蹴ったり跳躍したりする動作の際に軸脚となる反対側に荷重がかかり，その結果骨化が遅れるのであろうと推察されている[3]．

4章　病変と紛らわしい正常変異

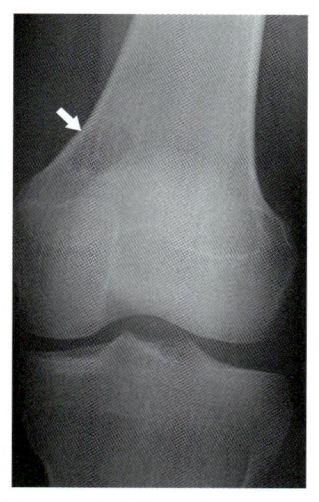

図11　avulsive cortical irregularity
19歳，女性．偶然撮影された左膝の単純X線写真正面像で，大腿骨遠位骨幹端内側に透亮像がある（矢印）．一見悪性腫瘍を思わせる像であるが，これは avulsive cortical irregularity などの名称で呼ばれる正常変異であり，その本体は大内転筋ないし腓腹筋内側頭付着部位のストレス性変化である．

11．大腿骨遠位骨幹端の avulsive cortical irregularity

　大腿骨遠位骨幹端背内側の不整像あるいは透亮像として若年者（特に思春期）の約10％に認められる正常変異で，特に男子に多い（図11）．その本体は大内転筋ないし腓腹筋内側頭付着部位のストレス性変化であり，distal femoral cortical irregularity あるいは cortical desmoid 等さまざまな別名で呼ばれることがある．これ自体に病的意義はなく，別の理由でたまたま撮影された単純X線写真で発見されることがほとんどである．
　一見悪性骨腫瘍に類似した像を呈するため，時にMRIが実施されてしまうことがある．MRIで見ると，この部位はT1強調像では低信号，T2強調像ではさまざまな信号強度をきたしうる．そのうえ，時に周囲骨髄に広範な異常信号域を伴うことがあり，ますます悪性腫瘍や骨髄炎等と鑑別しがたい所見を呈してしまうので注意が肝要である．診断の第1のポイントは部位であり，大腿骨遠位背内側の筋の付着部位というのが特徴的である．もう1つの特徴として，必ず両側性に所見がある，ということが挙げられる[4]．したがって，本症を疑った場合，対側も撮像（単純X線写真，CT，MRIのいずれでもよい）して類似の所見を探すのも一法であろう．

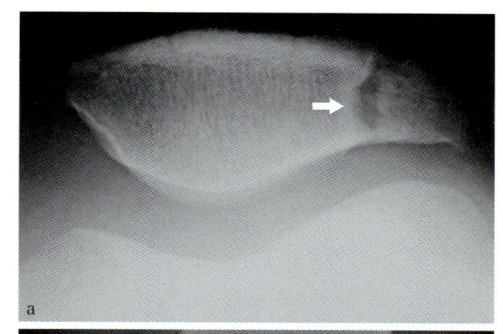

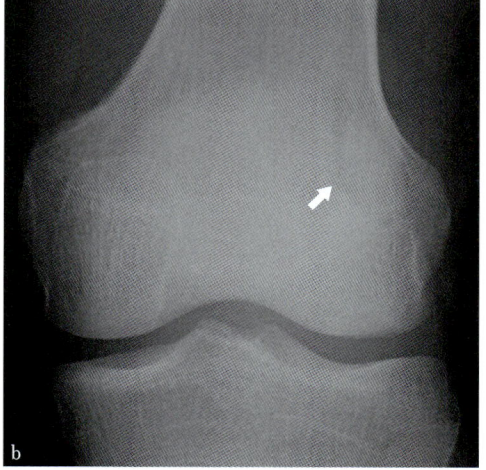

図12　二分膝蓋骨
20歳代，男性．左膝痛で受診．単純X線写真正面像（a）および軸位像（b）にて，膝蓋骨外側上方が分裂している（矢印）．骨折に酷似しているが，これは二分膝蓋骨と呼ばれる正常変異である．

12．分裂膝蓋骨（partite patella）

　骨化核の癒合が不完全なために膝蓋骨が複数個に分裂した状態をいう．2つに分裂したものを二分膝蓋骨（bipartite patella）（図12），3つに分裂したものを tripartite patella と呼ぶ．男児に多く，半数は両側性である．通常思春期前に自然治癒するが，時に成人例に遭遇する．しばしば骨折と間

違えられるが，ほとんどは膝蓋骨外上方の外側広筋付着部で分節化がみられるのが診断のポイントである．稀にスポーツなどの刺激により疼痛をきたすことがあり，これを有痛性分裂膝蓋骨と称する．

文献

1) Leunig M, et al：Fibrocystic changes at anterosuperior femoral neck；prevalence in hips with femoroacetabular impingement. Radiology **236**：237-246, 2005
2) Kim JA, et al：Herniation pits in the femoral neck；a radiographic indicator of femoroacetabular impingement? Skeletal Radiol **40**：167-172, 2011
3) Herneth AM, et al：Asymmetric closure of ischiopubic synchondrosis in pediatric patients；correlation with foot dominance. AJR Am J Roentgenol **182**：361-365, 2004
4) Yamazaki T, et al：MR findings of avulsive cortical irregularity of the distal femur. Skeletal Radiol **24**：43-46, 1995
5) Keats TE, et al：Atlas of normal roentgen variants that may simulate disease 8th edition. Mosby, 2006
6) 作山攜子，他：診誤りやすい正・異常の境界画像3；骨・関節．メジカルビュー社, 2000

（藤本　肇）

ビューワー VIEWER

画像診断の達人になる方法：その3
達人への道：レベルアップを目指す

　医師国家試験では，典型画像から疾患の診断，疾患と画像の対比が要求される．すなわち，学生時代には，解剖そして画像解剖の知識(5級)，典型的所見の理解，典型的画像所見を示す疾患の診断力(4級)が必要である．研修医に必要とされる画像診断は，まず，正常か異常かの判断，正常変異の診断，見えているものが何かということが要求される(3級)．次の段階は，病変を発見すること，見落としてはいけない病変を落とさないこと，発見した病変では最低3つの鑑別診断が要求される(2級)．最後に，研修医には到達困難かもしれないが，発見の難しい病変を見つける能力，所見の発見とその鑑別診断，あるいは，びまん性肺疾患などの読影，鑑別診断を挙げることのできるレベル(1級)がある．

　英会話やスポーツと同じで，読影が突然うまくなることはない．3級になるには，まず数多くの正常例を見る必要がある．学生時代には典型的な正常例しか見ていない．加齢による変化，条件の悪い写真などを見ながら，正常と異常の違いを知らねばならない．病変を見つけた場合には，画像を観察し，所見の取り方，記述の方法といった基本を学ぶ．病変を言葉で表すことは難しい．胸部写真の所見が"異常影があります"では診断はできない．"2〜3 mmのびまん性粒状陰影"のように，言葉でうまく表すことさえできれば，成書やインターネットを駆使して診断に近づくことが可能である．基本さえ押さえれば，あとは数多くの症例を経験し，学生時代教わらなかった疾患の知識，画像診断を身につけていくことで，達人への道が開ける．ただし，放射線科医でなければなかなか数多くの写真を見る機会がないので，カンファレンス，研究会，学会に積極的に参加し，多くの症例，問題症例，珍しい症例を経験する必要がある．

（児島完治）

5章
骨膜反応

骨膜反応の種類と鑑別診断

　骨膜とは，皮質骨の外周を覆う結合組織で，正常ではX線写真には描出されない．骨膜反応とは，何らかの病変により急性あるいは亜急性に骨膜が反応して，骨新生が生じることを指す．したがって，骨膜反応が生じてはじめて，X線写真に描出されるようになる．特に骨肉腫などの悪性骨腫瘍に伴う骨膜反応が有名であるが，実際には骨膜反応をきたす病態は非常に多岐にわたる．骨膜反応のX線所見も，病態によってさまざまであり，診断において骨膜反応の正確な評価が必要となる．CTやMRIと比べても，単純X線写真は骨膜反応評価に最も優れたモダリティーであり，骨膜反応のX線所見に精通することが，骨関節の診断においてきわめて重要と考えられる．

骨膜反応の種類

　骨膜反応は，腫瘍性病変の他，骨折などの外傷や骨髄炎，薬剤性など，さまざまな疾患で認められる（表1）．また，骨膜反応のX線所見も非常に多彩であり，画像所見上も，その骨膜反応の種類には，濃度や厚さ，形態などにより，いくつかの種類に分類されている（表2）．主なものには，図1のようなものがある．

　これらはいずれも，古くからよく知られており，sunburst appearanceやCodman三角など，画像所見のサインとしても有名であり，現在でも日常臨床において，よく用いられている．CTやMRIが普及した現在においても，単純X線と比較すると，骨膜反応が病態を端的に示していることがよくわかる．一般的に，病変の活動性の強さを反映すると考えられており，活動性が高いものと低いものに分けられる．一般的に，活動性の低い骨膜反応としては，厚さが薄く均一なものや，単層型，肥厚型の骨膜反応があり，活動性の高い骨膜反応としては，幅が広く，多層性のものや，放射状あるいは棘上の骨膜反応やCodman三角などが知られている．ただし，多層性のように活動性が高くても，骨髄炎のような良性疾患で認められる場合や，活動性が低いパターンの骨膜反応でも，悪性

表1　骨膜反応をきたす疾患

腫瘍	骨肉腫，Ewing肉腫，LCH，白血病，悪性リンパ腫など
外傷	骨折，ストレス性骨折
感染	骨髄炎
その他	代謝性，先天性，薬剤性，二次性

〔Rana RS, et al：Periosteal reaction. Am J Roentgenol 193：W259-272, 2009 より改変して転載〕

表2　骨膜反応の種類

活動性の低いタイプ	thin（充実性） solid（充実性） thick irregular
活動性の高いタイプ	laminated, onion skin（多層性，タマネギの皮状） spiculated sunburst appearance Codman三角

〔Rana RS, et al：Periosteal reaction. Am J Roentgenol 193：W259-272, 2009 より改変して転載〕

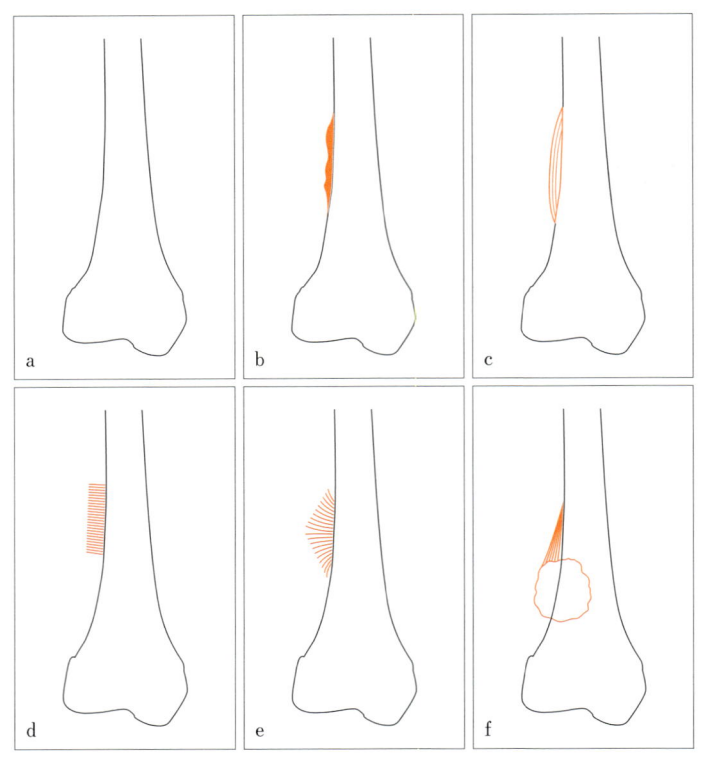

図1　骨膜反応
a：base（正常）
b：充実性（solid type）：骨皮質の肥厚として認められる．辺縁は平滑な場合と波状に見える場合がある．1 mm以下の薄い場合は，良性の可能性が高い．
c：層状（laminated type）：単層性の場合と多層性の場合がある．骨髄炎のような良性病変でも認められる一方で，さまざまな悪性骨腫瘍でも認められうる．タマネギの皮状（onion skin appearance）と呼ばれる場合もある．
d：棘状（perpendicular type）：骨皮質に対して垂直に並んで見えるもの．頭蓋骨でみられた場合，hear-on-end appearanceと呼ばれる．
e：放射状（sunburst appearance）：骨皮質に対して，放射状に広がるもの．病変の活動性がきわめて高いことを意味する．
f：Codman三角（Codman triangle）：病変により押しあげられた骨膜が骨新生をきたすことを繰り返し，本来の骨皮質との間で三角形を形成したもの．病変の活動性がきわめて高いことを意味する．

腫瘍を否定できない場合があり，必ずしも良悪の鑑別に有用とは言えないので，注意が必要である[1]．また，overlapも多く，病変全体の広がりや移行帯の評価，他の画像所見などとも併せて，評価する必要がある．

骨膜反応をきたす疾患

1．骨腫瘍

骨腫瘍の診断において，一般的には，分厚く多層性で不整な骨膜反応は，活動性の高い病変を意味する．原発性骨腫瘍の中では，骨肉腫やEwing肉腫で認められる．

骨肉腫は，原発性骨腫瘍の中では最も頻度が高く，10〜20歳代の長管骨の骨幹端に好発する．単純X線写真では，浸透状ないし虫喰い状の骨破壊像と雲状ないし象牙状の骨硬化像とともに，Codman三角やspicula，sunburst appearanceなどと呼ばれる特徴的な骨膜反応が認められる．Codman三角は，腫瘍が骨内から骨外に急速に成長する際に認められる所見で，骨幹端の腫瘍では，骨幹側に高頻度にこの所見を伴う（図2, 3）．

Ewing肉腫は，原発性骨腫瘍の中では，骨肉腫，軟骨肉腫に次いで多い腫瘍で，20歳未満の小児や若年者の長管骨の骨幹端部や骨幹に好発する．骨盤や肋骨にも発生頻度が高い．単純X線写真では，骨髄内に浸潤する腫瘍で，強い骨吸収像を呈し，著明な骨膜反応を伴う．典型的には，onion skin appearanceと呼ばれる多層性の骨膜反応あるいは放射状の骨膜反応を示す（図4, 5）．

その他，Langerhans細胞組織球症（LCH）や悪性リンパ腫や白血病などの造血器腫瘍やなども骨膜反応を伴いやすい腫瘍である．LCHは，以前は好酸球性肉芽腫とも呼ばれていた，組織球の増殖を特徴とする良性腫瘍で，若年者に好発する腫瘤である．頭蓋骨，脊椎，肋骨，骨盤骨，四肢など

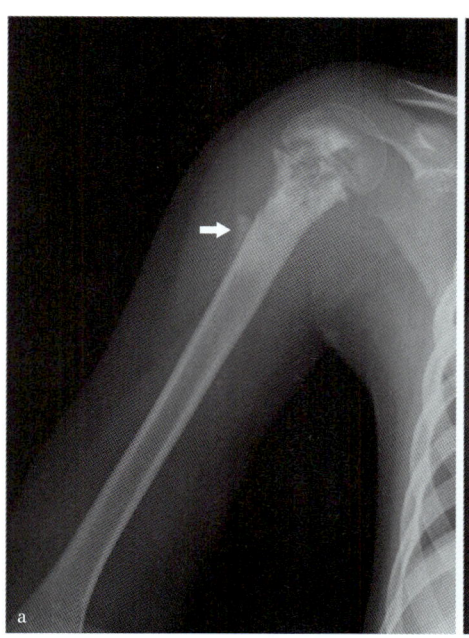

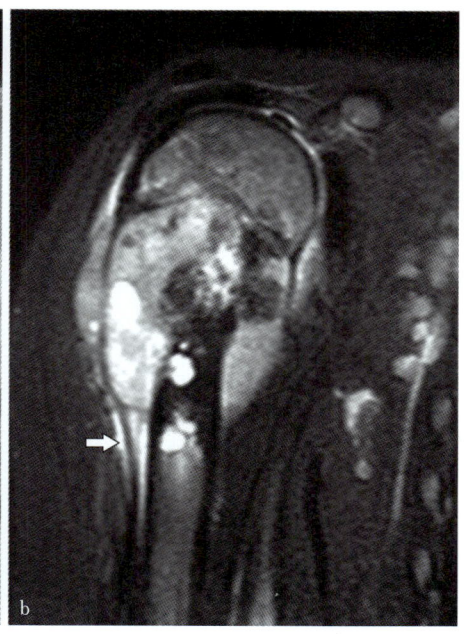

図2　7歳，男児．上腕骨骨肉腫
a：単純X線写真．上腕骨骨幹端部から骨端部に，不均一な雲状の骨硬化と骨吸収像が混在する病変が認められる．骨周囲に軟部影が認められ，周囲の軟部組織に突出する腫瘤と考えられる．骨幹側にCodman三角様の骨膜反応を伴っており(矢印)，骨外への増大傾向の強い病変と考えられる．
b：上腕MRI STIR像．上腕骨骨幹端を中心に，骨外にも膨隆する腫瘤が認められる．骨幹側では，持ち上げられた骨膜と周囲の骨膜反応が高信号の領域として描出されている(矢印)．

のあらゆる部位の溶骨性腫瘍として認められるが，多彩な所見を呈し，良悪の鑑別に難渋することが多いが，充実性あるいは層状の骨膜反応を伴うことが多く，鑑別の一助となる．白血病や悪性リンパ腫などの造血器腫瘍でも，薄い，あるいは層状の骨膜反応を伴うことが多い．これらは，単純X線写真にて，溶骨性病変がはっきりしない場合，骨膜反応が唯一の所見であることも多く，骨膜反応の解析が鑑別の一助となる(図6)．

2．骨髄炎

骨髄炎は，骨膜反応を引き起こす病態として重要で，長管骨の化膿性骨髄炎で認められる場合が多い．急性期においては，炎症が骨膜下に進展すると，骨膜を持ち上げて，骨膜下の新性骨を刺激し，長軸方向にほぼ平行な層状の骨膜反応を示す(図7)．層状の骨膜反応を形成した場合，臨床的には骨腫瘍との鑑別が問題となる．特に小児では，Ewing肉腫，白血病，悪性リンパ腫やLCHなどとの鑑別が重要である．これらは，臨床的に局所熱感，疼痛，発赤，炎症反応などの所見を示し，骨破壊が目立たない場合は急性骨髄炎との鑑別が難しく，CTやMRIなどとの対比が必要である．

骨髄炎の慢性期になると，皮質骨の周囲に分厚い骨硬化性変化(いわゆる骨柩)を形成し，内部に腐骨と呼ばれる壊死骨を認めるようになる(図8)．

3．骨折

骨折は，治癒過程において，生体反応としての骨膜反応，仮骨形成などの修復反応を伴うことから，単純X線写真では骨折線の評価と骨膜反応の有無が診断のポイントとなる．ただし，骨折の原

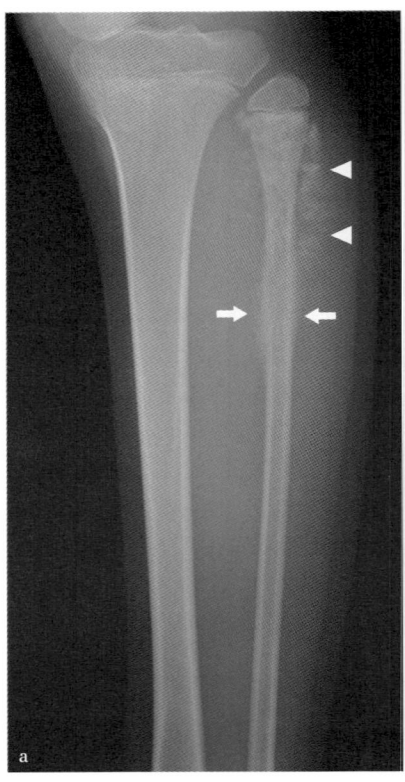

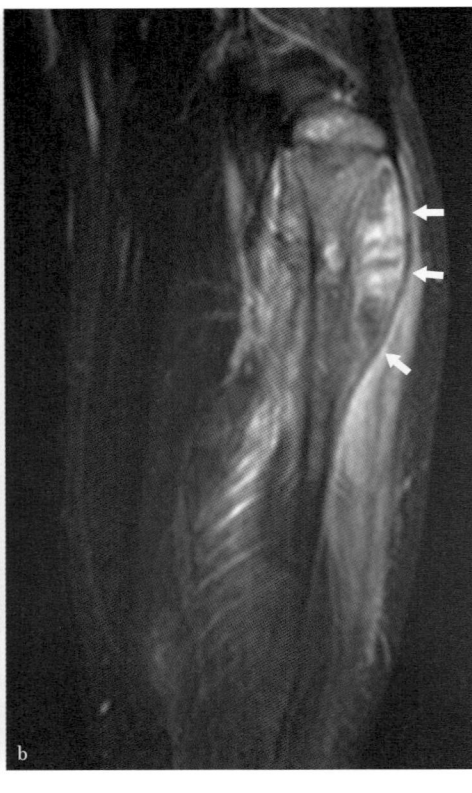

図3　12歳，男児．腓骨骨肉腫
a：単純X線写真．腓骨の骨幹端から骨幹にかけて不均一な硬化を示す病変を認める．骨幹側では，Codman三角様の骨膜反応を伴っている(矢印)．骨幹端部外側では，内部に棘状の骨膜反応(矢頭)も認められ，増大傾向の強い病変と考えられる．
b：下腿MRI．腓骨骨幹端から骨幹にかけて，骨外にも膨隆する腫瘤を認める．

因や程度により，薄く充実性で活動性の低い骨膜反応を示す場合と，分厚く不整な活動性の高いパターンの骨膜反応を示す場合がある．より，活動性の高い部位での骨折ほど，活動性の高いパターンの骨膜反応をきたしやすい．

骨折の原因による分類では，正常な骨に強い直達または介達外力が加わって生じる外傷性骨折，骨の局所的な病変による強度低下を背景とし，通常では発症しないような軽微な外力で生じる病的骨折がある．病的骨折は，骨腫瘍や骨髄炎などの局所病変に伴って生じる．単純X線写真において，外傷性骨折と病的骨折は，いずれも同様の骨膜反応を呈する．したがって，骨折による骨膜反応を認めた場合，外傷のエピソードが確認できない場合には，病的骨折を疑う必要がある．ただ，骨折部の周囲に軟部陰影を認めるが，経過観察にて消失する場合には，骨折部周囲の血腫と考えられる．

また，疲労骨折は，健常な骨に，通常は骨折を起こさない程度の負荷が繰り返し加わった場合に生じる骨折である．本人の自覚する外傷歴がなく，次第に増強する運動時痛，自発痛で発症する．多くは，スポーツなどの過度の外力が繰り返し加わることにより生じることが多く，若年者に多い．脛骨，中足骨，骨盤骨，踵骨などに好発する．激しい運動によって脛骨や肥厚に起こる走者骨折(runner fracture)，中足骨に生じる行軍骨折(march fracture)が有名である．単純X線写真では，限局性にわずかに充実性の骨膜反応が認められるが，不明瞭なことも多い．骨折線の同定が困難であるが，CTではわずかな骨折線が同定可能である．また，MRIでは，単純X線写真よりも早期の段階から検出可能で，骨髄浮腫や周囲の軟部組織の浮腫による異常信号が認められる(図9)．

5章 骨膜反応 277

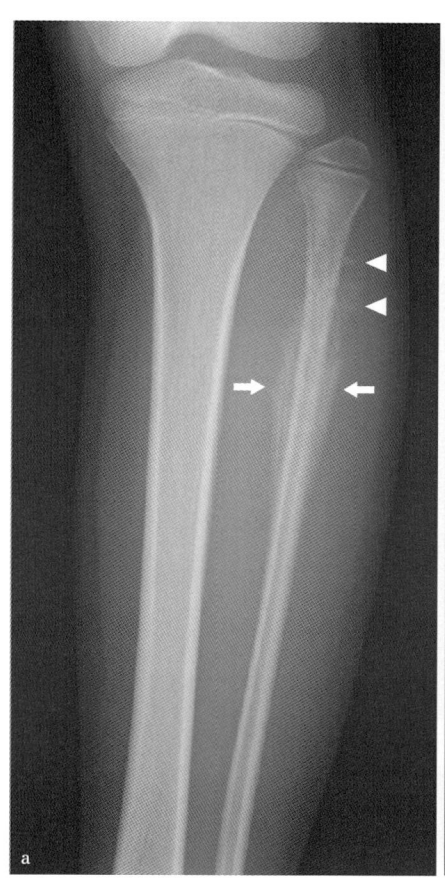

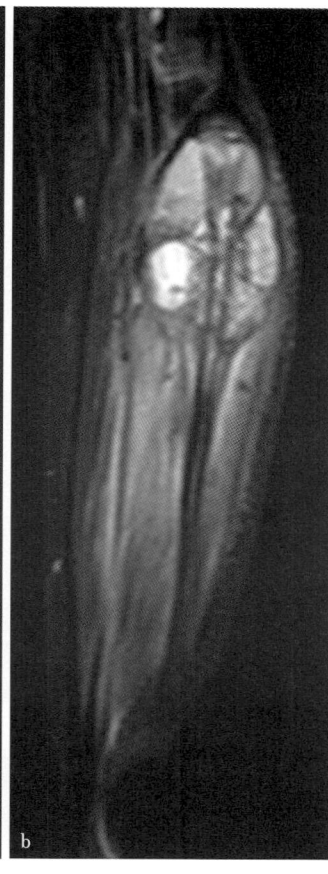

図4 9歳，女子．腓骨 Ewing 肉腫
左膝痛にて，近医受診．骨髄炎の診断にて，抗菌薬と抗炎症薬にて経過観察されていた．
a：単純X線写真．腓骨の骨幹部にタマネギの皮状の多層性の骨膜反応が認められる（矢印）．骨髄炎との鑑別が問題となるが，骨幹端部では，骨表面から垂直な方向に淡く棘状の骨膜反応も認められ（矢頭），増大傾向の強い腫瘍が疑われる．
b：下腿 MRI STIR 像．腓骨近位に骨外に膨隆する腫瘤を認め，内部は不均一な高信号を示している．

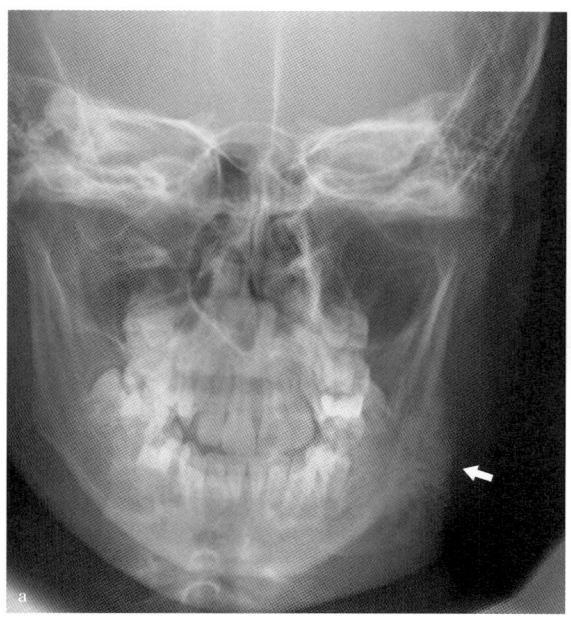

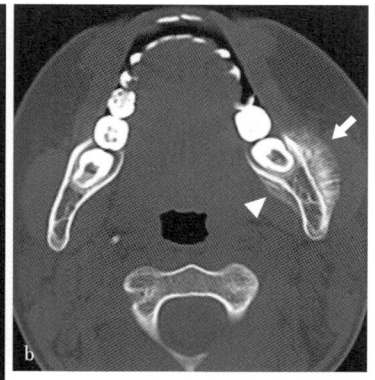

図5 11歳，男子．顎骨 Ewing 肉腫
a：単純X線写真．左顎骨に放射状の骨膜反応（矢印）が認められる．
b：CT 横断像．左顎骨の外側に広がる放射状の骨膜反応（矢印）が認められる．内側にも，層状の骨膜反応（矢頭）が認められる．

V 骨軟部組織

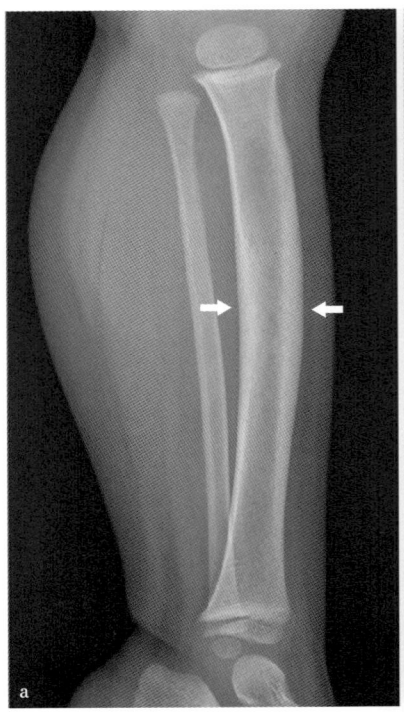

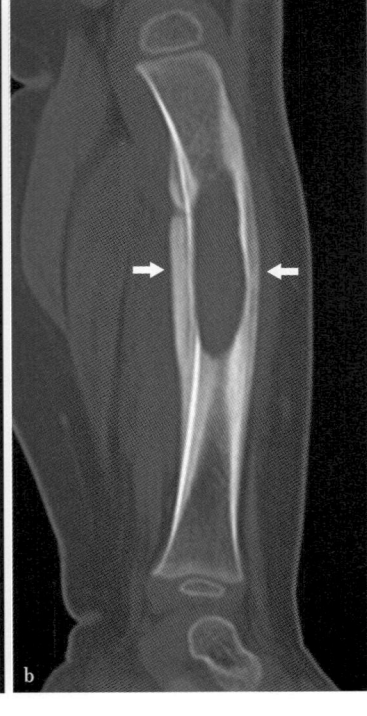

図6 11歳,男子.LCH
数日前より微熱を認め,母親が歩行異常にも気づいたため,受診した.
a:単純X線写真.脛骨骨幹部に充実性の骨膜反応が認められる(矢印).辺縁は滑らかで,均一な厚さを示し,積極的に悪性を疑う所見は認められない.溶骨性変化ははっきりせず,腫瘍性病変と炎症性病変の鑑別が問題となる.
b:CT冠状断像.脛骨骨幹部の溶骨性変化と周囲の充実性骨膜反応(矢印)が明瞭で,年齢,臨床所見も考慮して,LCHと診断できる.

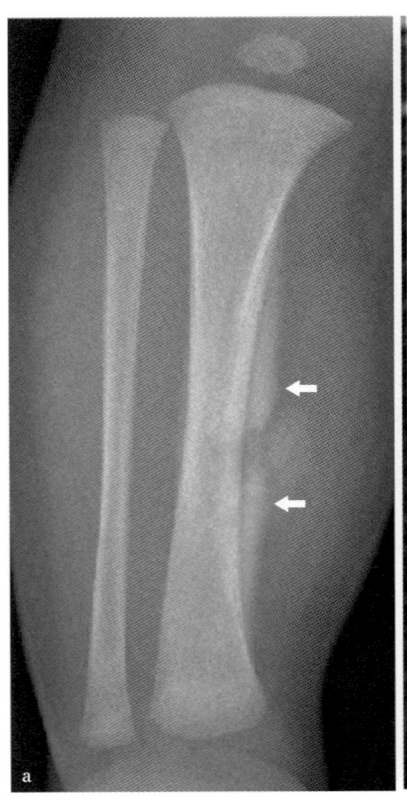

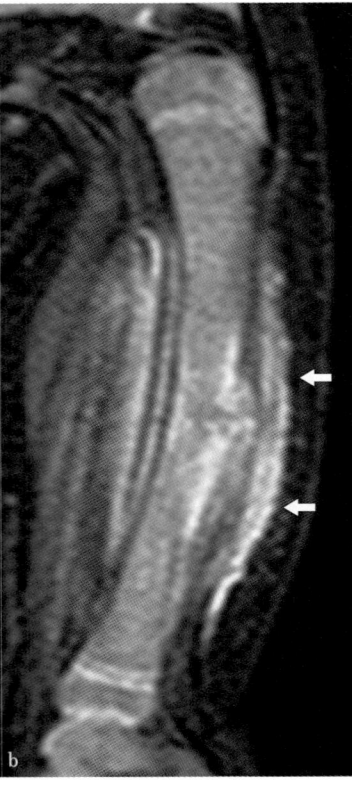

図7 0歳,男子.急性骨髄炎
37度台の微熱と右下肢の腫脹,運動低下を認めた.
a:単純X線写真.骨幹部に層状の骨膜反応(矢印)を認める.
b:右下腿MRI STIR像.骨幹部に骨髄浮腫による信号上昇を認め,周囲の骨膜反応とそれによる浮腫に対応する高信号域を伴っている(矢印).

4. pit fall

骨膜反応は，通常は骨内の病変に対する反応性の骨新生として認められるが，病変がなくても，骨膜反応に類似した所見を呈する場合がある．また，骨膜病変や骨外の軟部組織病変に対しても，骨膜反応様の所見を呈する場合があり，注意が必要である．これらの代表的なものを，pit fall として取り上げる．

1) 正常変異

骨関節の単純X線像のなかには，骨内に器質的病変がなくても，骨膜反応と紛らわしい所見を呈する場合があり，正常変異として知っておく必要がある．長管骨の筋肉付着部に一致して骨皮質が限局性に肥厚し，骨膜反応様に見える場合がある．これは，刺激に対する二次的変化と考えられ，偽性骨膜炎（pseudoperiostitis）とも呼ばれる[2]．これらには，部位特異性があるので，場所を知っておけば，診断に迷うことはない．主な部位として，上腕骨近位骨幹端外側部，上腕骨幹外側部，脛骨近位骨幹端外側部などがある（図10, 11）．これ

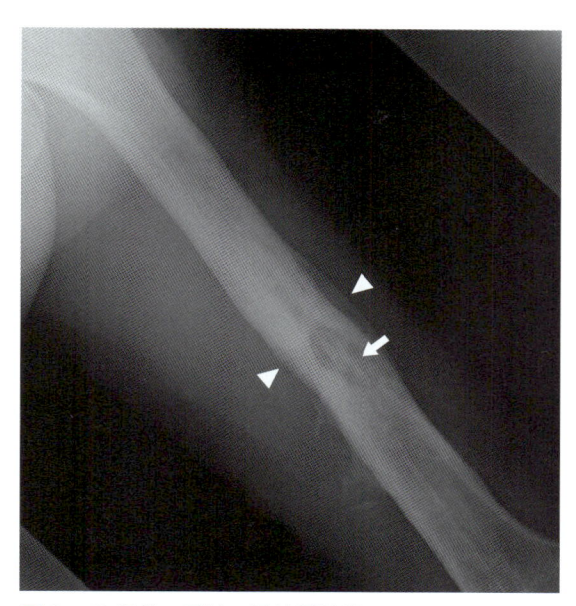

図8　40歳代，男性．慢性骨髄炎
25年前，交通事故で，両側大腿骨骨幹部骨折を受傷し，骨接合術を施行された．2年前から，左大腿骨遠位に疼痛が出現した．
単純X線写真では大腿骨骨幹部の骨皮質の周囲に分厚い骨硬化性変化（骨柩）を形成し，内部に腐骨形成（矢印）を伴っている．周囲には層状の骨膜反応（矢頭）を伴っており，慢性骨髄炎の再燃と考えられる．

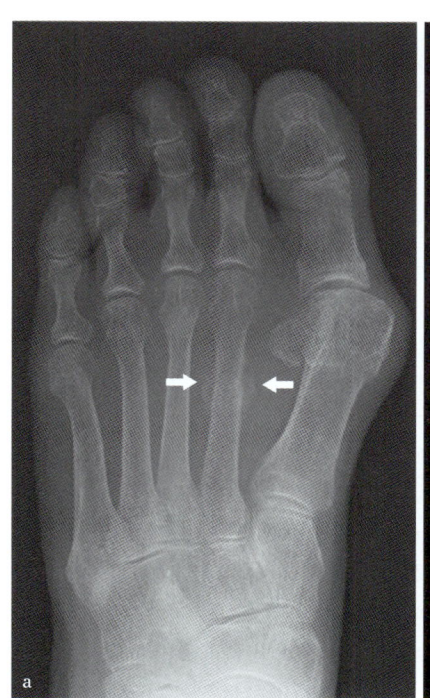

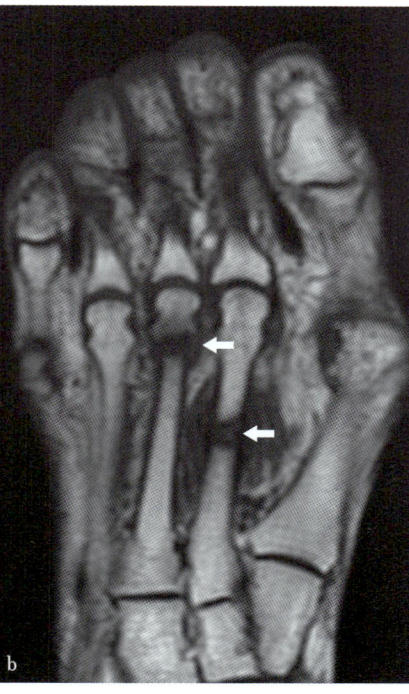

図9　60歳代，女性．疲労骨折
長時間の歩行後に，左足痛を自覚．
a：単純X線写真．第2中足骨中央部に骨折線を認め，周囲に淡く骨膜反応（矢印）を認める．
b：左足MRI T1強調像．第2中足骨に骨折線と思われる線状低信号を認める（矢印）．第3中足骨遠位部にも，同様の所見を認める（矢印）．

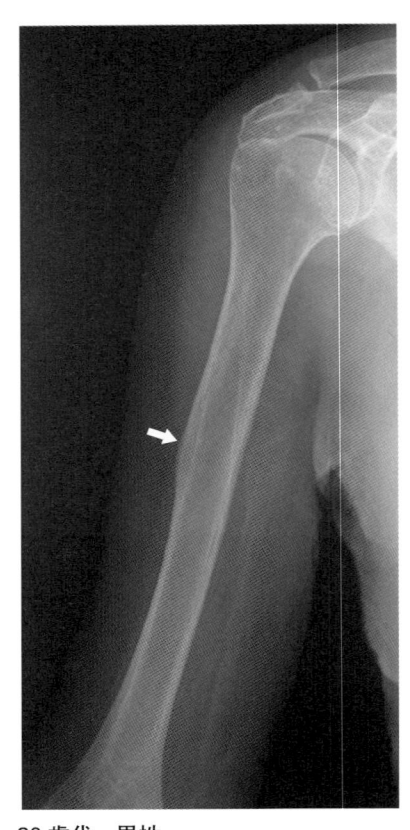

図10　80歳代，男性
上顎骨骨髄炎にて経過観察中．右上腕骨の疼痛，挙上困難を自覚した．
単純X線写真にて右上腕骨遠位骨幹部外側に骨膜反応様の所見を認める（矢印）．部位から，三角筋の付着部の偽性骨膜炎で，正常変異と考えられる．

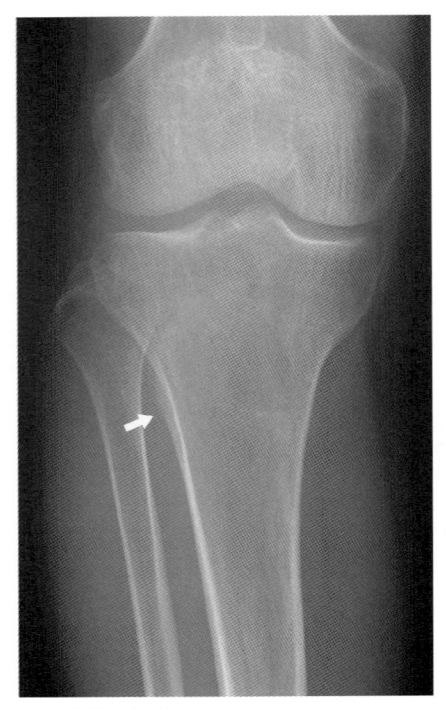

図11　40歳代，男性
転倒し，右膝を打撲した後，疼痛が持続した．
単純X線写真にて，脛骨骨幹端外側に骨膜反応様の所見を認める（矢印）が，偽性骨膜炎と考えられる所見である．

らを，ストレス骨折や骨膜炎と誤診してはならない．その他，筋肉の辺縁の陰影が重なって走行する場合や，血管溝が長管骨の長軸方向に走行する場合にも，骨膜反応様の所見を呈し，注意が必要である．

2）シンスプリント（shin splints）

　脛骨内側ストレス症候群とも呼ばれ，ストレスによる脛骨中下部の痛みと腫脹である．ランニングなど過度の下肢運動に起因し，若年のスポーツ選手に好発する．病態は，ヒラメ筋筋膜の脛骨付着部の牽引性骨膜炎と考えられている．単純X線写真では，脛骨骨幹部の内側に限局性に骨皮質の肥厚を示して，骨膜反応様に見える場合がある．

以前は骨シンチグラフィーで診断されていたが，近年はMRIが有用とされ，骨皮質の肥厚と皮下の浮腫性変化，骨髄内の異常信号が認められる（図12）．疲労骨折との鑑別が問題となるが，骨折線が明らかではないことと，部位や病歴からも診断は比較的容易である．ただ，シンスプリントは疲労骨折に至る初期像との解釈もある[3]．

3）骨膜由来の腫瘍

　骨膜由来あるいは骨膜に近接する軟部腫瘍により，特徴的な骨膜反応を示すことがある．病変に接している部分の骨皮質が肥厚し，柱状の骨新生を伴うことがあり，バットレス（buttress）状の骨膜反応と呼ぶ（図13）．骨膜性腫瘍，骨膜ガングリ

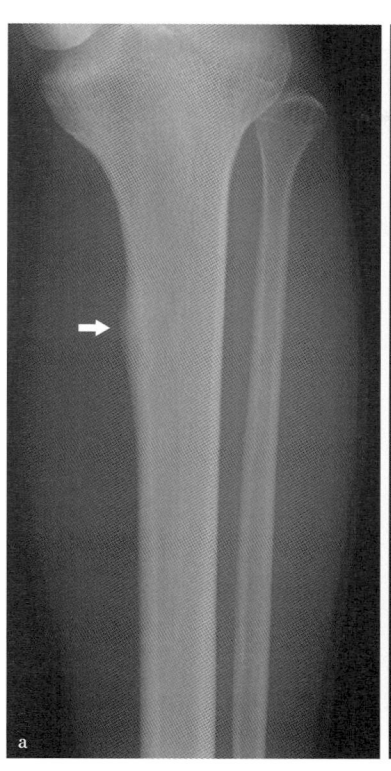

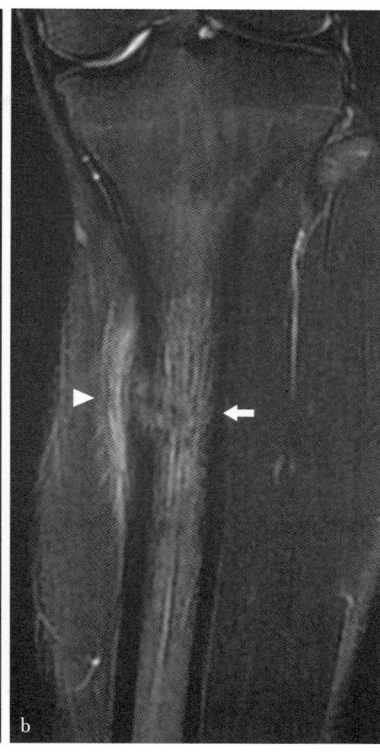

図 12　10 歳代後半,男性.シンスプリント

部活動の合宿で,毎日 50 km のランニングを一週間続けた.その後,左下腿部の疼痛を自覚した.
a：単純 X 線写真.近位骨幹部に,骨皮質の限局性肥厚を認める.骨折線は明らかではない.
b：MRI 脂肪抑制 T2 強調像.骨皮質の肥厚と,同レベルでも骨髄浮腫による信号上昇を認める(矢印).軟部組織にも浮腫による信号上昇を認める(矢頭).

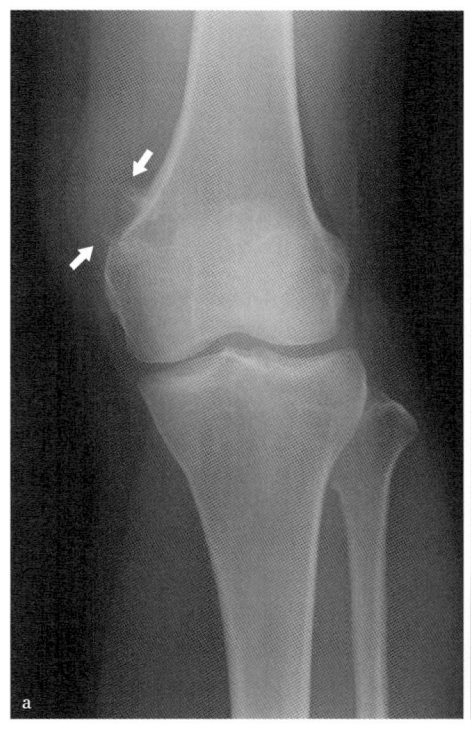

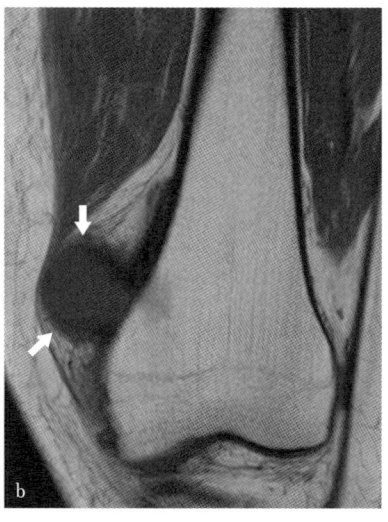

図 13　30 歳代,女性.骨膜性軟骨腫.

a：単純 X 線写真.左大腿骨遠位骨幹端に,骨表面から柱状に突出する骨膜反応を認める(矢印).
b：MRI T1 強調像.左大腿骨遠位骨幹端内側の骨膜に接して円形腫瘤を認める(矢印).

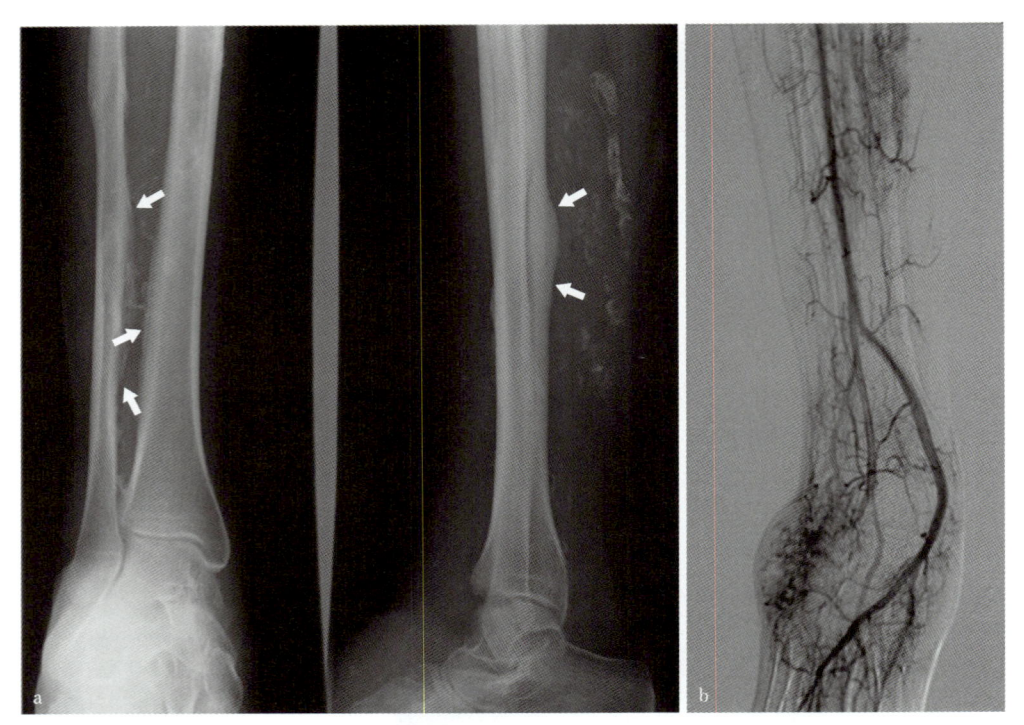

図14 10歳代後半，女性．左下腿血管腫
a：単純X線写真．下腿背側に軟部影を認め，内部に静脈石と思われる石灰化を認める．近傍の腓骨，脛骨の骨皮質の不整な肥厚を認め(矢印)，反応性の骨膜反応と思われる．
b：血管造影．下腿背側，足関節部に血管増生，造影剤のプーリングを認め，富血行性の腫瘍で静脈石を伴うことから血管腫と考えられる．

オンなどで認める場合がある．
4）軟部腫瘍に対する二次的骨膜反応
　骨膜は骨病変や骨に近接する病変のみではなく，骨から離れた軟部腫瘍に対しても反応する場合があることが知られている．一般的に，四肢に血流の豊富な腫瘍を認めた場合，腫瘍近傍の骨に二次的な限局性骨膜反応を伴う場合がある．四肢の筋肉内血管腫で認められる場合が多いが，血管内皮腫や血管肉腫などの血管由来の腫瘍でも認められる[4]．骨膜反応は，特に分厚く不整な形態を示し，悪性骨腫瘍や傍骨性腫瘍などと誤診する場合があり，注意が必要である(図14)．

文献
1) Rana RS, et al：Periosteal reaction. Am J Roentgenol **193**：W259-272, 2009
2) Levine AH, et al：The soleal line；a cause of tibial pseudoperiostitis. Radiology **119**：79-81, 1976
3) Anderson MW, et al：Shin splints；MR appearance in a preliminary study. Radiology **204**：177-180, 1997
4) Kudawara I, et al：Intramuscular haemangioma adjacent to the bone surface with periosteal reaction；report of three cases and review of the literature. J Bone Joint Surg Br **83**：659-662, 2001

　　　　　　　　　　　　（岩間祐基，藤井正彦）

6章 骨折

骨折は，救急医療において非常に重要で頻度の高い疾患であり，単純X線写真による適切な評価が求められる．

単純X線写真は2方向撮影が必須であり，2方向撮影でなければ指摘できない骨折も珍しくない．骨格は左右両側が対称になっているのが原則で，左右の対称性を確認することが重要である．特に小児の小さい骨端線損傷，骨端核の異常は，健側との比較を行わないと見落としてしまうことが多い．

MDCTの普及により，骨折の全体像や骨片の把握にCTの3次元画像が多用されるようになった．しかし，CTの被曝線量は単純X線撮影に比べてかなり多いので，小児においては特に注意が必要である．MRIは，単純X線写真では診断困難な骨挫傷の評価や，骨折に合併する靱帯や軟骨損傷などの診断に非常に有用である．

本項では，骨折の診断における単純X線写真を中心とした基本的な画像所見および診断に注意が必要な骨折について解説する．

骨折の分類

骨折は，原因となる骨の状態と負荷，骨折の部位と程度，骨折線の方向などにより分類される[1]．

1．原因による分類

1）外傷性骨折
1回の大きなエネルギーを持つ外力が，正常な骨に負荷されて起きる骨折．

2）疲労骨折
正常な骨に対し，生理的範囲の負荷が繰り返し加わって発生する骨折．骨折と並行して，骨折の修復が起きている点が特徴である．

3）脆弱性骨折
骨粗鬆症などで骨が病的な状態となり，通常は十分耐えられるような外力の負荷に耐えられずに生じる骨折．

4）病的骨折
骨腫瘍や骨髄炎など，骨疾患により局所的に骨の強度が低下して発生する骨折．

2．外力の作用方向による分類

1）屈曲骨折
最も一般的なもので，骨の長軸に対して屈曲する方向で外力が加わった骨折．

2）嵌入骨折
骨の長軸方向の外力が加わって，骨片の一部が他の骨片に嵌入する骨折．

3）圧迫骨折
椎体の軸位方向の圧迫力が加わり，椎体が変形する骨折．

4）裂離（剥離）骨折
負荷がかかった瞬間の筋肉や腱の収縮力によって，筋肉や腱の付着部が剥がれて起きる骨折．

5）陥没骨折
骨の表面が他の骨や物と衝突して陥没変形をきたす骨折．

3．骨折線の走行による分類

①横骨折，②斜骨折，③らせん状骨折，④多骨片骨折，⑤粉砕骨折に分けられる．多骨片骨折の高度なものが粉砕骨折である．

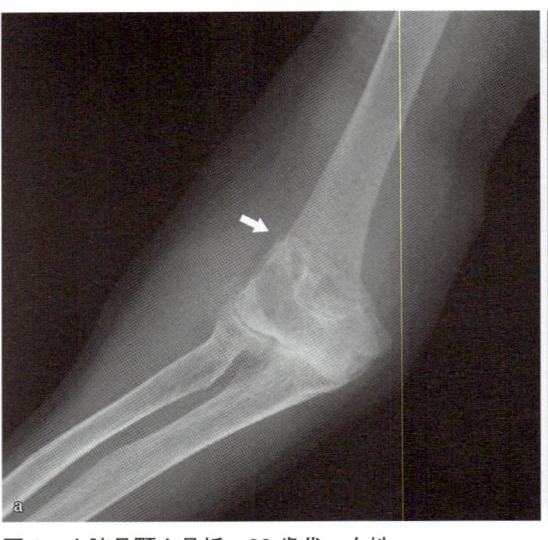

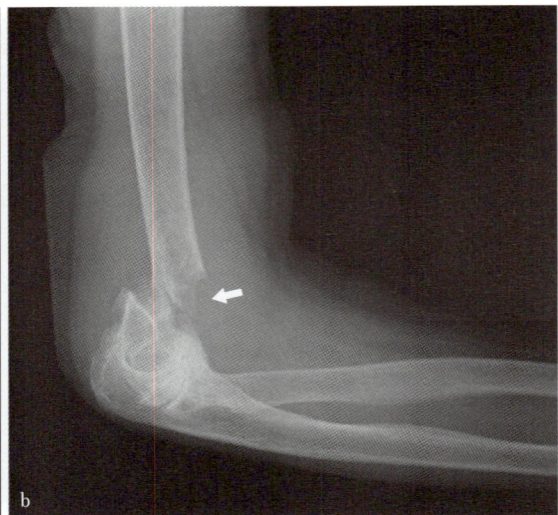

図1 上腕骨顆上骨折，60歳代，女性
a：左肘関節単純X線正面像
b：同側面像
単純X線正面像では骨折面（矢印）で骨の重なりがみられ，側面像では骨片間に接触はあるものの後方への転位があり，阿部の分類ではⅢ型に相当する．

4．程度による分類

骨皮質の連続性の有無により① 完全骨折，② 不完全骨折に分けられる．小児の骨は骨膜が厚く弾性に富んで軟らかいため，若木骨折や急性塑性変形などの不完全骨折が多い．骨挫傷は，単純X線写真でとらえられない骨梁の骨折で，MRIでは骨髄の異常信号として描出される．

5．部位による分類

① 骨幹部骨折，② 骨幹端部（頸部）骨折，③ 骨端部骨折に分けられる．骨端部骨折で，骨折面が関節面に及ぶものを関節内骨折といい，脱臼を合併したものを脱臼骨折という．

四肢の骨折

1．上腕骨顆上骨折（図1）

上腕骨顆上骨折は頻度の高い骨折で，転落や転倒により生じる．肘が過伸展して手をつくと，骨皮質が薄く骨の断面積も小さい上腕骨の顆上部にストレスが集中して骨折する．通常末梢骨片は伸展位をとり，程度が強い場合には後内側へ転位し回旋を伴う．神経や血管が損傷されることがあり，適切な治療を行わないと，神経障害や血流障害，変形（内反肘）などが残ることがある．

阿部の分類[2]では，転位がみられないⅠ型から，軽度の屈曲転位のⅡ型，中等度の転位のⅢ型，転位が著明で骨片間に接触がみられないⅣ型に分けられる．

X線検査では上腕骨の顆上部に骨折線があり，末梢骨片は後内側に転位することが多い．

2．橈骨遠位端骨折（図2〜4）

橈骨遠位端骨折は，日常診療において最も頻度の高い骨折の1つである．骨折型は多彩でさまざまな分類があるが，代表的なAO分類[3]では，A：関節外骨折，B：部分関節内骨折，C：完全関節内骨折の3型に分けられ，重傷度に応じて3つのグループに分類される．

Colles骨折（AO分類 Type A2）は，橈骨遠位端部の定型的骨折の1つ．橈骨の手関節に近い部分で骨折し，遠位骨片が手背方向へ転位したフォー

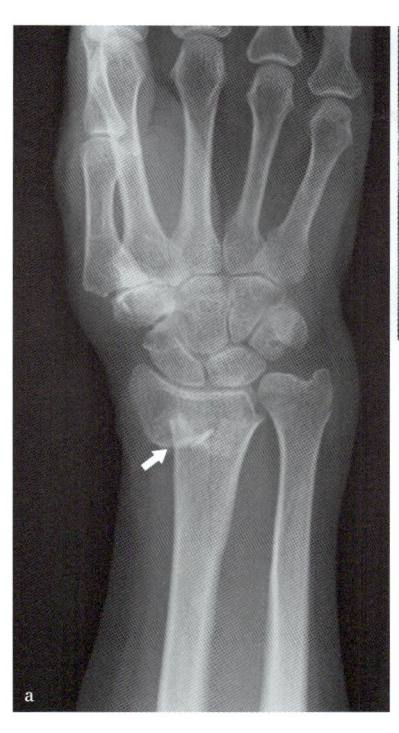

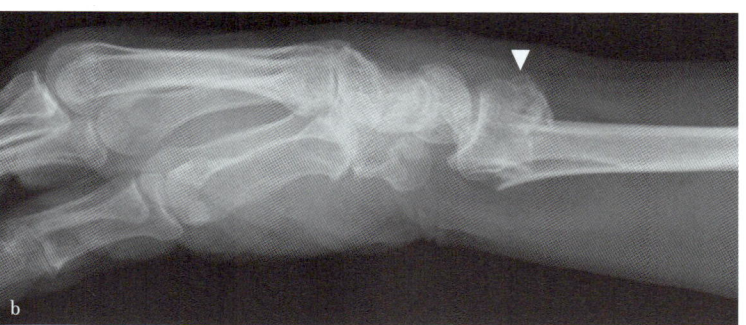

図2 橈骨遠位端骨折(Colles骨折),70歳代,女性
a:右手関節単純X線正面像
b:同側面像
単純X線正面像では骨折面(矢印)で骨の重なりがみられ,側面像で橈骨の遠位骨片(矢頭)は背側へ転位しフォーク状変形をきたしている.

ク状変形を呈する(図2).特に閉経後の中年以降の女性では骨粗鬆症で骨が脆くなっているので,簡単に折れる.小児では橈骨の成長軟骨板のところで骨折が起きる.いずれの場合も,尺骨の遠位端などが同時に骨折する場合がある.正中神経が,折れた骨や腫れで圧迫されると,母指から薬指の感覚が障害される.遠位側の骨片が手掌側にずれているものはSmith骨折(AO分類Type A2)といわれる(図3).

Barton骨折は,橈骨遠位部の関節内骨折で,遠位骨片が手根骨とともに背側に転位しているものを背側Barton骨折(AO分類Type B2)(図4),掌側に転位しているものを掌側Barton骨折(AO分類Type B3)といい,掌側が多い.関節靱帯・関節包の損傷があるため整復も難しく,徒手整復後の固定性も悪いといわれる.

X線検査で骨折線や,不安定骨折かどうか,骨折線が関節面に及んでいるかを見極めることが重要で,不明瞭な場合はCTで確認する.

3.舟状骨骨折(図5)

舟状骨は手関節にある8つの手根骨の1つで母指側にあり,船底のような彎曲をしているので舟状骨という.手首を背屈して手をついたときに発症し,舟状骨は,母指列にあるため45°傾いて存在する.最も多い骨折部位は,舟状骨の腰部と呼ばれるくびれた部分で,舟状骨は遠位から近位に向かって血行があるので,腰部に骨折が生じると中枢側の血行不全が生じやすく,偽関節になりやすい.

舟状骨骨折は,通常の単純X線2方向撮影では骨折線は発見されにくいことが多い.臨床的に疑わしい場合には,CTやMRIを追加することが必要である.

4.大腿骨頸部骨折(図6~8)

大腿骨頸部骨折は,骨折線が関節包内にあるか外にあるかにより,内側骨折と外側骨折に分類され,大部分は内側骨折である.大腿骨頸部内側骨折は80%以上が転倒によって発生し,本邦では新

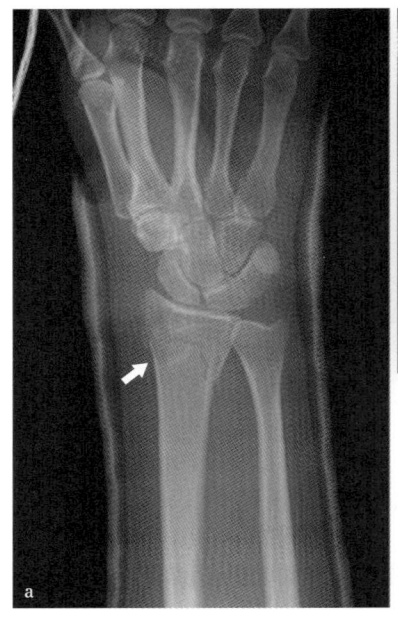

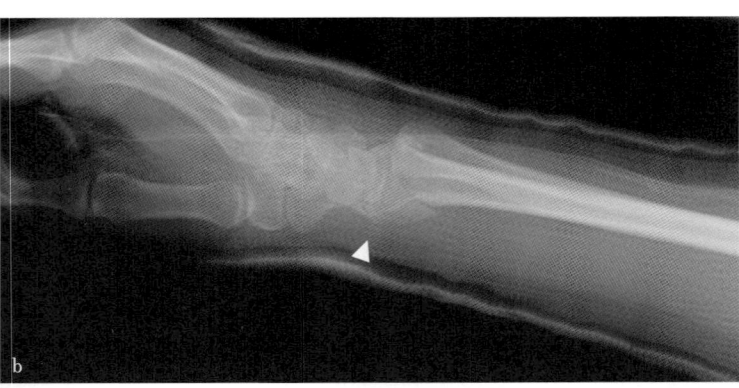

図3 橈骨遠位端骨折（Smith 骨折），20 歳代，男性
a：右手関節単純 X 線正面像
b：同側面像
単純 X 線正面像で橈骨遠位端に横走する骨折線（矢印）を認め，側面像では遠位骨片（矢頭）は掌側に転位している．

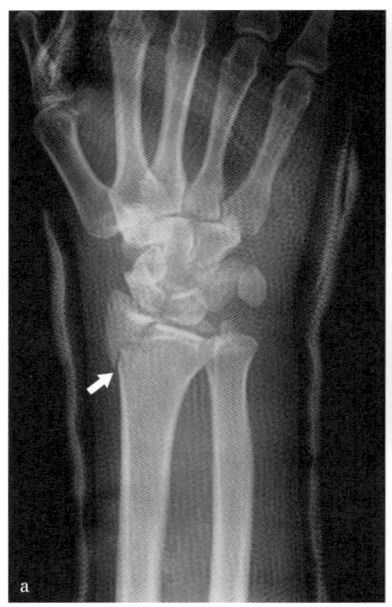

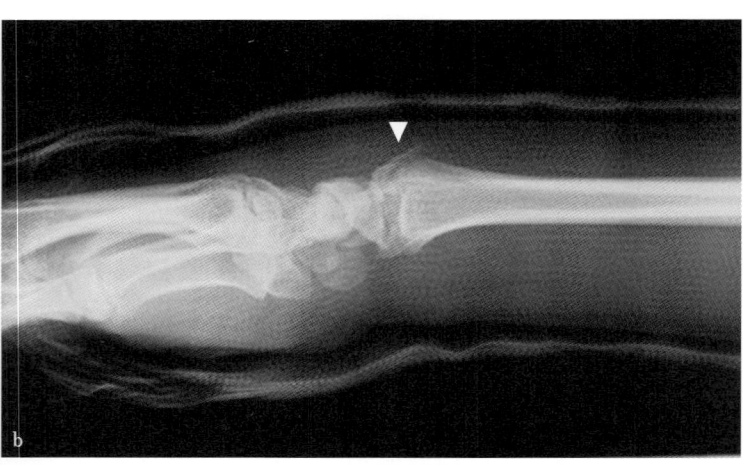

図4 背側 Barton 骨折，20 歳代，男性
a：右手関節単純 X 線正面像
b：同側面像
単純 X 線正面像では橈骨茎状突起の骨折線（矢印）が関節面に及んでおり，側面像では遠位骨片（矢頭）が手根骨とともに背側に転位している．

規発生数は増加しており，女性が男性の約 3.7 倍で，70〜90 歳代にかけて指数関数的に増加する．
　骨癒合が最もしにくい骨折であり，その理由としては①骨折部が関節包内にあるため，骨膜性仮骨が形成されないこと，②骨折により骨頭側の血流が阻害されてしまうこと，③骨折線が斜めになり骨折部に剪刀が働くこと，④加齢により細胞活性が低いことなどがある．

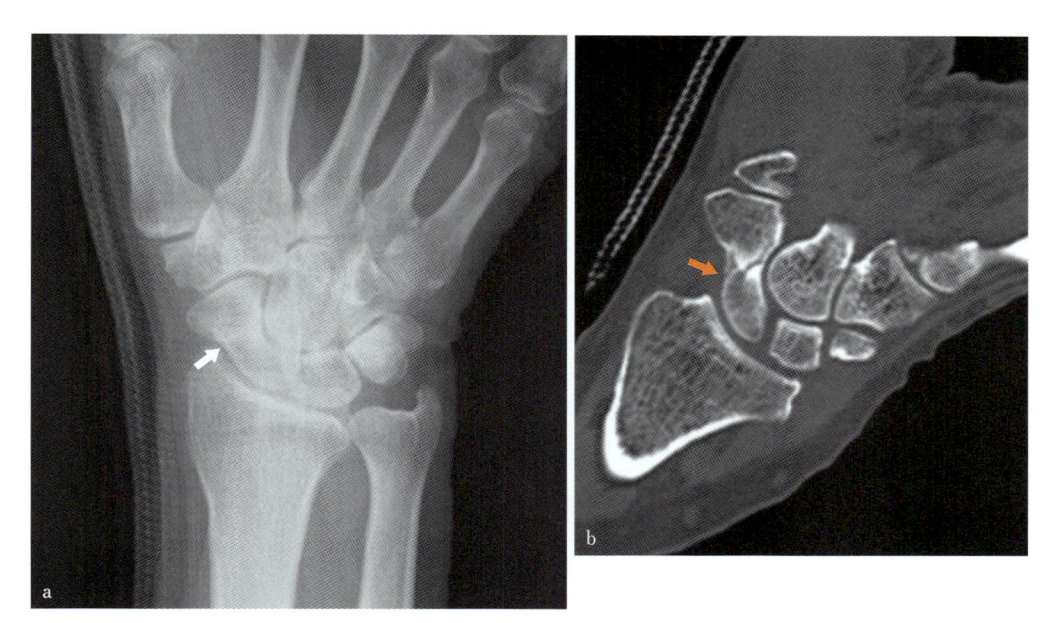

図5　手舟状骨骨折，60歳代，男性
a：右手関節単純X線正面像
b：手関節CT冠状断MPR像
単純X線正面像では，舟状骨腰部で骨折を疑う不自然なくびれ（矢印）がみられる．CTのMPR像では腰部に走行する骨折線（色矢印）が明瞭である．

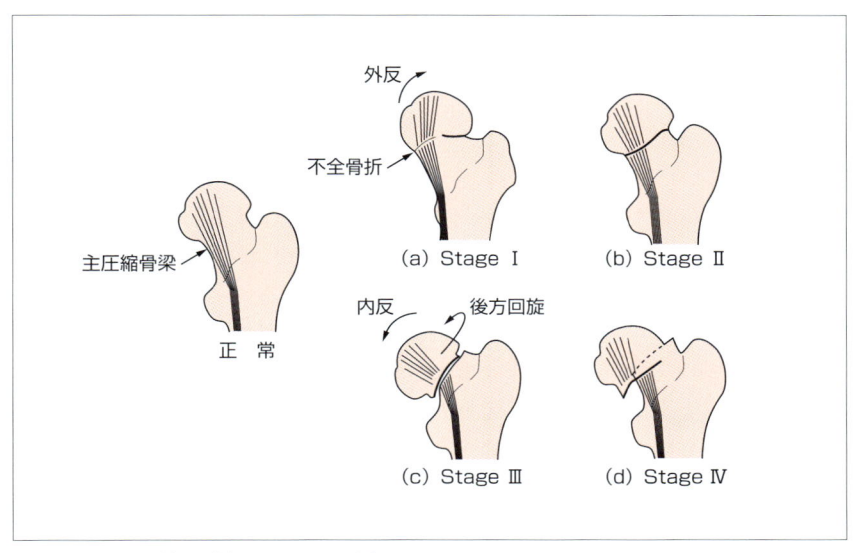

図6　大腿骨頸部骨折のGarden分類
〔Parker MJ：Garden grading of intracapsular fractures：meaningful or misleading? Injury 24：241-242, 1993 より転載〕

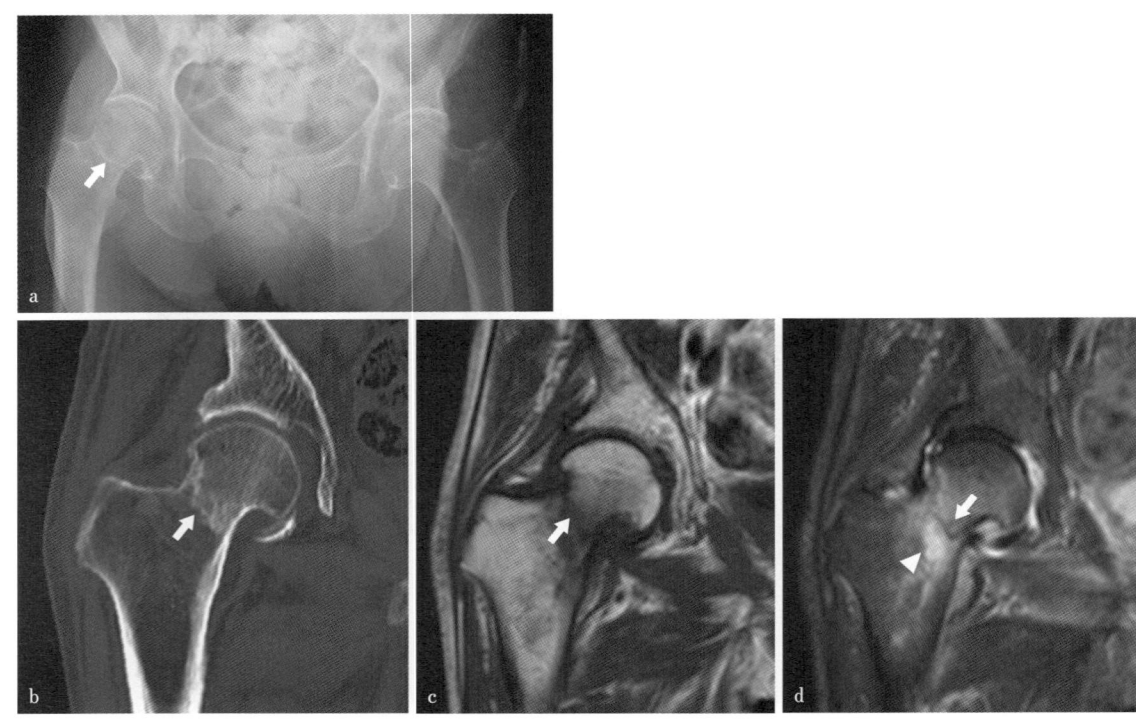

図7 大腿骨頸部骨折, 80歳代, 女性
a：股関節単純X線正面像
b：股関節CT冠状断MPR像
c：股関節MRI冠状断T1強調像
d：同T2強調像

右大腿骨頸部には中央に弧状の高吸収域の骨折線(矢印)を認める．対側と比較して頭部の回旋転位が認められ，Garden分類のStage Ⅲと考えられる．CT冠状断MPR像(b)では，骨折により骨梁が圧潰し，骨折線(矢印)が高濃度に描出される．T1強調像(c)では骨折線が低信号(矢印)を示し，T2強調像(d)では骨折線周囲の骨髄浮腫(矢頭)が高信号を呈する．

外側骨折も高齢者に多いが，大転子を転倒などで強打して発症する．内側骨折に比べ，関節包外のため外骨膜があり血流も豊富で骨癒合を得やすい．

大腿骨頸部骨折の治療方針を決定するうえで，単純X線像によるGarden分類(図6)が実用的である[4]．Stage Ⅰは不全骨折，Ⅱは転位のない完全骨折，Ⅲは軽度の転位を伴う．Stage Ⅰから Ⅲは骨接合術の適応になるが，早期離床が必要な場合や，高度の転位を伴うStage Ⅳは人工骨頭置換術が行われる．

稀に単純X線像で全く正常な場合がある．その場合MRIでは骨折線に一致してT1強調像で低信号域が，T2強調像で骨髄浮腫による高信号域がみられる(図7)．骨シンチグラフィでは骨折線に一致して異常集積がみられる．

外側骨折は大腿骨転子部骨折と呼ばれ，内側骨折よりも大きな外力で発生すると考えられている．関節包外のため骨癒合を得やすいが，内出血もするため全身状態に影響が出やすい．単純X線像では，骨折線の走行と，安定性の有無によるEvans分類[5]が用いられている．

大腿骨転子下骨折(図8)は，交通事故など高エネルギー外傷で起こることが多く，高齢者にはむしろ少ない．近位骨片は，殿筋や腸腰筋などにより転位していることが多く，整復が難しい骨折で

ある．単純X線像では，転位の有無と骨片の数によるSeinsheimer分類[6]が用いられている．

5．脛骨骨幹部骨折（図9）

自動車事故，衝突，スキーでの転倒など，大きな外力が作用して生じる．皮膚の直下に脛骨があるため，開放骨折になることも少なくない．開放骨折では骨折部に細菌が入り，骨髄炎を併発して治療に難渋することがある．また，骨折により下腿筋肉群の閉ざされた区間が出血や腫れで内圧が高まり，コンパートメント症候群の発生も多い．放置すると筋肉の壊死を起こすことがあるので，その場合は早期に筋膜切開が必要となる．

単純X線は，前後と側面の2方向撮影を行うが，下腿全長のX線写真を撮って腓骨の骨折を見逃さないようにすることが大切である．

6．足関節果部骨折

足関節は底背屈方向のみに稼働する蝶番関節であり，足関節を捻ったときに内転や外転，内旋や

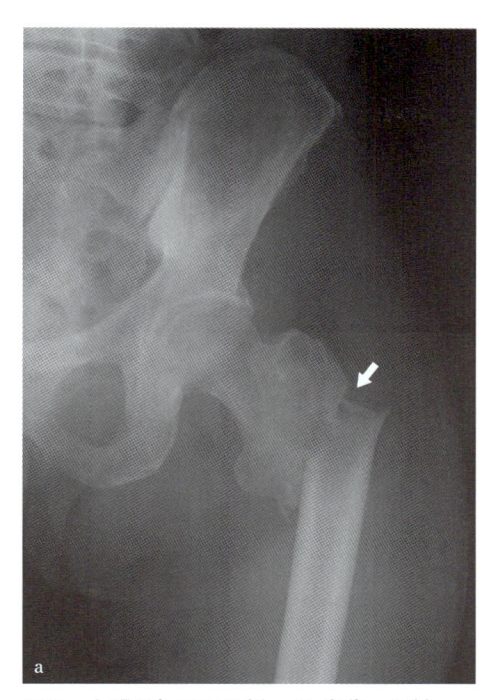

図8　大腿骨転子下骨折，60歳代，男性
a：左股関節単純X線正面像
2 partのらせん骨折（矢印）で，小転子が近位骨片に存在するSeinsheimer分類Type ⅡBに相当する．

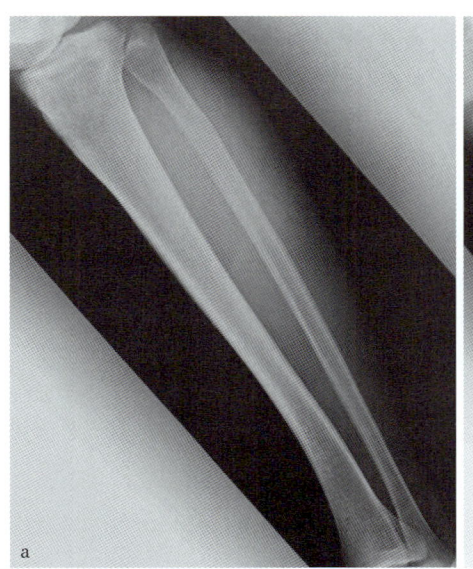

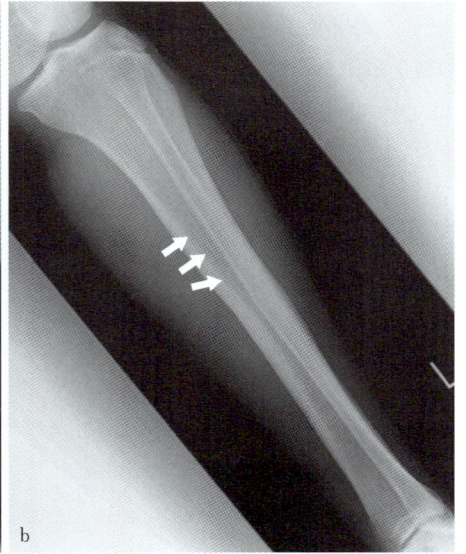

図9　脛骨骨幹部骨折，30歳代，男性
a：下腿単純X線正面像
b：同側面像
やや斜めの正面像では骨折線を指摘できないが，90°直行して撮影すると骨折線（矢印）を明瞭に指摘できる．

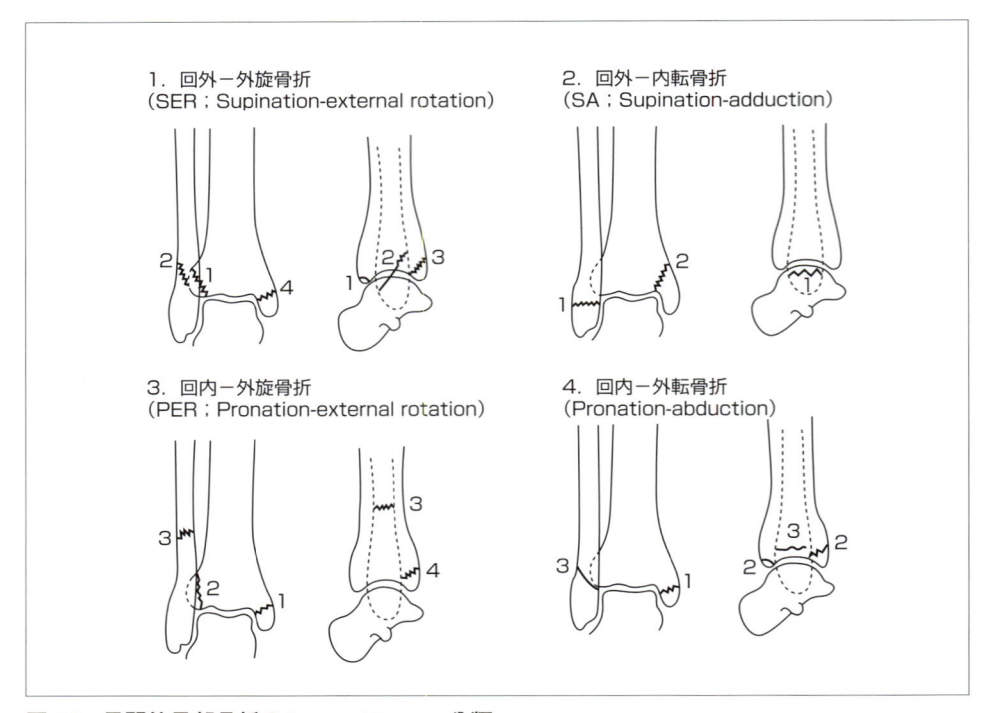

図10 足関節果部骨折の Lauge-Hansen 分類
〔Lauge-Hansen N : Fractures of ankle. II. Combined experimental-surgical and experimental-roentgenologic investigations. Arch Surg 60 : 957-985, 1950 より転載〕

外旋などの力が強く働くと骨折をきたすと同時に，さまざまな程度の靱帯損傷を合併する．

受傷機転による Lauge-Hansen 分類[7]（図10）がよく用いられる．

1）回外-外旋骨折
　　（supination-external rotation；SER）（図11）
　高頻度にみられ，前脛腓靱帯損傷に次いで外果のらせん骨折が起こる．
　重症になれば後果骨折や内果骨折も伴うことがある（三果骨折；Cotton 骨折）．

2）回内-外旋骨折
　　（pronation-external rotation；PER）
　内果の横骨折が生じる．重症になれば，前脛腓靱帯損傷に次いで外果より高位の腓骨らせん骨折が生じ，後果骨折も生じることがある．

3）回外-内転骨折
　　（supination-adduction；SA）
　外果の横骨折が生じ，次いで内果の垂直方向に骨折線が入る骨折を生じる．

4）回内-外転骨折（pronation-abduction）
　内果の横骨折が生じ，次いで外果の短い斜骨折が生じる．

　外転型（脱臼骨折）の頻度が高く，三角靱帯の断裂と遠位脛腓関節の脱臼，外果骨折をきたしたものが Pott 骨折，内外果の骨折をきたしたものが Dupuytren 骨折，後果骨折も伴ったものが Cotton 骨折と呼ばれる．内転型骨折では，遠位脛腓関節の損傷が少なく，脱臼を伴わない．受傷機転を確認し，X 線写真で骨片の前後左右への転位を確認し，粉砕が強い場合は CT（特に 3D-CT）が必要になる．

脊椎椎体圧迫骨折（図12）

　比較的弱い外力によっても生じる骨粗鬆症によるものや転移性骨腫瘍による病的圧迫骨折，強い

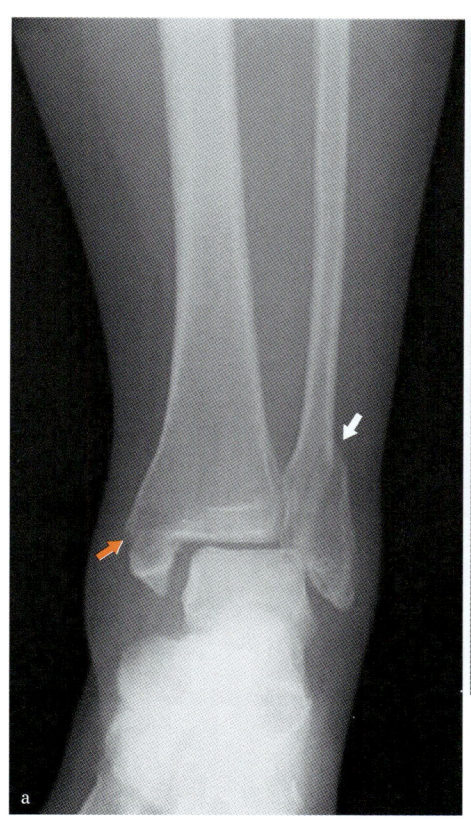

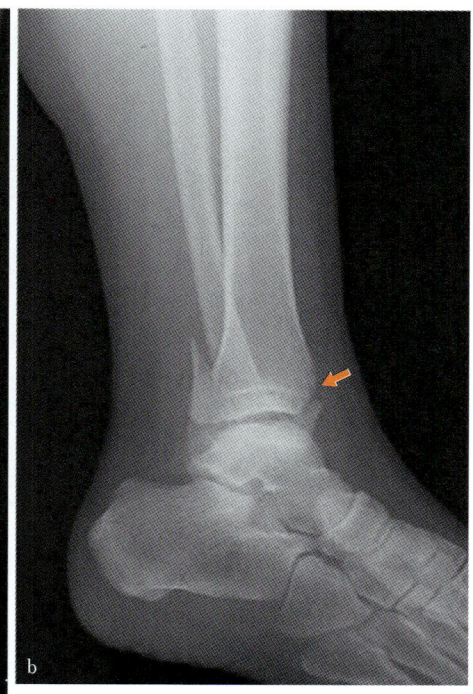

図11 足関節両果骨折，50歳代，女性
a：足関節単純X線正面像
b：同側面像
外果の脛腓結合部でのらせん骨折（矢印）を認め，内果にも骨折（色矢印）を認めることから，回外-外旋骨折（SER）のStage 4と考えられる．

外力により生じる外傷性圧迫骨折などがある．

　高齢者で骨粗鬆症に起因するものは胸腰移行部に好発するが，分布は広範である．腫瘍などの転移によるものは，腫瘍が存在する強度が弱くなった部位で骨折する．強い外力により生じた場合は，椎体前方だけの場合や，後方要素を含め脊椎全体が破壊されて不安定になり，脊柱管が狭窄し，脊髄損傷を生じることがある．

　骨粗鬆症における脊椎単純X線像では，椎体の前後径は不変であるが，非荷重方向の横走骨梁が減少し，荷重方向の縦走骨梁が目立つ．進行すれば，縦走骨梁も不明瞭になり，多発性の骨折を生じる．脊椎骨折のX線所見としては，椎体高の減少，椎体前壁の破断，椎体終板の破断または陥凹像があり，治療経過中に陥凹した終板に近接した特有の帯状高吸収域（marginal condensation）が

みられ，不完全な仮骨形成と考えられている．

　粉砕骨折で脊髄損傷の可能性がある場合は，CTやMRIが必要になる．MRIでは，急性期から亜急性期では骨折による浮腫や出血を反映して，T1強調像で低信号を呈する．陥凹変形をきたした椎体終板に沿って広がることが多いが，びまん性であっても椎体内の一部には脂肪髄が残っている．T2強調像では急性期は高信号を示すが，椎体の異常信号はT1強調像よりも早期に正常化する．骨シンチグラフィーでは，急性期から亜急性期では集積の亢進を認め，慢性期では強い集積は認めない．

疲労骨折（図13）

　疲労骨折とは，正常な強度を有する骨に対して，

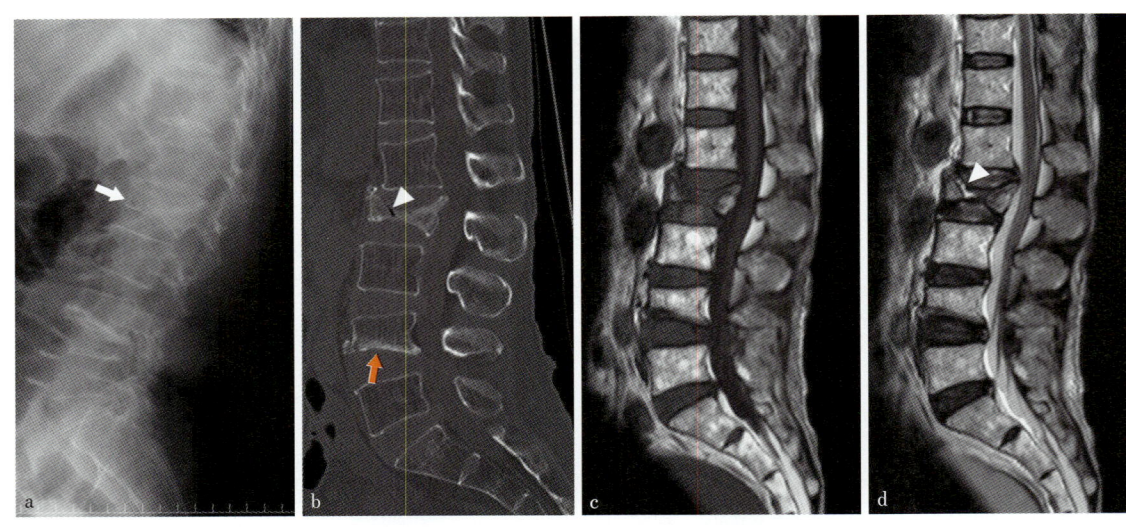

図12 多発性圧迫骨折，60歳代，女性
a：腰椎単純X線側面像
b：腰椎CT矢状断MPR像
c：MRI T1強調矢状断像
d：MRI T2強調矢状断像
第2腰椎の圧潰変形(矢印)が高度で，内部にairを伴うcleft形成(矢頭)を認め，T2強調像では液体貯留による高信号(矢頭)を認める．第4腰椎下面の圧潰とくさび状変形(色矢印)を認める．

骨の同じ部位に繰り返し外力が加わることにより発生するストレス骨折である．

疲労骨折の好発部位は，中足骨と脛骨で，その他，肋骨や腓骨などでもみられる．

スポーツ選手では短期的に集中的なトレーニングを行ったときに生じることが多いのも特徴であり，選手側の要因としては筋力不足，アンバランスな筋力，未熟な技術，体の柔軟性不足などが考えられ，環境側の要因としてはオーバートレーニング，選手の体力や技術に合わない練習，不適切な靴や練習場などが考えられる．

単純X線像で骨折の有無を確認するが，不明瞭な場合も少なくなく，そのような場合は経時的に撮像することが有用であり，MRI検査や骨シンチグラフィなどを追加することもある．

脆弱性骨折(図14)

骨強度が病的に低下した状態となり，通常は耐えられるような生理的外力が作用して生じる非外傷性のストレス骨折を脆弱性骨折という．骨の脆弱性をきたす疾患として，骨粗鬆症，関節リウマチ，放射線骨障害，ステロイド性などがある．超高齢社会の日本では，増加の一途を辿っている．

高齢女性に多く，疼痛は運動時や荷重時にみられる．好発部位は，骨盤の閉鎖口周辺と仙骨，大腿骨頭(図14)，脛骨顆部，特に内顆，脛骨上中1/3，脛骨遠位部などである．

単純X線像では，初期に所見をとらえることが難しい場合が多く，経時的に骨膜反応や髄内の硬化像などが出現するので，経時的に撮像することが不可欠である．CTでは，骨皮質の亀裂，骨梁の断裂や硬化像などが，より明瞭に描出される．MRIでは骨折線が低信号となり，周囲に骨髄浮腫を伴う．骨シンチグラフィでは，仙骨骨折の集積がH型になることがあり，Honda's signと呼ばれる(図15)．

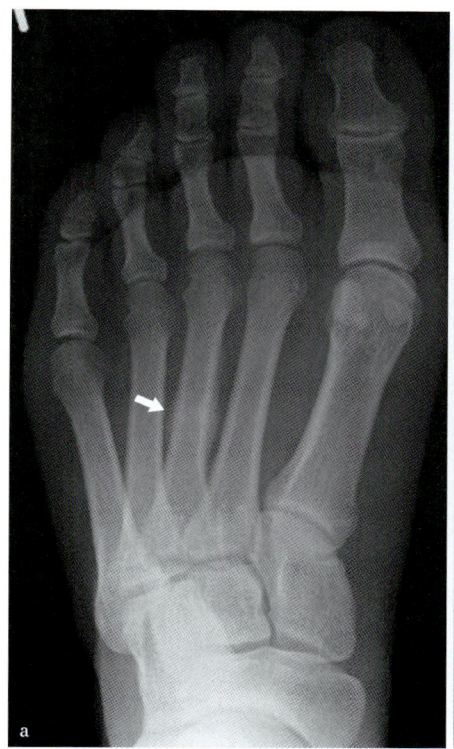

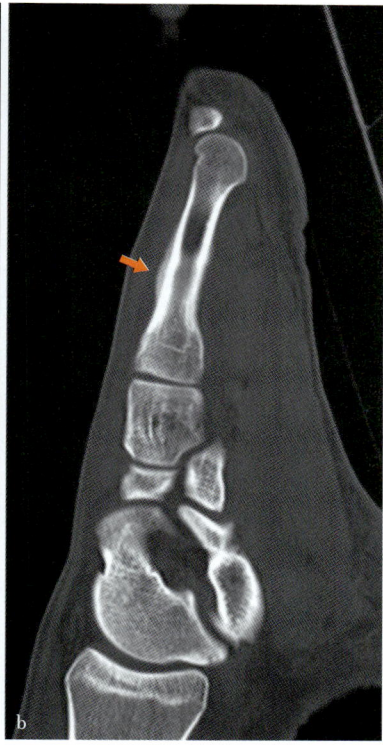

図13 中足骨疲労骨折，17歳，男性
a：足部単純X線像
b：足部CT矢状断MPR像
単純写真では右第3中足骨に骨膜反応（矢印）がみられ，CTでも同様に骨膜肥厚（色矢印）を認めた．

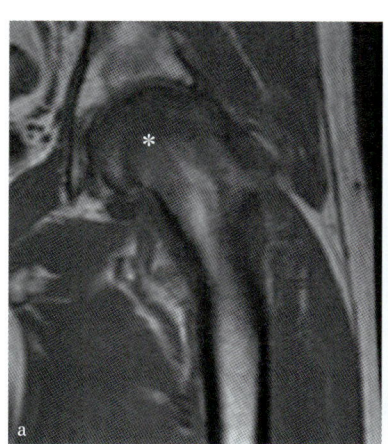

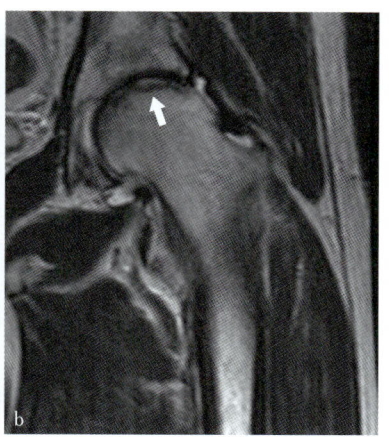

図14 大腿骨頭軟骨下脆弱性骨折，50歳代，男性
a：MRI 大腿骨冠状断 T1強調像
b：同 T2強調像
大腿骨頭にT1強調像で広範な骨髄浮腫（＊）と考える低信号域がみられ，T2強調像では骨頭に沿った線状の低信号（矢印）を認める．

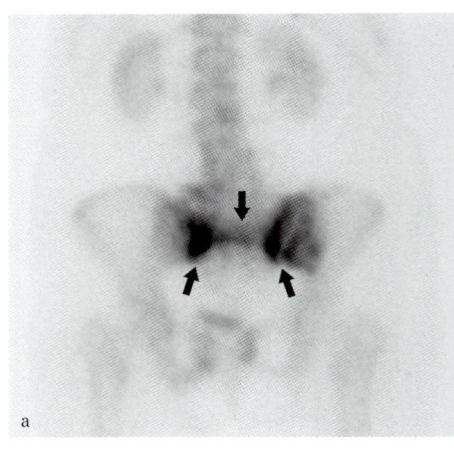

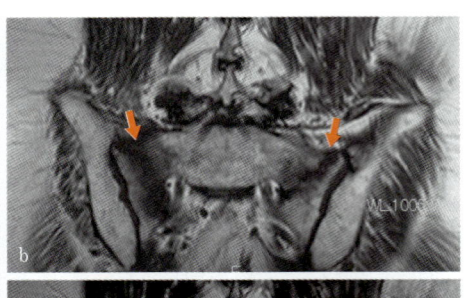

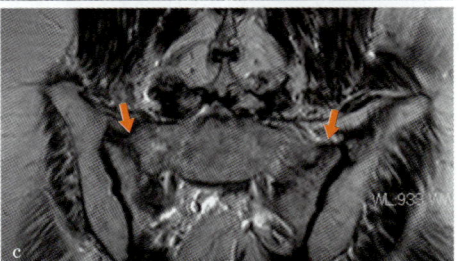

図15 骨盤不全骨折，80歳代，女性
a：骨シンチグラフィ
b：MRI 骨盤部冠状断 T1 強調像
c：同 T2 強調像
骨シンチグラフィで両側仙腸関節に沿った集積と，中央に横走する集積を認め，いわゆる Honda's sign(矢印)を示している．MRI では，仙腸関節に沿った骨折線(色矢印)が低信号に描出されている．

小児の骨折(図16〜20)

　転倒や転落によるものがほとんどである．肘関節の周囲や前腕など上肢の骨折が約半数を占め，次いで多いのが鎖骨や下腿の骨折である．

　小児は，骨端線が存在すること，また骨膜が厚いことによって骨の弾性が高いことや，骨の再生能が高いことなどから，特異的な骨折(図16)がみられる．骨の縦方向に負荷がかかると，骨皮質が断裂せずに，骨幹部から竹の節のように膨隆，突出する場合があり，これを隆起骨折(図17)と呼ぶ．骨の横方向から負荷がかかった場合，骨の弾性が高いため，骨折による皮質の断裂が一方にとどまり，完全に骨を横断しない状態が起き，これを若木骨折という．長管骨には小さい不全骨折が多数形成されているにもかかわらず，単純X線写真では明らかな骨折線を指摘できず，骨幹部全体が彎曲してみえることがあり，これを急性塑性変形という．小児の鎖骨に好発する．小児の場合，屈曲変形は時間経過とともに元の形状に戻ることが多いが，外力が大きすぎる場合，変形が残り，成長障害が合併することがある．

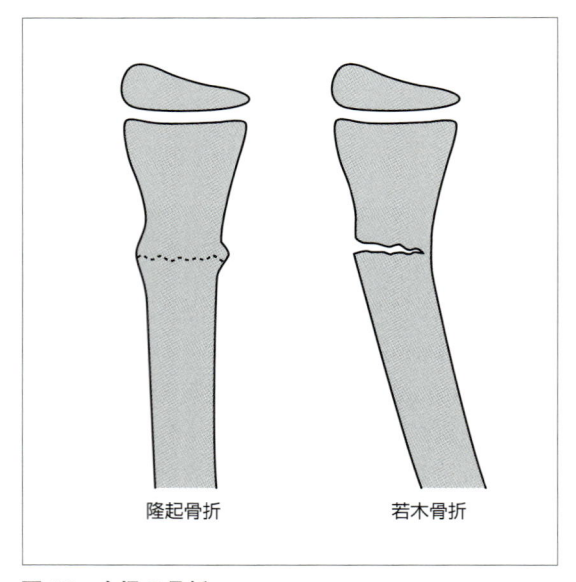

図16 小児の骨折

　骨端軟骨板は，骨の長軸成長をつかさどる部分であるが，活動が活発である小学校高学年期に，損傷が起きやすい部位の1つである．損傷の形態と治療の良否によって，正常よりも早期に骨端線の閉鎖が起きて，骨の成長障害，不断に進行する

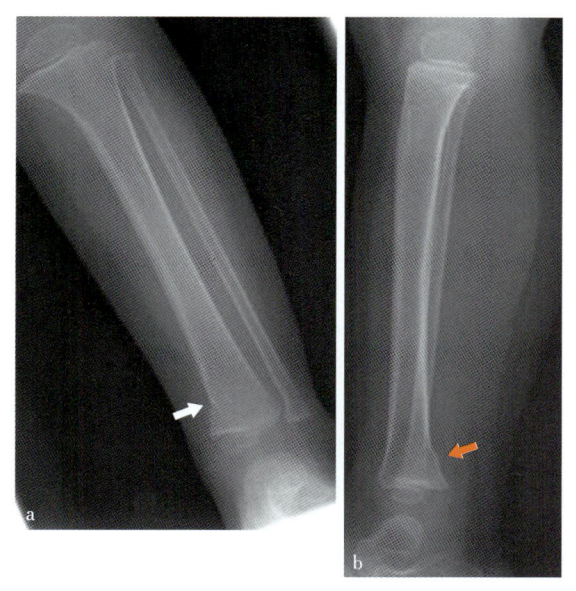

図17 脛骨遠位骨幹端骨折，2歳，男子
a：下腿単純X線正面像
b：同側面像
左脛骨遠位骨幹端内側で骨皮質の屈曲変形(矢印)を認め，側面像では一部隆起(色矢印)してみえる．

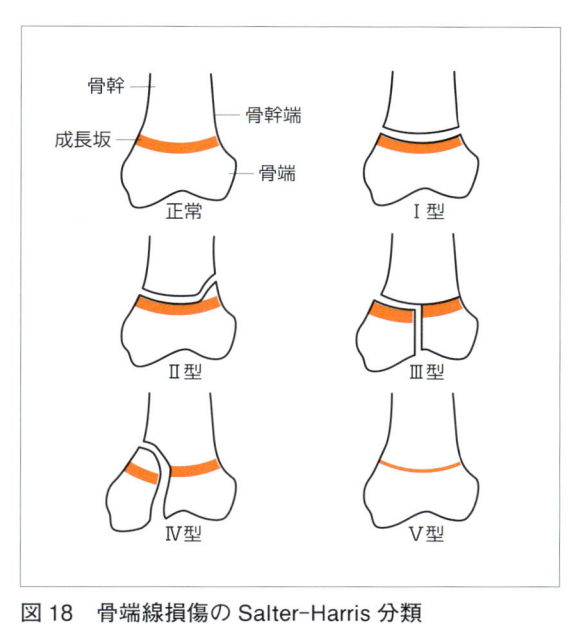

図18 骨端線損傷のSalter-Harris分類
〔Salter RB, et al：Injury involving the epiphyseal plate. J Bone Joint Surg Am 45：587-622, 1963 より転載〕

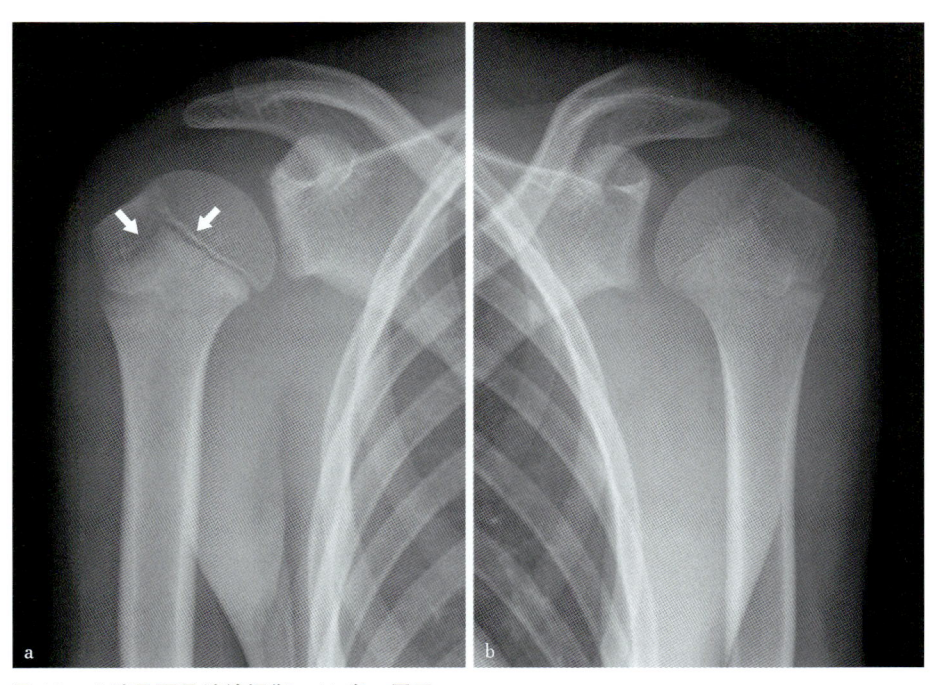

図19 上腕骨頭骨端線損傷，11歳，男子
a：右肩関節単純X線正面像
b：健側
右上腕骨頭の骨端線の離開(矢印)が，左側と比較することで理解しやすい．

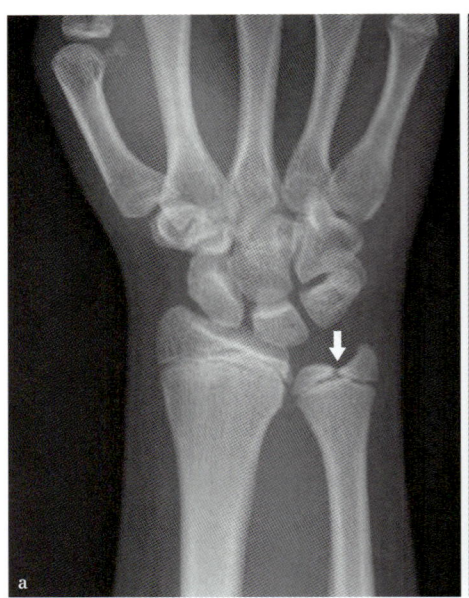

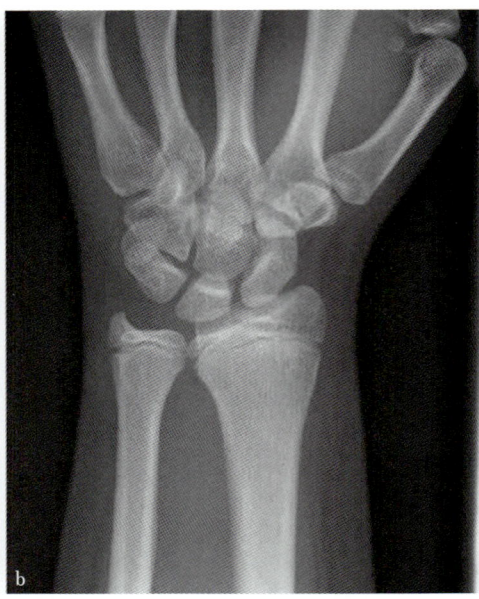

図20　尺骨遠位骨端線損傷，18歳，男性
a：右手関節単純X線正面像
b：健側
右尺骨遠位骨端が中央で分離（矢印）している．対側と比較することで理解しやすい．

骨変形が合併症となることもある．小児の骨折でも特に早期診断と経過観察が重要となる骨折である．

骨端線損傷の評価は一般的にはSalter-Harrisの分類（図18）[8]が基準となる．Ⅰ型は骨端線に沿って骨端部が完全に離開（図19），Ⅱ型は骨端側に骨幹端の骨片を伴う．Ⅰ型とⅡ型は，治療で良好な結果が得られ，合併症も問題とならないことが多い．Ⅲ型は骨端線の離開と骨端の骨折を伴い（図20），Ⅳ型は骨折が骨端線を越えて骨幹端に達する．Ⅴ型は強い圧力で骨端軟骨板が圧挫される．Ⅲ，Ⅳ，Ⅴ型は，後遺症として成長障害や変性が起きやすく，特にⅤ型は単純写真ではわからないことが多い一方，適切な治療がなされなかった場合，成長障害が必発するため，特に注意が必要となる．

単純写真では一般に骨端線損傷の指摘が困難な場合が多いので，症状や経過から，骨端線損傷を疑う場合は，積極的にMRIの撮影が必要となる．

文献

1) 福田国彦, 他：骨折の分類. 福田国彦, 他（編）：骨折の画像診断. 羊土社, pp10-16, 2009
2) 阿部宗昭：小児上腕骨顆上骨折治療上の問題点. 整形・災害外科 24：1-14, 1981
3) Müller ME, et al："The comprehensive classification of fractures of long bones." Springer-Verlag, 1990
4) Parker MJ：Garden grading of intracapsular fractures：meaningful or misleading? Injury 24：241-242, 1993
5) Evans EM：The treatment of trochanteric fractures of the femur. J Bone Joint Surg Br 31：190-203, 1949
6) Seinsheimer F Ⅲ：Subtrochanteric fracture of the femur. J Bone Joint Surg Am 60：300-306, 1978
7) Lauge-Hansen N：Fractures of ankle. Ⅱ. Combined experimental-surgical and experimental-roentgenologic investigations. Arch Surg 60：957-985, 1950
8) Salter RB, et al：Injury involving the epiphyseal plate. J Bone Joint Surg Am 45：587-622, 1963

（藤井正彦，後藤　一，岩間祐基）

7章 骨腫瘍

その古典的解析法

骨腫瘍の診断は単純X線撮影に基づく評価法が大きな成功を収めた分野の1つであり，古典的な辺縁評価法，骨化基質の分析，骨膜反応の評価法が有用であり続けている．骨腫瘍の種類はきわめて多いが，頻度の低いものが多く含まれているので，代表的疾患の画像を知ることにより多くの状況で対処が可能である．

肺や肝臓とともに転移の好発部位であり，癌腫を主体とする転移性骨腫瘍が多く含まれる．また，単純性骨嚢腫のような骨髄の循環障害と考えられる病変やLangerhans細胞組織球症のような骨髄を場とする炎症と腫瘍の両者の性格を持つ本態不明の疾患も骨腫瘍類似病変として同じ範疇に含まれる．

検査法

骨腫瘍の診断には，臨床所見，画像所見，病理所見を総合する必要がある．病理組織だけで診断がつくのは20～25％のみとも言われている．生検材料のように腫瘍の一部を扱う病理診断とは対照的に，単純X線写真では病変全体を評価できる．単純X線撮影でおおむね2/3以上の症例の診断が可能であり，十分な条件で撮影された単純X線撮影が診断から治療に及ぶ方針決定に使われる．病変の広がりの評価にはCTやMRIが適しており，多方向の単純X線撮影は必要としなくなっている．

骨腫瘍の定義

骨腫瘍は間葉系細胞由来の腫瘍，造血系由来の腫瘍，転移性腫瘍からなる．間葉系細胞由来の腫瘍には，骨肉腫，軟骨肉腫をはじめとした悪性腫瘍や骨・軟骨に由来する良性腫瘍が含まれる．造血器系腫瘍は骨髄幹細胞に由来し，白血病，悪性リンパ腫，多発性骨髄腫などがある．また骨は，

頻度

原発性骨腫瘍は，良性も悪性も頻度は低く，特に悪性腫瘍は稀である．原発性悪性骨腫瘍は全新生物の0.2％で，発生頻度は0.8人/10万人/年である．最も多いのは多発性骨髄腫である．間葉系骨腫瘍の中では，骨肉腫が35％，軟骨肉腫が25％，Ewing肉腫が16％である．骨肉腫の発生頻度は3人/100万人/年といわれている．原発性良性骨腫瘍は悪性腫瘍よりは頻度が高いが，中でも最も多いのは骨軟骨腫である．これに対して転移性骨腫瘍の頻度は高く，原発性骨腫瘍の50～100倍であり，特に肺，乳腺，前立腺癌は骨転移の中で最も多いとされる．

発生場所

骨腫瘍はその局在でおおよそ鑑別することができる．長管骨は骨端，骨幹端，骨幹に分けられるが，骨腫瘍の大部分は成長期に活発な骨形成と骨吸収の場となる骨幹端に発生する．増大速度の遅い腫瘍は骨成長とともに骨幹端から骨幹へ移動し

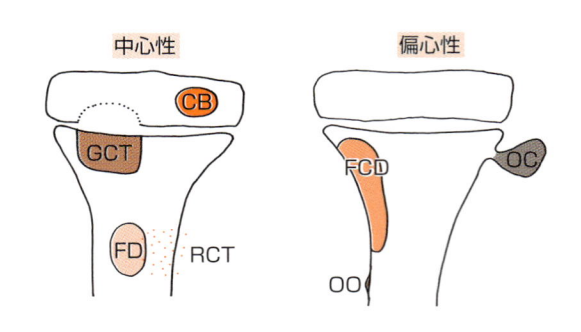

図1 骨病変の発生部位と鑑別診断
CB：軟骨芽細胞腫，GCT：巨細胞腫，FD：線維性骨異形成，RCT：円形細胞腫瘍，FCD：線維性皮質欠損，OC：骨軟骨腫，OO：類骨骨腫．

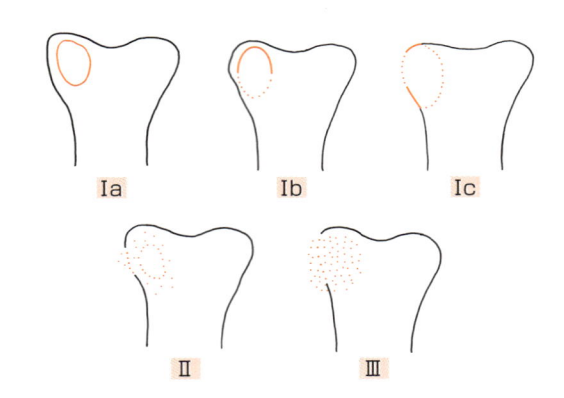

図2 辺縁の評価（AFIP grading system）
辺縁の性状はあくまで骨内の変化である．骨皮質の破壊（cortical penetration）は別に評価する．

表1　骨腫瘍の年齢分布

1歳	神経芽細胞腫
1～10歳	長管骨のEwing肉腫
10～30歳	骨肉腫，扁平骨のEwing肉腫
30～40歳	線維肉腫，傍骨性骨肉腫，悪性巨細胞腫，悪性リンパ腫
40歳以降	骨転移，多発性骨髄腫，軟骨肉腫

ていく．骨端の腫瘍は非常に少なく，骨端線閉鎖前の軟骨芽細胞腫など少数である．骨幹部の病変も頻度が低いが，骨幹部の骨髄に由来するのは造血器系腫瘍と線維性骨異形成である．また，中心性（髄腔由来）か偏心性（骨皮質由来）かでも分類できる．悪性腫瘍で純粋に骨皮質に限局するものは稀である（図1）．

年齢

骨腫瘍は多くの場合年齢層により鑑別できる（表1）．大部分の間葉系骨腫瘍は増殖の活発な成長期もしくはその直後の若い世代で発症する．また，骨肉腫とEwing肉腫を除く悪性腫瘍の多くは高年齢で発症する．

画像所見

骨腫瘍でみられる骨破壊のパターンは腫瘍の成長速度を反映し，良悪性の鑑別に有用である．骨腫瘍の成長速度は悪性度と関連するが，骨の健常側の反応の速度との関係で病変の増大速度が推定でき，良悪性の診断に役立つ．

1．辺縁

辺縁の評価は，鑑別診断と成長速度推定の両方の目的で用いられる．AFIP（Armed Forces Institute of Pathology）方式でもLodwick方式でも骨腫瘍の辺縁を，geographic（grade Ⅰ），moth-eaten（grade Ⅱ），permeative（grade Ⅲ）の3段階に分類している（図2）．これは，腫瘍の成長速度が遅ければ病変の辺縁にある骨修復のための時間的余裕があるため，辺縁は硬化し周囲との境界は明瞭となるが，成長速度が速い場合には病変は浸潤性増殖を示し，境界は不明瞭となることによる．geographicは地図状に広がる領域で，X線写真上の辺縁は実際の腫瘍の進展と一致する．moth-eatenは，さまざまな小さな透過性領域が多発し，腫瘍の実際の大きさは単純X線で認識できるものより大きい．permeativeは，境界不明瞭で透過性が高く，あらゆる方向に浸潤性に広がる．moth-

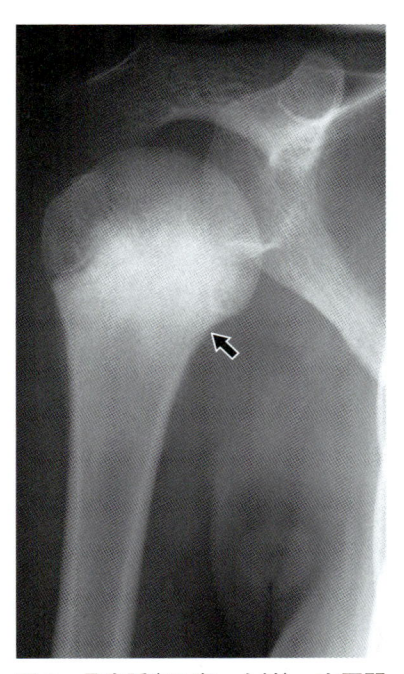

図3 骨肉腫(15歳,女性).右肩関節正面像
上腕骨骨幹端〜骨端に硬化性病変を認める.

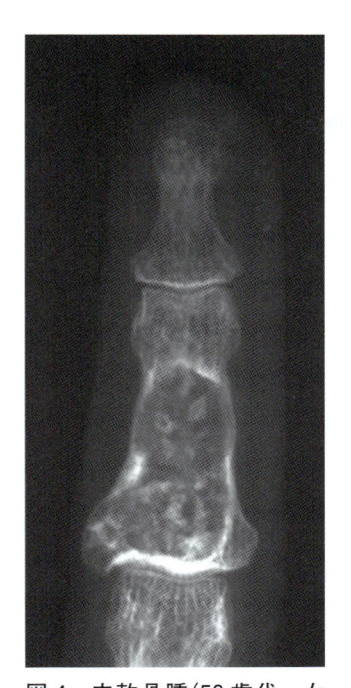

図4 内軟骨腫(50歳代,女性).左中指正面像
中節骨に比較的境界明瞭で,辺縁に一部硬化を伴う溶骨性領域があり,内部にはO字状の石灰化をみる.

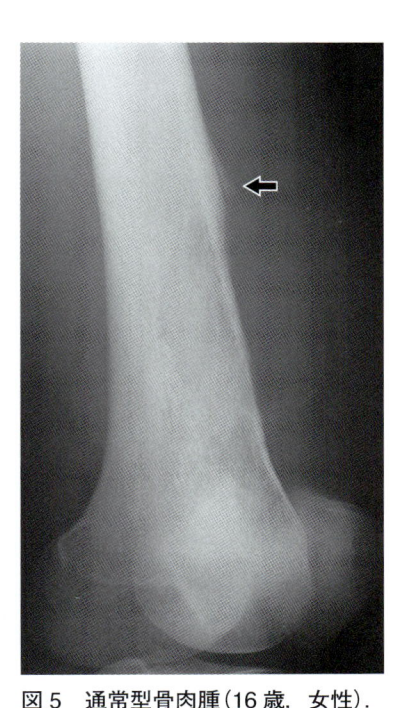

図5 通常型骨肉腫(16歳,女性).左大腿骨遠位部斜位像
大腿骨遠位部に硬化性辺縁を伴わない骨吸収がみられ,骨外に軟部腫瘤を形成している.骨膜反応はこの病変の骨幹部で途切れている.Codman三角である(矢印).

eatenとpermeativeは,両者とも通常は悪性腫瘍の所見である.また,骨粗鬆症や長管骨骨幹部では骨梁が少ないため,腫瘍の検出が難しい.

2. 基質

間葉系腫瘍の基質は,腫瘍細胞によって作られる細胞外物質(類骨基質,類軟骨基質,コラーゲン線維)である.このうち類骨基質や類軟骨基質は,特徴的な石灰化や骨化を伴い診断に役立つ.類骨基質は画像上,amorphousもしくは雲状の骨化(図3)を示す.骨形成性腫瘍である骨肉腫の骨化はこのタイプである.類軟骨基質は,軟骨腫瘍(軟骨腫,軟骨肉腫など)でみられ,O字状やC字状もしくはリング状,弧状の石灰化を呈する(図4).

3. 骨膜反応

局所的な骨膜反応は,病変を封じ込めるための健常骨の反応であり,これ自体は非特異的である.そのため,腫瘍の活動性の指標にはなるが,腫瘍の鑑別は不可能である.骨膜反応は連続性,非連続性,複合型に分けられる.腫瘍の活動性が低ければ,骨膜反応は連続した厚い構造となる.一方,腫瘍の活動性が高ければ,腫瘍の成長に骨膜反応が追いつかず,骨膜反応は不連続の薄い構造となる.骨膜反応は通常は骨の長軸方向に広がるが,腫瘍の成長速度が増すとspiculaまたはsunburst appearanceといった,骨皮質に垂直な反応性の骨成長が生じる(図5).

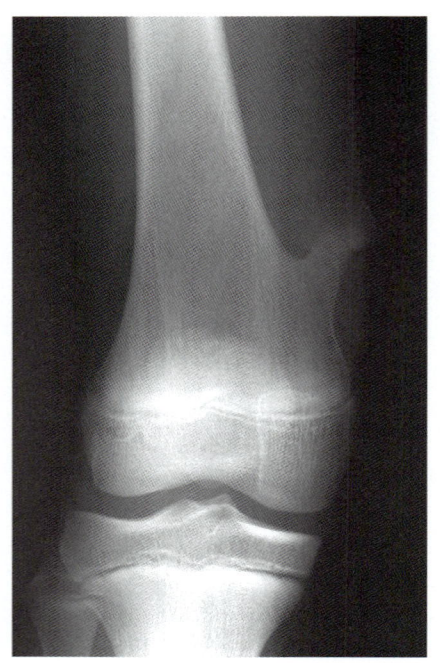

図6　骨軟骨種（13歳，男性）．右膝関節正面像
大腿骨遠位骨幹端に茎を伴って外方に突出する腫瘤を認める．茎部の骨髄は発生する骨の骨髄と連続している．腫瘍の表面は cartilaginous cap が覆っているが，骨化していない部分は超音波や MRI，CT などで評価する．

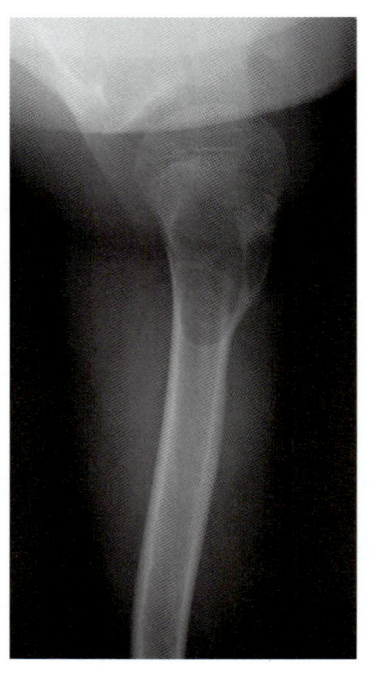

図7　単純性骨嚢腫（11歳，男性）．肩関節軸位像
上腕骨近位骨幹端に辺縁明瞭で，辺縁硬化を伴わない geographic lesion（grade Ⅰb）を認める．骨端線に接する病変は活動性の高い病変であると考えられる．

代表的な良性骨腫瘍およびその類似疾患

1．骨軟骨種

　最も頻度の高い良性骨腫瘍で，20歳以下の若者に発生する．頂部に軟骨帽（cartilaginous cap，図6）を伴い，基部（茎部）は骨皮質と連続し，骨髄腔は発生した骨のそれと連続する．血管や神経圧迫や変形を起こしやすい．成長板軟骨の異所性発育と考えられており，成長板が閉じるとともに腫瘍の発育は通常停止する．

2．単純性骨嚢腫

　骨幹端部での循環障害によると考えられる液体貯留である．発症年齢は3〜19歳で，男女比は2：1．大腿骨・脛骨・上腕骨近位部および大腿骨遠位部が好発部位である（図7）．無症状で偶然発見されることがほとんどだが，病的骨折をきたしやすい．減圧やステロイド注入などでも治癒する．

3．血管腫

　単層の血管内皮細胞に取り囲まれた血管腔からなる良性血管系腫瘍で，50歳代に好発するが，幅広い年齢層にみられる．脊椎，頭蓋骨に多くみられ，長管骨に発生することは稀である．海綿状血管腫のような血管腔からなる腫瘤は比較的稀で，静脈奇形に骨梁の吸収と残存骨梁の肥厚，それに骨髄脂肪の増加を伴う病変が脊椎をはじめとして多くみられる．

4．骨巨細胞腫

　骨端線閉鎖後の長管骨骨幹端に発生し，閉鎖した骨端線を越えて関節直下まで広がる．20歳以上の成人でみられ，大腿骨遠位部，脛骨近位部，橈

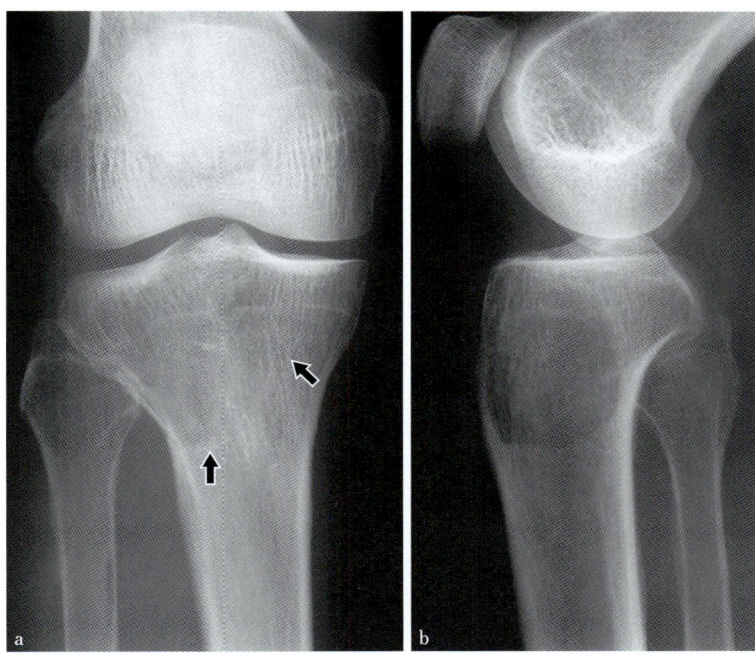

図8 骨巨細胞腫（60歳代，男性）
a：左膝関節正面像，b：側面像
脛骨骨幹端から骨端に境界明瞭で辺縁に硬化を伴わない透過性領域（grade Ⅰb）を認める．骨膜反応や骨化した基質を認めない．

骨遠位部に好発する．再発しやすく，肺やほかの骨格へ転移もするが，転移を伴った状態での長期生存や自然退縮もある．典型的には，硬化を伴わない境界明瞭な辺縁をもち，内部に基質を含まない（図8）．soap bubble appearance は分葉状の増殖を反映する．

5．非骨化性線維腫

骨化の異常により，骨の一部が線維組織に置き換わったものである．病変が骨髄まで及ぶものを非骨化性線維腫（図9）といい，病変が皮質に限局する場合は線維性皮質欠損という．好発年齢は5〜15歳で，男女比は1：1である．青年期を過ぎた後は，徐々に硬化し，自然治癒する．ほとんどは無症状だが，下肢長管骨で皮質の半分以上に病変が及ぶ場合は，病的骨折が起こる可能性がある．

6．骨腫

緻密骨の過誤腫性の増殖で，20〜40歳で多くみられる．頭蓋冠，下顎骨，副鼻腔や眼窩の骨表面に好発し，長管骨に発生することは稀である．たいていは無症状である．

7．線維性骨異形成

骨髄に発生する紡錘形細胞の増殖で，腫瘍というよりも骨の形成異常であり，多骨性と単骨性がある．多骨性では時に多臓器疾患を随伴し（Albright 症候群），10歳までに発見される．単骨性は無症候性で偶発的もしくは病的骨折によってみつかることが多い．単骨性は，典型的には，長管骨の骨幹に発生し，長軸方向に進展する．画像所見は，すりガラス状の均一な骨化が典型的ではあるが，純粋な溶骨性病変〜硬化性病変に至るまでさまざまである（図10）．大腿骨近位部にみられ

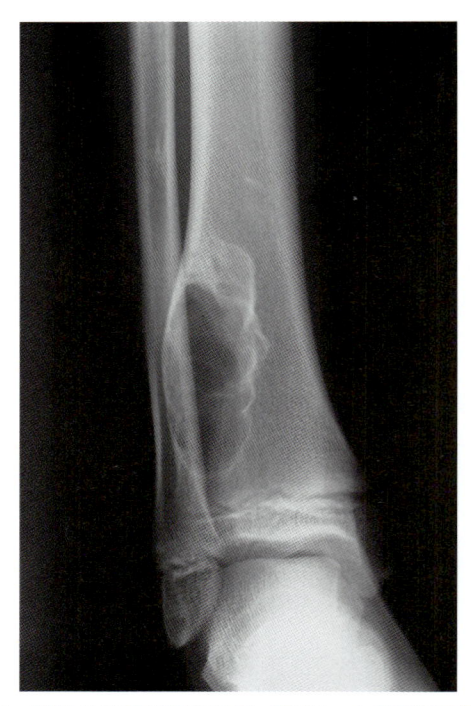

図9 非骨化性線維腫（13歳，男性）．左足関節正面像
脛骨遠位骨幹に，境界明瞭で硬化性の辺縁を持ち（Ⅰa），長軸方向に広がる腫瘤を認める．骨皮質は軽度に膨隆している．

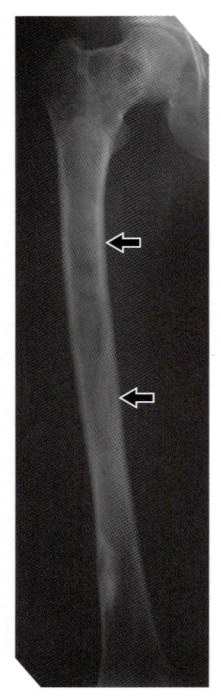

図10 線維性骨異形成（17歳，女性）．右大腿正面像
大腿骨骨幹部に，境界明瞭な溶骨性およびスリガラス状の病変が長軸方向に広がっている．

る shepherd's crook（羊飼の杖）と呼ばれる彎曲は特徴的所見である．

8．Langerhans 細胞組織球症

肉芽腫性炎症で，好発年齢は 20 歳以下（大部分は 5 歳以下）である．造血機能のある骨髄に好発し，若年者では四肢近位部にも発生するが，概して体幹部に多い．腫瘍の成長速度は初期は急速で辺縁不整で多層性の骨膜反応をきたしやすく悪性腫瘍に類似するが（図11），次第に明らかになる局在傾向や退縮傾向がある．

9．軟骨腫

成長板の軟骨異常に由来し，骨軟骨腫に次いで頻度の高い腫瘍である．典型的には，単純 X 線写真でリング状，arc 状，chicken-wire パターンの骨化を示す．10〜30 歳に好発するが，無症状に経過し，高齢者で新たに発見されることもある．手指の骨に多い．手指の小さな骨では皮質を破壊するが，大腿骨，脛骨や上腕骨のような大きな管状骨の皮質の 2/3 以上の厚みを侵食することはない．

10．類骨骨腫

5〜25 歳に好発し，多くが大腿骨と脛骨にみられる．骨硬化像の中の小さな透亮域（腫瘍部分，nidus）が特徴的である（図12）．

代表的な悪性骨腫瘍

1．骨肉腫

最も高頻度の間葉系悪性骨腫瘍で，多くは 10〜25 歳に発症するが，高齢者でもみられる．肺や骨への転移が高頻度に起こる．多くは膝周囲の長管骨の骨幹端（大腿骨遠位や脛骨近位）に発生し，骨

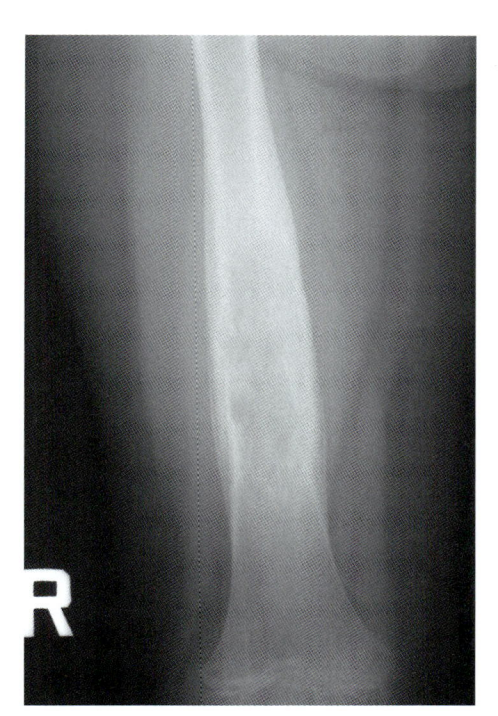

図11 Langerhans細胞組織球症（4歳，女児）．右大腿正面像
大腿骨骨幹部に一部浸潤傾向を持つ骨破壊像（grade Ⅱ）および多層性の骨膜反応を認める．

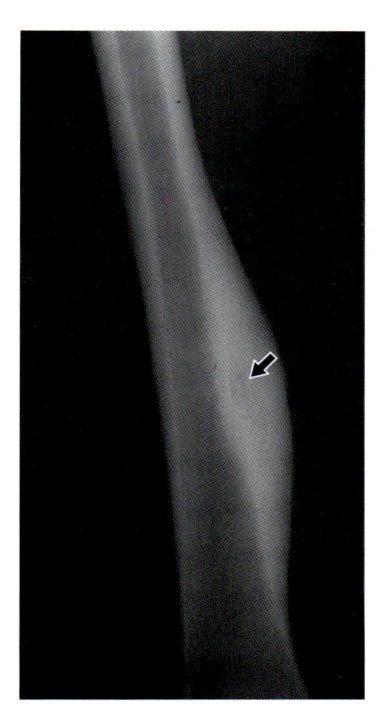

図12 類骨骨腫（16歳，男性）．左大腿正面像
大腿骨骨幹部に小さなnidus（矢印）を認め，その外側に硬化像を認める．

端へ進展する場合がほとんどである（図3）．1/3から1/2以上の例で雲状あるいは不整形の緻密な骨基質の骨化を伴い，骨肉腫の特異的診断が可能である．亜型として，骨皮質の外方に骨化腫瘤を形成し骨髄浸潤傾向の低い傍骨性骨肉腫（図13）と，骨膜に沿って骨表面を進展する骨膜性骨肉腫が知られている．

2．軟骨肉腫

多発性骨髄腫，骨肉腫に次いで高頻度な骨悪性腫瘍で，たいていは30歳以上で認められる．2/3は骨盤周辺（図14）もしくは上肢帯に発生する．骨髄に発生する中心型軟骨肉腫は骨皮質を侵食したり膨隆させたりし，骨膜反応を伴うことがある．辺縁型（peripheralないしexostotic）軟骨肉腫は骨周囲に大きな軟骨増殖を伴う．いずれも軟骨基質の骨化を伴うことが多い（図15）．思春期以降に増殖する軟骨性腫瘍で，臨床症状を伴うものがあれば，本症を疑う．

3．Ewing肉腫

小円形細胞からなる原発性骨腫瘍で，基質を産生しない．5～25歳でみられ，多くは骨盤や下肢に発生する．画像上は，浸潤性増殖を示し，骨髄から骨外軟部組織に及ぶ（図16）．onion skinのような多層性骨膜反応やspicula状の骨皮質に垂直な骨膜反応がみられる．化学療法，放射線療法の発達で，近年その長期予後は改善している．

4．多発性骨髄腫

骨髄の形質細胞由来の腫瘍で，骨髄に浸潤性・局在性など多様な増殖所見を呈する．管状骨に単発性腫瘍を形成したり（solitary plasmacytoma），骨外性腫瘍としてみられることがある（extraskeletal

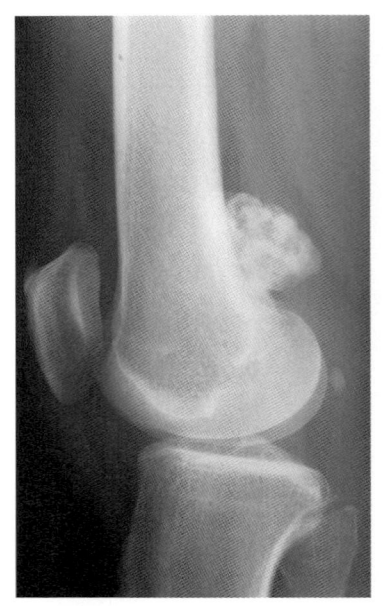

図 13 傍骨性骨肉腫（70 歳代, 男性）. 左大腿側面像
大腿骨遠位に後方に突出する腫瘤をみる. 雲状の骨化を伴う.

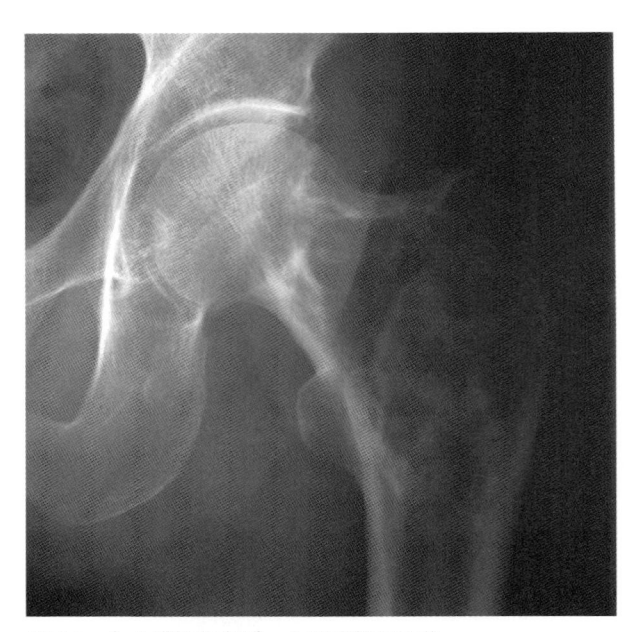

図 14 中心型軟骨肉腫. 左股関節正面像
大腿骨近位に骨の膨隆を伴う広範な骨破壊像をみる. 内部に軟骨基質の骨化を疑う像がみられる.

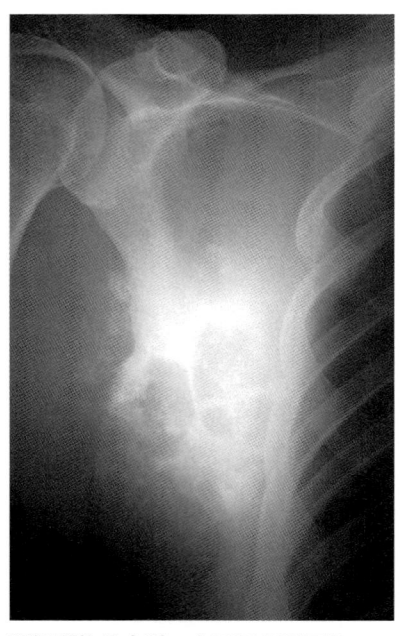

図 15 辺縁型軟骨肉腫. 右肩甲骨正面像
肩甲骨下角に骨化を伴うカリフラワー状の増殖を認める. 骨外に大きく成長した軟骨性増殖である.

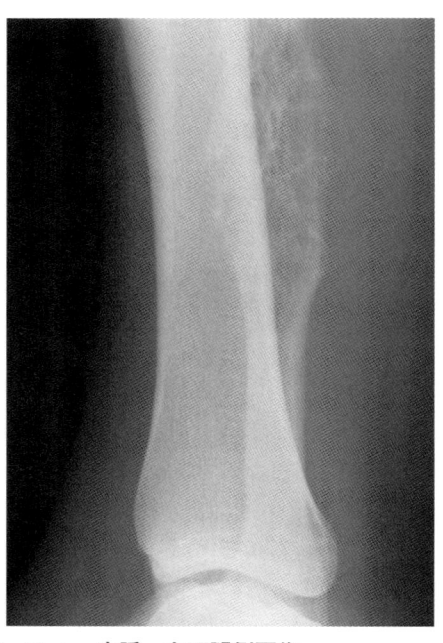

図 16 Ewing 肉腫. 左下腿側面像
腓骨骨幹部に骨髄から骨膜反応を伴って骨外に浸潤する病変を認める.

plasmacytoma).またinterleukin-6による骨粗鬆症のみを認めることも少なくない．

経過観察

　間葉系腫瘍では切除が治療の基本になるため局所再発と遠隔転移の評価が主体となる．遠隔転移は肺が主体であり，疾患によっては骨格も対象になる．局所再発は良性疾患を含めて評価の対象になるが，MRIやCTが用いられる．骨肉腫の転移巣は骨化をきたすことがあり，単純X線撮影でもみられるが，骨シンチグラフィでも集積が存在する．

文献

1) Theros EG：Radiol Clin North Am **19**：715-814, 1981
2) Mulder JD, et al：Radiologic atlas of bone tumors. pp7-44, Elsevier, 1993
3) Bonakdarpour A, et al：Diagnostic imaging of musculoskeletal diseases. pp241-312, Springer, 2010
4) 江原茂：骨・関節のX線診断. pp97-167, 金原出版, 1995
5) Unni KK, et al：Dahlin's bone tumors 6th ed. pp1-8, Lippincott Williams & Wilkins, 2010

〈鈴木美知子，江原　茂〉

8章
骨転移

単純X線写真で見逃さないために

　骨転移の診断，特にスクリーニングにおける単純X線写真の果たす役割は少ない．所見としては，不整形の骨吸収像(図1)や淡い骨硬化像(図2)あるいは両者の混在の像であるが，担癌患者にこのようなX線所見がみられる場合には，臨床的にほぼ診断のついていることが多い．すなわち，骨転移の確認といった意味合いが強い．早期治療につながる早期診断のためには，骨シンチグラフィやMRI，あるいは最近ではFDG-PETが有用である．本項では，単純X線写真の読影に際して有用と思われる骨転移の一般的知識と，知っていて役に立つと思われるいくつかのポイントを挙げる．

撮影のコツ

　個々の局所病変について，特殊な撮影方法といったものはない．骨基質の微細な変化をとらえるためにはコントラストの良好なX線写真を得ることはいうまでもない．最近のCR像は状況に応じて骨のコントラストを強く表示したり，逆に軟部組織の変化をとらえやすくできる利点がある．

　骨転移の大部分は体幹骨（脊椎60%，肋骨16%）

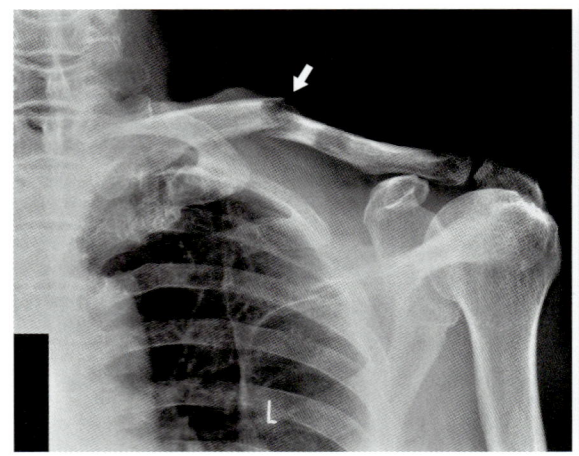

図1　溶骨性骨転移
70歳代，男性．左肩正面X線像．肺癌の既往があり，鎖骨骨折をきたした．X線像では鎖骨中央に骨吸収像が2か所みられ，一方（矢印）が病的骨折を伴っている．多発病変であることがまず転移性腫瘍を示唆するが，個々の骨吸収の辺縁も不整（いわゆる浸潤像，permeated pattern）であり，悪性腫瘍を強く示唆する．

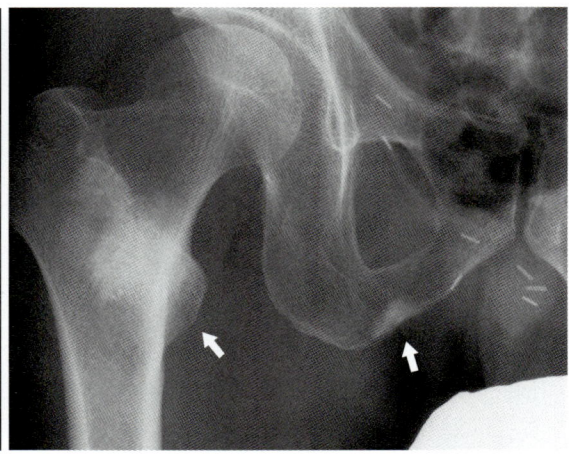

図2　硬化性骨転移
70歳代，男性．右股関節正面X線像．膀胱癌全摘後放射線治療中の患者である．骨盤部のX線写真で右大腿骨転子間と坐骨に骨硬化像が偶然発見された（矢印）．同部位に特に症状はない．骨硬化の内部は比較的均一であり，辺縁は淡く外側に消褪(fading)している．典型的な硬化性骨転移の像である．

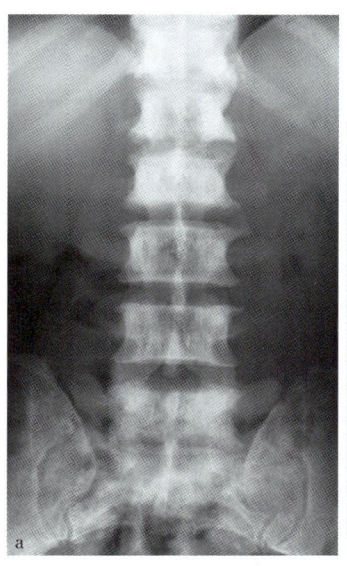

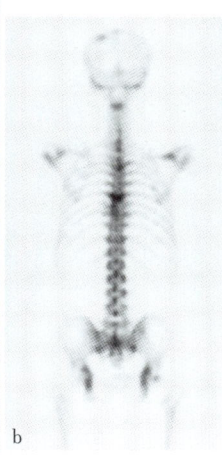

図3　60歳代，男性．前立腺癌
a：腰椎正面 X 線像．各腰椎ならびに仙骨にびまん性の骨硬化がみられる．椎弓根の輪郭や骨梁は不明瞭となっている（silhouette sign）．典型的な前立腺癌の硬化性骨転移像である．
b：骨シンチグラフィ．頸椎や胸椎に限局性の強い RI 集積がみられるが，腰椎は一見正常である．骨全体に強い集積があるために，このような「相対的正常像」となってしまい，"super scan" あるいは "beautiful scan" といわれる．正常では描出されるはずの腎がみられない点にポイントがある．

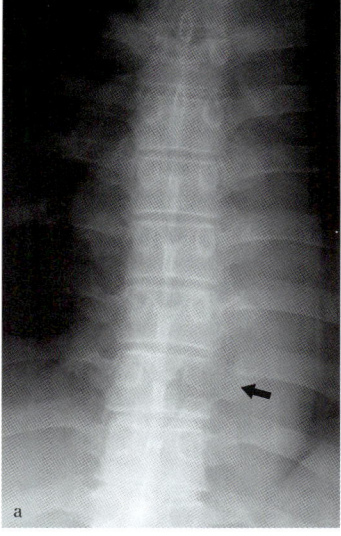

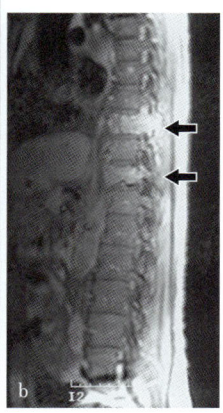

図4　50歳代，男性．腎癌術後
a：胸椎正面 X 線像．第 9 胸椎の左椎弓根の輪郭が消失している（矢印，pedicle sign）．
b：胸腰椎 MRI（造影，脂肪抑制）矢状断像．第 9，11 胸椎に転移巣が認められる（矢印）．椎弓根に転移しているのではなく，椎体への転移が椎弓根に波及している像である．

ならびに近位四肢骨にみられ，末梢骨転移の頻度はわずか4%とされる．したがって，骨転移のスクリーニングをあえて単純 X 線写真で行うとすると，体幹骨と四肢近位骨をカバーすることになる．すなわち，頭蓋骨，脊椎，肋骨（胸郭），骨盤，大腿骨，上腕骨である．これらは骨髄腫のスクリーニングを行う場合にもあてはまる成人の造血髄の範囲である．

疾患の解説

骨転移の頻度は原発性骨腫瘍の 16〜42 倍と報告されており，日常最も遭遇する骨腫瘍ということになる．したがって，中高年の骨腫瘍の鑑別診断では常に骨転移を念頭に置くことが大切である．
骨転移により引き起こされる主な臨床症状は局所の疼痛，病的骨折（図1），神経圧迫症状，高カルシウム血症である．骨転移が初発症状である場合には，臨床的に原発性骨腫瘍や感染症との鑑別は困難なことが多い．原発巣がわかっている場合，特に乳癌，前立腺癌，肺癌，腎癌，甲状腺癌などの場合には，これらの症状が出現する前に骨転移巣を診断し治療に移ることが重要である．特に病的骨折を合併すると患者の QOL を大きく損なうことになる．放射線治療のほか，乳癌や前立腺癌，肺癌などに対しては有効な化学療法や免疫療法が開発されている．

骨転移を好発する腫瘍は乳癌（進行癌の 72%），前立腺癌（84%），甲状腺癌（50%），肺癌（31%），腎癌（37%），膵癌（33%）などである．これらの腫瘍が骨転移の約 80% をしめている．前立腺癌（図3a），膀胱癌（図2），胃癌の一部，カルチノイド，神経芽細胞腫，髄芽腫などでは硬化性の骨転移がみられ，腎癌（図4a），甲状腺癌（図5a），肝癌（図6a）などでは溶骨性の骨転移像を示すことが多

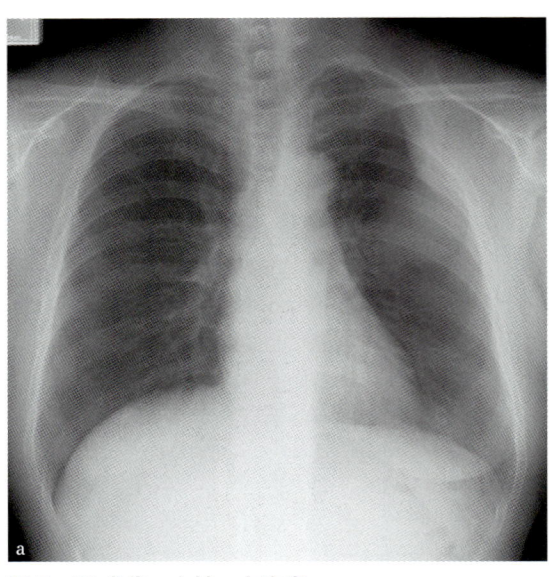

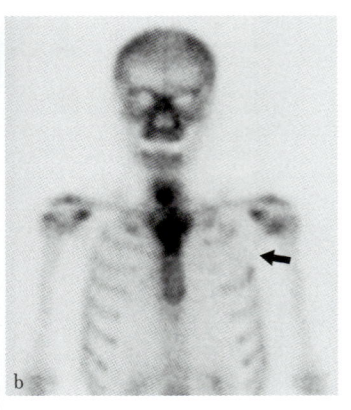

図5　60歳代，女性．左胸痛
a：胸部正面X線像．左上肺野に帯状の陰影を認める．よく見ると，左第3肋骨の輪郭が追えず，ちょうど肋骨走行に一致した陰影である．甲状腺癌の転移であった．
b：骨シンチグラフィ．第3肋骨は完全な欠損（矢印，cold spot）となっている．

い．肺癌（図1, 7），乳癌，その他は溶骨性と造骨性（反応性骨硬化）の混在像である．骨転移の大部分は躯幹骨ならびに近位四肢骨にみられるが，肺癌や腎癌は稀に末梢骨に転移することがある．また，大部分の骨転移は海綿骨（骨髄）に転移するが，肺癌は皮質骨にも転移することがある（図7）．

転移巣から発見される悪性腫瘍の患者のうち，10～15％が骨転移初発と報告されている．このような場合は肺癌や腎癌のことが多く，胸腹部CTを行うことにより約90％の症例で原発巣が同定される．残りの10％の症例では，さまざまな検査を行ったにもかかわらず原発巣不明で終わることが多い．

読影のポイント

多くの骨転移は多発であるため，診断は容易である（図1～4）．単発発症の場合には単純X線写真の読み方が大切となる．

溶骨性骨転移では，皮質骨の変化は比較的容易にとらえられるが，海綿骨病変の診断は困難な場合が多い．単純X線像で椎体の骨吸収を認識するには，椎体骨梁の50％以上の吸収が必要とされている．したがって，海綿骨主体の椎体骨などでは，骨濃度の変化をみるのではなく，骨の輪郭などの"線の変化をみる"ことがポイントとなる．脊椎正面像における有名な"pedicle sign"（図4a）も線の変化をとらえるものであるが，椎弓根周囲の骨吸収がかなり進んでから出現するものである．かつて，椎体骨の転移は椎弓根に多いといった間違った認識がもたれていたほどである．MRI診断が容易になった今日，椎体内に転移が圧倒的に多いことは明白である（図4b）．

骨の吸収像として病変を認識できる場合には，その吸収辺縁の性状に注目する．辺縁が不鮮明であったり（図1），いわゆる浸潤像（図1, 8）や虫食い像（moth-eaten pattern）（図7）がみられる場合には，急速な骨吸収，すなわち悪性腫瘍が示唆される．辺縁が明瞭に境されていたり，骨硬化の縁取りを伴っている場合には良性腫瘍が示唆される．

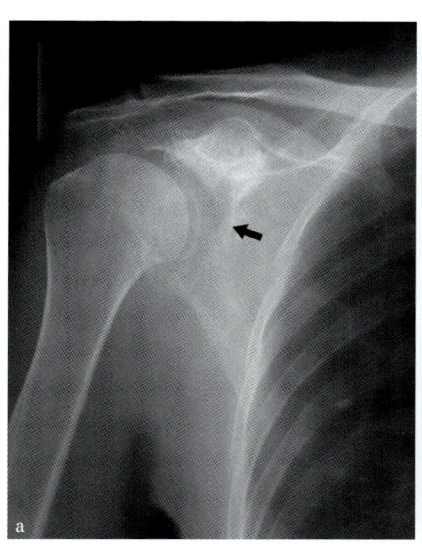

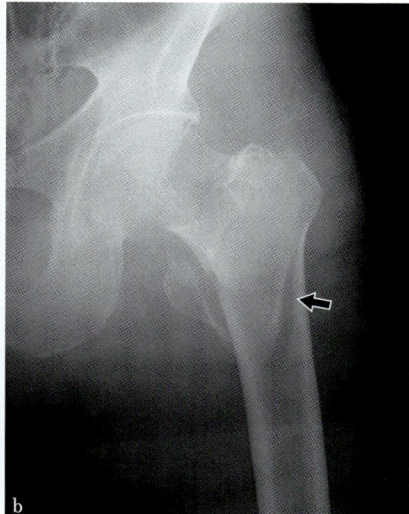

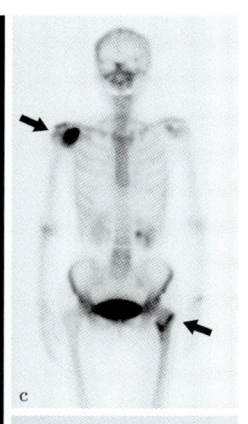

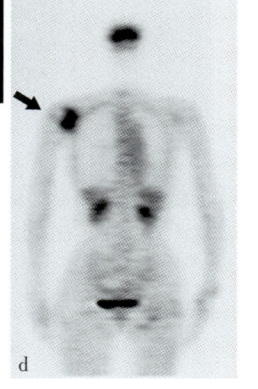

図6 80歳代，女性．肝癌 TAE 後
ベッドから転落後，右肩と左股関節の疼痛を訴えた．
a：右肩正面 X 線像．肩甲骨に不鮮明な骨吸収がみられる（矢印）．なかなか微妙な変化である．
b：左股関節正面 X 線像．大腿骨転子間に骨折を認める（矢印）．病的骨折ではなさそうであるが…．
c：骨シンチグラフィ．右肩甲骨と左大腿骨に強い RI 集積を認める（矢印）．
d：FDG-PET．異常集積は右肩甲骨のみで（矢印），大腿骨は転移でないことが確認できる．

骨腫瘍の良悪性の鑑別のもう1つのポイントである骨膜反応像は，骨転移には認められない場合が多い．骨膜反応が強く出る部位や年齢に転移が少ないためと，骨破壊が急速で骨膜反応をきたす時間的余裕がないためと考えられる．

硬化性骨転移も早期のものや，体幹深部の病変の診断は困難な場合が多い．硬化性骨転移の病理組織像を見ると，既存の骨梁間に新生骨が網目状あるいは樹枝状に形成されている．この組織像は，既存の骨梁が不鮮明となる所見（silhouette sign）として最初に X 線像に反映される（**図3a**）．ある程度進行した例において，はじめて骨濃度の上昇として認識される．骨濃度が十分に上昇した場合にも，辺縁部分は淡く不鮮明である（**図2**）．鑑別としてよく問題となる bone island は海綿骨内に迷入した皮質骨であり，骨濃度が高く，辺縁も明瞭である．よく見ると，辺縁から既存の骨梁が明瞭に連続している．

スクリーニング，フォローアップのために

担癌患者における骨転移のスクリーニングには骨シンチグラフィが適していることはいうまでもない．全身を一度に検査することができ，高い感度を誇る．しかし，逆に特異度は低く，局所の骨代謝が亢進している病変を鋭敏に拾い上げてしまう．担癌患者の骨シンチグラフィの異常集積像（hot spot）の 50% は非転移性の病変であると報告されている．多発性の hot spot がみられる場合，偽陽性の多くは外傷と関節症による（**図6c**）．例えば，縦に配列した肋骨骨折や骨粗鬆症における多発圧迫骨折，変形性脊椎症などである．これに加えて，ときおり遭遇するのが多発性の線維性骨異

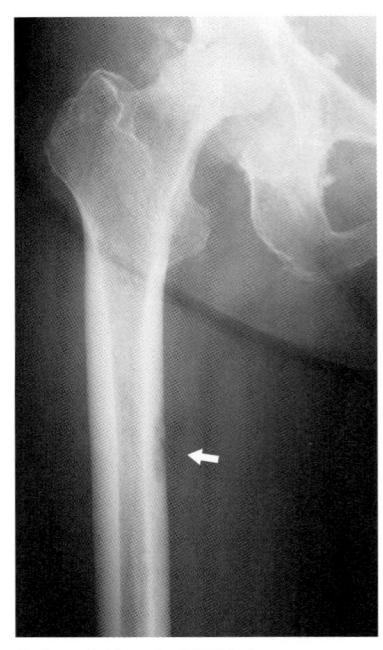

図7 70歳代，女性．右股関節痛
変形性股関節症のため撮影された X 線像にて，大腿骨骨幹内側の皮質骨に不整な骨吸収像が認められた（矢印）．CT ガイド下骨生検にて肺癌の転移であることが判明した．

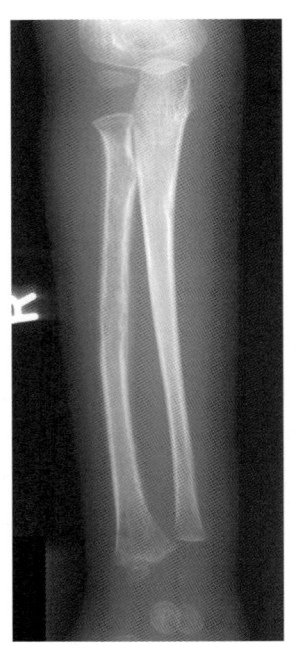

図8 小学校就学前，女児．急性骨髄性白血病
右前腕 X 線像で，橈骨骨幹にびまん性の浸潤性骨吸収像が認められる．他の長管骨にも同様の所見がみられた．

形成と骨 Paget 病，Langerhans 細胞組織球症，骨軟骨腫症，内軟骨腫症などである．これらの多くは単純 X 線写真での鑑別診断が可能であり，重要である．骨粗鬆症における多発圧迫骨折では，CT や MRI が必要となることがある．

次に，骨シンチグラフィにおいて偽陰性（cold spot）となる骨転移がいくつか知られている．反応性骨形成が抑制される腫瘍で，肺小細胞癌，腎癌，肝癌，甲状腺癌（図5b）など，純粋に溶骨性転移となるものである．このような場合にはMRIが有効であり，プラナー像との比較では，2〜3倍の検出率が報告されている．T1 強調像ならびに，脂肪抑制を併用した T2 強調像や造影像が有用である．ただし，MRI も特異性は高くなく，特にびまん性の骨転移に関しては骨シンチグラフィにおける super scan と同様の問題がある（図3b）．このような場合には，骨髄シンチグラフィあるいは腫瘍シンチグラフィ，最近では FDG-PET（特異度98%）

の有用性が報告されている（図6d）．

なお，ステージⅠとⅡの乳癌患者ならびに PSA 値が 10 mg/mL 以下の前立腺癌患者の骨転移スクリーニングは推奨されていない．

従来の画像診断は骨転移のフォローアップに適していなかった．骨基質の改築，すなわち単純 X 線像の改善は月単位，年単位で起きるものである．骨シンチグラムでの hot spot も同様に長く遷延する．造影 MRI においても，腫瘍組織と反応性肉芽組織との鑑別が困難である．最近では，FDG-PET での経過観察の有用性が報告されている．

悪性腫瘍の既往にかかわらず，中高年に骨腫瘍が発見された場合には，単発でも転移性腫瘍の可能性が高い．最近では，CT ガイド下などでの経皮的針生検が積極的に行われるようになり，95%以上の正診率が報告されている．いたずらに画像検査を重ねるより，医療経済上も優れている．

文献

1) Rosenthal DI : Radiologic diagnosis of bone metastasis. Cancer 80(suppl) : 1595-1607, 1997
2) Lodwick GS : The bone and joint. Year Book Medical, 1971
3) Moser RP, Madewell JE : An approach to primary bone tumors. Radiol Clin North Am 25 : 1049-1093, 1987
4) Rougraff BT, Kneisl JS, Simon MA : Skeletal metastasis of unknown origin. J Bone Joint Surg Am 75 : 1276-1281, 1993

(青木　純)

ビューワー VIEWER　apical cap

"apical cap"は，かつては「肺尖胸膜肥厚」として，肺結核に起因するものと教科書にも記載があった．Fleischner Society 胸部 X 線診断用語集に引用されている文献[1]によると，apical cap は臓側胸膜に基礎を置く瘢痕組織で無細胞膠原層とその周囲の線維性肺組織からなり，肺尖末梢肺動脈には壁硬化と再開通の所見があって(11/13 例)，慢性肺虚血による胸膜下肺瘢痕がその本態である．その瘢痕組織辺縁には気腫性変化と bulla を伴う(9/13 例)．これは次の病理報告[2]にも呼応する．すなわち，自然気胸手術例のほとんどに肺尖瘢痕を認め，病理名としては「胸膜下(帯状)無気肺硬化」が実態を示す．bleb は肺胸膜限界弾性板が破壊され形成される．胸部単純撮影でも，無症候性の小さな肺尖部気胸に際して，胸壁から離れた臓側胸膜が不整に肥厚して見えることがある．ちなみに Fleischer 用語集では bulla と bleb を識別することにほとんど臨床的意味はないとしている．

胸部単純 X 線撮影で観察される apical cap は，ユダヤ正教の人がつける skull cap のような薄いもの，鎖骨下まで及ばんとする厚手の耐寒帽に似たものまであり，すぐれた記述用語と言える．ほとんどは上記のように退行変性のようで，これを肺尖胸膜の「癒着肥厚」あるいは「陳旧炎症性変化」などと称すると，歪んだ病態を印象づける．

(多田信平)

1) Yousem SA : Pulmonary apical cap. A distinctive but poorly recognized lesion in pulmonary surgical pathology. Am J Surg Pathol 5 : 679-683, 2001
2) 河端美則：特発性上葉限局型肺線維症―2)病理．日胸 62 : 196-202, 2003

9章
骨粗鬆症・骨軟化症

　骨減少(osteopenia)は単純X線写真上，骨のX線透過性の亢進として認識される．単純X線写真で認識できる骨減少は30〜50％以上の骨量低下で，軽度のものは診断が難しい．最近は骨量の定量評価(骨塩定量)が一般的に行われるようになり，単純X線診断よりも正確で信頼性のある診断が可能になっている．全身性骨減少の最も多い原因は，骨粗鬆症，骨軟化症，副甲状腺機能亢進症であるが，これらの診断は臨床所見で明らかなことが多い．したがって，単純X線撮影は診断そのものよりも，骨減少に伴う合併症の診断に重点が置かれるべきである．本項では，骨粗鬆症および骨軟化症の基本的概念，特徴的なX線所見と診断のポイントについて論じる．

X線撮影の主な役割は骨折の発見

　骨粗鬆症や骨軟化症を含む代謝性骨疾患の診断は，単純X線撮影だけでなく，臨床所見，骨塩定量，血液検査，骨生検などから総合的に行われる．このような見地からは，単純X線撮影の役割は診断そのものよりも，合併症の診断に重点が置かれるべきである．

　骨粗鬆症や骨軟化症における最も重要な合併症は骨折であり，X線撮影の主な役割は骨折の有無を確認することである．ただし，脊椎については無症状の骨折または変形が多く，骨粗鬆症や骨軟化症が疑われる場合は胸椎および腰椎の正側の2方向撮影を行うことが望ましい．また，通常の胸部X線撮影で脊椎の圧迫骨折が発見されることも多い．閉経女性のルーチン胸部単純X線撮影で14％に圧迫骨折が認められたという報告がある．

このような圧迫骨折のほとんどは無症状であり，半数以上が見逃されている．しかし，椎体骨折に続発して他の骨折が起こるリスクは通常の3〜5倍であり，適切な治療によってこのリスクを40〜50％減少させることができることを知っておくべきである．

　また，骨粗鬆症に伴って起こる骨折は単純X線写真で見つかりにくいことが多い．この原因としては，骨の透過性が高いために骨折線が見えにくいこと，骨折のずれが少ないことなどが挙げられる．また，骨盤骨に発生する脆弱骨折では腸管ガスの重なりのために，骨折が同定できないこともある．このような症例では，骨シンチグラフィー，CT，MRIなどが骨折の発見に有用である．

疾患の解説と読影のポイント

1．骨粗鬆症
1）概念と分類

　骨粗鬆症(osteoporosis)とは，骨の質的変化を伴わない量的減少のことである．成人では20〜30歳代までは骨形成と骨吸収のバランスがつりあっているが，それ以降は骨吸収が骨形成をわずかに上回るようになり，次第に骨量は減少する．この減少は加齢に伴う正常のプロセスであるが，これが自然減少を上回る場合は病的と考えられる．特に閉経後の女性に多く，加齢に加えて閉経後のエストロゲン減少が重要な因子と考えられている．骨粗鬆症では，血清Ca，P，ALPなどの値は正常であり，後述する骨軟化症との鑑別点の1つとなる．

　骨粗鬆症は通常無症状で，骨折をきたしてはじめて症状が出現する．これらの骨折は外傷の既往

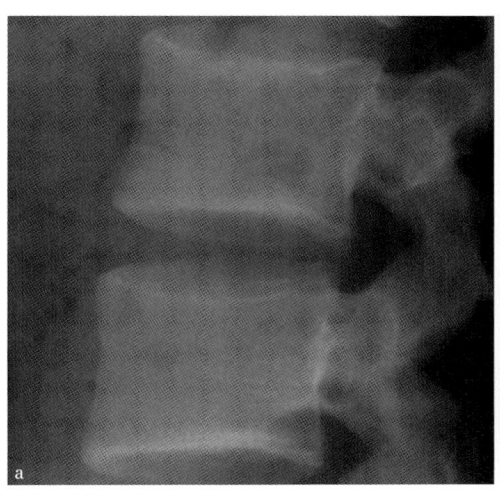

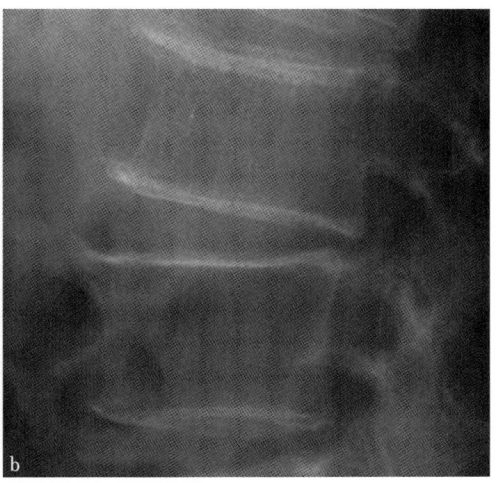

図1 正常および骨粗鬆症の椎体
正常椎体(a)に比べて，骨粗鬆症の椎体(b)はX線透過性が亢進しており，縦方向の骨梁が目立つ．椎体の上縁と下縁は相対的に強調されてみえる．

表1 二次性骨粗鬆症の原因

内分泌疾患	Cushing症候群，甲状腺機能亢進症，副甲状腺機能亢進症，性腺機能低下症，糖尿病
妊娠・授乳	
栄養不良	蛋白摂取不足，カルシウム摂取不足，アルコール中毒，ビタミンD欠乏症
胃腸疾患	吸収不良，胃術後
先天性・遺伝疾患	骨形成不全症，染色体異常
肝疾患	
腎疾患	慢性腎不全，血液透析
薬剤	ステロイド，抗痙攣薬，メトトレキセート，ヘパリン
固定・廃用性	
全身性	長期臥床，麻痺，二分脊椎，宇宙旅行
局所性	骨折後，反射性交感ジストロフィー（複合性局所疼痛症候群）
リウマチ性関節炎	
腫瘍性	骨髄腫，びまん性の腫瘍，白血病

がなくても発生することがあり，脆弱性骨折(insufficiency fracture)と総称される．骨折の好発部位は，脊椎椎体，大腿骨頸部，橈骨遠位である．椎体の圧迫骨折は急性および慢性の腰痛の原因に，大腿骨頸部骨折は高齢者の寝たきりの原因となり，臨床上問題となることが多い．

骨粗鬆症はその範囲によって，全身性(generalized, diffuse)と局所性(regional, localized)に二分される．また，原因によって原発性と二次性骨粗鬆症に大別される．閉経後や加齢性による骨粗鬆症は全身性で原発性骨粗鬆症に含まれる．二次性骨粗鬆症の原因を表1に示す．

2）単純X線写真の読影のポイント

a）脊椎

脊椎椎体の骨梁は細く，疎となる．特に水平方向（非荷重方向）の骨梁が選択的に失われることが多く，縦方向（荷重方向）の骨梁が強調されてみえる．また，全体的な骨量の低下に伴って，終板（椎体の上縁および下縁）がより強調されてみえる（図1）．

椎体の高さの減少は特に前方で起こることが多く，楔状変形(wedge deformity)と呼ばれる（図2）．ただし，正常でも椎体後面の高さは前面よりもやや高く，胸椎で4 mm以上，腰椎で2 mm以上の違いがある場合は異常とされる．この他の変形のパターンとしては，椎体上下面の陥凹(biconcave deformity)，椎体後方の高さの減少(crush deformity)などがある．椎体の上下面が陥凹したものは，魚類の脊椎の形に類似しているために，魚椎様変形(fish vertebra)と呼ばれること

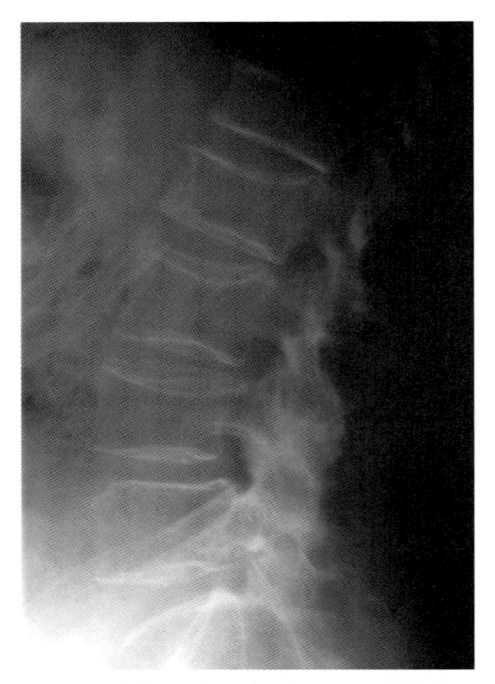

図2　70歳代, 女性. 骨粗鬆症による椎体変形
椎体前部の高さの減少, 上下面の陥凹が認められる.

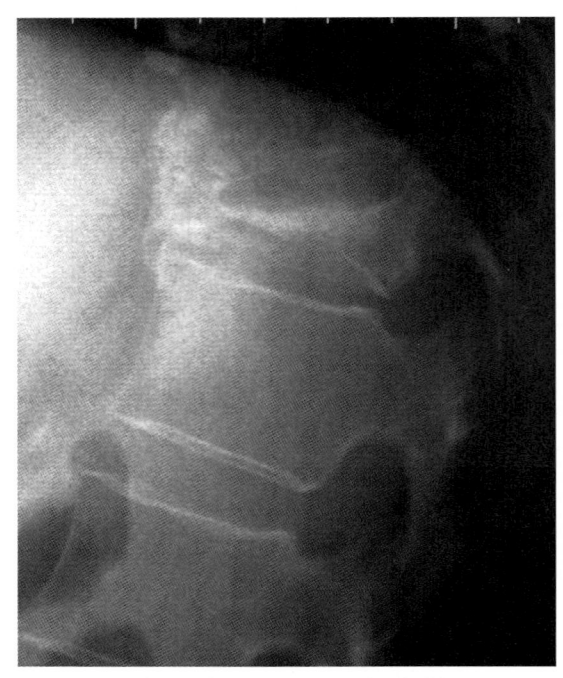

図3　40歳代, 女性. ステロイド性骨粗鬆症による圧迫骨折
SLEにてステロイド内服中. Th12椎体に椎体の著明な扁平化を伴う圧迫骨折を認める. 骨硬化像を伴い, ステロイド骨粗鬆症による圧迫骨折に特徴的とされる.

もある. 下部胸椎および上部腰椎でみられる頻度が高い. これらの椎体変形には明らかな急性外傷のエピソードで生じるものと慢性的な経過で生じるものがある. 前者は変形というよりも, 圧迫骨折と呼ばれることが多い. ステロイド骨粗鬆症による圧迫骨折では圧潰・変形した椎体に硬化性変化がみられるのが特徴とされる(図3).

圧迫骨折あるいは変形では, 悪性腫瘍の骨転移や多発性骨髄腫などの腫瘍性病変による病的骨折との鑑別がしばしば問題になる. 腫瘍性病変による圧迫骨折では通常骨破壊を伴うことが多い. 単純X線写真のみで鑑別が難しいものでは, CTやMRIが有用で, 骨破壊や骨外進展の有無, 椎体の異常信号のパターンなどで区別される. ただし, 多発性骨髄腫では腫瘍浸潤そのものよりも腫瘍が分泌する破骨細胞活性化因子(IL-6など)による骨粗鬆症をきたすことも多い.

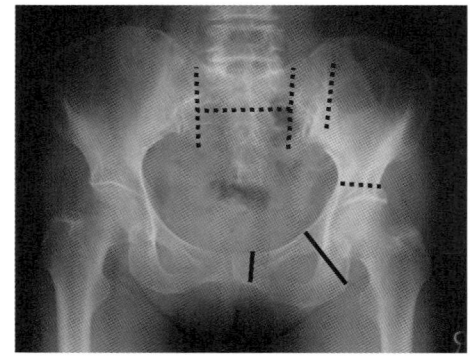

図4　骨盤骨における脆弱性骨折の好発部位
骨盤骨の脆弱性骨折はしばしば多発する. 点線はX線写真でわかりにくい(潜在性骨折)または骨硬化像を示すことが多い部位, 実線は溶骨性変化を示すことが多い部位を示す.

b) 骨盤骨

骨盤骨は脆弱性骨折の好発部位で, 多発することが多く, 骨硬化性変化や溶骨性変化, あるいは

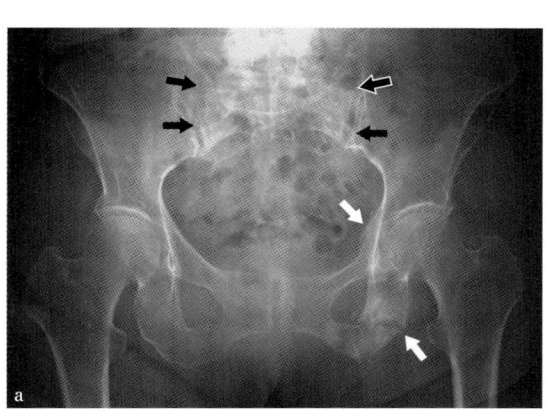

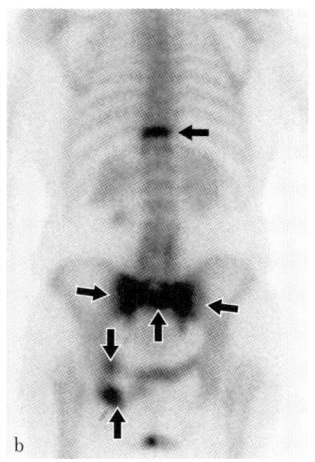

図5　70歳代，女性．骨盤骨の脆弱性骨折
a：仙骨の両側に軽度の骨硬化性変化を認める（黒矢印）．左恥骨上枝および坐骨には骨破壊と骨硬化性変化が混在した病変がみられ，骨腫瘍と紛らわしい（白矢印）．
b：骨シンチグラフィー（後面像）では仙骨のH型の集積，恥骨，坐骨，Th10胸椎への集積が認められる（矢印）．骨盤骨の病変の分布は脆弱性骨折に特徴的である．

それらの混在した病変として認められる（図4）．図に示したように，部位によりX線所見が異なり，特に恥骨や坐骨では骨吸収が強く，腫瘍と紛らわしいことが多いので注意が必要である．仙骨の脆弱性骨折のX線所見はしばしば軽微で，腸管ガスの重なりのために指摘できないことも多い．骨シンチグラフィーやMRIは病変を鋭敏にとらえることができる．病変の特徴的分布が腫瘍との鑑別に最も重要であり，骨シンチグラフィーは多発性骨折の分布を把握するのに有用である（図5）．

c）四肢骨

長管骨では骨量の低下によって，骨密度の低下や骨皮質の菲薄化がみられる．椎体と同様に荷重がかからない骨梁から消失し，荷重部方向での骨梁が目立ってみえる．大腿骨近位部の骨梁減少のパターンによる骨量の評価法はSingh indexとして知られている．また，中手骨中央部の骨皮質の厚さが骨粗鬆症の評価に用いられることもある（metacarpal index）．骨皮質内に斑状の骨吸収像がみられることがあり，腫瘍と紛らわしいことがあるので注意が必要である．大腿骨や脛骨で比較

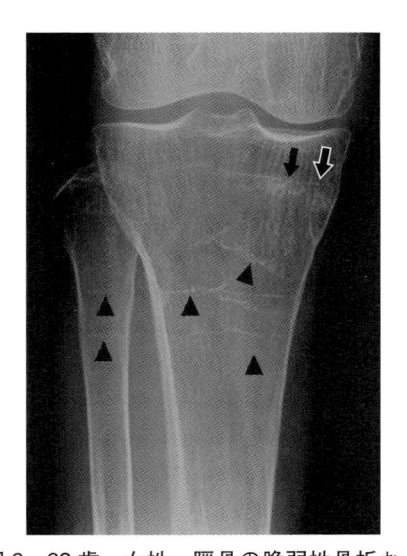

図6　68歳，女性．脛骨の脆弱性骨折およびreinforcement line（bone bar）
骨は全体に骨梁に乏しく，骨皮質も薄い．脛骨外顆には帯状の骨硬化像がみられ，脆弱性骨折を示す所見である（矢印）．骨髄を横走するような線状構造は骨粗鬆症に伴うreinforcement lineであり，骨折と区別する必要がある（矢頭）．

的よくみられる所見として，reinforcement line（bone bar）がある（図6）．これは骨髄を横断する

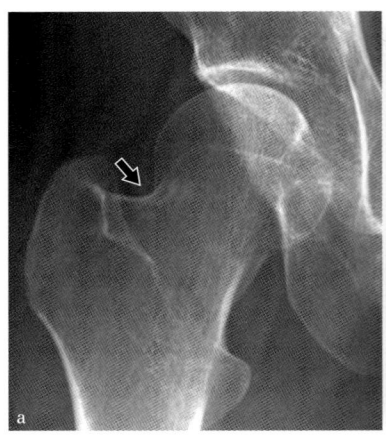

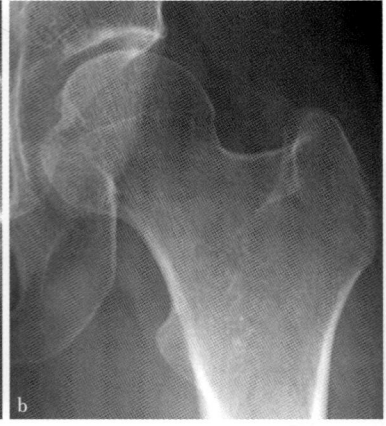

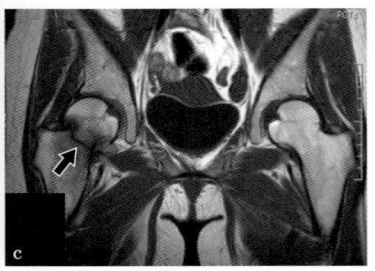

図7 20歳代，女性．Crohn病でステロイド投与中．転倒による右大腿骨頸部骨折
a, b：股関節の単純X線写真．右大腿骨頸部に骨皮質のわずかなずれが認められる（矢印）．
c：MRI T1強調像．右大腿骨頸部の骨折線（矢印）および周囲の浮腫性変化が明らかである．

ような枝分かれを伴う細い線状構造として描出され，慢性的なストレスによる骨新生を見ているものと推測されている．

大腿骨頸部は骨折の好発部位である．骨折線が不明瞭で，骨の偏位を伴わない場合には骨折の同定が困難なことがある．骨皮質の連続性の消失や骨頭の角度の変化にも注意する必要がある（図7）．骨シンチグラフィーやMRIはこのような骨折の発見に有用である．特にMRIは骨折に伴う骨髄の浮腫性変化を敏感に捉えることが可能で，骨シンチグラフィーに比べて短時間に行えること，特異性に優れていることから有用性が高い（図7）．

橈骨遠位部ではいわゆるColles骨折がよく発生する．遠位骨片が背側に偏位するもので，通常は正側2方向の撮影で明らかなことが多いが，やはり偏位の少ない場合は見逃しやすいことは知っておく必要がある．

外傷の既往を伴わない初期の脆弱性骨折は，X線写真では診断困難であるが，治癒期になると帯状の骨硬化性変化として描出される（図6）．

d）限局性骨粗鬆症

限局性に起こる骨粗鬆症として最も多いものは，廃用性のものであり，骨折後，脳卒中などの神経疾患による運動麻痺，骨関節の炎症性疾患などでみられる．単純X線写真では運動の低下した部位の骨に均一な骨吸収がみられることが多いが，関節周囲では円形や斑状の透亮像がみられ，時に転移性腫瘍と紛らわしいことがある．

反射性交感性ジストロフィー〔reflex sympathetic dystrophy（RSD），Sudeck's atrophy〕は軽度の外傷や手術，心筋梗塞等の内臓疾患後に発生するもので，手や肩に多く，疼痛や腫脹に加えて限局性の骨粗鬆症をきたす．国際疼痛研究学会では複合性局所疼痛症候群（complex regional pain syndrome：CRPS）という呼称を推奨している．原因は不明であるが，交感神経の過敏状態と関連していると考えられている．単純X線写真像では初期の変化として斑状や線状の透亮像がみられ，次第にびまん性に移行する．

この他の限局性骨粗鬆症としては一過性骨粗鬆症（transient osteoporosis）や局在性移動性骨粗鬆症（regional migratory osteoporosis）がある．一過性骨粗鬆症は大腿骨近位部に限局して起こり，2～6か月で自然に治癒することが特徴である．妊娠後期の妊婦の大腿骨頭にしばしばみられるが，男性にも起こるとされている．MRIでは骨髄の浮腫性変化として描出される（図8）．局在性移動性骨

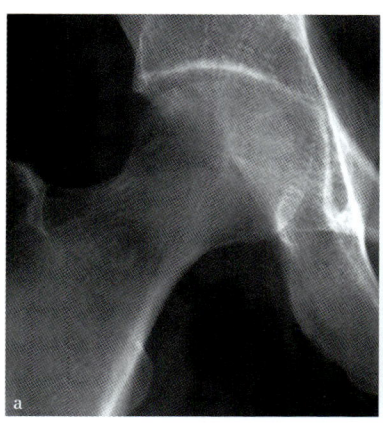

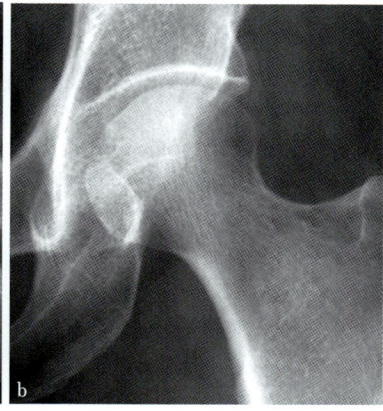

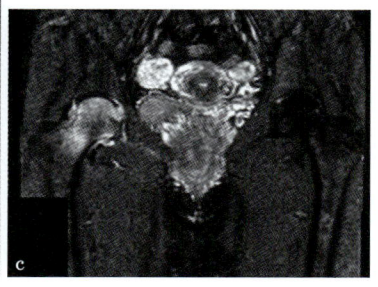

図8 40歳代，女性．右大腿骨の一過性骨粗鬆症
a, b：両股関節の単純X線写真．右大腿骨の骨頭から頸部に限局性骨粗鬆症を認める．
c：MRI STIR像．右大腿骨頭～頸部の骨髄浮腫が高信号として認められる．

表2 骨軟化症・くる病の原因

食餌性	ビタミンD欠乏症（不十分な日光曝露）
吸収不良	脂肪便（スプルー，セリアック病，膵疾患），慢性肝疾患，胃術後，小腸切除後
腎性 糸球体性	尿路閉塞，膀胱尿管逆流，多囊胞腎，慢性腎炎および腎盂腎炎
尿細管性	尿細管性アシドーシス，神経線維腫症，尿管結腸吻合，Fanconi症候群，低リン血症
腫瘍性骨軟化症	
抗痙攣薬性骨軟化症	

粗鬆症は一過性骨粗鬆症に類似しているが，股関節には少なく，膝関節・足関節に比較的高頻度にみられ，隣接した関節に再発することが多い．

2．骨軟化症（osteomalacia），くる病（rickets）

1）概念と分類

骨軟化症およびくる病は骨基質への不十分なミネラル沈着によって生じる病態であり，骨端線閉鎖前に生じた場合をくる病，骨端線閉鎖後に生じた場合を骨軟化症と呼ぶ．血清カルシウム値およびリン値が正常である骨粗鬆症とは異なり，本疾患では血清カルシウムもしくはリン値が低値を呈する．原因としてはビタミンDの不足やビタミンDの代謝異常，先天性あるいは後天性の腎疾患によるものが多い．骨軟化症およびくる病の原因疾患を表2に示した．

2）単純X線写真の読影のポイント

a）骨軟化症

進行した骨軟化症では，骨軟化を反映した長管骨の彎曲，骨盤骨の変形，頭蓋底の嵌入などの特徴的所見を示すが，初期にみられるX線所見の多くは非特異的である．ミネラル沈着のない骨組織（類骨）の増加により，骨皮質の辺縁はぼやけてみえ，骨梁の減少と粗糙化がみられる．過剰な類骨のために逆に骨濃度が上昇したように見えることもある（図12参照）．この所見は，特に腎性骨異栄養症でみられることが多い．

骨軟化症に最も特徴的とされるのはLooser's zoneあるいは偽骨折（pseudofracture）と呼ばれる所見で，肩甲骨の腋窩縁，肋骨，恥骨枝，大腿骨近位部内側，尺骨近位部伸側などに好発する．2～3mm程度の厚さの骨皮質と直行する透亮像である（図9）．典型的には両側対称性で，周囲に骨硬化あるいは骨膜反応を認めるが，完全骨折に至ることもある．脆弱性骨折の1つであるが，ミネラル沈着の遅延により治癒が遅延した状態と考えられている．

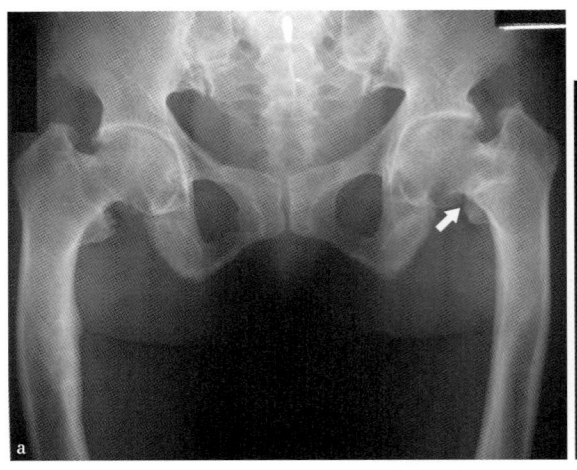

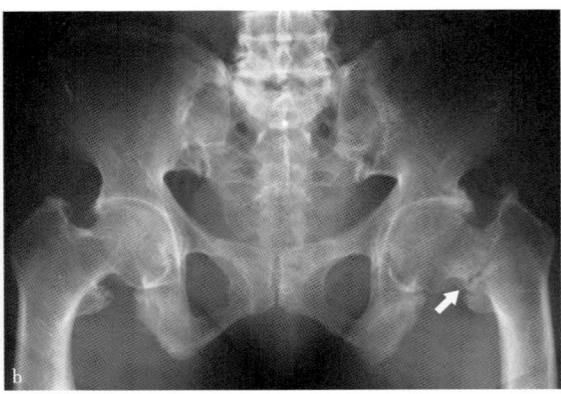

図9 40歳代，女性．低リン血性骨軟化症（くる病）
全体的に骨梁は粗糙である．両側大腿骨の彎曲（bowing）があり，左大腿骨頸部内側に Looser's zone（pseudofracture）を認める（矢印）．骨盤骨や大腿骨の腱・靱帯付着部には過剰な骨化を認める．7年後（b）には左大腿骨頸部は骨折をきたしている（矢印）．

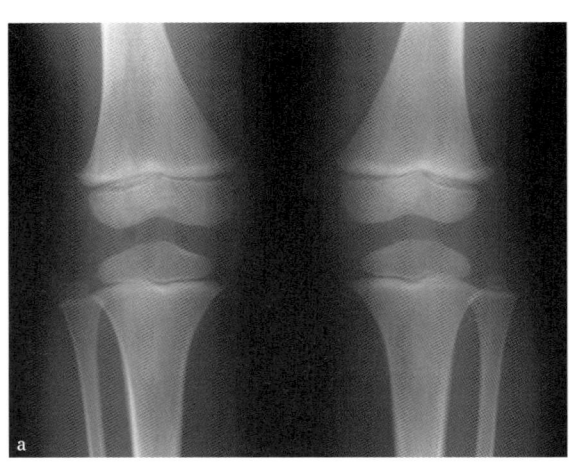

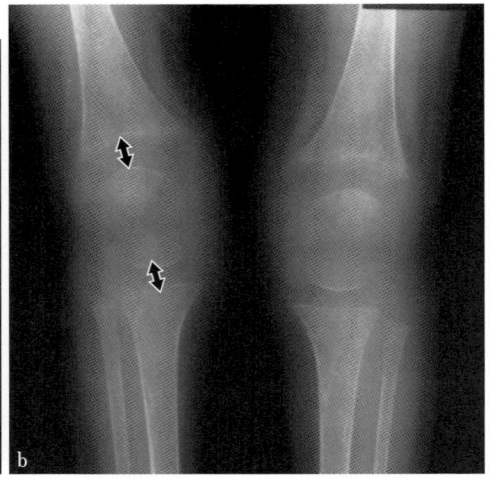

図10 くる病
a：3歳健常女児の膝関節．
b：3歳くる病男児の膝関節正面X線写真．くる病患児では，骨量低下に加え，大腿骨および脛骨の成長板拡大（両矢印），骨幹端のけば立ちと杯状拡大が認められる．

b）くる病

くる病は骨軟化症と共通したX線所見の他に，成長板に特徴的な所見を呈する．骨端と骨幹端の離開（成長板の拡大），骨幹端の成長板に面した側のけば立ち（flaying）や杯状拡大（flaring）を呈し，成長軟骨の肥大と骨幹端における骨化遅延を反映している（図10）．肋骨と肋軟骨の移行部の成長軟骨が肥大すると，前胸壁に連なる結節状隆起が数珠状に連なってみられ（くる病性念珠），胸部X線写真でも同定できることがある．

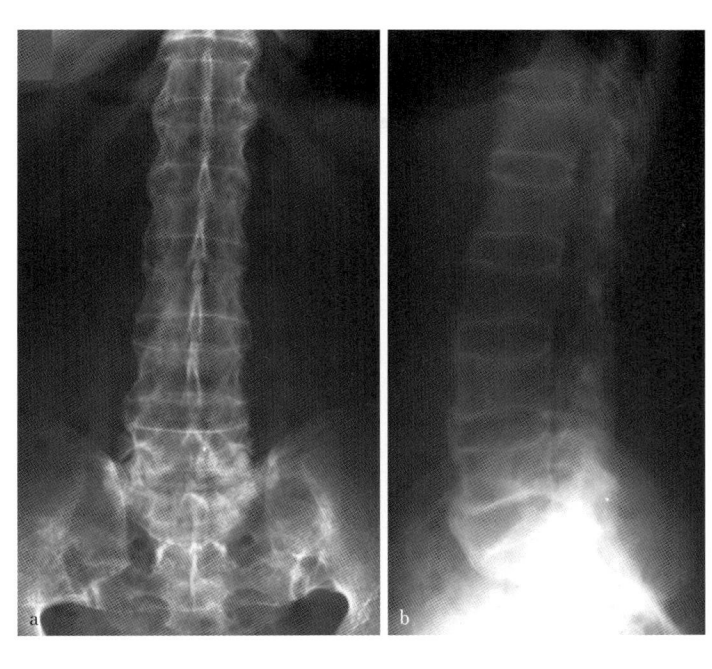

図11 40歳，女性．低リン血性骨軟化症（くる病）（図8と同一症例）
腰椎椎体周囲の靱帯に石灰化・骨化を認め，強直性脊椎炎と類似した所見を示している．

・X連鎖低リン血性くる病（X-linked hypophosphatemia）における靱帯の骨化（図11）

　この疾患は家族性ビタミンD抵抗性くる病としても知られ，腎尿細管におけるリンの再吸収障害が原因と考えられている．小児期の骨病変は比較的軽度であるが，成人では脊椎周囲，腱・靱帯付着部の石灰化・骨化をきたすことが特徴で，強直性脊椎炎と類似した所見を呈することが特徴である．

・腫瘍性骨軟化症（くる病）

　腫瘍由来のビタミンD抵抗性の低リン血性骨軟化症〔oncogenic osteomalacia くる病（rachitis）〕（図12）であり，腫瘍に伴うparaneoplastic syndromeの1つとされている．腫瘍より産生されるFGF23（fibroblast growth factor 23）が腎の近位尿細管に作用し，リンの再吸収の再吸収および活性型ビタミンDの合成を抑制し，低リン血性骨軟化症（くる病）をきたす．原因となる腫瘍は間葉系腫瘍が多く，血管外皮腫や血管腫および巨細胞腫などの頻度が高いが，現在ではこれらの腫瘍をphosphaturic mesenchymal tumorと総称するほうが適切とされている．phosphaturic mesenchymal tumorは4つのサブグループ〔mixed connective tissue variant（PMTMCT），osteoblastoma-like variant, non-ossifying fibroma-like variant, ossifying fibroma-variant〕に分類される．腫瘍よりも先に骨軟化症（くる病）が発見されることが多く，荷重部での骨や筋肉の痛みで発症する．

　血液検査では低リン血症，活性型ビタミンD低値，血中FGF23高値などの異常を認める．

　画像検査は骨折の有無と原因腫瘍の検出が目的で施行される．原因腫瘍の検出には低侵襲検査として全身のCTやMRI検査，核医学検査が施行される．特に核医学検査では全身の評価がCTやMRIと比し容易であり，^{18}F FDG-PET/CTや^{111}In-octotide，^{201}Tlおよび^{99m}Tc-MIBIシンチなどが用いられる．侵襲的検査としてカテーテルも用いて全身の複数箇所から静脈血を採取する静脈サンプリングでFGF23値を測定することもある．

　治療法は腫瘍摘出が原則であり，術後骨軟化症（くる病）は速やかに改善する．

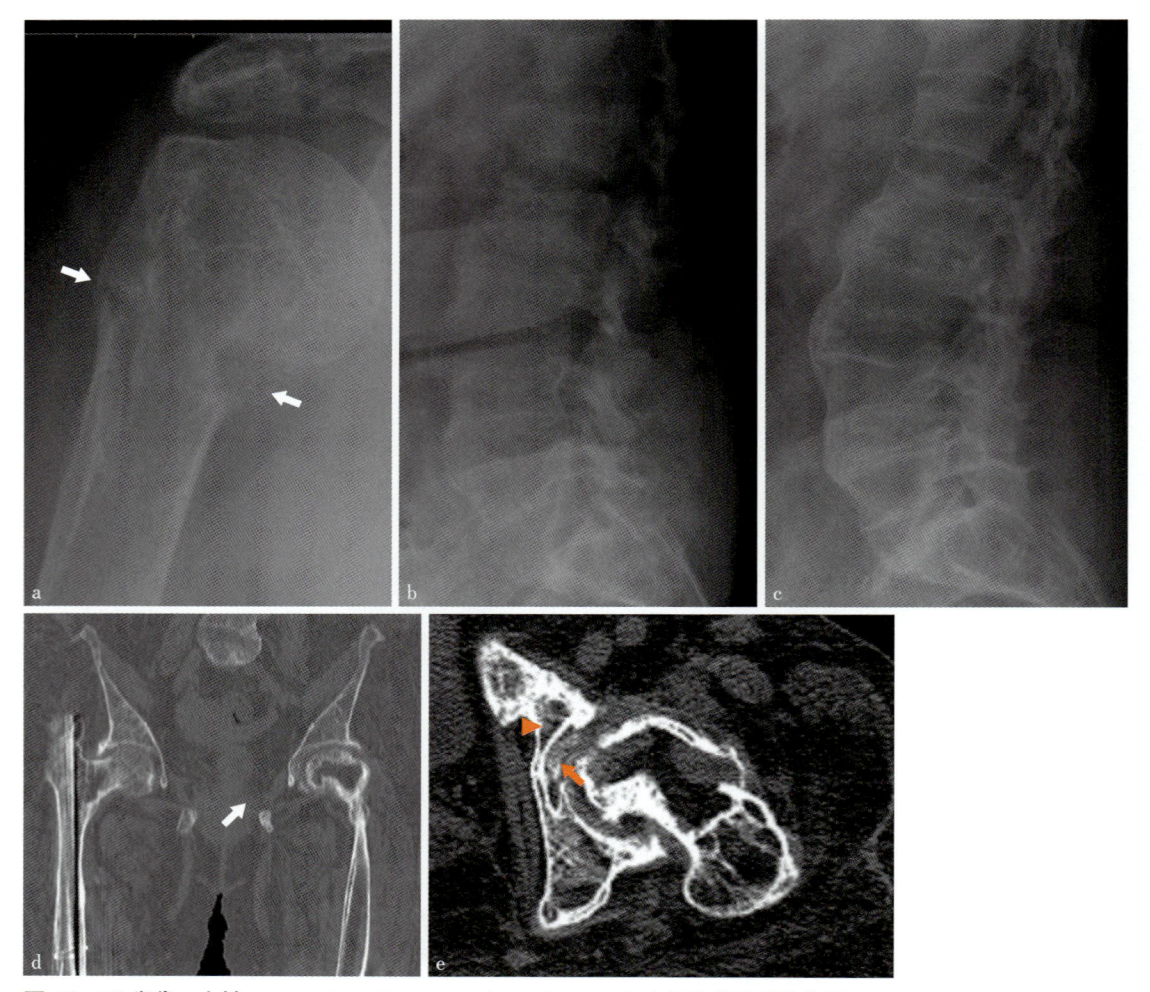

図12 70歳代，女性，phosphaturic mesenchymal tumor による腫瘍性骨軟化症
右肩関節(a)および腰椎単純X線写真(b)では骨梁が全体的に不明瞭で，特に腰椎では骨辺縁も不明瞭である．右上腕骨近位には不全骨折を認め(a, 矢印)，腰椎椎体は上下面が陥凹している．全身CTが撮像され，左大腿骨頭から頸部にかけて硬化縁を伴う溶骨性病変を認める(d, 矢印)．内部には脂肪の濃度(e, 矢印)と軟部濃度(e, 矢頭)が混在している．左大腿骨病変に対して手術が行われ，phosphaturic mesenchymal tumor と診断された．骨軟化症は術後速やかに改善し，術後の腰椎単純X線写真(c)では骨辺縁が明瞭となっている．

文献

1) Kim N, et al：Underreporting of vertebral fractures on routine chest radiography. AJR **172**：297-300, 2004
2) Grech P, et al：Diagnosis of Metabolic Bone Disease. Saunders, 1986
3) Sundaram M, et al：Oncogenic osteomalacia. Skeletal Radiology **29**：117-124, 2000
4) Burnstein MI, et al：The enthesopathic changes of hypophosphatemic osteomalacia in adults：radiologic findings. AJR **153**：785-790, 1989

（高尾正一郎，上谷雅孝）

10章
退行性脊椎病変

単純 X 線写真の応用と限界

　脊椎の退行性病変が疑われる状況における画像診断の目的は，感染症，関節リウマチ関連病変，腫瘍性病変といった異なる治療方針が必要な病態の除外と症状の原因となる変化の局在診断にある．日常臨床では画像診断法として第1に単純X線が選択され，次いでMRIが施行される傾向にある．詳細な問診，診察から推定された障害部位と画像で観察された最も強い変化が一致すれば診断はほぼ確定するとされているが，この判断はMRIを用いても困難な場合がある．脊椎の退行性変化はある程度の年齢になれば常に出現し，ほかの領域を検索する目的で施行された高齢者の画像で非常に高度な脊椎の退行性変化がみられるにもかかわらず訴えがないことも多い（図1）．逆に，強い頸部痛や歩行も困難なほどの腰痛を訴える若年者で，単純X線のみならずMRIでも全く異常が検出できない例も少なくない．

　脊椎の単純X線像を評価する際にはその限界を十分理解する必要がある．すなわち，単純X線像では，おおよそ骨以外の組織の異常は直接検出

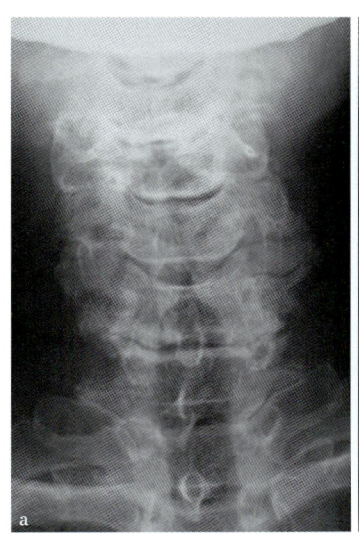

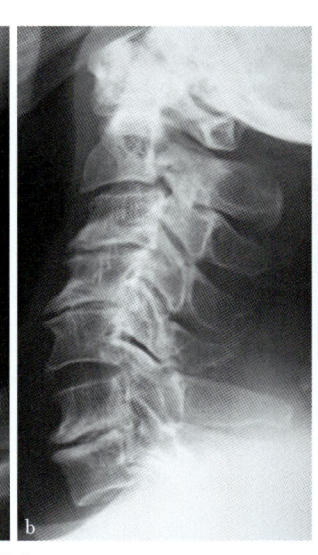

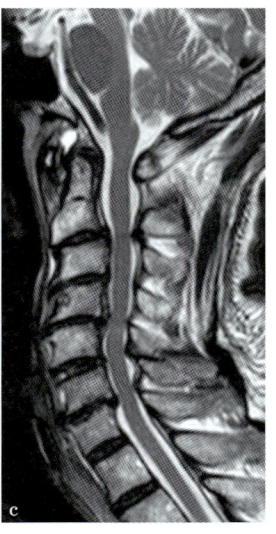

図1　70歳代，男性．変形性頸椎症
a：単純X線写真頸椎正面像，b：単純X線写真頸椎側面像，c：MRI T2強調正中矢状断像．
頸椎に比較的高度な退行性変化が認められる．各椎間には狭小化がみられるが，神経症状はなく，軽度の項部痛のみであった．

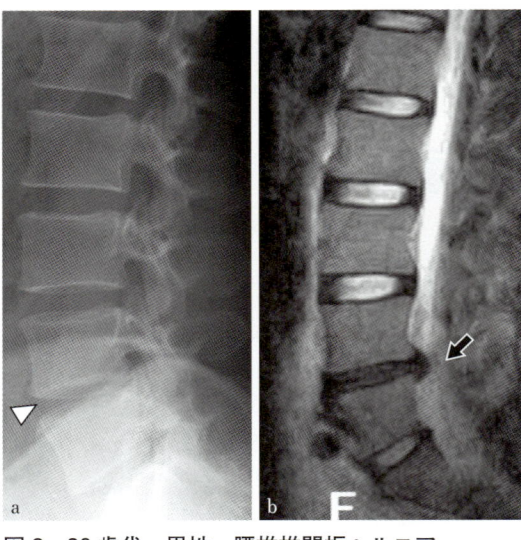

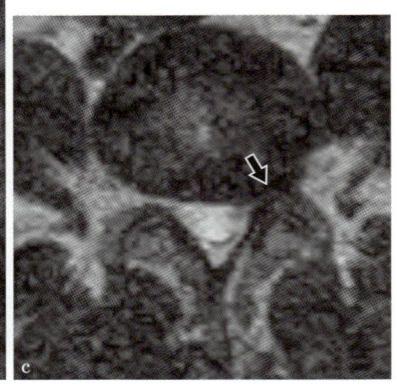

図2 30歳代，男性．腰椎椎間板ヘルニア
a：腰椎側面像，b：MRI T2強調左傍正中矢状断像，c：MRI T2強調横断像（L4/5椎間高位）．
左坐骨神経症状で来院した．側面像ではL4/5椎間腔の狭小化（a：矢頭）以外に異常は認められない．MRI上，L4/5椎間板の左後外方型ヘルニア（b, c：矢印）が明瞭に示されており，左L5神経根の絞扼を生じている可能性が高い．

できず，退行性病変の診断において得られる所見の多くは非特異的である．症状と画像所見に矛盾がある場合にはMRIの追加が必要となる場合も多い（**図2**）．症例によっては単純X線写真の撮影を省略してMRIやCTを撮像することが合理的な場合もあり得る．

撮影のコツ

いずれの部位でも正しい体位と適切な条件で撮像された正側二方向撮影が基本である．

1．頸椎

頸椎では，側面像はC7下端までが撮像領域に含まれているべきであり，肩をできるだけ下げて撮影する．

頸椎症性神経根症が疑われる場合には，斜位撮影を追加することが多いが，神経孔の狭小化の原因となる鉤椎関節（Luschka関節）の変化は正面像でもチェックする．頸椎の不安定性の診断には前後屈側面像が必要である．上位頸椎の異常が疑われる場合は開口位正面像で歯突起と環軸関節を観察する．

2．胸椎

通常，正側二方向撮影で十分な情報が得られる．胸椎側面像で横隔膜上が露出過多，横隔膜下が露出不足の場合は追加撮影を考慮する．

3．腰椎

体格によってはL5/S椎間に絞った側面像を追加する必要がある．

脊椎分離症や（分離）すべり症が疑われる症例には，それぞれ斜位像と前後屈撮影が追加されることが多い．肥満者の斜位像を撮像する際には背臥位より腹臥位のほうが姿勢が安定する．

腰仙椎撮影は生殖腺被曝が非常に多い検査であり，その利害得失を十分に検討したうえで適応と撮像法を決定すべきである．特に，若年者に前後屈撮影や斜位撮影をルーチンで撮像することには

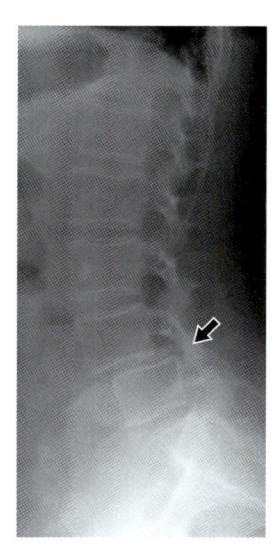

図3 40歳代，女性．腰椎変性すべり症
腰椎側面像．L5椎体に対しL4椎体が前方へ偏位し，L4/5椎間で高度な脊柱管狭窄を生じている（矢印）．

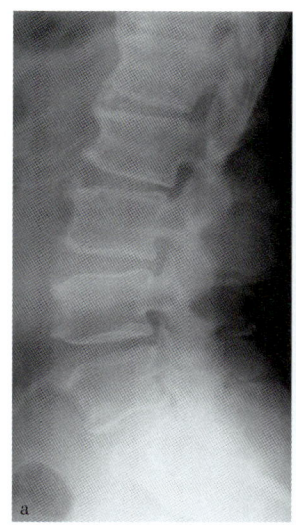

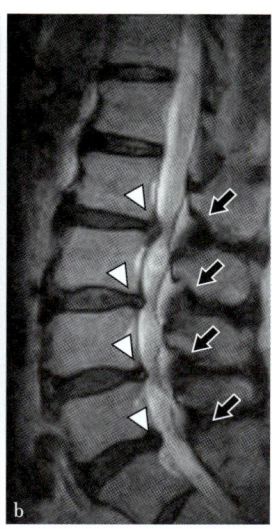

図4 60歳代，男性．腰部脊柱管狭窄症
a：腰椎側面像，b：MRI T2強調矢状断像．
間歇性跛行を主訴とした症例．側面像（a）で各椎体の終板に牽引性骨棘を認め，年齢相応程度の退行性変化と考えられる．脊柱管の前後径がやや狭いが病的とは断定できない．MRI上，椎間板の膨隆（矢頭）黄色靱帯の肥厚（矢印）による各椎間における脊柱管の狭小化が明らかである．

問題があると思われる．急性腰痛症のほとんどは通常の治療で軽快するので，画像診断の必要性自体に疑問がある．急性腰痛症で画像診断が必要とされるのは，馬尾徴候や神経根症を認める例，脊髄・脊椎腫瘍，硬膜外出血，硬膜外膿瘍が疑われる症例である．

実際の読影は画像の隅から隅までを観察することが大切で，脊椎外に存在する異常を見逃さないよう注意する．腰椎では仙腸関節のチェックを忘れてはならない．

疾患の解説

1．脊椎の退行性疾患

1）変形性脊椎症（図1）

加齢による脊椎の退行性変化の最終的な形態であり，椎間板と椎間関節の不安定性に対する反応性変化とも考えられる．単純X線写真上の共通する所見は，椎体辺縁の骨棘形成，椎間関節の変形性関節症性変化，椎間腔の狭小化，椎体の配列異常などである．頸椎ではこれらに加え鉤椎関節の骨増殖も生じ，神経根症の原因となる．

2）脊椎分離症

関節突起間部（pars interarticularis）の分離で70〜90％は第5腰椎に発生する．斜位像でdogs collar sign〔関節突起間部（pars interarticularis）の分離が斜位像で犬（スコッチテリア）の首輪のように見える〕が認められる．後天性に生じた病態でストレス骨折と考えられており，非特異的な腰痛症がみられる．ただし画像診断で関節突起間部に分離が描出されても，この変化が腰痛の原因とは断定できないので注意が必要である．時に椎弓根の片側性肥厚や硬化性変化を生じ，転移性骨腫瘍や類骨骨腫との鑑別を要する場合がある．

3）脊椎すべり症（図3）

上位椎体が下位の椎体に対して前方に偏位した

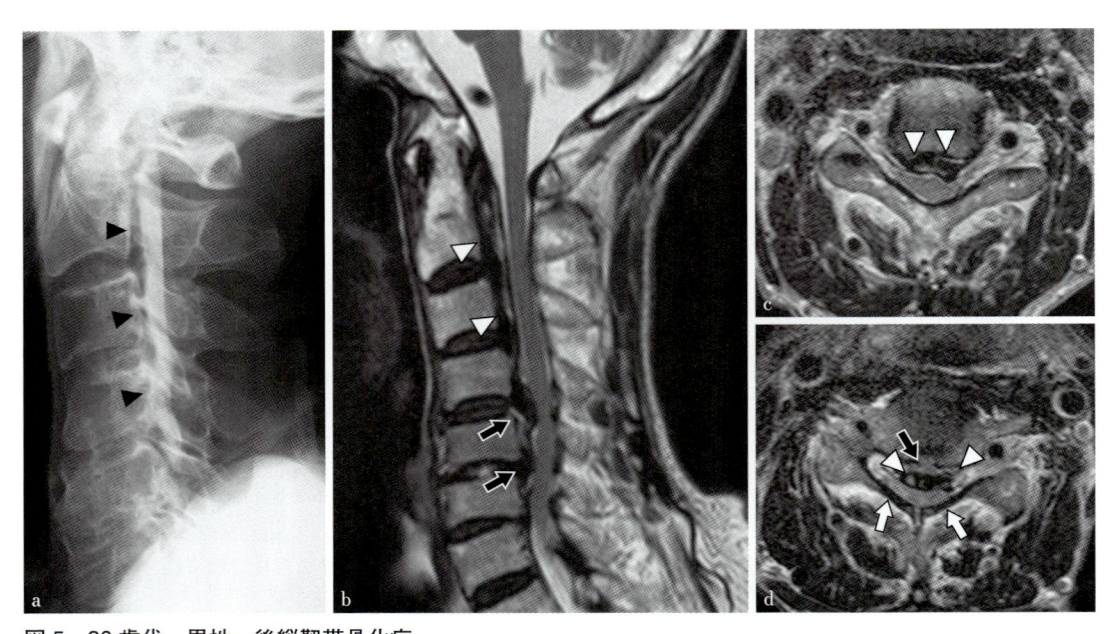

図5　80歳代，男性．後縦靱帯骨化症
a：頸椎側面像，b：MRI T2強調矢状断像，c：MRI T2強調横断像（C3/4椎間高位），d：MRI T2強調横断像（C4/5椎間高位）．
転倒を契機として上下肢不全麻痺を生じた．
側面像（a）でC2〜C5椎体背側に連続型OPLLを認める（a：矢頭）．T2強調矢状断像（b）と横断像（c, d）でOPLLは低信号に描出されている（b〜d：矢頭）．C4/5，C5/6椎間板の変性膨隆も認められ（b, d：矢印），C4/5高位における脊髄の扁平化が著明である（d）．脊髄の信号異常も認められ脊髄症を示す（白矢印）．

状態．成人では脊椎分離症に合併する分離すべりと椎間板・椎間関節の退行変性に続発する変性すべりの頻度が高い．分離すべりでは脊柱管はむしろ拡大し，馬尾，神経根障害はみられないのに対し，変性すべりでは前方にすべった上位椎体の椎弓と下位椎体の後上縁に挟まれた脊柱管が狭窄し，椎間板の変性膨隆，椎間関節関節包の拡張，黄色靱帯の肥厚・弛緩も加わって，神経絞扼症状を生じうる．

4）椎間板ヘルニア（図2）

急性期には正面像で疼痛性側彎が認められることがある．側面像上，椎間板ヘルニアを生じた高位の椎間腔の狭小化がみられることが多いが，非特異的な所見であり，診断はMRIによる．

5）腰部脊柱管狭窄症（図4）

腰椎脊柱管が狭窄し，馬尾や神経根が慢性的に絞扼される状態の総称．軟骨無形成症を代表とする先天性成長障害によるものと変形性脊椎症（男性に好発）や変性すべり症（女性に好発）に続発する後天性に大別されるが，ほとんどの症例は後天性であり，時に両者の合併をみる．特徴的な症候は馬尾性間欠性跛行で，腰痛や下肢痛は軽度のことが多い．

2．脊椎領域の骨化症

1）後縦靱帯骨化症（ossification of the posterior longitudinal ligament；OPLL）（図5）

後縦靱帯の異所性骨化を生じる原因不明の疾患で下位頸椎に好発する．骨化した後縦靱帯の肥厚による脊柱管狭窄から脊髄圧迫をきたす．単純X線側面像では椎体背側に沿って縦走する骨化が認められる．形態から，分節型，連続型，混合型に分類される．後述するDISHの一部分症として認

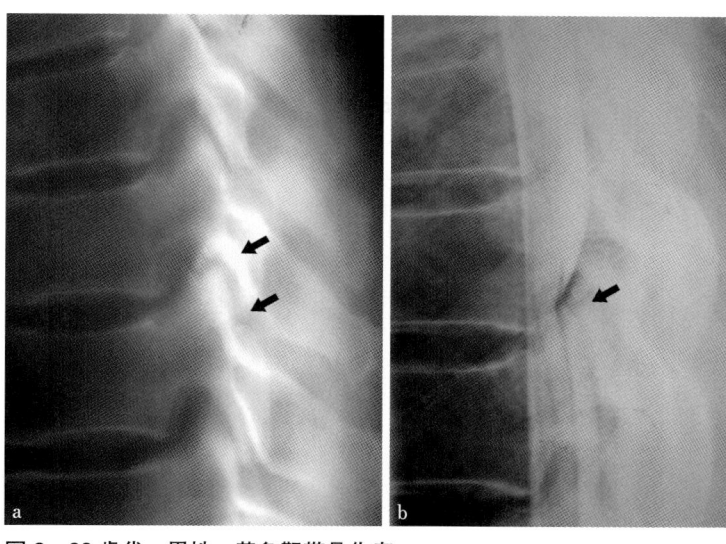

図6　60歳代，男性．黄色靱帯骨化症
a：下部胸椎側面断層撮影，b：脊髄造影側面像．
Th11/12高位に認められた黄色靱帯骨化（a, b：矢印）．単純X線写真では気づかれず脊髄造影（b）で初めて発見された．

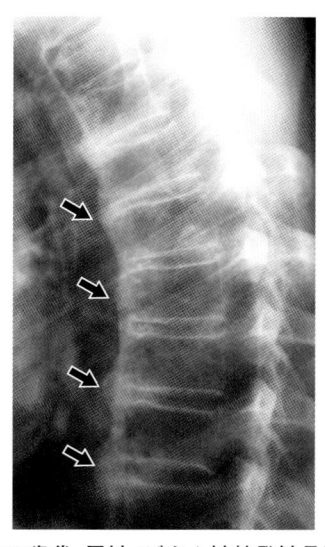

図7　70歳代，男性．びまん性特発性骨過骨症
胸椎側面像．少なくとも5椎体連続する椎体前側部の石灰化・骨化が認められる（矢印）が，椎間腔は保たれており退行性変性の所見は乏しい．

められることもある．

2）黄色靱帯骨化症（ossification of the yellow ligament；OYL）（図6）

黄色靱帯は脊柱管内背側で椎間関節を覆い，椎間関節の安定性に寄与する靱帯構造である．黄色靱帯骨化症は中年以降に多くみられる黄色靱帯の片側性あるいは両側性の骨化で，下位胸椎に好発し，進行すると椎間孔背側に結節状，半球状に突出し脊髄を背側から圧排する．単純X線像では骨の重なりのためしばしば指摘は困難で，MRIやCTで検出されることが多い．

3）びまん性特発性骨過骨症（diffuse idiopathic skeletal hyperostosis；DISH）（図7）

全身の靱帯や腱の付着部に石灰化や骨化が生じる原因不明の疾患で，高齢男性に好発する．脊椎では下位頸椎，下位胸椎，上位腰椎の前縦靱帯骨化が認められる．DISH自体の症状は乏しいことが多いが，合併する頻度が高いOPLLやOYLによる症状が生じうる．診断基準は，4椎体以上の長さにわたり連続する椎体前側部の石灰化・骨化があり，椎間板腔の狭小化などの変性性椎間板疾患を示す所見が認められず，骨性強直や仙腸関節の異常を合併しないこと，とされている．頸椎では嚥下障害の原因となりうる．

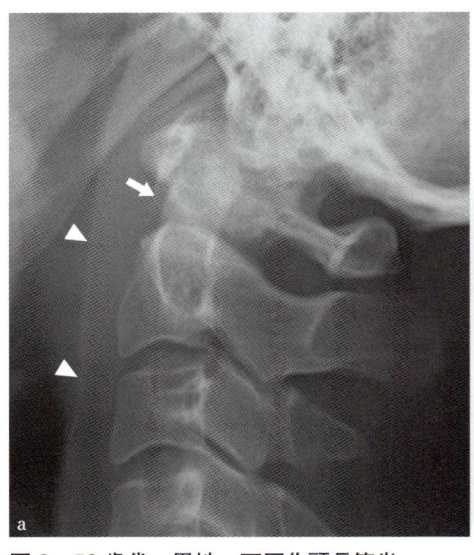

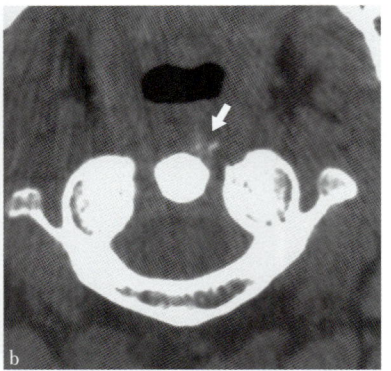

図8 50歳代，男性．石灰化頸長筋炎
a：頸部側面像，b：CT横断像．
急速な咽頭痛で発症した．側面像(a)で椎前軟部組織の腫脹(矢頭)が描出されており咽後膿瘍も考慮されたが，軸椎の腹側に淡い石灰化(矢印)が疑われ，CT(b)でその存在が確認された．

3．脊椎周囲組織の炎症性疾患

1）石灰化頸長筋腱炎

　石灰化頸長筋腱炎は頭長筋腱におけるハイドロキシアパタイトの沈着とその破綻に伴う急性炎症であり，肩関節腱板に生じる石灰化腱炎と同様の病態と推定されている．微熱に続き強い頸部痛，咽頭痛，嚥下時痛が短時間に急激に増悪する．軽度から中程度までの炎症反応の亢進がみられることがあり咽後膿瘍や化膿性脊椎炎との鑑別を要する．C1，C2前方の不定形石灰沈着と椎前筋組織の浮腫性変化が特徴的あるが，単純X線撮影(図8a)で石灰化を確認できるとは限らず，CT(図8b)が有用である．

文献

1) Resnick D, et al：Radiographic and pathologic features of spinal involvement in diffuse idiopathic skeletal hyperostosis(DISH). Radiology **119**：559-568, 1976
2) 江原　茂：腰痛症へのアプローチ―骨・関節のX線診断. pp251-260, 金原出版, 1995
3) 辰野　聡，他：変形性脊椎症と頸椎椎間板ヘルニア. 画像診断 **24**：136-145, 2004
4) Artenian DJ, et al：Acute neck pain due to tendonitis of the longus colli：CT and MR findings. Neuroradiology **31**：166-169, 1989

（辰野　聡）

11章
骨壊死・骨端症
非外傷性の骨関節病を診たときに

　骨壊死は骨細胞と骨髄に含まれる細胞が壊死した状態であり，薬剤や膠原病，感染，外傷などのさまざまな病態に起因する．修復の過程では外力に対して脆弱になるため，適切な処置を欠くと強い変形性変化を招き，その後の生活に支障をきたすことになる．

　骨端症には報告者の名前を冠した多くの疾患が知られている．従来は小児の骨端（epiphysis）や骨突起（apophysis）に生じる骨壊死と考えられてきたが，正常変異を含めた雑多な病態が含まれることが判明し，現在では成長に関連する骨端や骨突起の変形や硬化の総称として用いられている[1]．

　これらの疾患にとって単純X線写真は，他の骨疾患と同様に基本的な画像検査の1つであるが，描出できるのは壊死に続発する二次的な変化であり，早期診断には不向きである．単純X線写真に求められるのは，検出された異常に基づく治療方針の決定や経時的な評価への寄与である．

　本項では，代表的な骨壊死と，骨壊死が主病態と考えられている骨端症を中心に，単純X線写真の所見について概説する．

撮影のコツ

　単純X線写真によって骨を評価する場合，少なくとも初回の撮影では異なる二方向から撮影する．骨の重なりによる病変の見逃し防止と，病変の立体的形状を評価するためである．一般に正面像と側面像が選択されることが多い．

　股関節の撮影は仰臥位で行う．後述する特発性大腿骨頭壊死，Perthes病のいずれの疾患とも大腿骨頭前方に好発するため，股関節開排位の側面像〔ラウエンシュタイン（Lauenstein）肢位〕による評価が有用である．

　膝部では特発性壊死を生じる大腿骨顆部荷重面と顆間隆起の重なりを避けるため，膝を90°程度屈曲させた側面像や顆間窩撮影が有用である．壊死に続発する膝部内反や関節裂隙狭小化の評価には，立位での正面像が必要となる．

　手や足の場合には正面像と側面像に加えて，斜方向撮影が有用な場合もある．

　上腕骨小頭は上腕骨軸に対して前方に位置するため，後述するPanner病を評価する場合の正面像は，肘を45°程度屈曲させ，上腕を起こした状態で撮影する．

疾患の解説と読影のポイント

1．特発性大腿骨頭壊死（図1〜4）

　非外傷性に大腿骨頭に生じる無菌性，阻血性の壊死で，大腿骨頭の圧潰，変形によって二次性の股関節症に至る疾患である．大腿骨の頸部骨折や股関節脱臼，放射線治療などに続発する骨壊死や，小児に好発するPerthes病は除外する．危険因子であるステロイド剤使用やアルコール愛飲に関連する骨頭壊死は，広義の特発性として本症に含めている．

　急性の股関節痛や大腿から膝にかけての痛みなどで発症する．壊死の発生と発症の間に時間的ずれが存在することが特徴で，無症状の時期はsilent

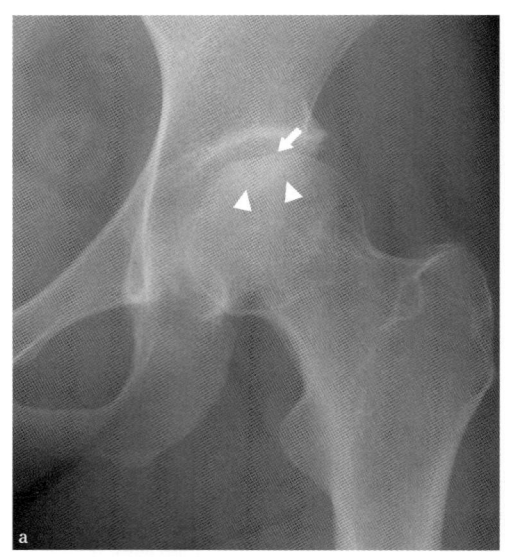

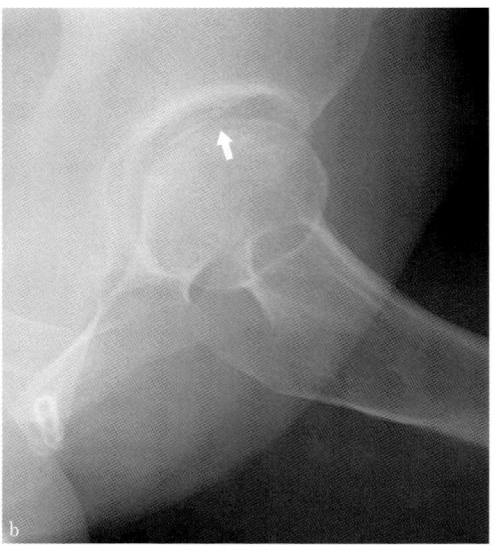

図1 特発性大腿骨頭壊死,stage 3A
a:正面像.大腿骨頭の関節面が軽度に圧潰し(矢印),同部には硬化像が認められる(矢頭).関節裂隙は保たれている.
b:側面像.骨頭軟骨下に弧状の透亮像を認める(矢印,crescent sign).

表1 特発性大腿骨頭壊死 診断基準

単純X線写真での
1. 骨頭圧潰またはcrescent sign(軟骨下骨折線)
2. 骨頭内の帯状硬化像
3. 骨シンチグラムでの"cold in hot"像
4. MRI T1強調像での骨頭内帯状低信号域
5. 生検標本での骨と骨髄の壊死像

確定診断:以上5項目のうち2つ以上を満たすもの
ただし,腫瘍や腫瘍類縁疾患,骨端異形成症を除く

注)1,2については,関節裂隙狭小化や臼蓋の異常がないこと
〔Sugano N, et al:Diagnostic criteria for non-traumatic osteonecrosis of the femoral head;A multicentre study. J Bone Joint Surg Br 81:590-595, 1999 より転載〕

表2 特発性大腿骨頭壊死 病期

stage 1:X線像で特異的異常所見はないが,MRI,骨シンチグラムまたは病理組織像で特異的異常所見がある時期

stage 2:X線像で帯状硬化像があるが,骨頭の圧潰がない時期

stage 3:骨頭の圧潰があるが,関節裂隙は保たれている時期
　3A:圧潰が3 mm未満
　3B:圧潰が3 mm以上

stage 4:関節症性変化を認める時期

注)評価は正面像と側面像の2方向で行い,側面像は仰臥位にて股関節屈曲90°,外転45°の中間位で撮影する(杉岡法)
〔Sugano N, et al:Diagnostic criteria for non-traumatic osteonecrosis of the femoral head;A multicentre study. J Bone Joint Surg Br 81:590-595, 1999 より転載〕

hipと呼ばれている.
　組織学的に,壊死巣とそれを囲む修復反応層(健常部から入り込む肉芽組織や線維組織),さらに外側の健常層によって構成される.
　本症の診断基準を表1に示す[2).この中に定められる単純X線写真の所見は,大腿骨頭の圧潰,crescent sign(骨頭軟骨下骨折線)ならびに骨頭内の帯状硬化像である.圧潰は,壊死部の関節軟骨下縁に生じた骨折によって関節軟骨が陥没した所見で(図1a),骨折による亀裂が弧状の透亮像として認められる所見がcrescent signである(図1a).帯状硬化像は,修復反応層に付加される新生骨が描出されたものである(図1a, 2a).これらの所見の有無と程度,関節裂隙の状態などによって4つの病期が定められている(表2).

11章　骨壊死・骨端症　329

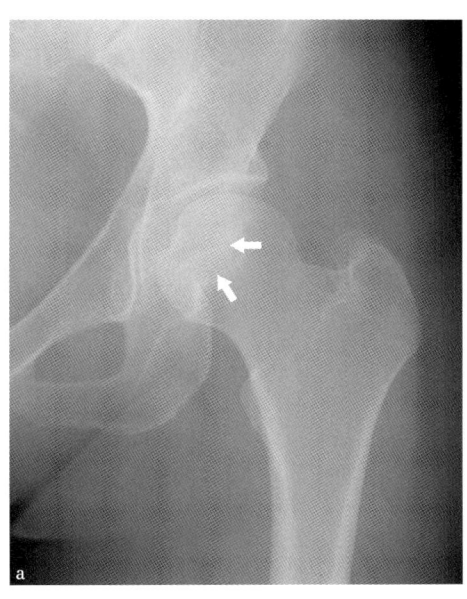

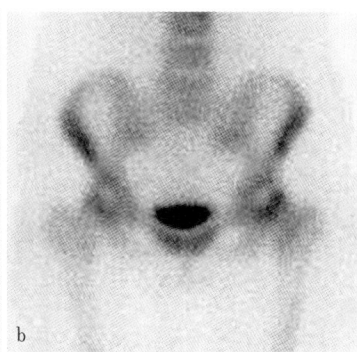

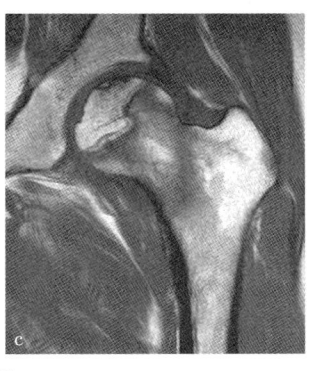

図2　特発性大腿骨頭壊死，stage 2
a：正面像．大腿骨頭の変形はみられないが，骨頭内に索状あるいは帯状の硬化像が認められる（a 矢印）．
b：骨シンチグラム．大腿骨頭関節面の集積が低下し，その周囲で亢進している（"cold in hot"像）．反対側の大腿骨頭にも同様な所見を認める．
c：MRI T1強調冠状断像．大腿骨頭の表面から表面に連続する波状の低信号帯が認められる．

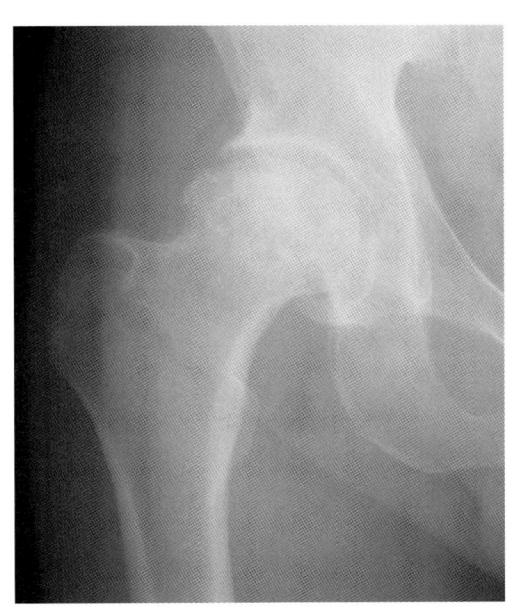

図3　特発性大腿骨頭壊死，stage 3B（正面像）
大腿骨頭は3 mm以上の圧潰を示し，骨頭内に不均一な硬化像が認められる．関節裂隙は保たれている．

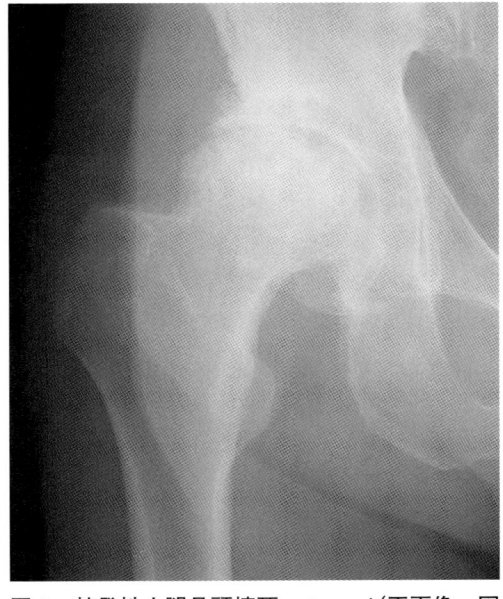

図4　特発性大腿骨頭壊死，stage 4（正面像，図3の5年6か月後）
大腿骨頭の変形が進み，関節裂隙が狭小化している．臼蓋の変形や硬化像も認められる．

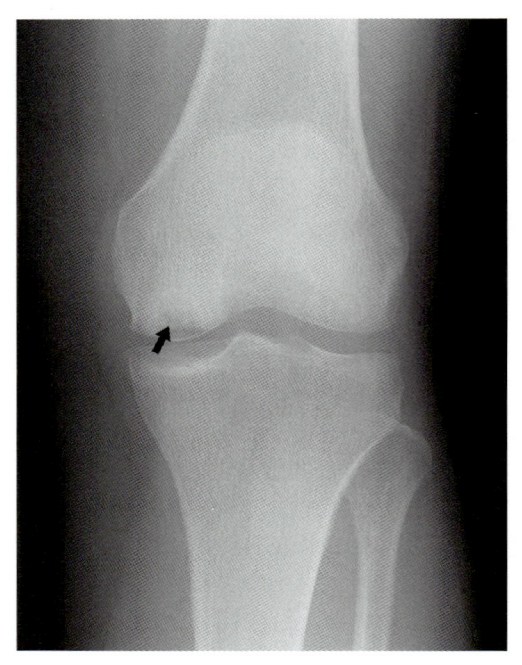

図5 膝特発性骨壊死（正面像）
正面像では大腿骨内側顆に限局性透亮像を認め（矢印），その周囲を硬化像が取り囲んでいる．

図6 膝特発性骨壊死（正面像）
大腿骨内側顆では壊死部が陥凹し，内側顆の扁平化や内側関節裂隙の狭小化を認める．脛骨関節面の変形や軽度硬化も認められる．

2．膝特発性骨壊死（図5, 6）

大腿骨顆部に生じる無菌性，阻血性の壊死で，大腿骨頭壊死に比べて発生頻度は低い．軽微な外力による軟骨下骨折が原因と考えられている[3]．

50～60歳代の女性に，突然の膝部痛で発症することが多い．大腿骨内側顆に好発する．

単純X線写真では，初期所見として大腿骨顆部の荷重面に限局性の骨透亮像が認められる．その周囲を硬化像が囲み，次第に軟骨下骨が陥凹する（図5）．陥凹部の底部には陥没した軟骨下骨による石灰板（calcified plate）を認める．さらに進行すると骨吸収部は骨新生によって浅くなり，骨棘形成や関節裂隙狭小化などの変形性変化を呈するようになる（図6）．

3．骨梗塞（図7）

ステロイド使用，アルコール愛飲，鎌状赤血球症，Gaucher病などを背景に，膝部周囲に好発する骨壊死である．膝特発性骨壊死と異なり，骨幹端や骨幹に生じ，関節面では内側顆よりも外側顆後部の頻度が高い．両側顆部を含めた多発病変を認めることも少なくない．膝部の疼痛で発症することが多いが，特発性骨壊死に比べて症状は軽度である．

単純X線写真では，骨幹端や骨幹に"smoke-ring"と呼ばれる不整な帯状硬化像が認められるが，はっきりしないことも多い．関節面では，荷重部の透亮像と硬化像，病期の進行による陥凹を認める（図7a）．

4．Kienböck病（図8）

手の月状骨に生じる無腐性壊死である．反復する微小外力や月状骨に特有な血流分布が発症に関与していると考えられている．尺骨遠位端が橈骨よりも近位に存在する変異（negative ulnar variance）に合併しやすい．

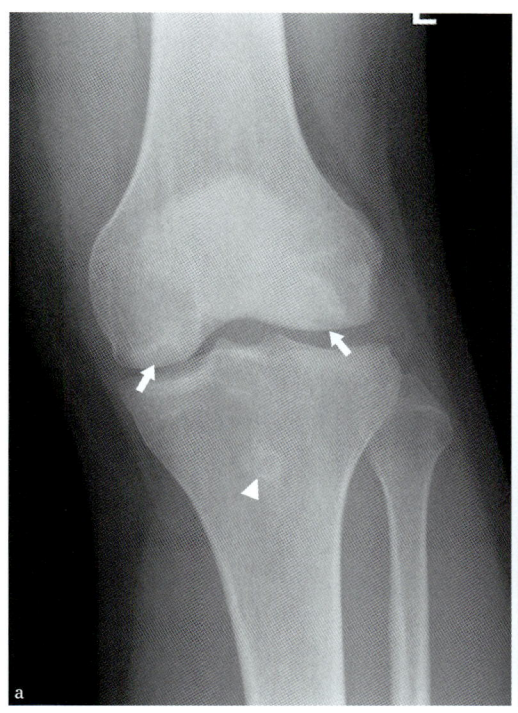

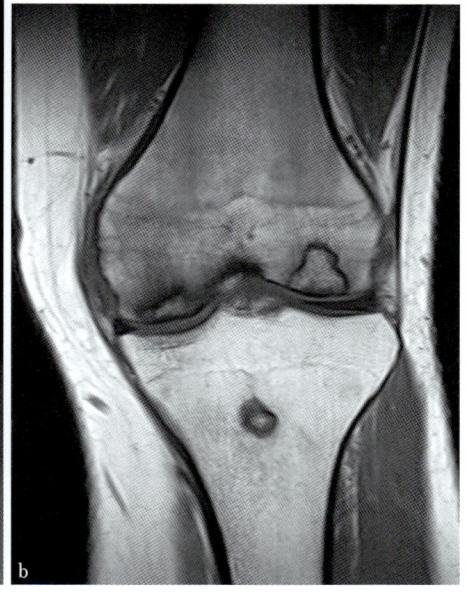

図7 骨梗塞
a：正面像．大腿骨の両側顆に，硬化像で囲まれる不整な透亮像を認める（矢印）．脛骨近位骨幹端には不整輪状の硬化像が認められる（矢頭，smoke-ring sign）．
b：MRI T1強調冠状断像．単純X線写真の硬化像に一致する帯状の低信号域が認められる．

20〜50歳の男性に好発する（男女比4：1）．手を使う職業人の利き手に多く，運動時や労作後の手関節痛を訴える．

単純X線写真では，初期には異常を指摘できないが，次第に月状骨の硬化像が出現する（図8a）．病期が進行すると月状骨が圧潰，変形し，有頭骨や舟状骨の偏位を招いて手根骨の配列異常や変形性変化を呈するようになる．

5．Perthes病（図9〜11）

小児期に生じる原因不明の大腿骨頭壊死（骨端症）である．壊死巣の吸収過程で変形を生じるが，自己修復することが特徴の1つである．

4〜8歳の男児，特に活発で肥満傾向のある児に好発する（男女比4〜6：1）．跛行で発見されることが多い．股関節痛よりも，大腿部から膝部にかけての疼痛を訴えることが少なくなく，膝の疾患と間違われやすい．

壊死は骨頭の前方に好発するため，単純X線写真では側面像による評価が有用である．画像所見は経時的にほぼ正常な状態から骨頭の硬化，分節化，修復へと移行する．初期には異常所見に乏しいが，関節液貯留によって内側関節裂隙が拡大したり，健側と比較して病側大腿骨頭の高さが低下する（図9）．骨頭軟骨下骨折による線状透亮像（crescent sign）は本症の初期像として重要な所見である（図10a）．次第に壊死部の骨新生と吸収によって，骨頭には硬化像や透亮像，両者の混在する分節化を認めるようになる（図11）．骨幹端の嚢腫様陰影，大腿骨頸部の拡大や短縮を認める場合もある．

外科的介入の適否や予後予測には発症年齢や病

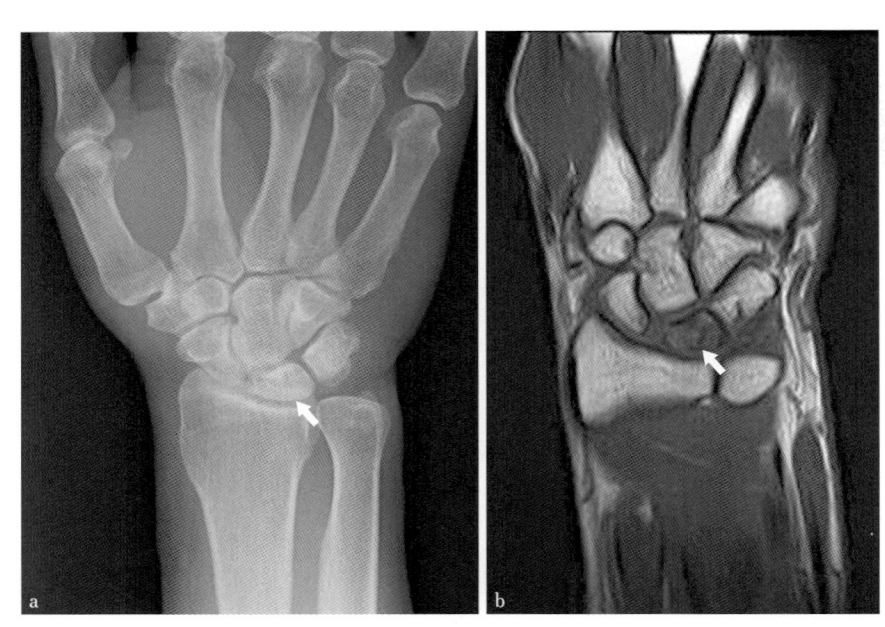

図8 Kienböck 病
a：正面像．月状骨に軽度の硬化を認める（矢印）．形態に異常なく，手根骨の配列は保たれている．
b：MRI T1強調冠状断像．月状骨の脂肪髄が消失して低信号を呈する（矢印）．
（はまな整形外科　濱名俊彰先生のご厚意）

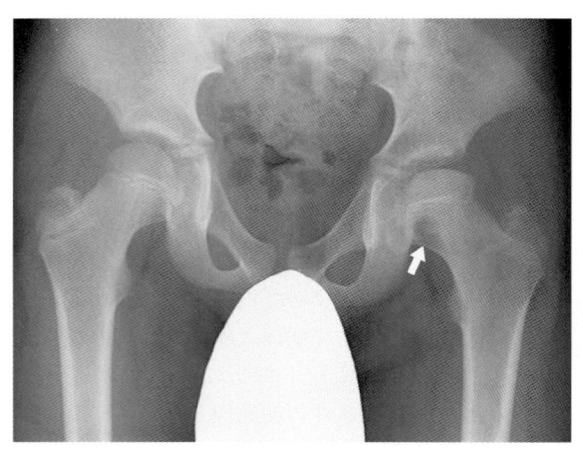

図9　Perthes 病，硬化期（正面像）
左股関節の内側裂隙は右に比して拡大している．左大腿骨頭は右よりもわずかに硬化し，その高さも低下している．頸部に透亮像を認める（矢印）．

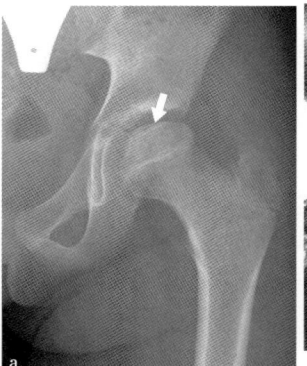

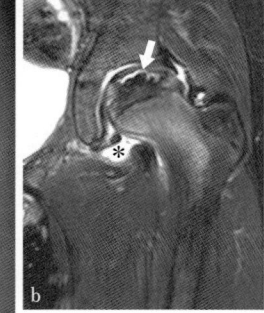

図10　Perthes 病，初期
a：正面像．正面像では，大腿骨頭軟骨下に弧状の透亮像を認める（矢印，crescent sign）．
b：脂肪抑制併用 MRI T2強調冠状断像．関節液の貯留（*）と大腿骨頭軟骨下の弧状高信号域を認める（矢印）．

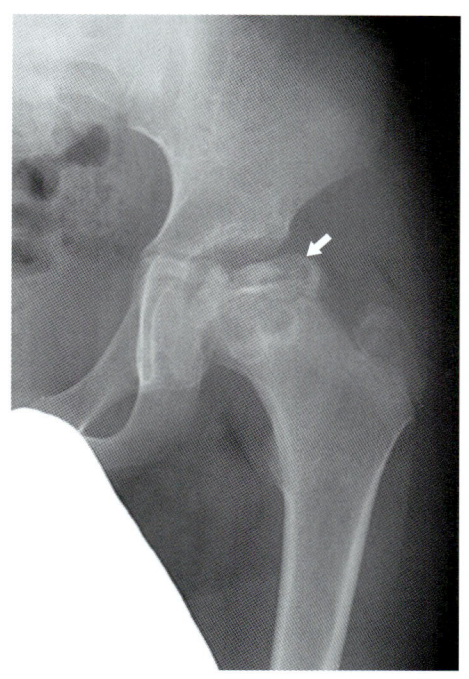

図11 Perthes病，分節期（正面像）
大腿骨頭は硬化像と透亮像が混在して分節化している．外側柱（lateral pillar，矢印）の高さは正常の50％以上存在し，修正 lateral pillar 分類の group B に相当する．頸部には硬化縁に囲まれる透亮像が認められる．

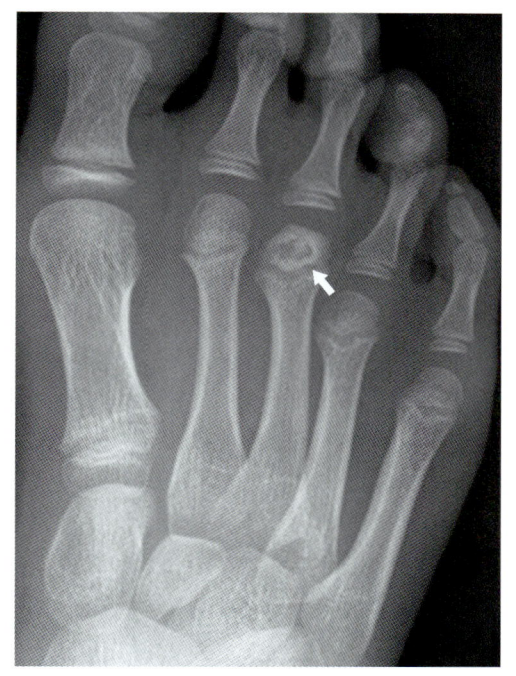

図12 Freiberg病（正面像）
第3中足骨の骨頭に硬化像と透亮像が不均一に混在している（矢印）．骨頭の形態は保たれている．

表3 修正 lateral pillar 分類

group A：外側柱に濃度の異常がなく，高さが保たれているもの
group B：外側柱に十分な濃度と2～3 mm以上の幅を有し，高さが正常の50％以上であるもの
group B/C：外側柱の高さが正常の50％以上であるが，以下の1）～3）のいずれかの要件を有するもの 　1）外側柱が狭く，2～3 mm未満 　2）外側柱の濃度が低下している 　3）外側柱の高さが骨頭中心部（中心柱）よりも低い
group C：外側柱の高さが正常の50％未満であるもの

注）分節期の単純X線写真正面像で評価し，分節外側領域（外側柱）の所見で分類する
〔Herring JA, et at：Legg-Calvé-Perthes disease, Part I ; classification of radiographs with use of the modified lateral pillar and Stulberg classifications. J Bone Joint Surg Am 86：2103-2120, 2004 より転載〕

変範囲が重要である．9歳以上の初発例や，壊死範囲が広く，特に外側領域に及んでいる場合には十分な修復が得られにくい．壊死範囲の評価には修正 lateral pillar 分類（表3）が用いられる[4]．

6．Freiberg病（図12）

中足骨頭に生じる原因不明の骨壊死（骨端症）である．第2中足骨が大半を占めるが，第3中足骨に生じる例が全体の1/4程度あるほか，これら以

外の中足骨にも稀に認められる．バレエやダンスなどの尖足を多用する10歳代の女児に好発する．前足部の疼痛を訴え，歩行や運動による荷重負荷で増強する．局所の腫脹や圧痛を伴う．

単純X線写真では，骨頭に硬化像や扁平化を認める．病期の進行に伴い，透亮像や圧潰による骨頭の不整を呈するようになる．

7. Köhler病（図13）

足の舟状骨に生じる原因不明の骨壊死（骨端症）である．2～8歳の男児に好発し，局所の疼痛や腫脹，跛行を生じる．足の内側縦アーチの頂点に位置する舟状骨にかかる生理的な圧力負荷や，舟状骨では他の足根骨に比べて栄養血管が少ないことが発症に関連していると考えられている．通常は数年以内で正常な形態に回復するため，正常変異の可能性も高く，無症候の場合には病的とはいえない．

単純X線写真では，舟状骨の硬化と扁平化，時に分節化を認める．

8. Panner病（図14）

上腕骨小頭に生じる骨壊死（骨端症）で，5～10歳に好発する．しばしば外傷歴を有し，野球の投手のように肘を酷使する男児に多い．小児の肘部外側痛の原因となるが，通常は安静と保存的治療によって回復する．

単純X線写真では上腕骨小頭に硬化像や不整像，分節像が認められる．

9. その他の主な骨端症（骨壊死以外の病態が考えられているもの）

Osgood-Schlatter病は，脛骨粗面に生じる一般的な骨端症である．同部の骨壊死と言われた時期もあったが，現在では脛骨粗面に付着する膝蓋腱の炎症と考えられている．思春期の男児に好発する．軸足に多く，脛骨粗面の疼痛や腫脹で発症する．単純X線写真では，脛骨粗面の骨化核に不整や分離が認められる（図15）．

Blount病は小児期にO脚を呈する疾患である．

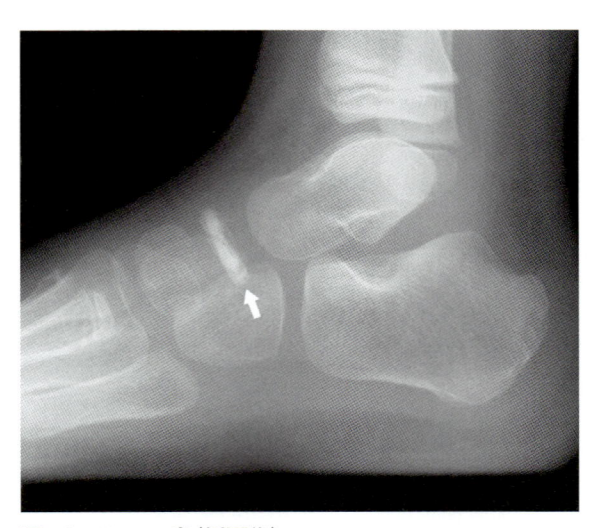

図13　Köhler病（側面像）
舟状骨が扁平化し，びまん性に硬化している（矢印）．

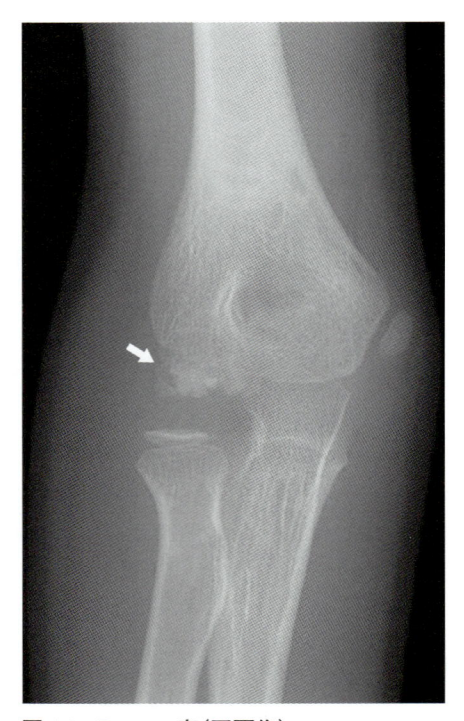

図14　Panner病（正面像）
上腕骨小頭は硬化し，不整である（矢印）．分節像も認められる．

11章 骨壊死・骨端症　335

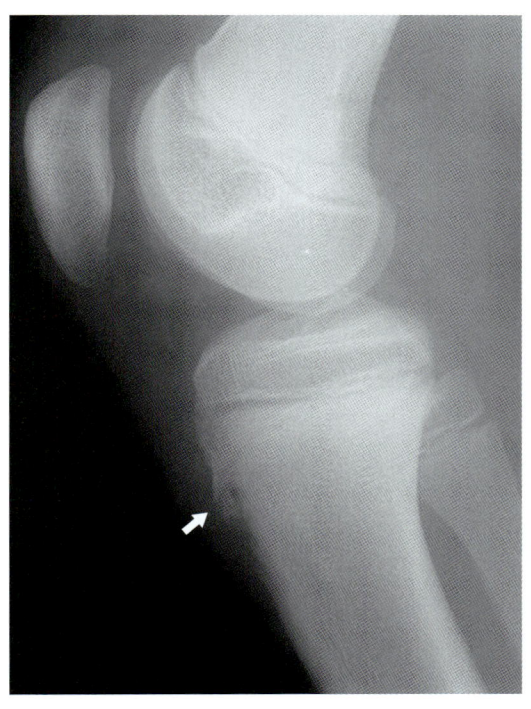

図15　Osgood-Schlatter病（側面像）
脛骨粗面の不整と部分的な骨の分離が認められる（矢印）．

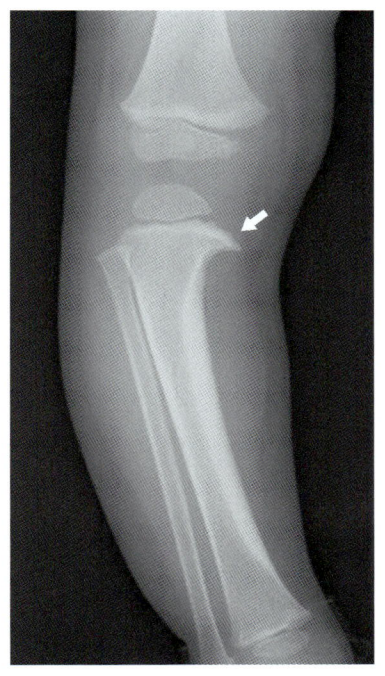

図16　Blount病（立位正面像）
膝部の内反変形を認める．脛骨の近位骨幹端内側は不整で，嘴状の形態を示す（矢印）．

発症時期が1～3歳のinfantile type，6～8歳のadoescent typeに分類される．前者が大半を占め，歩行開始時に気づかれることが多いが，2歳くらいまでは生理的O脚との鑑別が難しい．単純X線写真は立位正面像を撮影し，膝外側角（大腿骨と脛骨の骨軸がなす外側角）や骨幹端骨幹角（脛骨の骨幹端内外側先端を結ぶ線と骨幹軸の垂線のなす角）を評価する．脛骨近位骨幹端内側に，分節像や嘴状変形，階段状変形を認める（**図16**）．

　Scheuermann病は椎体の輪状軟骨が傷害される原因不明の骨端症である．胸椎の後彎や背部痛で発症する．10～12歳に好発し，成長期には後彎が増強する．単純X線写真では立位側面像で評価する．連続する3椎体以上にみられる前方楔状化とそれによる後彎，椎間板腔の狭小化，終板不整像，側彎の合併などを認める（**図17**）．

フォローアップのために

　単純X線写真は骨壊死の早期診断には無力であり，所見がないことで壊死を否定することはできない．したがって臨床的に骨壊死が疑われる場合には，検出感度に優れるMRIを追加するべきである．

　治療法の妥当性や変更を判断するためには，診断後の経時的評価が重要となる．単純X線写真は経過観察に有用な検査法であるが，十分な情報を引き出すためには適切かつ同一肢位で撮影した画像を比較し，それぞれの疾患にみられる所見の変化を知っておく必要がある．

Ⅴ　骨軟部組織

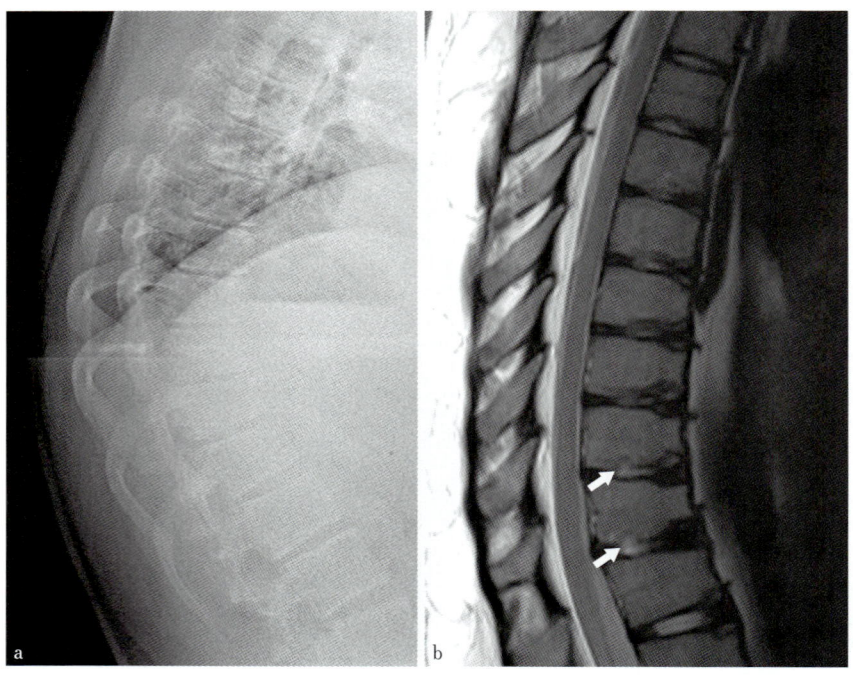

図17　Scheuermann 病
a：立位側面像．下位胸椎は楔状化し，椎間板腔狭小化や終板不整像を認める．
b：MRI T2強調矢状断像．椎間板腔が狭小化し，Schmorl 結節も認められる（矢印）．椎体前方の高さが限局性に減じている．

文献

1) Atanda A, JR, et al：Osteochondrosis；common causes of pain in growing bones. Am Fam Physician 83：286-287, 2011
2) Sugano N, et al：Diagnostic criteria for non-traumatic osteonecrosis of the femoral head；A multicentre study. J Bone Joint Surg Br 81：590-595, 1999
3) Yamamoto T, et al：Spontaneous osteonecrosis of the knee；The result of subchondral insufficiency fracture. J Bone Joint Surg Am 82：858-866, 2000
4) Herring JA, et at：Legg-Calvé-Perthes disease, Part I；classification of radiographs with use of the modified lateral pillar and Stulberg classifications. J Bone Joint Surg Am 86：2103-2120, 2004

（小山雅司）

12章
副甲状腺・甲状腺・そのほかの内分泌臓器と骨軟部病変

慢性腎不全，内分泌異常，成長障害のマネジメントに欠かせないポイント

はじめに

ここでは主として副甲状腺機能亢進症およびその原因となる慢性腎不全の単純X線所見を述べ，最後に下垂体，甲状腺，副腎等の内分泌臓器に関連した骨軟部病変について触れる．

検査の手順

内分泌疾患および慢性腎不全において単純X線でわかる異常は，骨吸収，骨破壊，骨硬化，軟部石灰化，軟部浮腫，骨年齢の異常などであり，経過観察の目的ではそれ以上の検査は不要なことが多い．しかし，骨破壊の程度や微細な軟部石灰化はCTでより正確に把握でき，腎不全におけるアミロイド沈着症や破壊性脊椎関節症ではアミロイド特有のT2強調画像での低信号や軟部病変の拡がりをみるためにMRIの適応となる．また，骨シンチグラフィーでは骨代謝の活動性を画像で見ることができる．ホルモン産生腫瘍や内分泌臓器過形成を疑う場合は内分泌臓器の形状把握や腫瘍の同定にCT・MRIが必要となり，副甲状腺腫瘍の同定には^{99m}Tc MIBIシンチグラフィー，副腎皮質機能の判断には^{131}I-アドステロール・シンチグラフィーが有用である．

疾患の解説と読影のポイント

1．副甲状腺機能亢進症（hyperparathyroidism）

原発性副甲状腺腫瘍においては副甲状腺ホルモンが過剰に分泌されるが，初期にはあまり骨変化は目立たないことが多い．慢性腎不全では腎よりのリンの排泄が障害され高リン血症となり，それによる血清カルシウム低下のため副甲状腺ホルモンが過剰に分泌され，二次性副甲状腺機能亢進症をきたす．副甲状腺機能亢進症の主なX線所見は破骨細胞活性化による骨吸収（図1）であるが，褐色腫形成（図2），高カルシウム血症による軟部石灰化（図3）もみられる．

2．慢性腎不全（chronic renal failure）

慢性腎不全に関連する骨・関節・軟部の病変は多様であるが，最も典型的とされるのは腎性骨異栄養症（renal osteodystrophy）と総称される病態であり，これには二次性副甲状腺機能亢進症（図1，2），骨粗鬆症，骨硬化（図4），骨軟化症（図5，6），くる病（図7），軟部組織や血管の石灰化（図3a）などが含まれる．また，長期の透析に関連してはアミロイド沈着症（図8），破壊性脊椎関節症（図9），アルミニウム骨症，結晶沈着症，腱断裂などがあり，骨・軟部感染症や骨壊死の合併もある．

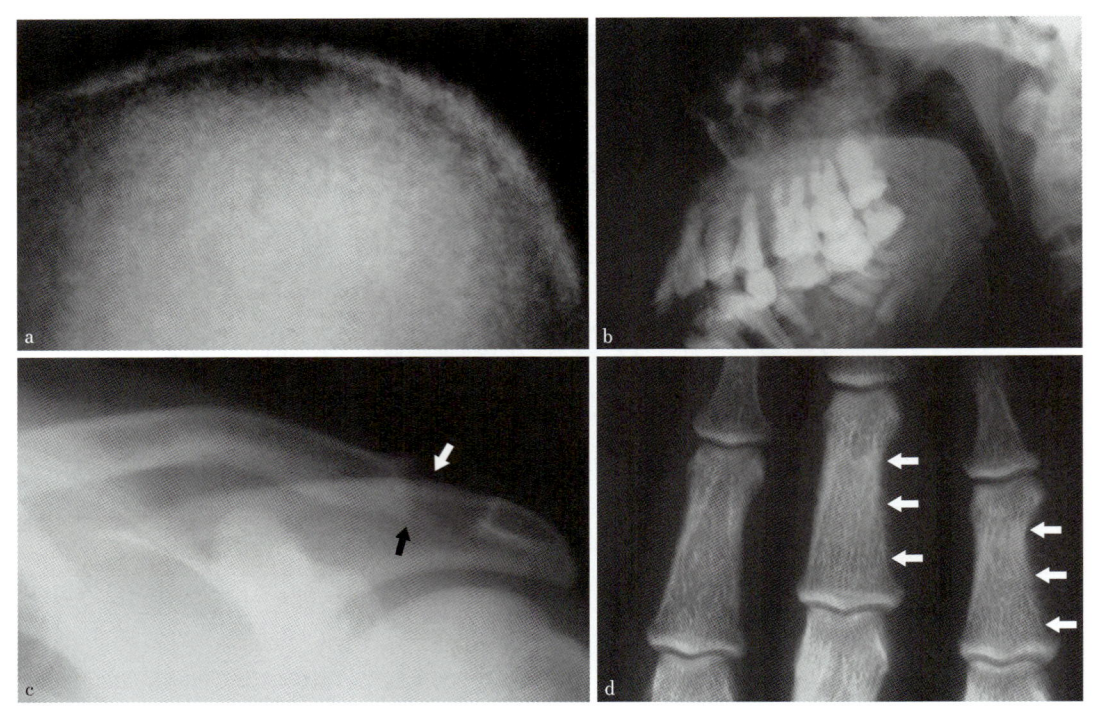

図1 副甲状腺機能亢進症の4つの典型的局所骨吸収像
a：頭蓋冠側面像．頭蓋冠部はびまん性小顆粒状影の，いわゆる salt and pepper appearance を呈している．
b：顎骨側面像．上顎骨，下顎骨の歯根周囲の歯槽硬線(lamina dura)が消失している．
c：左鎖骨．左鎖骨の遠位端部の骨吸収(矢印)がみられ，肩鎖関節が開大したように見える．
d：右手．第2，第3中節骨は橈側骨膜下の骨吸収(矢印)により皮質が不明瞭となっている．

3．骨吸収(bone resorption)

　副甲状腺機能亢進症による骨吸収は，骨膜下(subperiosteal)，皮質内(cortical)，皮質内側(endoosteal)，骨梁(trabecular)，軟骨下(subchondral)，腱付着部(subligamental)などさまざまな部位で起こる．骨膜下骨吸収では指節骨橈側の骨膜下骨吸収が有名であるが(図1d)，脛骨，上腕骨，肋骨などでもみられる．軟骨下骨吸収は，指節間関節(図2)，肩鎖関節，胸鎖関節，仙腸関節，恥骨結合などに好発する．腱付着部の骨吸収は，踵骨下面，鎖骨，大腿骨大転子，小転子，上前腸骨棘，下前腸骨棘，上腕骨大結節などが好発部位である．皮質内吸収や骨梁の吸収では皮質トンネル(intracortical tunneling)や細い骨梁など，骨粗鬆症と同様のX線所見となる．骨膜下骨吸収が起こるとX線上骨辺縁は不明瞭となり，骨皮質や骨梁の吸収が加わると骨全体の構造が不明瞭となる．
　よく知られた局所所見としては，歯根周囲の顎骨歯槽硬縁(lamina dura)の吸収・消失(図1b)，鎖骨遠位端の吸収(図1c)，末節骨の吸収(acro-osteolysis)，頭蓋骨のごま塩状変化(salt and pepper appearance)(図1a)などがある．

4．褐色腫(brown tumor, osteoclastoma)

　褐色腫は副甲状腺ホルモンにより活性化された破骨細胞の働きにより作られた限局性の巨細胞に富む線維血管性腫瘍であり，X線上は辺縁明瞭な骨溶解病変である．これは主として原発性副甲状腺機能亢進症にみられ(図2)，二次性副甲状腺機能亢進症には稀である．

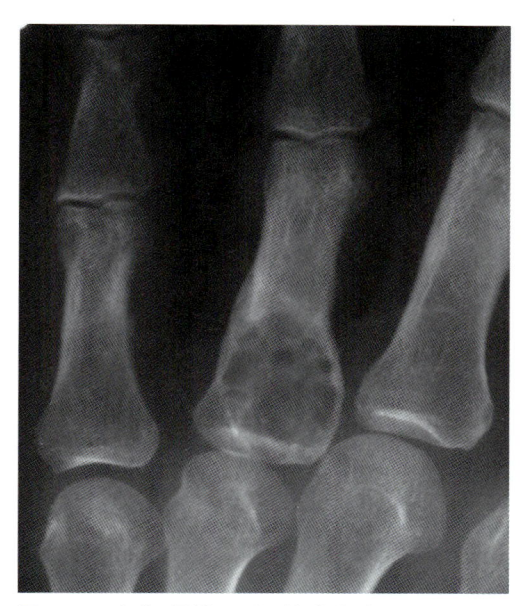

図2 60歳代，男性．副甲状腺腺腫による原発性副甲状腺機能亢進症に合併した左手第4基節骨基部の褐色腫
骨の全体的な吸収は軽度である．

5．骨膜反応（periosteal reaction）

　副甲状腺ホルモンにより活性化された骨芽細胞が骨膜性の骨新生をきたすことがある．X線上は骨皮質に平行する良性のタイプであり，骨と一体化して骨皮質の肥厚として認められることもある（図3b）．好発部位は，上腕骨，大腿骨，脛骨，橈骨，尺骨，中手骨，中足骨，恥骨上縁などである．

6．骨硬化（osteosclerosis）

　正確な機序は不明であるが，副甲状腺ホルモンの骨芽細胞刺激作用やカルシトニンの骨吸収抑制作用などにより骨硬化をきたすことがある．脊椎，骨盤骨，肋骨，鎖骨等，一般に皮質骨よりも海綿骨優位の骨に好発する．脊椎では上下終板が硬化し，椎体の中間部と椎間板部が比較的透過性となるため，横縞模様のいわゆる rugger jersey spine となる（図4）．

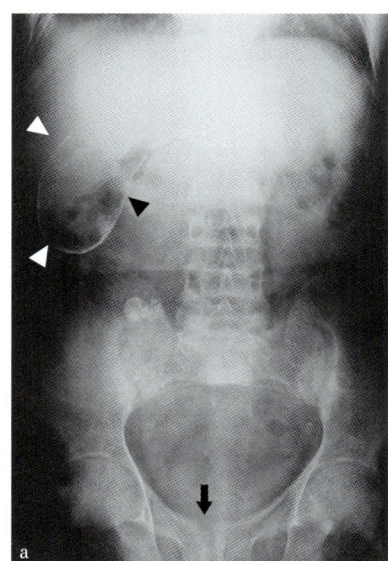

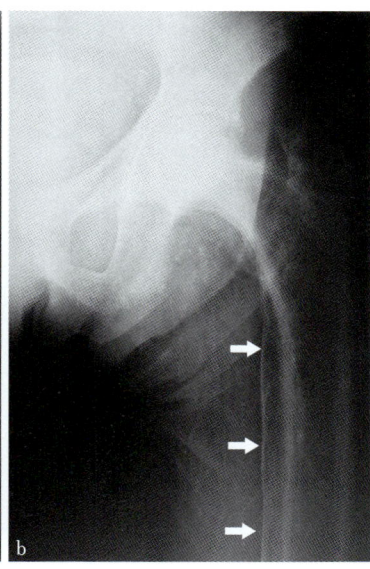

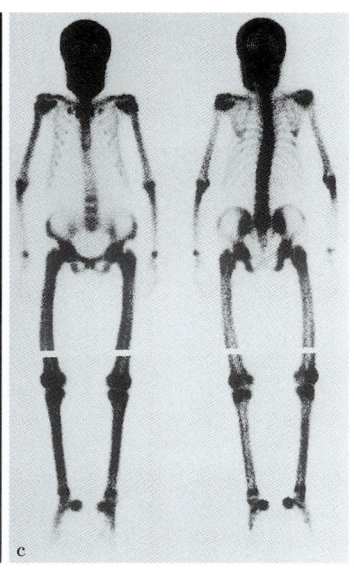

図3 50歳代，女性．慢性腎不全による二次性副甲状腺機能亢進症
a：腹部正面像では胆嚢壁全周の石灰化が目立つ（矢頭）．腰椎や骨盤骨は濃度が低下し，皮髄境界が不明瞭となっている．また，恥骨結合部の軟骨下骨吸収（矢印）もみられる．
b：大腿骨近位部では良性型の骨膜反応により内側の皮質が肥厚したように見える（矢印）．
c：骨シンチグラフィーでは骨への集積がびまん性に上昇している反面，腎不全のため腎尿路への集積はみられない．

7. 軟部・血管の石灰化

高カルシウム血症とアルカローシスにより主としてハイドロキシ・アパタイトのかたちでカルシウムが組織内へ析出する．その多くは動脈の内膜，中膜に沈着し，単純X線写真でも観察可能な管状構造を呈する．関節周囲軟部にも多くみられ，腫瘤用様に沈着することもある（tumoral calcinosis）．稀に臓器への石灰沈着もみられる（図3a）．

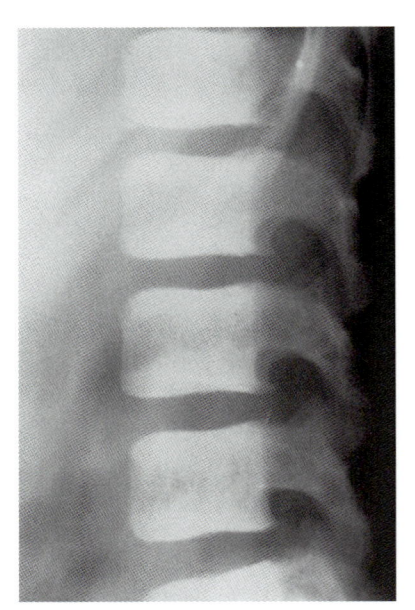

図4 慢性腎不全の小児．脊椎側面像
各椎体の上下終板部の硬化により横縞模様となり，いわゆる rugger jersey spine の所見である．

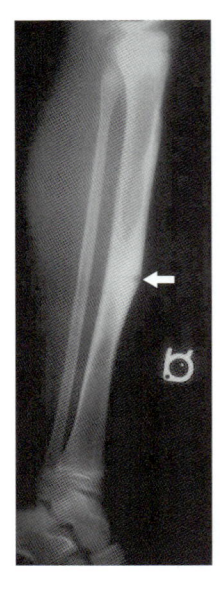

図5 14歳，女児．慢性腎不全．下腿側面像
脛骨の骨幹部に骨の軸とは垂直方向に走る透亮像（矢印）とその近傍の骨皮質肥厚像がみられ，いわゆる偽骨折の所見である．

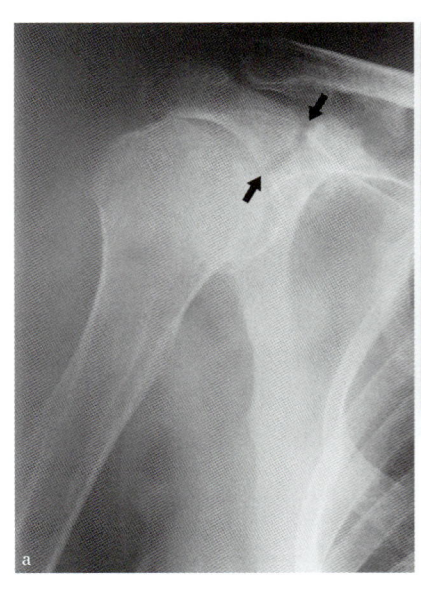

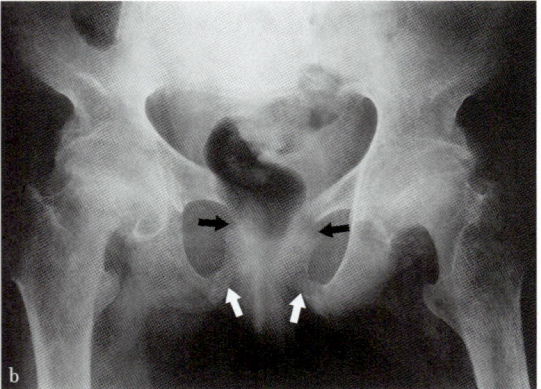

図6 30歳代，女性．慢性腎不全長期透析例
a：右肩関節，b：骨盤部
全体的な骨濃度が低下し，皮質縁，骨梁，皮髄境界が不明瞭となっている．右肩関節および両側恥骨に偽骨折あるいは不全骨折と思われる透亮像（a, b 矢印）がみられる．骨軟化症と二次性副甲状腺機能亢進症両者の所見があると考えられ，骨減少症（osteopenia）の用語が適切である．

8. 骨軟化症(osteomalacia)

　ビタミンD，カルシウム，リンの代謝異常により骨へのミネラル沈着が障害されて起こる骨変化が骨軟化症である．ビタミンDは，紫外線照射により皮膚で合成されるビタミンD_3あるいは薬剤として経口摂取されたビタミンD_2が，腎および肝で2度水酸化されて初めて活性を持つ．ビタミンDの主な役割は腸管よりのカルシウムとリンの吸収促進，骨のリモデリングにおける新生骨への骨塩の移動の促進である．また，腎尿細管よりのカルシウムとリンの再吸収も促す．慢性腎不全では正常な骨基質への骨塩沈着ができなくなり骨軟化症をきたす．骨軟化症では正常な骨梁や骨皮質は減少し，過剰に増殖した類骨(osteoid)が骨梁の間隙，ハバース管，骨膜下等を埋め尽くす．

　X線上は，骨梁の形成が不良でありその間隙を類骨が満たすため，骨梁の辺縁は不鮮明となる(図5)．一般的に骨陰影は減弱するが，過剰な類骨により逆に増強することもある．慢性腎不全における骨軟化症では副甲状腺機能亢進症など他の要素が重なることが多く，骨軟化症単独のX線診断は難しいが，特徴的な偽骨折(pseudofracture)の存在により診断できることがある(図5, 6)．これはMilkman's pseudofracture，あるいはLooser's zoneとも呼ばれ，正確な機序は不明であるが，insufficiency fractureの一種とも言われ，類骨が増殖するがミネラル沈着の不良な部分である．偽骨折の好発部位は肩甲骨，肋骨，尺骨，大腿骨，脛骨，恥骨等であり，X線上は骨皮質に垂直な線状の透亮像とその周囲の骨皮質肥厚像を呈する．

9. くる病(rickets)

　小児において，骨軟化症により成長部に特有の障害をきたしたものがくる病である．小児の慢性腎不全では，特に腎尿細管アシドーシス，Fanconi症候群，家族性低リン血性ビタミンD抵抗性くる

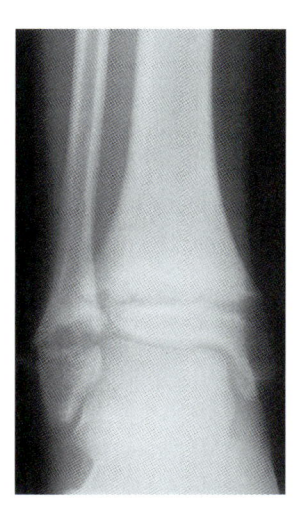

図7　慢性腎不全によるくる病の小児．足関節部正面像
脛骨，腓骨ともに成長板部の成長板部の幅の増大，骨幹端の開大，ほつれ，杯状変形，および予備石灰化層の不鮮明化がみられる．くる病の所見である．

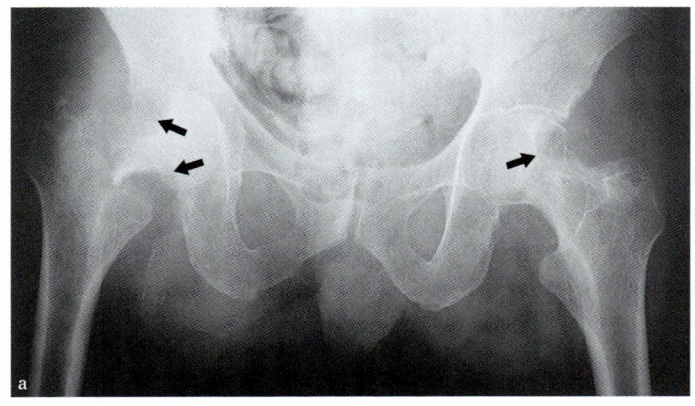

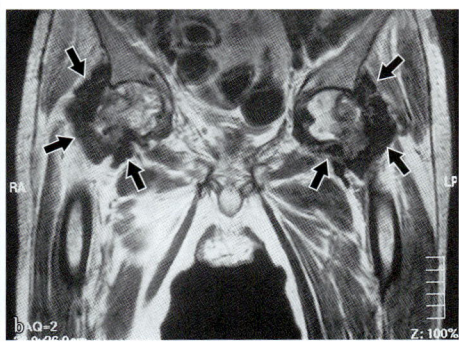

図8　50歳代，男性．透析関節症
a：X線写真では両側大腿骨頭～頸部に骨吸収像がみられ(矢印)，右側大腿骨頸部には病的骨折がみられる．
b：MRI．T2強調像では両側大腿骨頸部周囲に低信号の大きな軟部腫瘤がみられ(矢印)，アミロイド沈着と考えられる．

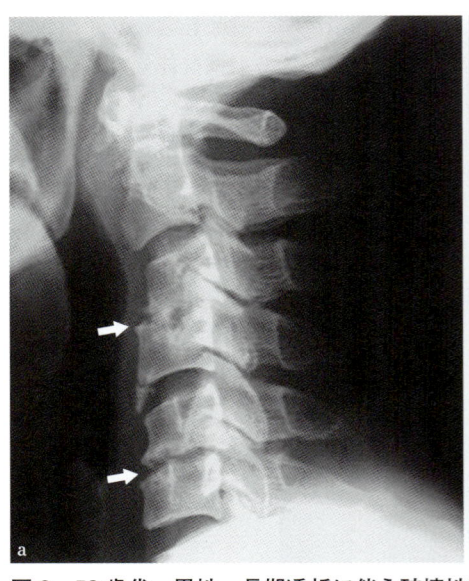

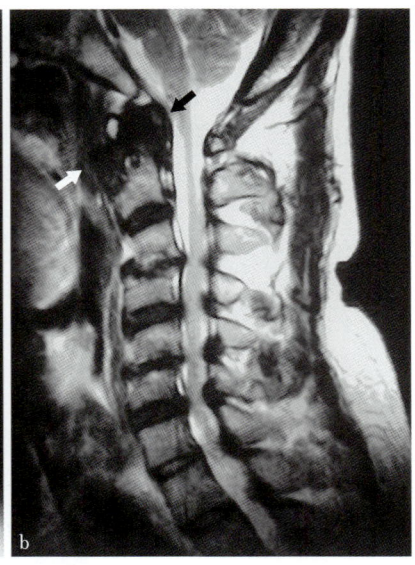

図9 50歳代，男性．長期透析に伴う破壊性脊椎関節症
a：頸椎側面X線写真では，C3/4，C5/6の各椎間が不整で狭小化している（矢印）．C4椎体の前方すべりもみられる．
b：MRI，T2強調像ではC2〜C7の椎間いずれもが低信号化しており，歯状突起上部周囲には低信号の軟部腫瘤（矢印）を形成している．アミロイドの沈着が考えられる．

病などで腎尿細管機能が低下しリンの再吸収ができなくなるため，低リン血性の骨軟化症・くる病となる．くる病では成長板成熟層内に異常細胞が増殖するため，X線上骨成長部の特徴的な所見（rachitic changes）がみられる．この所見は，肋骨，膝関節部，肩関節部，足関節部，手関節部などで顕著である．典型像は，成長板部の幅（骨端・骨幹端の間隙）の増大，骨幹端の開大（flaring），ほつれ（fraying），杯状変形（cupping），および成長板に隣接する予備石灰化層の不鮮明化等である（図7）．いわゆるくる病念珠（rachitic rosary）や長管骨の彎曲がみられることもある．

10．透析アミロイドーシス
　　（dialysis related amyloidosis）

本来腎糸球体で濾過されるべきAβ_2 microglobulin（Aβ_2M）が糸球体機能不全のため血中濃度が増し，透析膜も通過しないため，骨，関節軟部などに沈着するようになる．通常，透析歴10年以上の者に発症し，透析歴が長いほど頻度が増す．好発部位は，肩関節，股関節，膝関節，手関節等である．透析関節症（dialysis related arthropathy）と総称されることが多いが，肩関節では透析肩症の疾患名も与えられている．よくみられる症状は，軟部腫脹，疼痛，関節炎症状，手根管症候群等である．

X線写真では，関節腫脹，軟部腫瘤影，関節近傍の骨粗鬆症，関節近傍の地図状骨吸収，骨囊胞，骨破壊などがみられるが，関節軟骨は侵されず関節腔は保たれていることが多い（図8a）．骨吸収病変には硬化縁を伴うことがある．軟部病変の評価にはMRIのほうがより適切であるが，軟部腫瘤はT2強調像で低信号を呈するのが特徴である（図8b）．鑑別すべき疾患は，色素絨毛結節性滑膜炎，滑膜軟骨腫症（石灰化のないもの），関節結核，多発性骨髄腫などである．

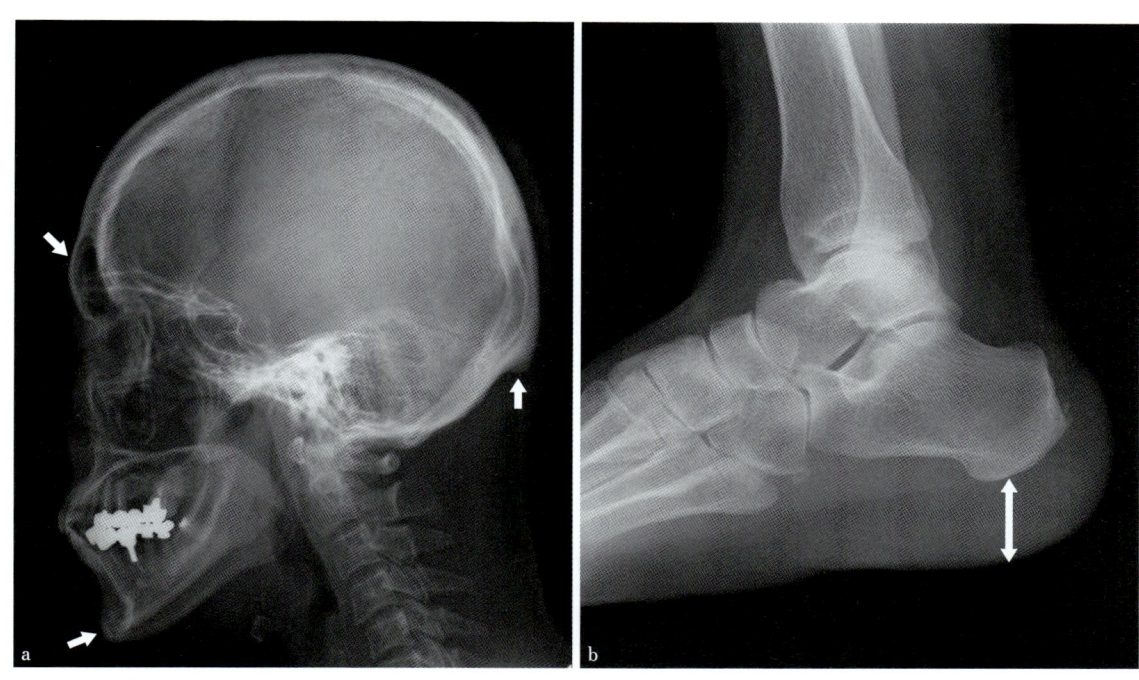

図10 50歳代，女性．成長ホルモン産生下垂体腫瘍による末端肥大症（acromegaly）
a：頭部顔面X線写真側面像．トルコ鞍の軽度の拡大がみられ，骨皮質は厚く，前頭洞（矢印），外後頭突起 inion（矢印），下顎骨（矢印）の突出が目立つ．
b：足の側面像では踵部分の皮下脂肪組織が肥厚している（矢印，heel pad sign 陽性）．

11. 破壊性脊椎関節症（destructive spondyloarthropathy）

　大多数例でアミロイド沈着により起こると推測されているが，他にアルミニウム沈着，結晶沈着，二次性副甲状腺機能亢進症などの関与も考えられている．椎体終板の不整像や破壊，椎体圧迫骨折，椎間腔狭小化などを呈し，関節の亜脱臼をきたすこともある（図9a）．化膿性関節炎とはMRI，T2強調像で炎症組織や膿瘍を示唆する高信号に乏しいことで鑑別でき（図9b），さらにアミロイド沈着を示唆する低信号の腫瘤を認めることも多い．

12. 慢性腎不全関連のその他の異常

　アルミニウム沈着症は，透析患者の高リン酸血症コントロール目的で経口摂取されたアルミニウム製剤によるものと考えられている．骨軟化症をきたし，慢性腎不全による骨変化を増強，修飾する．骨折も起こしやすくなり，特に上位レベルの肋骨骨折が特徴的とされている．その他，ハイドロキシ・アパタイトやリン酸カルシウムの沈着が起こることがあり，関節包炎の症状を起こす．腱も石灰沈着，慢性アシドーシス等により変性し断裂しやすくなる．大腿四頭筋腱，膝蓋腱，手指伸筋屈筋腱などでみられる．

13. 甲状腺・そのほかの内分泌臓器と骨軟部病変

　下垂体の成長ホルモン産生腫瘍では巨人症や末端肥大症（図10）をきたす．先天性あるいは後天性下垂体機能低下症では骨年齢遅延や小人症をきたす．甲状腺機能亢進症においては骨代謝の亢進による骨粗鬆症がみられる．甲状腺機能亢進症に対する甲状腺機能廃絶治療後などにまれにみられる thyroid acropathy では，手足の浮腫，ばち状指の

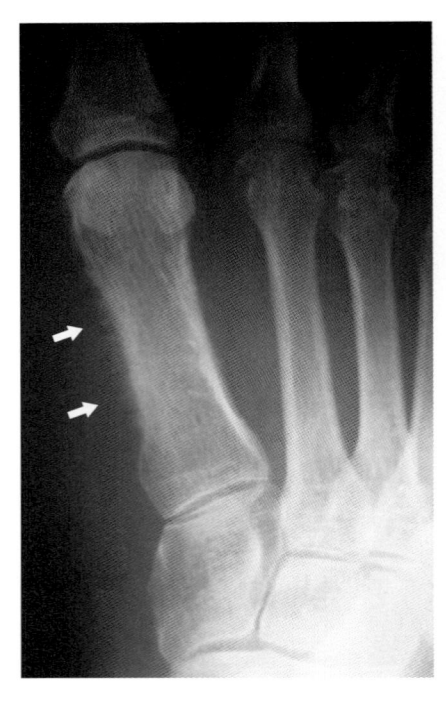

図 11　50 歳代，男性．thyroid acropathy
thyroid acropathy による両手両足の浮腫と両手両足の骨皮質肥厚および良性骨膜反応がみられた．図では右足の軟部腫脹と第一中節骨内側の良性だがほつれたような骨膜反応(矢印)がみられる．

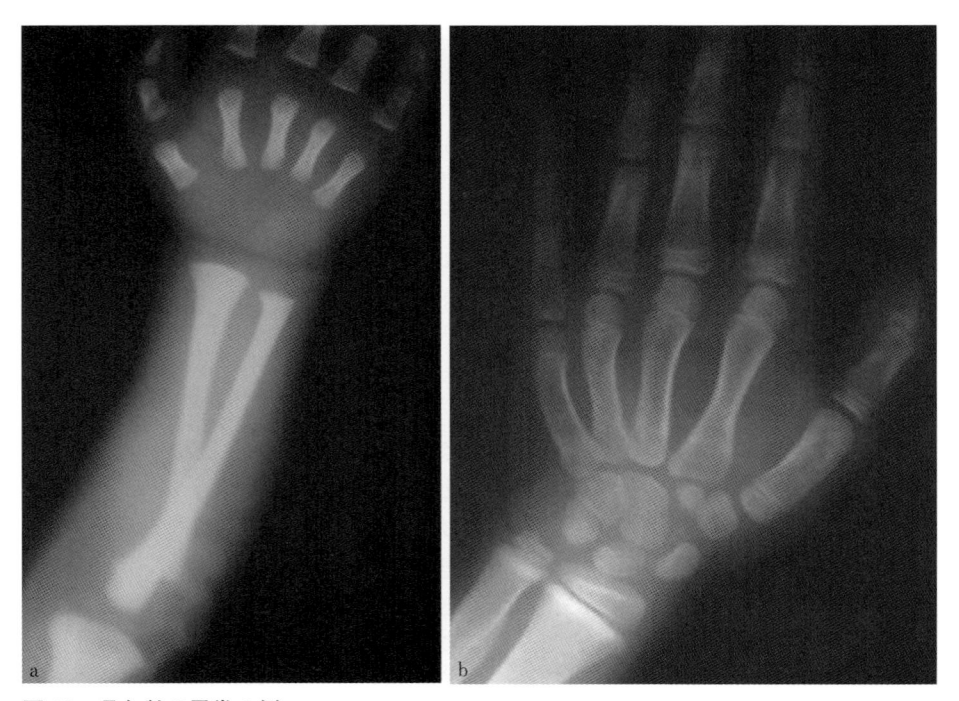

図 12　骨年齢の異常 2 例
a：先天性甲状腺機能低下症の 6 か月女児．骨年齢遅延(新生児相当)．
b：副腎過形成による思春期早発症状のある 2 歳男児．骨年齢促進(11 歳相当)．

ほか，骨皮質肥厚や良性骨膜反応などが出現し，時に辺縁のほつれたような骨膜反応もみられる（図11）．先天性甲状腺機能低下では骨年齢遅延（図12a）がみられるが，他の骨年齢遅延の因子としては成長ホルモン分泌不全性低身長症など，種々の先天性疾患による成長障害が挙げられる．骨年齢を促進するものとして成長ホルモンや甲状腺ホルモンの他，副腎や生殖腺よりの性ホルモン（図12b）が挙げられる．また，一般にステロイドホルモン過剰状態では骨粗鬆症となる．

骨年齢の判定には，男女別暦年齢（chronological age）に対照させた手関節部のX線アトラスを用いると便利である．橈骨，尺骨，指節骨それぞれの骨端と骨幹端のバランス，手根骨の骨化の程度などみる（図12a, b）．

おわりに

内分泌疾患，腎不全のいずれにおいても治療の進歩により長期経過観察例が増え，骨・関節・軟部の合併症に遭遇する機会も増えている．通常は単純X線写真の典型像を知ったうえで経過観察を行うことで十分であるが，腫瘍，神経障害，血行障害，感染症等の合併を疑った場合は速やかにMRI，その他の検査に移る用意も必要である．

文献

1) Curtis W, et al：Hyperparathyroidism. Radiol Clin N Amer 29：85-96, 1991
2) States LJ：Imaging of metabolic diseases and marrow disorders in children. Radiol Clin N Amer 39：749-772, 2001
3) Raffo SE, et al：Spondyloarthropathy of the cervical spine in long-term hemodialysis. Radiology 166：201-204, 1988
4) Murphy MD, et al：Musculoskeletal manifestations of chronic renal insufficiency. Radiographics 13：357-379, 1993
5) Goldman AM, et al：Amyloidosis and silicone synovitis. Radiol Clin N Amer 34：375-394, 1996
6) Chew FS：Radiologic manifestations in the musculoskeletal system of miscellaneous endocrine disorders. Radiol Clin N Amer 29：135-9147, 1991

（工藤　祥）

ビューワー　病巣が教師

　私の主要な専門分野であった消化管検査では，外科的に切除された病変が最良の教科書であり，細かな変化まで検査の所見と比較検討ができた．しかし，これは医師にとってかなり恵まれた分野であって，他の疾患ではなかなかこのような機会は得られない．

　故冲中重雄東京大学名誉教授は，私もこの院長の下で働いたことがあるが，病理解剖率を極端なほど重要視したことで知られている．氏の主要研究分野が脳神経内科であり，病理解剖でなければ裏づけできないのを思えば頷ける．

　胸部疾患では消化管ほど簡単ではないが，病巣が最良の教科書であることには変わりがない．伸展固定肺など病理的処理についても格段に改良されている．

　しかし，最近ではCT，MRI像が次善のものとして利用できよう．単純X線写真をとった場合，病変があれば引き続きCTやMRI検査が行われるのが常である．この画像の所見をもう一度単純X線像に還元して再読影することが読影力向上のコツである．単純X線写真では描出されない変化についても，それは限界を越えているものとして重要な学習となる．さらに経過を追うことで，所見の変化が貴重な学習の糧となる．

　今ではどこの医療機関でも行われているカンファランスがよい学習の場所である．例えば胸部疾患カンファランスならば，多数の症例のX線写真を見ることができよう．またこれらのカンファランスは公開されていることが多いので，職員でなくても参加できることができる．学習の場としては貴重である．

　最後にコメントしたい．最近の医学書，雑誌で不満なのは，単純X線写真が不利な扱いを受けていることである．まず拡大率が不平等．単純X線写真が全貌を表示しているのに，これに対比するCT，MRIは局所の映像を掲載しているものが多い．これでは問題の部分の拡大率がかなり異なり，比較検討に支障がある．

（中島哲二）

13章
関節リウマチと脊椎関節炎
典型例を確実に診断するために

　関節リウマチ(rheumatoid arthritis；RA)，脊椎関節炎(spondyloarthritis；SpA)をはじめとする膠原病は基礎・臨床ともに進歩が著しい．特に関節リウマチは，近年の生物学的製剤の登場とともに，治療にブレークスルーが起こった．対症療法に終始せざるを得なかった時代から，現在は関節破壊の抑制へと流れが変わってきている．そのためには，骨破壊性変化が生じる前に可及的に早期の段階で診断して，有効な早期治療を開始することが大切となる．単純X線写真で所見が出現する前の pre-radiologic change を MRI や超音波などの高感度画像診断でとらえることが重要で，そのように焦点が移ってきているのも事実である．
　しかし，すべての初診患者が早期 RA というわけではなく，単純X線写真の所見の拾い方・読影法を把握することは大切であり，画像診断の基本であることは言うまでもない．SpA も炎症性関節炎として重要なものであり，強直性脊椎炎，乾癬性関節炎，炎症性腸疾患関連脊椎関節炎，反応性関節炎，分類不能型に大きく分類される．病態の本質は仙腸関節炎や脊椎炎を中心にして，末梢関節炎も生じうる血性リウマトイド因子が陰性である疾患の総称で，靱帯や腱の付着部炎を特徴とする．一言で言うと，「原因不明の慢性多発性付着部炎」ということになる．仙腸関節や靱帯・腱の付着部に炎症を生じ，線維化，骨化という経緯をたどるため，単純X線写真では特徴的な画像所見を呈しうる．時に診断が難しく確定診断に至るまでに長期間を要する症例はあるが，単純X線写真で典型的な画像所見を呈する場合には確実に診断できるようにしておきたい．

疾患の解説と読影のポイント

1. 関節リウマチ

　RA は持続する滑膜炎による関節腫脹および疼痛を主徴とする炎症性疾患であり，病状が進行すると骨関節の破壊や変形をきたし，日常生活のさまざまな点で支障をきたすようになる．持続性炎症によって増生した滑膜にはマクロファージ様の細胞や，リンパ球などの免疫担当細胞の浸潤がみられ，滑膜中の細胞からは TNF-α や interleukin などの炎症性サイトカインが多数産生されており，破骨細胞活性を促進し骨破壊が進行することが病態の基本と考えられている．急性の滑膜炎が進行すると，関節の辺縁部のびらん性変化，関節液の増量がみられ，その後関節裂隙の狭小化，関節の高度破壊，そして最終的には強直性変化というように進行していく．
　しかし，単純X線写真でとらえられる所見は骨びらんや変形など骨変化が生じてきた症例であり，ある程度病状が進行した場合と考えられ，早期 RA の炎症性滑膜炎のみの段階での検出は単純X線写真では難しいということを念頭に置く必要もある．関節炎を系統的に読影する方法として ABCD's approach がある．A：alignment(配列)，B：bone mineralization(骨濃度)，C：cartilage(関節軟骨→関節裂隙)，D：distribution(病変の分布)，S：soft tissue(軟部組織)という順番に読影していくものであり，系統立てて読影できるので，

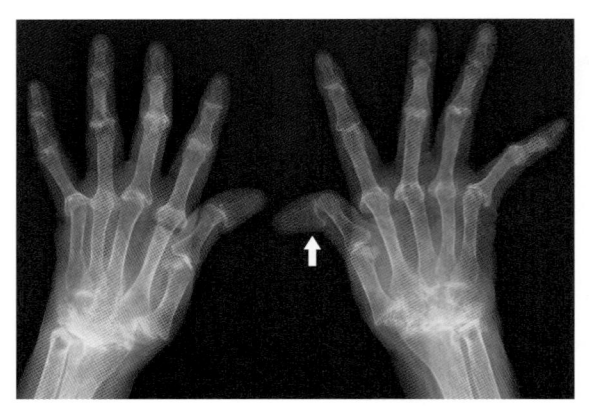

図1 70歳代，女性，RA．両手正面像
両側中手指節関節の亜脱臼があり，指の尺側偏位，母指IP関節の過伸展による亜脱臼があり，左側は高度のヒッチハイカー母指となっている（矢印）．

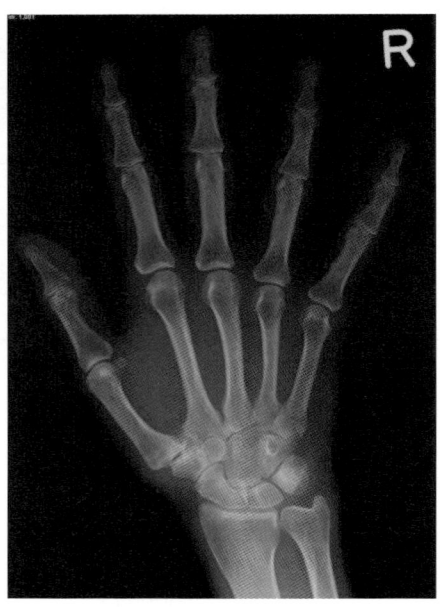

図2 60歳代，女性，初期RA．手正面像
骨びらん性変化をはじめとする骨性変化はみられないが，関節周囲の骨吸収像がみられる．

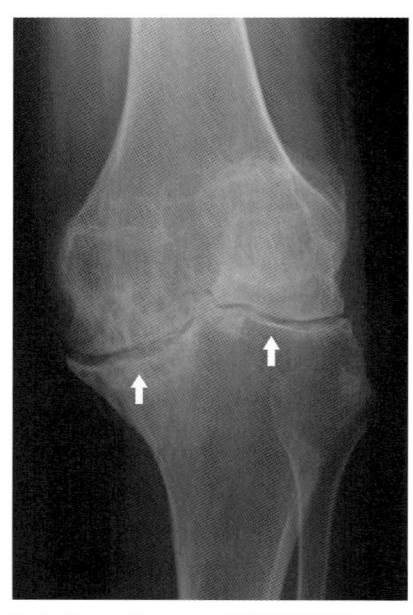

図3 50歳代，女性，RA．膝関節正面像
変形性膝関節症では内側関節裂隙を主体に狭小化するものが多いのに対して，RAでは内側・外側関節裂隙ともに対称性に均一に狭くなるものが多い．

読み落としを減らすことができる．RAの配列異常は関節亜脱臼や，手関節のPIP屈曲拘縮およびDIP過伸展によるボタン穴変形，逆にPIP過伸展，DIP屈曲拘縮によるスワンネック変形，ボタン穴変形と同様の変形が母指に生じるヒッチハイカー母指などが知られている（図1）．さらに進行すると，急速な骨吸収および高度の関節破壊によりムチランス変形という指節間や中手指節関節などで関節が切断されたような変形に至ることがある．この変形は手指が短縮したようにみえ，いわゆるオペラグラス変形と呼ばれるものである．骨濃度の異常では初期は関節周囲の骨吸収からはじまり，進行するとびまん性の骨吸収がみられるようになる（図2）．関節裂隙は進行すると狭小化がみられるようになるが，荷重面や酷使領域に偏在する変形性変化と異なり，RAでは均一であるのが一般的である（図3）．病変の分布は手関節においては，中手指節関節（metacarpophalangeal joint；MCP）や近位指節間関節（proximal interphalangeal joint；PIP）が主に侵されやすい．軟部組織については関節周囲の軟部組織の腫脹がみられ，完成型のRAでは対称性病変が特徴であるが，初期の段階だと非対称性であったり，単関節炎であったりすることも多く注意が必要である．

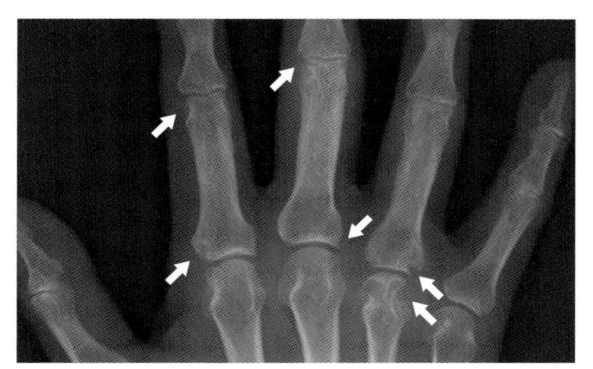

図4 60歳代，女性，RA．手正面像
陥入部位(bare area)に典型的な骨びらん像がみられる(矢印)．

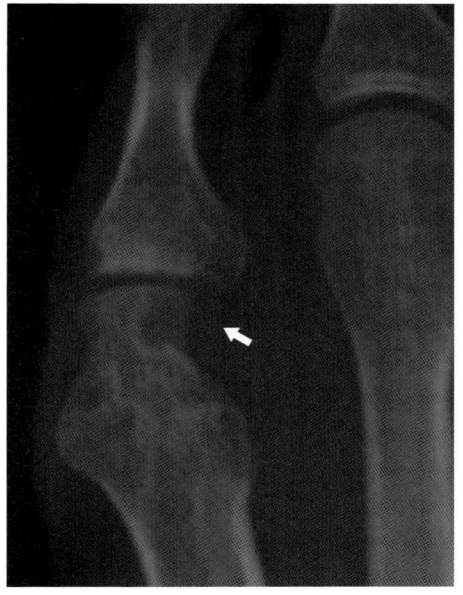

図5 30歳代，女性，RA．足正面像(第5趾)
第5中足骨遠位部に骨びらん性変化を認める．

骨びらん性変化の特徴として，RAではbare areaと呼ばれる関節腔の辺縁にある軟骨で覆われていない領域から生じる辺縁型のびらんが特徴とされる(図4)．

手の単純X線写真では手指の関節だけでなく，手関節部の関節評価も同時に求められるが，手関節部での初期像は尺骨遠位端ないし尺骨茎状突起周辺のびらん性変化および軟部組織の腫脹からはじまることが多いとされる．手根骨では早期では三角骨，豆状骨から生じることが多く，特に三角骨の尺側や豆状骨－三角骨の関節面の近傍が骨びらんの好発部位である．足関節では中足趾節関節(metatarsophalangeal joint；MTP)が好発部位で特に初期では小指に病変が生じやすい(図5)．

RAの単純X線写真における関節破壊の程度を定量化する画像評価法として，Steinbrocker法，Larsen法，Sharp法などさまざまな方法が考案，提唱されてきた．その中でも現在最も汎用されているものとして，1989年にVan der Heijdeらによって提唱されたmodified Total Sharp Score(mTSS)がある．手正面写真，足正面写真を用い，決められた部位についてそれぞれ，骨びらん(erosion)と関節裂隙狭小化(joint space narrowing；JSN)を点数化する．片手につきerosion 16関節，JSN 15関節，片足につきerosion 6関節，JSN 6関節について評価する．erosionは手1部位につき最大5点，足1部位につき最大10点，JSNは手・足ともに最大4点で，両手の最大点数が280点，両足の最大点数が168点となり，両手両足のerosionとJSNの合計点数は0〜448点となる(図6)．

RAはこれらの小関節だけでなく，肘，肩，膝といった大関節にも関節破壊が生じる．

関節周囲の骨吸収，関節裂隙の狭小化，骨破壊がみられるのは同様であるが，進行すると自発性に関節が脱臼したり，軽微な外傷で骨折が生じたりすることも経験される(図7, 8)．

RAは四肢関節だけでなく脊椎にも病変が及ぶことが多く，RA患者の40〜85％にみられるとの報告がある．特に頸椎病変の頻度は高く，高度の疼痛や脊髄症状を呈するので，この評価はとても大切であるが，滑膜関節である環軸関節での発生が特に多い．歯突起周囲に炎症性肉芽組織であるpannusが形成され，環軸横靱帯，関節包の弛緩から環椎の前方亜脱臼が生じることになる(図9)．後頭環椎関節，外側環軸関節に破壊が及ぶと，環椎および頭蓋が下方へ落ち込み，歯突起が頭蓋内へと移動して垂直亜脱臼を生じ，延髄の圧迫の危

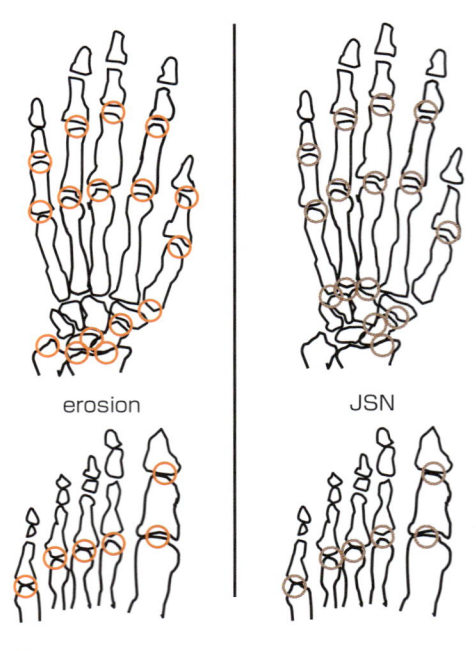

図6 modified Total Sharp Score(mTSS)

erosion
0：びらんなし
1：小さなびらん
2：関節面の半分を超えない
3：関節面の半分以上
5：完全圧潰・強直

JSN
0：正常
1：局所のみ，疑い
2：全般的狭小化で関節裂隙の50％以上残存
3：関節裂隙の50％以下残存，亜脱臼
4：関節裂隙消失，完全脱臼

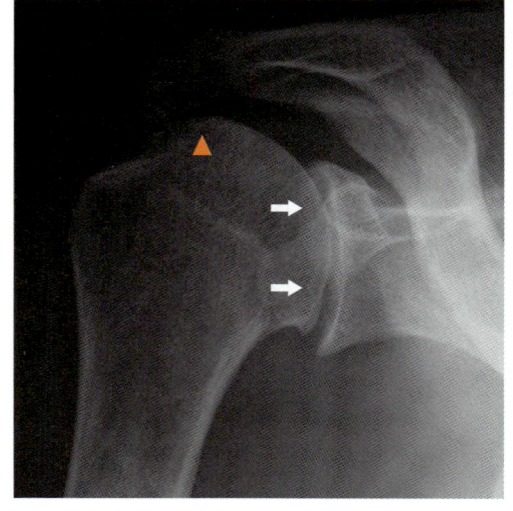

図7 40歳代，男性，RA．肩関節正面像
肩甲上腕関節の均一な関節裂隙の狭小化がある（白矢印）．また，上腕骨頭は上方へ偏位し，腱板損傷も疑われる（色矢頭）．

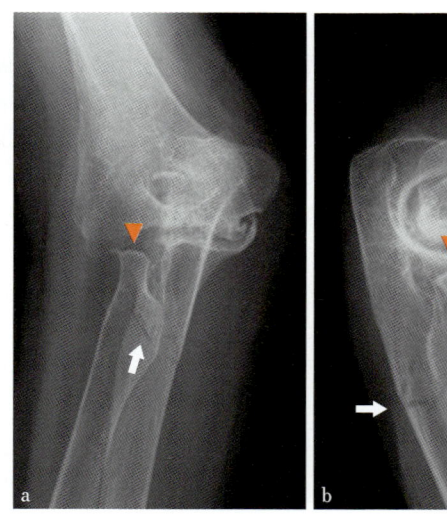

図8 70歳代，女性，RA．肘関節正面像，側面像
肘関節部の高度の骨びらんがあり，橈骨近位端の変形がみられる（色矢頭）．尺骨近位骨幹部に横骨折がみられる（白矢印）．

険が生じることになる．単純X線写真での評価としては，頸椎正面，側面像に加え，前後屈位の側面像，開口位撮影が有用である．前屈位側面像で，環椎歯突起間距離(anterior atlanto-dental interval：AADI)が3mmあれば異常であり，環軸関節の不安定性つまり環軸椎亜脱臼が疑われる

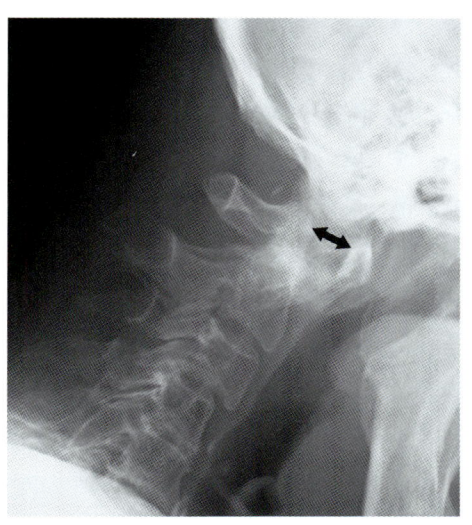

図9　80歳代，女性，RA．頸椎前屈位側面像
環椎の前方偏位があり，AADIは9 mm（矢印）と，環軸椎亜脱臼の所見である．

表1　Modified New York Criteria

臨床事項
1．3か月以上続く腰背部痛．運動で改善するが，安静では改善しない
2．腰椎の可動域制限（前後屈，および側屈）
3．胸郭の拡張制限

画像診断（単純X線像による仙腸関節炎の判定）
1．片側性仙腸関節炎　Grade 3-4
2．両側性仙腸関節炎　Grade 2-4

　＊Grade 1：疑い（関節裂隙の不鮮明化）
　　Grade 2：軽度（小さな骨侵食や軽度の骨硬化，関節裂隙は正常）
　　Grade 3：中等度（明らかな骨侵食や骨硬化，関節裂隙は開大ないし狭小化）
　　Grade 4：関節強直（関節裂隙の消失）

臨床事項1項目と画像診断1項目あれば，強直性脊椎炎と診断する

ことになる．また，上位頸椎の側面像にて，硬口蓋後縁と大後頭孔後縁下端を結ぶMcGregor線より歯突起尖端が4.5 mm以上突出しているものを垂直亜脱臼と判定する．環軸椎前方亜脱臼に加えて，それより下位の多椎体間にも前方亜脱臼が生じると，中下位頸椎の階段状の変形がみられ，step-ladder spineと呼ばれる．

2．脊椎関節炎

以前は，「血性反応陰性脊椎関節症」と呼ばれていたが，現在の分類では「脊椎関節炎」という用語が正式に使われている．その理由は「血清反応陰性」という用語が「血清反応陰性RA」と混同されるため削除され，また病態が炎症性疾患であるため「脊椎関節症」より「脊椎関節炎」のほうが正確であるということに理由づけられている．

リウマトイド因子が陰性で，腱や靱帯の付着部に炎症（enthesitis）を起こす疾患群である．脊椎や仙腸関節など体軸骨格を侵す点，下肢優位の末梢性関節炎，付着部炎を生じるという3つの点でRAと異なる．炎症の対象となる関節は線維軟骨がある関節である．靱帯や腱の付着部に炎症が生じ，線維化から石灰化/骨化という経緯をたどる原因

表2　ASASによる体軸関節のSpAの分類基準

（末梢関節炎の有無にかかわらず，3か月以上持続する腰痛および発症年齢45歳以下の患者）

仙腸関節炎の画像所見（＊）＋SpA所見（＊＊）1つ以上 あるいは HLA-27＋　その他のSpA所見2つ以上

＊仙腸関節炎の画像所見
MRIにてSpAに関連する仙腸関節炎を強く疑う活動性炎症所見またはModified New York Criteriaによる単純X線診断基準を満たす仙腸関節炎
＊＊SpA所見
1．炎症性腰痛　2．関節炎　3．付着部炎（踵）　4．ブドウ膜炎　5．指趾炎　6．乾癬　7．炎症性腸疾患　8．NSAIDsへの反応良好　9．SpAの家族歴　10．HLA-B27　11．CRP上昇

不明の慢性多発性付着部炎で，患者のHLA-B27の陽性率が高いことが特徴とされる．強直性脊椎炎，乾癬性関節炎，炎症性腸疾患関連脊椎関節炎，反応性関節炎，分類不能型と大きく5つに分類される．SAPHO（sternocostoclavicular hyperostosis）症候群なども関連しているといわれるが未解明の事項が多い．

SpAの診断基準は，2009年にASAS（Assessment of Spondyloarthritis International Society）

表3　ASAS による末梢関節の SpA の分類基準

```
　関節炎 or 付着部炎 or 指趾炎　
　　　　　　＋　　　　　　
　　　　1）or 2）　　　　
```

1）以下の SpA 項目1つ以上
1．ブドウ膜炎
2．乾癬
3．炎症性腸疾患
4．先行感染症（発症前1か月以内の尿道炎/子宮頸管炎/下痢）
5．HLA-B27
6．仙腸関節炎の画像診断（X 線 orMRI）

2）以下の SpA 項目2つ以上
1．関節炎
2．付着部炎（部位を問わない）
3．指趾炎
4．炎症性腰痛（過去も含む）
5．SpA の家族歴（2親等以内の強直性脊椎炎，乾癬，急性ブドウ膜炎，反応性関節炎，炎症性腸疾患）

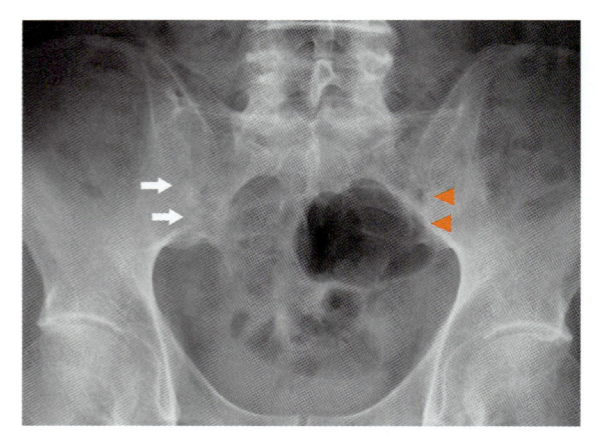

図10　50歳代，男性，強直性脊椎炎．骨盤正面像
仙腸関節の関節裂隙は右側では完全に消失し，Grade 4 の仙腸関節炎である（白矢印）．左側は高度の狭小化と硬化性変化であり，Grade 3 の仙腸関節炎である（色矢頭）．

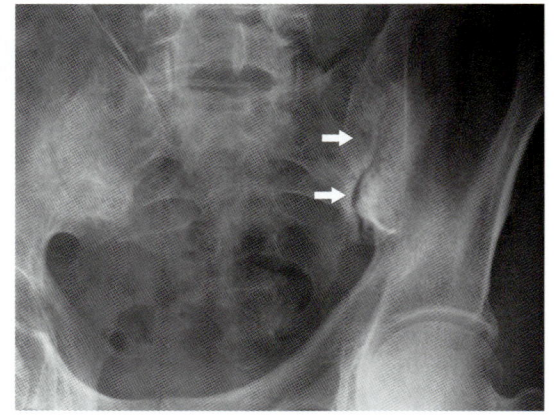

図11　50歳代，男性，強直性脊椎炎．仙腸関節部左前斜位像
左側仙腸関節部の下2/3を主体とする硬化性変化と関節裂隙の不整な狭小化がみられ，Grade 3 の仙腸関節炎と診断される（矢印）．

により新しい分類基準が提唱されて，現在はそれが汎用されている．仙腸関節炎の画像所見は以前は，Modified New York Criteria（表1）に記載された単純写真のみでの評価であったが，新しい分類基準ではそれに加え，MRI にて SpA に関連する仙腸関節炎を強く疑う活動性炎症所見でもよいとのこととなった．また，体軸関節に炎症所見がある場合（腰痛など）（表2）と，体軸関節に炎症所見を認めず，末梢関節炎のみの患者で使う分類基準（表3）を分けている．

1）強直性脊椎炎
　10〜20歳代の若年男性に，腰痛や背部のこわば りなど非特異的な症状を初発症状として発症することの多い SpA を代表する疾患である．診断基準は Modified New York Criteria が用いられてきたが，この基準では単純 X 線写真の異常が必須であり，早期診断には適さない．その理由は仙腸関節に単純写真で異常が生じるのは，仙腸関節炎発症後，約3〜7年かかると言われているからである．そのため，現在はこれらの弱点を修正し，MRI 所見も言及した上述の ASAS 分類基準を用いることとなっている．しかし，仙腸関節炎の画像診断における単純写真所見の項目も消去されたわけではなく，Modified New York Criteria の基準をき

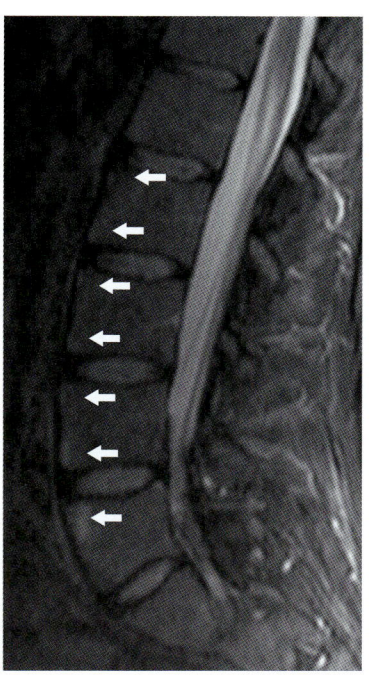

図12 40歳代，男性，強直性脊椎炎．腰椎MRI（T2強調脂肪抑制，矢状断像）
第1～5腰椎椎体の隅角に高信号がみられ，活動性のあるRomanus lesion（付着部炎）と診断できる（矢印）．

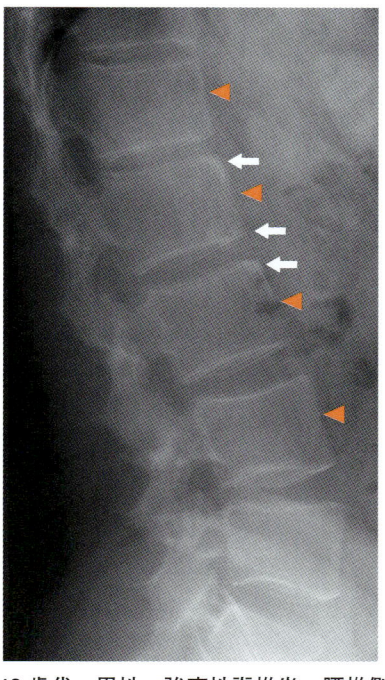

図13 40歳代，男性，強直性脊椎炎．腰椎側面像
第2，3腰椎の椎体隅角に三日月状の硬化像があり，shiny cornerの像である（白矢印）．また，腰椎椎体は全体的に前縁の中央部のくぼみが消失して直線化がみられ，squaring（方形化）の所見である（色矢頭）．

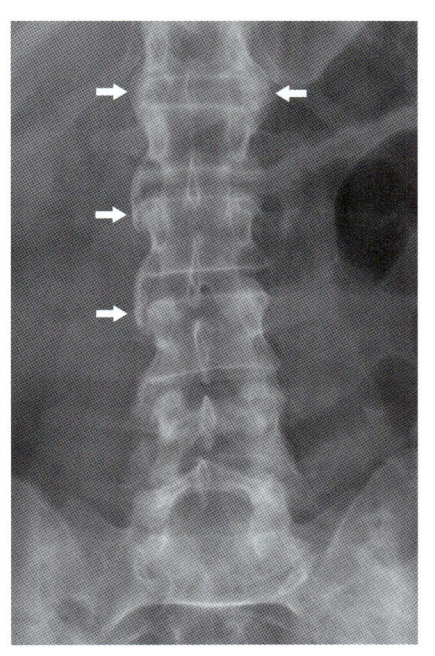

図14 40歳代，男性，強直性脊椎炎．腰椎正面像
椎体辺縁の靱帯がところどころで骨化し，上下方向へ伸び出しているのがわかる（矢印）．syndesmophyteの所見である．

たす仙腸関節炎としてまだ残っており，単純X線写真は重要である（図10）．単純X線写真を読影する際に，仙腸関節で大切なことは仙腸関節の下方1/2～2/3までが滑膜関節で，上方部分は靱帯結合であるということである．また仙腸関節面の評価では右側を評価する時は右前斜位，左側を評価するときは左前斜位が基本であることも忘れてはならない（図11）．

脊椎の変化は，多くの場合は仙腸関節炎に続いて，腰椎から上行性に病変が進展することが多い．脊椎病変も付着部炎を主体としており，椎間板線維輪外層の椎体付着部を炎症の主座とする．椎体隅角の骨侵食像がRomanus lesionであり，MRIでの描出が容易であるが（図12），単純X線写真の場合は同部位の炎症が遷延し，反応性骨炎による硬化性変化が現れたときにshiny cornerとして描出されるようになる．その後，付着部の炎症が椎

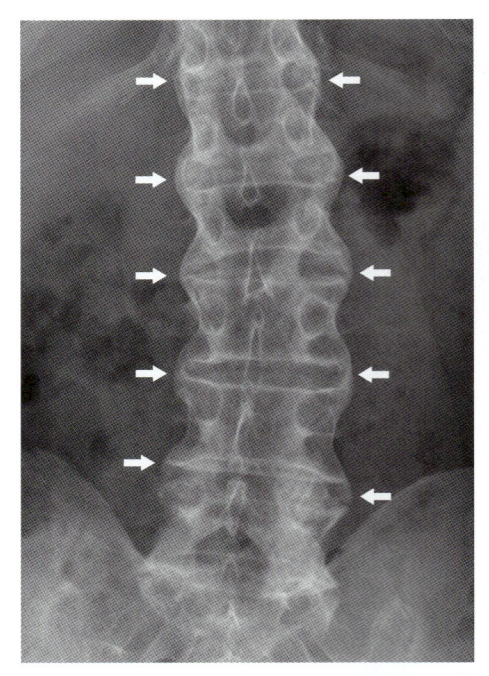

図15 40歳代，男性，強直性脊椎炎．腰椎正面像
椎体辺縁にみられる syndesmophyte が頭尾側方向に連続してみられ，典型的な bamboo spine の像である（矢印）．

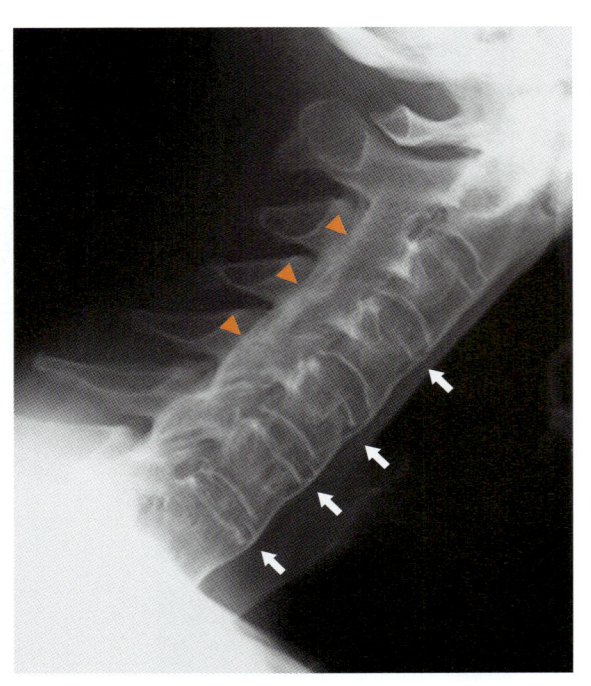

図16 50歳代，男性，強直性脊椎炎．頸椎側面像
椎体前面の前縦靱帯が骨化して上下につながり，典型的な bamboo spine の像を呈するが（白矢印），上位頸椎で椎間関節の完全な骨性癒合もみられることがわかる（色矢頭）．

表4 乾癬性関節炎の Moll and Wright 分類

1. DIP 関節炎（爪病変）を含む多関節炎
   （distal interphalangeal joint arthritis）
2. 非対称性少数関節炎あるいは単関節炎
   （asymmetric oligoarthritis）
3. RA に類似した対称性多関節炎
   （symmetric polyarthritis）
4. ムチランス型関節炎（arthritis mutilans）
5. 脊椎炎（spondylitis）

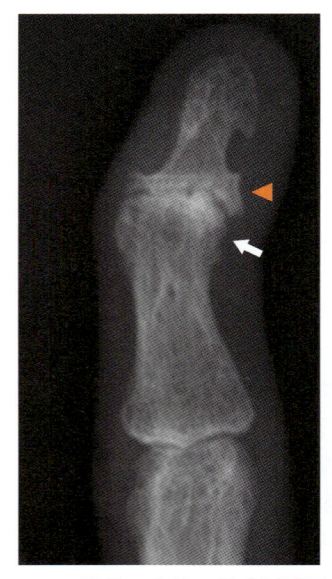

図17 60歳代，女性，乾癬性関節炎．手正面像（第4指）
DIP 関節部で辺縁の骨びらん（白矢印）と周囲の骨増殖像（色矢頭）がみられ，軟部組織の腫脹もきたしている．

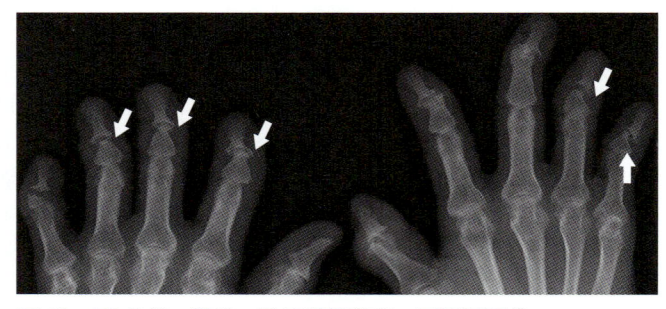

図18 70歳代，男性，乾癬性関節炎．両手正面像
両側 DIP 関節部に高度の骨びらん性変化を認め，両側ともに pencil-in-cap appearance がみられる（矢印）．

体表面の骨膜下に波及すると，骨膜下骨形成が生じ椎体中央のくぼみが消失して，椎体前縁が直線化し椎体のsquaring（方形化）がみられるようになる（図13）．炎症が椎体辺縁に限局せずに，椎体・椎間板接合部全体に広がると，終板の破壊が生じて感染性脊椎炎に類似した所見を示すAndersson lesionとなる．椎体辺縁の靱帯が骨化するとsyndesmophyte（靱帯骨棘）となり（図14），頭尾側方向に連続すると，bamboo spine（竹状脊椎）となる（図15, 16）．

2）乾癬性関節炎

　皮膚の慢性角化疾患である乾癬に関節炎を合併した病態で，通常は皮膚病変が関節炎に先行するが，関節炎が皮膚病変に先行する症例が15％程度に存在する．関節炎では，Moll&Wrightによる古典的分類があり，5つのタイプに分類される（表4）．末梢関節炎ではDIP関節炎を含む多関節炎の頻度が高いとされる．しかし，この分類は固定するわけではなく，長期経過を追うと他のタイプに移行するものがみられることに注意が必要である．指節間関節では，関節辺縁から骨侵食が起こるが，その周囲に骨増殖を生じるのが特徴の1つであり，乾癬性関節炎のCASPAR分類基準の中にも，「手足の骨X線像で関節周囲の骨増殖像を認める」というのが診断項目の1つに組み込まれている（図17）．高度になるとpencil-in-cap appearanceと呼ばれる近位の指節骨遠位端が先細り，広がった遠位指節骨近位端に入り込む特徴的な所見を呈する（図18）．また，指には付着部が多数あるため，ソーセージ指と言われる指全体が腫脹した指炎もしばしばみられる．

3）炎症性腸疾患関連脊椎関節炎

　Crohn病や潰瘍性大腸炎などの炎症性腸疾患に合併する関節炎で，近年日本人の食生活の変化に伴い増加している．日本ではCrohn病の患者の5～10％，潰瘍性大腸炎の患者の10～20％に合併するとされ，末梢関節炎より仙腸関節炎の合併のほうが多いと言われている．これらの骨関節病変の活動性は全体的に腸炎の活動性に並行することが多い．画像所見は他のSpAに準ずるが，強直性

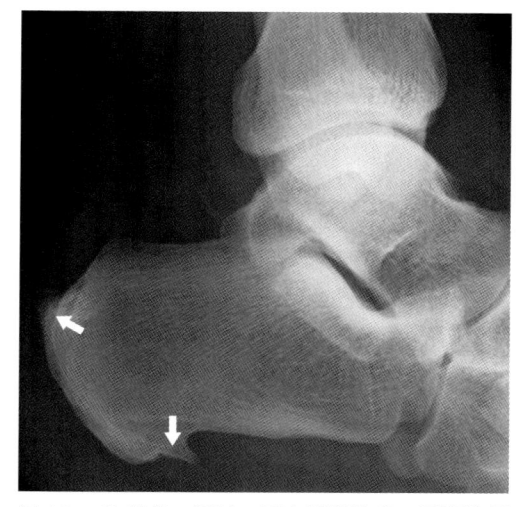

図19　40歳代，男性，反応性関節炎．足関節側面像
アキレス腱，足底腱膜付着部にそれぞれの付着方向に伸びる骨棘様の骨化があり，enthesophyteの所見である（矢印）．

脊椎炎に類似するものが多いとも言われる．

4）反応性関節炎

　何らかの先行感染があって，後に非対称性の末梢関節炎を発症する関節炎である．クラミジアや淋菌感染が有名であるが，サルモネラ感染も誘因となることが知られている．つまり，臨床的には発症形式によって「尿道炎後に発症するタイプ」と「細菌性下痢後に発症するタイプ」にわけられる．1916年にHans Reiterが関節炎，非淋菌性尿道炎，結膜炎の3主徴を呈する疾患として報告し，Reiter症候群という名称で有名であったが，Reiterが第二次世界大戦でナチスに関与していたために現在はこの名称を使わずに反応性関節炎というのが一般的となっている．画像所見は他のSpAに準ずるが，初期には単純X線写真では，異常はみられない．典型例は下肢優位に発生する非対称性少数関節炎で，付着部炎を反映した骨侵食と骨増殖がみられる．進行すると，足底腱膜やアキレス腱の付着部に石灰化／骨化したenthesophyteがみられることがあるが，原因菌が特定されず，診断に難渋することも多い（図19）．仙腸関

節炎は比較的早期からみられることがあるが，腸骨側の変化が主体で片側性が多いとされる．

文献

1) Resnick D：Diagnosis of Bone and Joint Disorders 4th ed. Rheumatoid arthritis and the seronegative spondyloarthropathies；radiologic and pathologic concepts. pp837-890, Saunders, 2002
2) Resnick D：Diagnosis of Bone and Joint Disorders 4th ed. Rheumatoid arthritis. pp891-987, Saunders, 2002
3) Hermann KG, et al：Spinal changes in patients with spondyloarthritis；comparison of MR imaging and radiographic appearances. Radiographics 25：559-569, 2005
4) Jacobson JA, et al：Radiographic evaluation of arthritis；inflammatory conditions. Radiology 248：378-389, 2008
5) 岸本暢将，岡田正人：関節リウマチの診かた，考えかた．中外医学社，2011

（野崎太希）

14章
血液・造血器疾患と骨関節病変
単純X線写真から多くを読みとるクセをつける

　骨関節疾患というと整形外科的疾患をまず思い浮かべるが，代謝疾患，内分泌疾患，血液疾患，その他多くの臓器や全身性の疾患に伴い変化が生じることを忘れてはならない．またCT，MRI検査が全盛であるが，簡便かつ安価な単純X線写真（以下，単純写真）から非常に多くの情報が得られる点は，胸部単純写真と同様であり，必ずCT，MRI画像と単純写真は比較しながら読影する必要がある．今回は，血液・造血器疾患の骨関節病変の画像診断について，腫瘍性病変と非腫瘍性病変に分けて解説する．

疾患の解説と読影のポイント

1．腫瘍性病変
1）多発性骨髄腫（multiple myeloma）

　形質細胞の単クローン性の腫瘍性増殖性疾患で，40歳以上の中・高齢者に好発する．多発性もしくは孤発性の骨・骨髄病変が主体で，時に骨外腫瘤形成を認める．臨床症状は骨痛，貧血，腎不全，高カルシウム血症などがあり，約50％でBence Jones蛋白が尿中に検出される．脊椎の骨外腫瘤形成により脊髄症状がみられることもある．好発部位は造血が行われている赤色髄で，脊椎，肋骨，頭蓋骨，骨盤骨，長管骨の順にみられる．

　単純写真所見は，びまん性骨濃度低下，溶骨性変化，病的骨折，骨外腫瘤形成などであるが，異常を認めないことも多い．溶骨性変化は打ち抜き病変（punched-out lesion）と呼ばれ，境界明瞭で辺縁の骨硬化像を認めず，特徴的所見とされているが，特異的ではない．時にmoth eaten patternやsoap bubble appearance（骨皮質の内側が圧排されて薄くなる）を呈することもある．また脊椎転移性腫瘍は椎弓根が早期に破壊され椎弓根サインがみられるのに対し，骨髄腫では破壊されることは少ない．骨外腫瘤形成は脊椎，肋骨に多く認められる．

　また病変が孤発性の形質細胞腫（plasmacytoma）や，POEMS症候群〔Polyneuropathy（多神経症），Organomegaly（肝脾腫を始めとする臓器腫大），Endocrinopathy（内分泌症），M protein（M蛋白：骨髄腫），Skin changes（皮膚病変）〕：（Crow-Fukase症候群）では，骨硬化性変化を認めることがある．

【症例1】　60歳代，女性．多発性骨髄腫．頭蓋骨正面（図1a），側面像（図1b）にて頭蓋冠に境界明瞭，多発性，円形，辺縁の硬化性変化のない透亮性変化（punched-out lesion）を認める（矢印）．また下顎骨にも同様の所見を認める（矢頭）．腰椎側面像（図1c）ではびまん性の骨濃度低下を認めるのみであるが，大腿骨（図1d），骨盤骨（図1e）には骨濃度低下に加えて，punched-out lesionを多数認める（矢印）．また大腿骨の皮質の菲薄化，内骨膜側の骨侵食像がみられる（矢頭）．

2）悪性リンパ腫（malignant lymphoma）

　Hodgkinリンパ腫と非Hodgkinリンパ腫についての詳細は成書に譲るが，両者とも単純写真上は溶骨型，造骨型，混合型所見を呈し，特徴的な所見はない．また転移性骨腫瘍と同じmoth eaten

Ⅴ 骨軟部組織

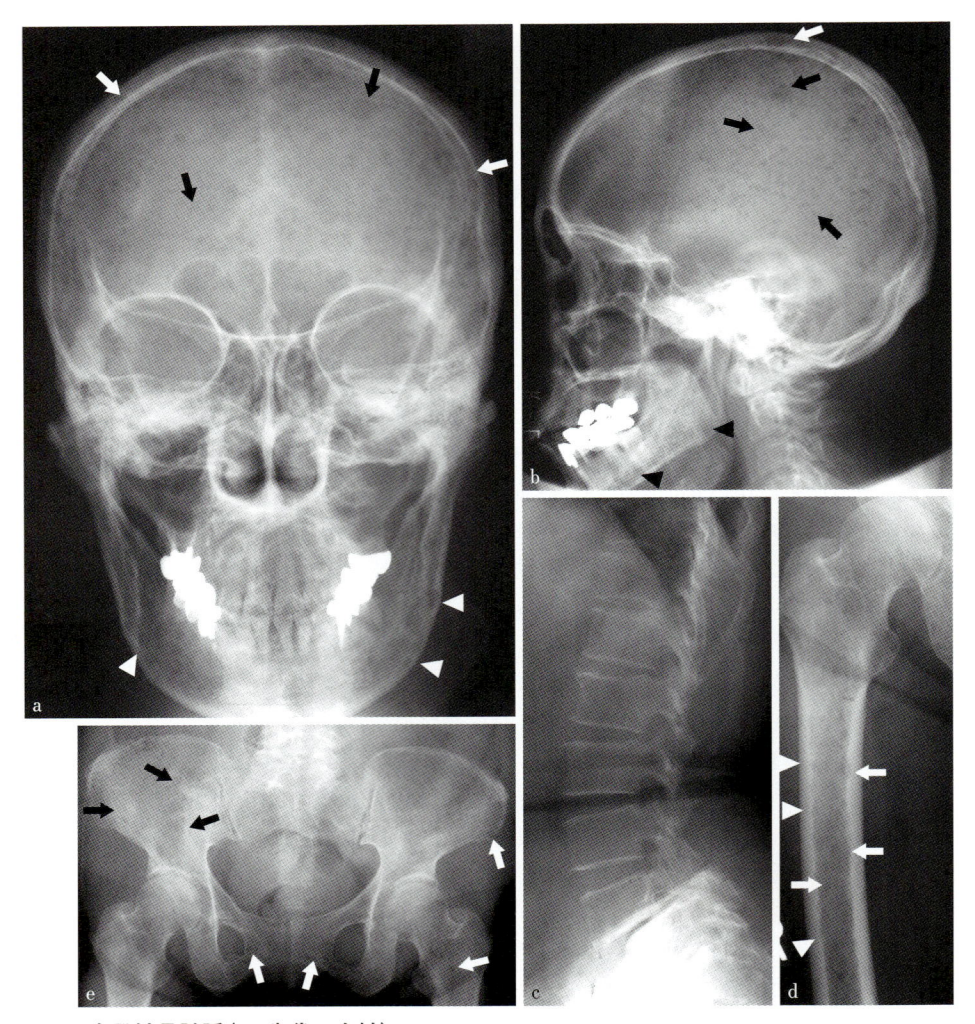

図1 多発性骨髄腫(60歳代，女性)
a：頭蓋骨正面像，b：側面像，c：腰椎側面像，d：大腿骨，e：骨盤骨

patternを呈することもある．骨病変の頻度はHodgkinリンパ腫15%，非Hodgkinリンパ腫3.8%と，Hodgkinリンパ腫で多く，椎体に好発し溶骨性変化が多い．造骨性の椎体硬化性変化はivory vertebra(象牙椎)といわれるが，特異的所見ではない．

【症例2】 70歳代，男性．非Hodgkinリンパ腫．骨盤単純写真(図2a)で第2仙椎右側の境界不明瞭な溶骨性変化を認める(矢頭)．右第2前仙骨孔が同定できない(矢印：左前仙骨孔)．CT(図2b)では，第2仙椎の骨破壊を伴う分葉状の腫瘤を認める(矢印)．画像上は転移性骨腫瘍や形質細胞骨髄腫との鑑別は困難であり，頸部リンパ節生検で診断された．

3) 白血病(leukemia)

白血病の骨病変は，小児で50～90%，成人で10%以下と言われている．小児白血病の骨病変の画像所見は，びまん性骨濃度低下，長管骨骨幹端の横走する骨透亮帯(leukemic line)，境界不明瞭なmoth eaten patternや浸透性骨破壊像，骨膜下

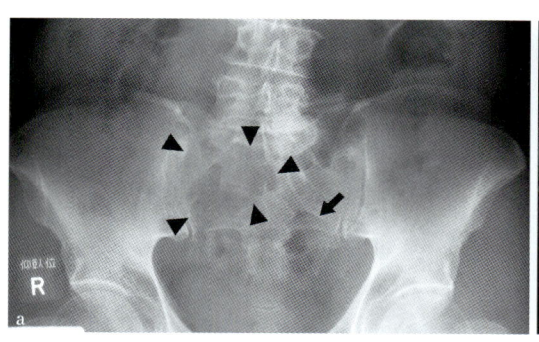

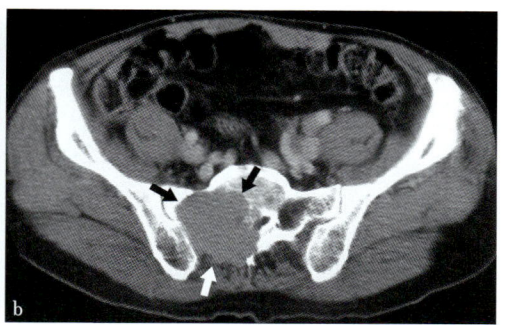

14章　血液・造血器疾患と骨関節病変

図2　非 Hodgkin リンパ腫（70歳代，男性）
a：骨盤骨，b：CT 所見

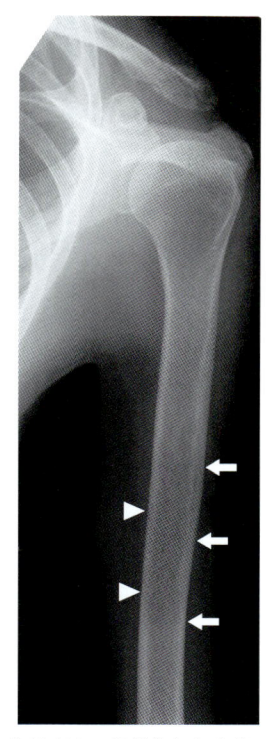

図3　急性リンパ球性白血病（30歳代，女性．左上腕骨）

の白血病病変による骨膜反応などがあるが，いずれも特異的ではない．成人の白血病では骨濃度低下や散在性・浸透性の溶骨性骨破壊像を呈することがある．

いずれも白血病細胞の骨変化を表しており，骨髄内病変の有無や程度については MRI 検査が有用である．

【症例3】　30歳代，女性．急性リンパ球性白血病．左上腕骨単純写真（図3）で，上腕骨骨幹中央部に境界不明瞭な浸透性の溶骨性変化（矢印）と虫食い状の溶骨性病変（矢頭）を認める．

【鑑別疾患】　形質細胞骨髄腫，悪性リンパ腫，白血病はそれぞれお互いに鑑別が必要である．さらに転移性骨腫瘍，髄膜腫（頭蓋骨），線維性骨異形成，骨髄炎，髄膜瘤（乳幼児の頭蓋骨）などが挙げられる．

【読影のポイント】　頭蓋骨（図4a）では正常所見である血管孔・静脈湖（矢印）やクモ膜顆粒圧痕（白矢頭），頭頂孔，後頭骨薄部（黒矢頭）や，加齢に伴う骨粗鬆症，副甲状腺機能亢進症に伴う骨軟化症などは異常骨透亮像と紛らわしい．また腰椎や長管骨でも，正常の骨薄部や骨粗鬆症，副甲状腺機能亢進症に伴う骨軟化症による骨梁の粗糙化を異常と見誤ることが多い．骨盤（図4b）では上記に加えて腸管ガスの重なり（矢印）が骨透亮像と紛らわしい．したがって臨床的に腫瘍性病変が疑われる場合は CT 骨条件（図4c：66歳，女性，多発性骨髄腫例）や MRI，骨シンチでの病変の確認が必要である．

2．非腫瘍性病変

1）Langerhans 細胞組織球症
　　（Langerhans' cell histiocytosis）
細胞基質内に Birbeck（バーベック）顆粒を有す

Ⅴ　骨軟部組織

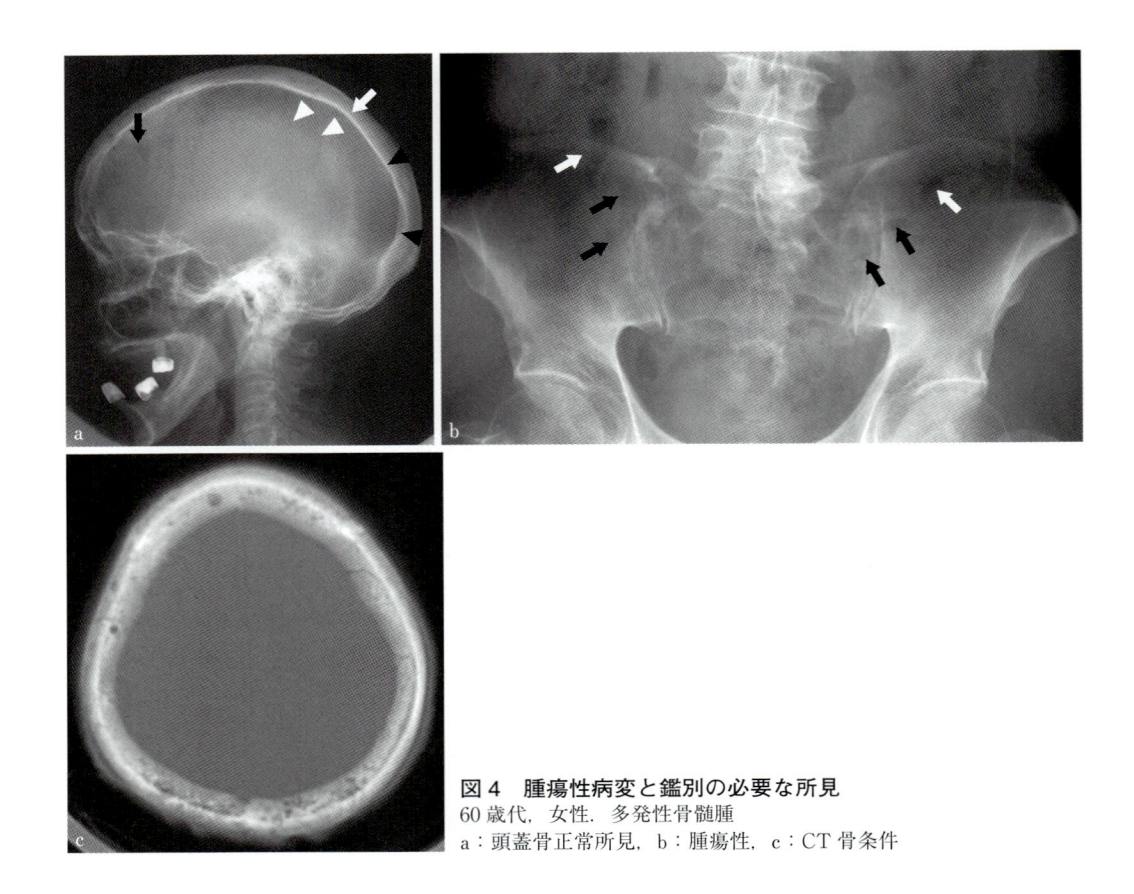

図4 腫瘍性病変と鑑別の必要な所見
60歳代，女性．多発性骨髄腫
a：頭蓋骨正常所見，b：腫瘍性，c：CT骨条件

る特異的な組織球（Langerhans細胞）の浸潤・増殖が特徴的な原因不明の疾患で，かつては好酸球性肉芽腫症，Hand-Schüller-Christian病，Lettere-Siwe病に分類されていた．現在はLangerhans細胞組織球症と総称され，単臓器単病変型，単臓器多病変型，多臓器多病変型に分類される．小児での発症が多くみられるが，稀に成人でも認められる．好発臓器は皮膚，骨，肺，肝臓，脾臓，歯肉，耳，眼球，中枢神経などで，下垂体後葉や視床下部に発症すると二次性尿崩症の原因となる．

骨病変は造血能のある骨髄に好発し，約50％は頭蓋骨に発症し，下顎骨，脊椎，肋骨，長管骨などにみられる．長管骨は骨幹や骨幹端部が高頻度に侵される．長管骨では骨幹や骨幹端に中心性の地図状透亮性病変を呈するのに対し，頭蓋骨と骨盤骨では境界明瞭な骨融解性病変を呈する．硬化性辺縁は認めることも，認めないこともある．脊椎椎体病変は小児例で多く，骨融解性や膨隆性病変を形成する．扁平椎（vertebra plana）を呈するが，治癒により椎体高が回復する．

【症例4】 小学校就学前，女児．Langerhans細胞組織球症．頭蓋骨正面像（図5a）で右前頭骨に円形の骨透亮像を認める（矢印）．辺縁に淡い骨硬化性変化を伴う．側面像（図5b：拡大像）では病変の広がりの違いから，内板と外板の破壊範囲が異なるため二重の辺縁（beveled edge）が認められ特徴的である（矢印）．CT（図5c）では内板，外板ともに菲薄化を認め（矢印），皮下の骨外腫瘤形成もみられる（矢頭）．

【鑑別疾患】 転移性骨腫瘍（神経芽細胞腫など），白血病，線維性骨異形成，骨折（陥没骨折，進行性頭蓋骨骨折）骨髄炎など

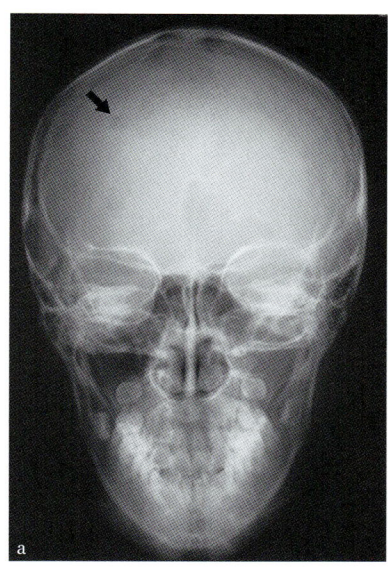

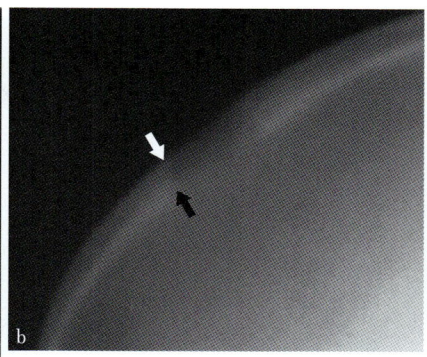

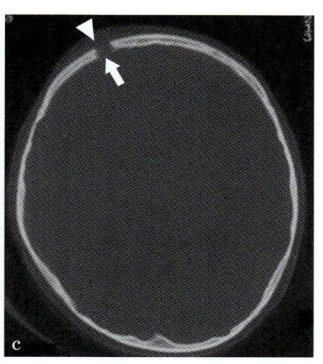

図5　Langerhans 細胞組織球症（小学校就学前，女児）
a：頭蓋骨正面像，b：側面像，c：CT 所見

表1　血友病の X 線所見と病理学的所見との対比

X 線所見	病理学的背景
高濃度な関節液貯留	ヘモジデリン沈着と滑膜増生を伴う繰り返す関節内出血
骨濃度減弱，骨端の肥大，骨成長の促進	滑膜炎，pannus の形成，血流増加
骨侵食，軟骨下骨囊胞，関節裂隙の狭小化	軟骨の侵食，軟骨下骨吸収と圧壊
骨硬化，骨棘形成	骨増生
偽腫瘍 pseudotumor	軟部組織，骨膜下および骨内出血

2）血友病（hemophilia）

　血友病は凝固因子欠損による血液凝固異常をきたす疾患である．ほとんどの症例で関節内出血をきたし，それに伴う骨関節症を生じる．発生部位は膝，肘，足関節，股関節，肩関節の順に頻度が高い．病理学的な変化に伴い単純写真も病期を反映した所見を呈する（表1）．高濃度な関節内液体貯留（関節内出血），骨粗鬆症，骨端の肥大，骨侵食，骨囊胞，関節裂隙の狭小化，骨硬化，骨棘形成などが単純写真所見として認められる．その他特殊な病態として骨壊死や偽腫瘍などがみられる．骨壊死は繰り返す関節内出血により関節内圧が高まることで血管閉塞をきたして起こるとされ

ており，大腿骨頭や距骨に頻度が高い．骨端部の分節化や圧壊がみられる．偽腫瘍（pseudotumor）は骨内，骨膜下および軟部組織の出血により形成される稀な病態である．軟部組織の出血が血腫を形成して圧排性の骨侵食をきたすことで，囊胞状骨病変のように認められる．

【鑑別疾患】　若年性関節リウマチ（juvenile rheumatoid arthritis；JRA），色素性絨毛結節状滑膜炎，その他の関節内出血をきたす疾患（凝固異常症，外傷など）

【症例5】　20 歳代，男性．血友病．右膝関節単純写真で X-7 歳時（図6a）には関節裂隙の狭小化と顆間隆起の侵食像および囊胞変性を認める（矢

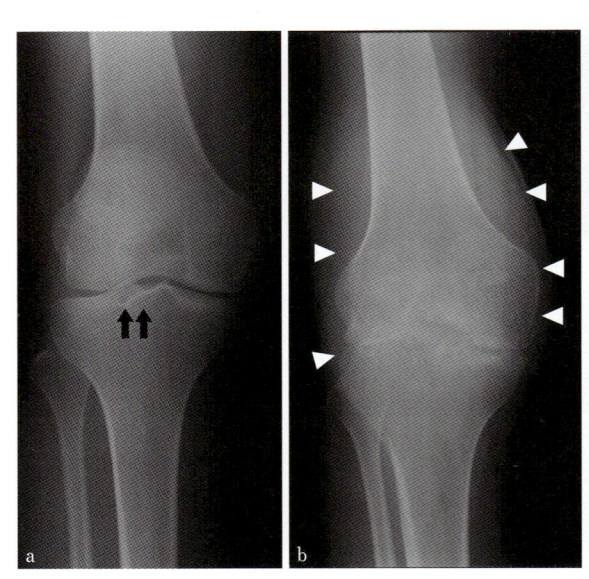

図6 血友病
a：右膝関節像（X-7歳時），b：右膝関節像（X歳時）

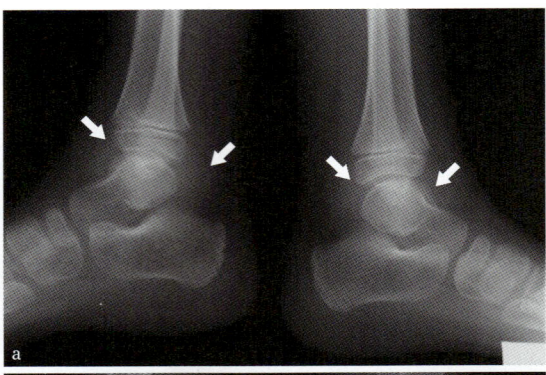

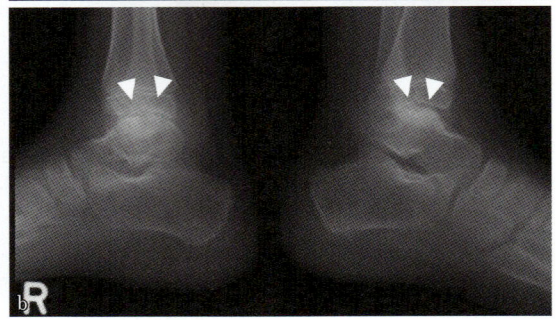

図7 血友病
a：両側足関節像（X-4歳時），b：両側足関節像（X歳時）

印）．X歳時（図6b）では関節裂隙の狭小化はより進行しており，関節面の硬化および破壊性変化が著明である．骨端は肥大しており，出血による軟部組織腫脹も認められる（矢頭）．

【症例6】 小学校低学年，男児．血友病．両側足関節単純写真でX-4歳時（図7a）には右足関節の関節裂隙の狭小化がわずかに認められるが，出血による関節周囲の軟部組織の高濃度を認める以外に異常は指摘できない（矢印）．X歳時（図7b）には足関節の変形性関節症の所見が明瞭となっている（矢頭）．

【症例7】 小学校低学年，男児．後咽頭血腫をきたした血友病．咽頭側面単純写真（図8a）で頸椎前方の後咽頭間隙の拡大が著明である（矢印）．気管は前方に強く偏位している．両側足関節単純写真（図8b）で左足関節の関節裂隙の狭小化が認められ，硬化性変化も著明である（矢頭）．軟部組織の腫脹もあり，関節内出血による関節症の所見である．

【症例8】 10代前半，男性．血友病による偽腫瘍．左足関節単純写真（図9a）で踵骨の骨濃度の減弱および囊胞形成が認められる（矢印）．足関節周囲の軟部組織の腫脹があり，関節裂隙の狭小化および骨端部の硬化性変化も認められる．両側足関節CT（図9b）で左踵骨内および周囲軟部組織に著明な血腫を認め，骨侵食および囊胞形成を認める（矢頭）．

3）骨髄線維症（myelofibrosis）

骨髄線維症は，骨髄にびまん性の線維化を生じ，髄外造血をきたす疾患で，原因不明の多能性造血幹細胞の腫瘍性増殖による原発性（特発性）と白血病，悪性リンパ腫，結核，膠原病や他の骨疾患などに伴って起こる二次性とに分類される．単純写真所見はびまん性の骨硬化性変化である．特に脊椎，骨盤骨，頭蓋骨，肋骨，上腕骨の近位側および大腿骨の近位側に好発する．長管骨では骨皮質

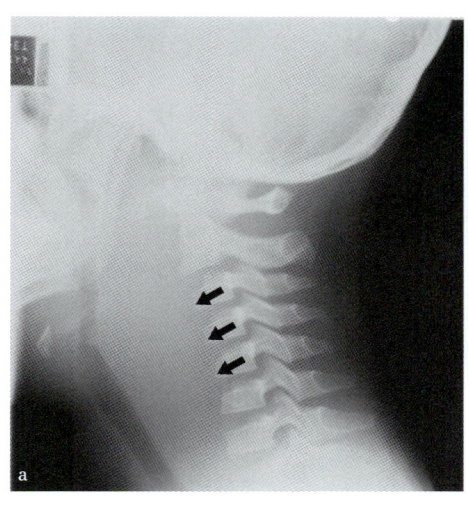

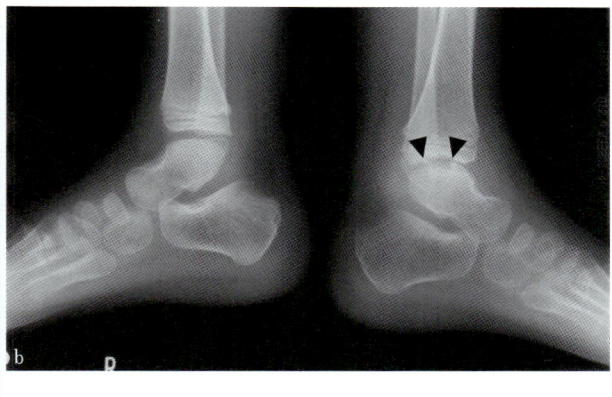

図8　後咽頭血腫をきたした血友病（小学校低学年，男児）
a：咽頭側面像，b：両側足関節像

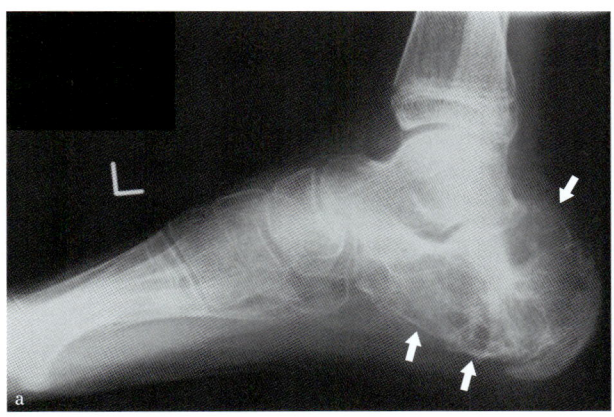

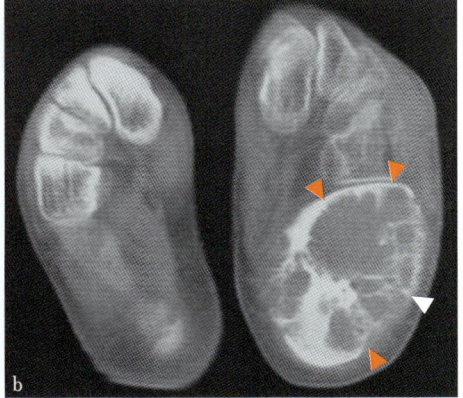

図9　血友病による偽腫瘍（10代前半，男性）
a：左足関節像，b：両側足関節CT所見

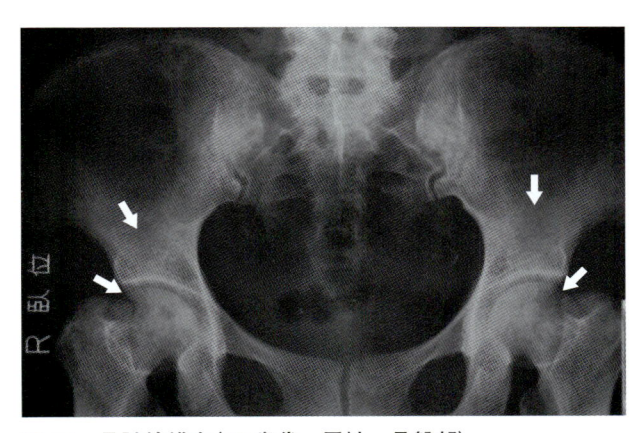

図10　骨髄線維症（50歳代，男性．骨盤部）

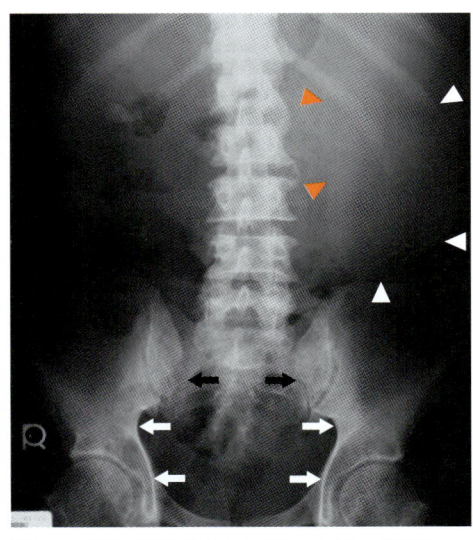

図11　骨髄線維症（60歳代，女性．腹部）

の肥厚が認められる．腹部単純写真では髄外造血による著明な脾腫を認める．また髄外造血巣が傍椎体領域の胸腔内腫瘤としてみられる．

【鑑別疾患】　mastocytosis，骨転移，fluorosis，Paget病，腎性骨異栄養症，悪性リンパ腫，白血病

【症例9】　50歳代，男性．骨髄線維症．骨盤部単純写真(図10)で骨盤骨および大腿骨にびまん性に不均一で斑状の硬化性変化を認める(矢印)．

【症例10】　60歳代，女性．骨髄線維症．腹部単純写真(図11)で骨にびまん性の硬化性変化を認める(矢印)．左下腹部に透過性の低下があり，巨大脾腫による所見である(矢頭)．

4) 貧血(anemia)

重症な貧血により骨関節に所見を呈することがあるが，サラセミアや鎌状赤血球症など本邦ではほとんど経験することのない疾患のため本項では割愛する．

文献

1) Resnick D, et al：Plasma cell dyscrasias and dysgammaglobulinemias：Bone and joint imaging 2nd ed. pp595-606, WB Saunders, 1996
2) Resnick D, et al：Lipidosis, histiocytosis, and hyperlipoproteinemias：Bone and joint imaging 2nd ed, pp607-624, WB Saunders, 1996
3) Resnick D, et al：Bleeding disorders：Bone and joint imaging 2nd ed. pp639-648, WB Saunders, 1996
4) Resnick D, et al：Myeloproliferative disorders：Bone and joint imaging 2nd ed. pp625-638, WB Saunders, 1996
5) Greene WB, et al：Roentgenographic classifications of hemophilic arthropathy. J Bone Joint Surg 71：237, 1989

（篠崎健史，藤田晃史，杉本英治）

15章
結晶沈着疾患

石灰化の分布，関節破壊の形状より関節炎を診断する

　結晶沈着疾患は，全身の代謝疾患に合併して発生する一部分症であることが多いが，原因不明のものも少なくない．代表的な結晶沈着疾患として痛風，ピロリン酸カルシウム沈着症，ハイドロキシアパタイト沈着症が挙げられる．その他はシュウ酸カルシウム結晶，ステロイド結晶などの報告もある．基本的にどの関節においても，いかなる結晶も沈着すると思われるが，それぞれの結晶によって，比較的沈着部位に優位性がみられる．具体的には痛風においては圧倒的に母趾 MTP 関節に多く，ピロリン酸カルシウム結晶沈着症では膝関節，ハイドロキシアパタイト沈着症では肩関節などである．

撮影のコツ

　荷重関節（股関節，膝関節，足関節，足部）の場合は荷重時単純 X 線撮影を施行すると，関節の変形がより増強され，診断の一助になる．手関節のように小さく関節裂隙の狭い関節の場合は，積極的に斜位像を追加する．ピロリン酸カルシウム結晶沈着症の場合では，膝蓋大腿関節の関節軟骨の観察も必要であり，スカイラインビューを撮影するとよい．痛みや腫脹のわりに石灰化が不明瞭な場合は，積極的に CT，もしくは MRI を撮影する．また，関節内の結晶沈着の評価は単純 X 線写真より，CT を選択すべきである．関節軟骨の破

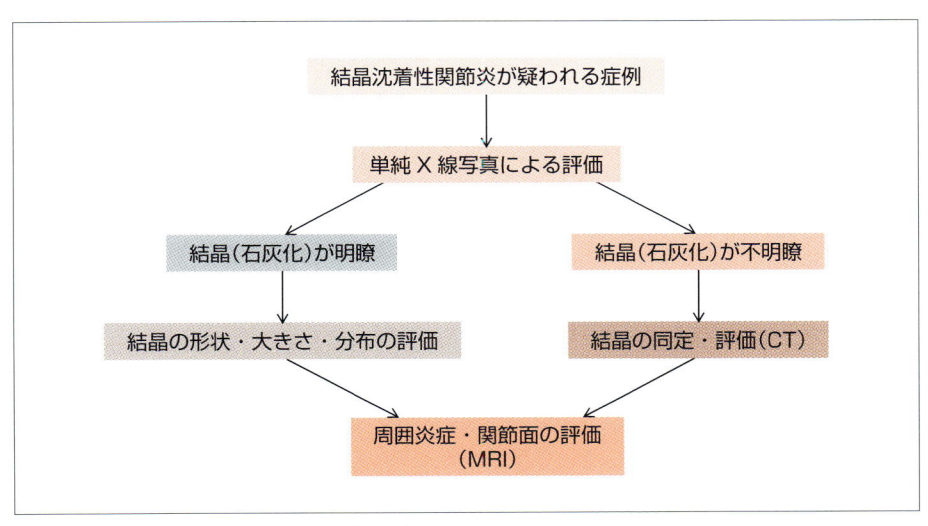

図1　結晶沈着性関節炎の画像評価の流れ

壊の評価もあわせて行う場合では MRI 撮影が望ましいが，結晶の同定は CT や単純 X 線写真には劣るので注意する．

図1に結晶沈着症の画像評価の流れを示す．最初に症状のある関節の単純 X 線写真を撮影し，結晶の有無を確認する．結晶が不明瞭で診断に苦慮する場合は CT を追加で撮影する．MRI は結晶同定の first choice にはならない．MRI は，結晶が同定された後に周囲の炎症の広がりや，関節の破壊の評価を行うために撮影する．

疾患の概説

1．痛風性関節炎

痛風は，尿酸ナトリウムが軟部組織に沈着して発生する全身性代謝疾患である．男女比は 20：1 で男性に多い．高齢者，閉経後の女性，黒人種は痛風の発症頻度が高くなる[1]．遺伝的要因によって痛風が発症する場合もある．尿酸ナトリウムは偏光顕微鏡にて"負の複屈折性"を有する尿酸塩の針状結晶として同定できる．

高尿酸血症がベースに存在するが，痛風発作と高尿酸血症の関係は，必ずしも連動しているわけでもなさそうである．高尿酸血症患者の母趾 MTP 関節内の関節液を採取すると，尿酸結晶が認められたり，エコー上骨びらんが確認できていても，45％で一度も痛風発作を発症していないという報告もある．これより，血中に存在している尿酸が結晶として組織に析出するのは，いくつかの条件がそろったときであると思われる．

1）読影のポイント

痛風性関節炎は全関節炎の約 1.4％を占め，母趾 MTP 関節に好発（56〜78％）する．上肢，手指の頻度は低い（6〜25％）[2]．その他，耳介などにも認められる．

臨床症状として，痛風は患者の突然の母趾の痛みで発見される（痛風発作）．痛風発作の回数が多くなると症状はさらに増悪する．ただし，必ずしも痛風発作時に血清尿酸値が高いとは限らない．診断は関節穿刺で関節液に尿酸結晶の確認と，血

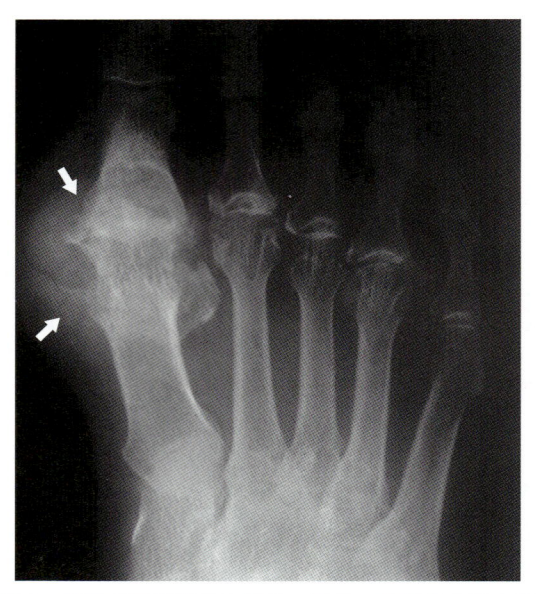

図2　痛風性関節炎（60 歳代，男性．母趾の急激な痛みと腫れあり）
足部単純 X 線写真正面像．母趾 MTP 関節を取り囲むように辺縁の不鮮明な高濃度陰影を認める（矢印）．濃淡は不均一である．母趾中足骨および基節骨の関節面は破壊され，MTP 関節は狭小化している．痛風結節の形成とそれに伴う変形性関節症である．痛風結節の濃度がやや高いので他の結晶（ピロリン酸カルシウムなど）の沈着も合併している可能性が高い．

清尿酸値が高値であること（もしくは健康診断などで常に指摘されていること）である．

痛風の所見は単純 X 線写真で母趾 MTP 関節の軟部組織腫脹と滑膜付着近傍の骨の打ち抜き様の透亮像や，結晶によって骨棘が盛り上がるような骨びらん（overhanging edge）の形成を呈する（図2）．辺縁が不明瞭で濃淡が不整な石灰化沈着を伴う場合もある．ただし，尿酸ナトリウムの結晶であるため，本来であれば明瞭な石灰化を呈しない．石灰化している場合はハイドロキシアパタイトや CPPD（calcium pyrophosphate dihydrate，ピロリン酸カルシウム）の沈着の合併があると思われる．MTP 関節内外の辺縁不明瞭な石灰化と，患者の急激な症状発現，および高尿酸血症の既往で鑑別可能である．

2）フォローアップのために

痛風発作時は非ステロイド系鎮痛薬（non-steroidal antiinflammatory drugs；NSAIDs）の投与を行う．抜本的な治療として血清尿酸値を下げることが必要であり，関節炎の症状が消失したからといって治療終了ではないことに注意する．

血清尿酸値が9 mg/d*l*以下の場合では食事療法や運動療法，それ以上の場合では尿酸産生阻害薬（アロプリノール），もしくは尿酸排泄促進薬（プロベネシド）といった尿酸下降薬を投与する．また，発作時に血清尿酸値を変動させると，発作の増悪を招く恐れがあるため，尿酸下降薬は投与しないのが原則である．

2．ピロリン酸カルシウム結晶沈着症

ピロリン酸カルシウム（pseudogout, calcium pyrophosphate dihydrate crystal deposition disease；CPPD）の関節内沈着によって引き起こされた関節炎を指す．かつて痛風と似たような症状を呈するが高尿酸血症を認めないことより，偽痛風と名づけられた．その他，軟骨石灰化症（chondrocalcinosis）と呼ばれることもある．CPPD沈着の原因は判然としていないが，副甲状腺機能亢進症，関節リウマチといった病変に合併することが知られている．

CPPD結晶の同定は偏光顕微鏡（または通常の

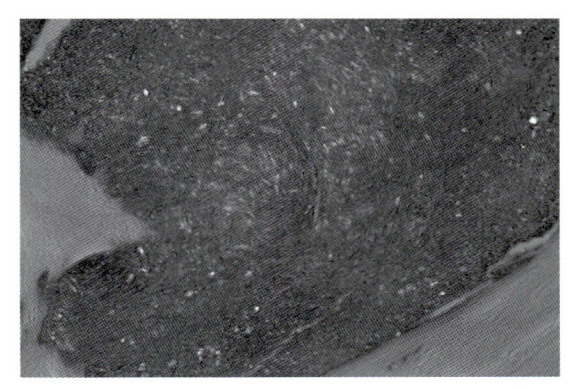

図3　CPPD結晶（偏光顕微鏡所見）70歳代，男性
CPPD結晶は長斜方形であり，弱い正の複屈折性を呈している．

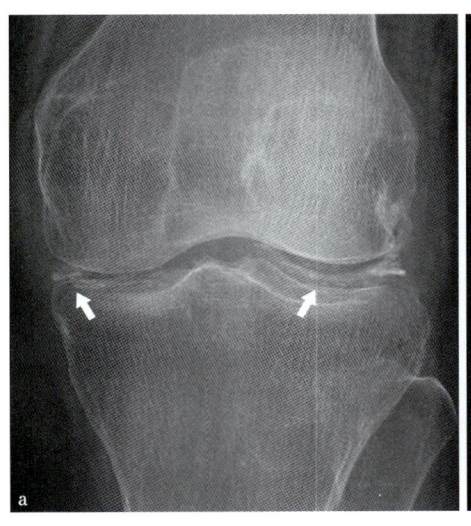

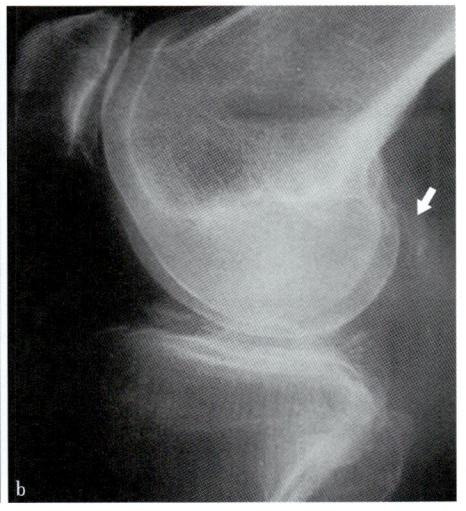

図4　CPPD（膝関節）
膝関節単純X線写真
a：正面像．膝関節内に帯状の石灰化を認め，半月板に沈着したCPPDと考える（矢印）．顆間隆起の近傍にも同様の石灰化を認める．内側関節面を中心に関節裂隙の狭小化があり，変形性膝関節症を呈している．
b：側面像．膝窩部の関節包に相当する部位にも石灰化を認める（矢印）．これもCPPDの沈着があると考えられる．膝蓋大腿関節の関節面の骨硬化が認められ，変性が疑われる．

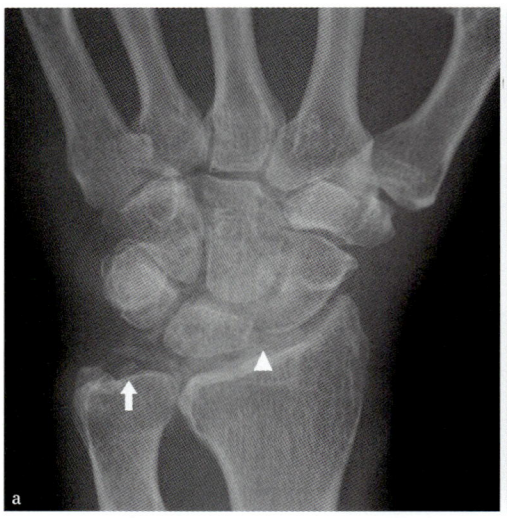

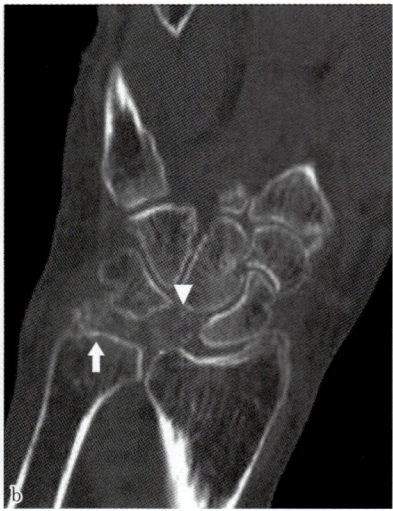

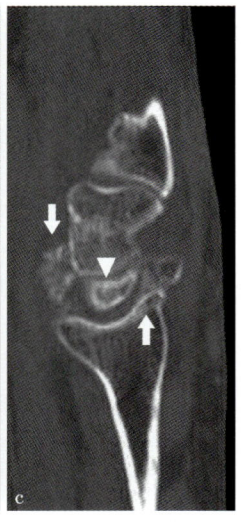

図5　CPPD（手関節）
a：手関節単純X線写真．正面像（70歳代，男性，手首の痛みあり）．三角靱帯の走行に沿うように線状の石灰化を認める（矢印）．CPPD結晶沈着を疑う所見である．手関節の関節面も濃度上昇が認められ，CPPDの存在が示唆される（矢頭）．
b：手関節単純CT. MPR冠状断像．aと同様に三角靱帯に一致して石灰化を認める（矢印）．月状骨は小さく不明瞭であり，骨壊死が疑われる（矢頭）．
c：手関節単純CT. MPR矢状断像．月状骨（矢頭）は矢状断像では変形し骨硬化が強い．骨壊死に矛盾がない．月状骨の周囲には粗大でやや結節状の石灰化が取り囲むようにして存在している（矢印）．これらもCPPDであり，月状骨の骨壊死に関しても，CPPDの沈着に伴って，二次的に発生した可能性も否定できない．
（b, cは80歳代，女性，頸部・手関節の痛みに悩まされている：ぴっぷクリニック　加藤一哉先生のご厚意による）

顕微鏡に鋭敏色検板つきの偏光装置を装着）で"正の複屈折性"を確認する．偏光顕微鏡で長方形の結晶を見ると，長軸がZ'軸に平行のとき青色，Z'軸に垂直では黄色に見える．標本全体をよく見て，こうした典型的な特徴を示すものを探すことが重要である（図3）．

1）読影のポイント

CPPDの沈着部位は恥骨結合や半月板，椎間板といった線維軟骨への沈着が圧倒的に多く，その他関節軟骨（硝子軟骨），および滑膜，滑液包に沈着する．関節液内にも存在する．またCPPDの発症に性差はないが，加齢に従い出現頻度が高くなる．特に高齢者（60〜80歳）の膝蓋大腿関節の変形性関節症はCPPD沈着を伴うことが多い（膝関節へのCPPD沈着は全CPPD沈着症の88％を占める）．半月板へのCPPD沈着もよくみられ，単純X線写真で三角形の半月板の形状を示した石灰化像として指摘できる（図4）．その他，恥骨結合（24％），手関節の三角靱帯（20％）（図5），椎間板（4％）などにも石灰化病変として認められる．頸椎の歯突起にCPPDが沈着し腫瘤像を呈するときはcrown-dens syndromeと呼ばれ，塊状になったCPPD結晶が頸髄の圧迫を呈するため注意が必要である（図6）．

2）フォローアップのために

CPPDには根本的な治療がないため，対症療法が主体となる．ときにCPPD結晶沈着が消失する場合もあるが，長期間にわたってCPPD結晶が組織内に存在していると早期の変形性関節症に移行する．

3．ハイドロキシアパタイト沈着症

ハイドロキシアパタイト（hydroxyapatite；HA）とは日本語で塩基性リン酸カルシウムと表現され，歯や骨の主成分である．非常に小さな結晶であり（長さ10μm，幅7.5nm），関節内外の石灰化

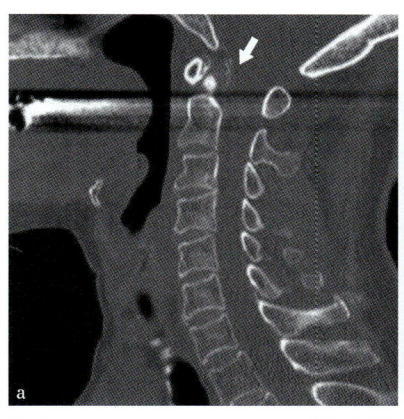

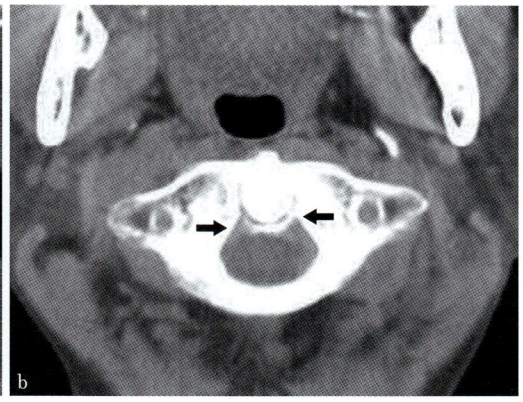

図6 crown-dens syndrome（30歳代，女性．図5b, cと同一症例）
頸椎単純CT　a．MPR矢状断像（骨条件），b．横断像（軟部条件）
a：歯突起の尖端に境界の不明瞭な線状の石灰化が認められる（矢印）．歯突起を取り囲むように分布しており軟部腫瘤を形成しているように見える．
b：石灰化は歯突起を覆うように存在している（矢印）．CPPD結晶の沈着であり，偽腫瘍を形成している．crown-dens syndromeの所見である．このような症例の場合は頸髄の評価が不可欠であるため，MRI撮影を行う必要がある．

成分を確実に診断するには電子顕微鏡での観察が必要になる．高齢女性に多いとされ，特に既往歴のない患者から，透析患者や甲状腺疾患の既往のある患者まで幅広く認められる．また高度の変形性関節症の患者の関節液からHA結晶が検出されることも少なくなく，米田ら[3]の報告では変形性関節症症例の約58％にHA結晶が認められた．

1）読影のポイント

HA結晶沈着症の好発部位は肩関節で，いわゆる石灰化沈着性腱板炎や石灰化を伴う肩関節周囲炎と診断されている（図7）．HA結晶沈着が原因で肩関節の破壊性関節炎を呈したものをミルウォーキー肩症候群（Milwaukee shoulder syndrome）と呼ぶ．必ずしもHA結晶だけが原因というわけではなく，先行する外傷の既往，透析の有無，CPPD結晶の合併沈着，神経切除などがあるとミルウォーキー肩症候群に進行しやすいとされる．その他としては股関節滑液包，股関節円靭帯などにHA結晶沈着症の報告がある[4,5]．

HA結晶は単純X線写真やCT上，濃度の高い境界明瞭な石灰化結節として同定可能である（図7）．関節内外に存在し，結晶沈着部周囲に炎症性

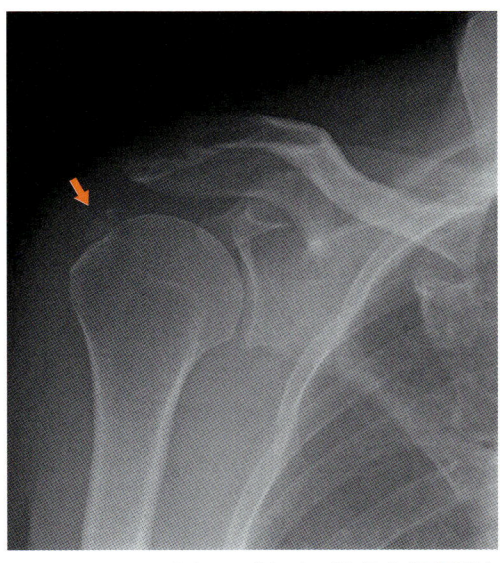

図7　ハイドロキシアパタイト沈着症（肩関節）
　　　（40歳代，女性．肩の痛みあり）
肩関節単純X線写真　正面像．上腕骨頭の大結節の上方で棘上筋腱の走行に一致して円形の粗大な石灰化を認める（矢印）．ハイドロキシアパタイト沈着の好発部位である．

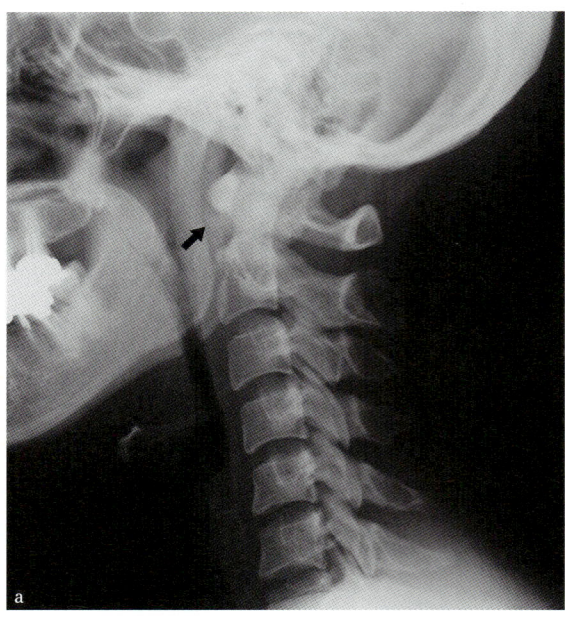

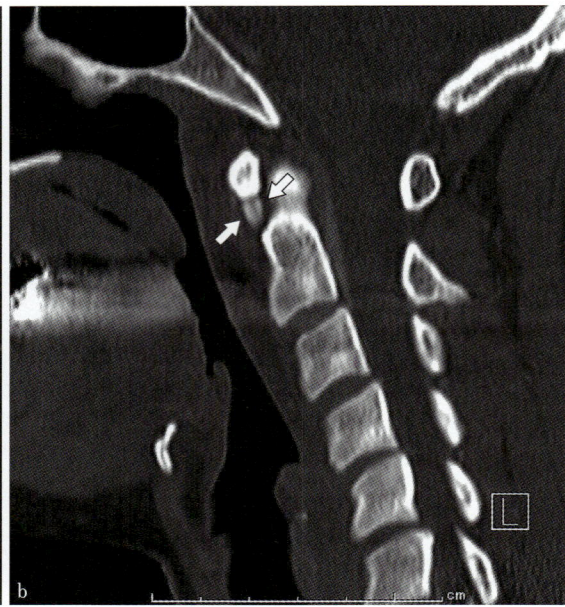

図8 石灰化頸長筋炎(40歳代,女性.頸部痛)
a:頸椎単純X線写真 側面像.環椎前弓の下方に円形の石灰化を認める(矢印).この領域は頸長筋の付着部に相当する.単純X線写真では,不明瞭でわかりにくいことも少なくない.
b:頸椎単純CT MPR矢状断像.単純X線写真より明瞭に頸長筋の走行に一致した円形の石灰化像を認める(矢印).本症例はNSAIDs投与後,石灰化が消失した.

変化をきたす.MRIでHA結晶は均一な低信号結節として認められ,沈着部位の周囲に浮腫や液体貯留をきたす.骨シンチグラフィーでは強い集積を認める.

2)フォローアップのために

痛みの高度なときはNSAIDsのような消炎鎮痛薬で対処する.根本的な治療方法が存在しないが,self-limitedな疾患であり,長期的には症状が落ち着いてくる.また,活動期には石灰化病変として同定可能であるが,症状が治まるにつれて,石灰化病変が消失することもある.石灰化頸長筋炎などは,この現象がよくみられるため,HA結晶の沈着であると推測できる(図8).

文献

1) Falidas E, et al:Multiarticular chronic tophaceous gout with severe and multiple ulcerations:a case report. J Med Case Reports **19**:397, 2011
2) Roddy E:Revisiting the pathogenesis of podagra:why does gout target the foot? J Foot Ankle Res **13**:13, 2011
3) 米田 操,他.ハイドロキシアパタイト沈着症及び変形性関節症の関節液診断.大阪教育大学紀要 第Ⅲ部門 **55**:55-61, 2006
4) Kuroda H, et al:A case of probable hydroxyapatite deposition disease(HADD)of the hip. Magn Reson Med Sci **15**:141-144, 2004
5) Arlet JB, et al:Unusual acute crystal-induced hip arthritis:hydroxyapatite deposition of the round ligament. Clin Rheumatol **28**:483-484, 2009

(小橋由紋子)

16章
軟部組織疾患
CT，MRI といかに組み合わせるか

　現在，軟部組織疾患における画像診断の中心的役割を担うのはコントラスト分解能に優れたMRIである．軟部組織疾患では骨・関節疾患に比べて単純X線写真の有用性は必ずしも高くないが，安価で簡便であり，以下に述べるような情報が得られることから，まず単純X線写真を撮影する意義はある．第一に単純X線写真は石灰化・骨化の検出に有用なことから，特徴的な石灰化・骨化像を示す軟部組織疾患を診断できる場合がある．第二に病変と隣接骨との関係が診断できるほか，軟部腫瘍の発育速度を知るうえでも単純X線写真の情報が役に立つ．すなわち，緩徐な発育を示す軟部腫瘍は隣接骨の圧排性骨吸収や反応性骨硬化を伴い（図1），急速な発育をきたす悪性軟部腫瘍は浸潤性骨破壊を示す．第三に，X線透過性のよい脂肪やガスを含む軟部組織疾患の検出や診断が可能である．

　確定診断に至るにはMRIの情報が必要になることが多いが，MRI読影の際には単純X線写真から得られる石灰化・骨化や隣接骨の情報などを合わせて評価することでMRIの弱点を補うことができる．CTは隣接骨の構造が複雑で単純X線写真で隣接骨との関係を評価するのが困難な場合，石灰化・骨化の詳細なパターン解析を要する場合，少量のガスを検出する場合などに有用である．単純X線写真の軟部組織疾患における有用性と限界を知り，医療被曝や経済性を考慮しながら，他のモダリティと上手に組み合わせて軟部組織疾患の画像診断を進める必要がある．

撮影のコツ

　骨軟部領域では単純X線写真を2方向以上から撮影することが多いが，軟部腫瘍では腫瘍と隣接骨との関係がわかるように両者ができるだけ重ならず，側面より両者の関係を観察できる方向からの撮影が含まれている必要がある．この方向からの撮影で，腫瘍が皮下発生なのか深部発生なのかが明らかになることも多く，腫瘍内部の石灰化や脂肪もよく観察できる．低管電圧の軟X線撮影はX線吸収のわずかの差を描出するため，腱肥厚の有無の検索など検査目的が軟部組織のみに限られる場合に用いることがある（図2）．ただし隣接骨との関係や石灰化の解析が必要な場合には適当でない．

　撮影装置には従来の単純X線撮影装置の他に，ゼロラジオグラフィやコンピュータラジオグラフィ（CR）がある．ゼロラジオグラフィはセレン板を用いて組織間のわずかなX線吸収の差を強調する検査法で，軟部腫瘍の辺縁や石灰化の描出に優れていたが，被曝量が多いという欠点もあり，現在はほとんど使用されていない．CRはX線フィルムの代わりに輝尽性蛍光体を塗布したイメージングプレートを用いてX線透過性をデジタル画像にしたもので，画像処理を行うことで従来の単純X線写真に近い画像だけでなく，少ない被曝量でゼロラジオグラフィに近い画像を作製できるという利点がある．

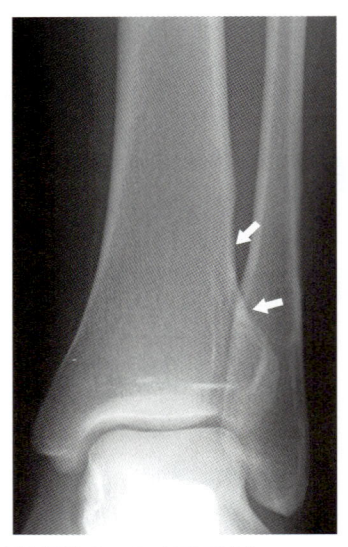

図1 良性軟部腫瘍による骨圧排像
30歳代，女性．左脛骨に外側からの骨圧排所見があり，反応性の骨硬化も認められる（矢印）．

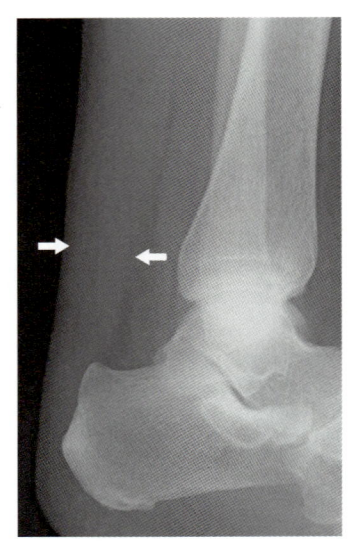

図2 黄色腫によるアキレス腱肥厚（軟X線撮影）
70歳代，高脂血症の男性．アキレス腱は全体的に肥厚している（矢印）．

疾患の解説と読影のポイント

1．化骨性筋炎

　筋肉内に異所性骨化をきたす非腫瘍性病変であり，10〜20歳代に好発する．半数以上は外傷の既往があるか，なくても激しい運動や肉体労働をきっかけに発症し，myositis ossificans traumatica（外傷性化骨性筋炎）と呼ばれる．中枢もしくは末梢神経障害による四肢麻痺がある場合でも，痛覚が欠如した領域に発症することがある．発症後数週の間に急速に発育し，早期の活動性病変では病理学的に骨外性骨肉腫などの悪性腫瘍との鑑別が難しい疾患で，外傷の既往なく原因不明の場合はpseudomalignant osseous tumor of soft tissueとも呼ばれている．

　X線所見は数日〜週単位で変化し，急性期（発症後1〜2週間）には石灰化はないか，あっても規則性はみられないが，亜急性期（発症3週目以降）では腫瘤の辺縁部優位に石灰化が認められ，周囲組織との境界が明瞭になる（図3）．この所見をゾーン現象と呼ぶ．その後も骨化の成熟は進行し，一連の骨化の成熟過程には5〜6か月を要す．骨化が

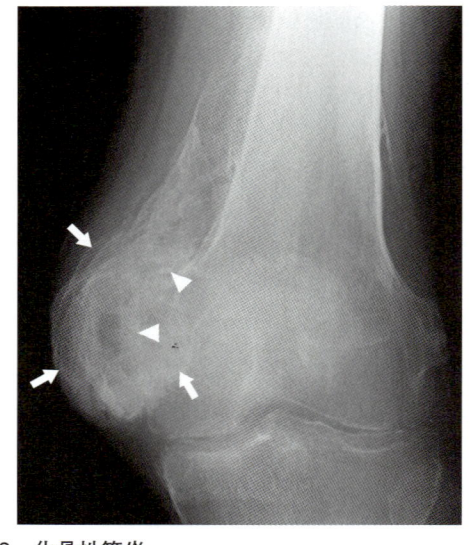

図3 化骨性筋炎
30歳代，男性．左大腿遠位内側に大腿骨に沿った石灰化腫瘤を認める（矢印）．腫瘤の辺縁部に濃厚な石灰化がみられ，中心部にはX線透亮像が認められる（矢頭）．

完成した後，腫瘤は次第に縮小傾向を示す．

　臨床的にも病理組織学的にも悪性腫瘍と誤りやすい化骨性筋炎の診断にはゾーン現象を捉えるこ

16章 軟部組織疾患

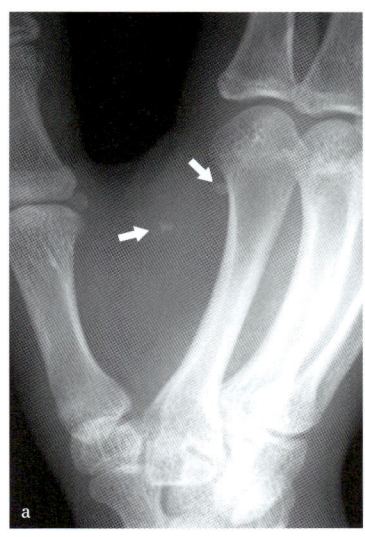

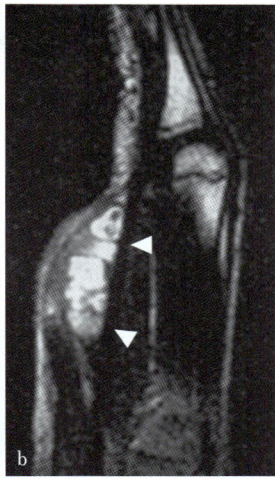

図4 血管腫
10歳代，男性．
a：単純X線写真．右示指の掌側に2個の静脈石を認める（矢印）．
b：MRI．MRI T2強調矢状断像では線維性隔壁を反映した低信号線状構造で分画された高信号腫瘤が認められる（矢頭）．

とが重要であり，軟部肉腫との鑑別点となる．ゾーン現象は病理組織像での分化移行像を反映した所見であり，腫瘍中心部は幼若な線維芽細胞が増生し，その周囲には骨芽細胞や類骨形成があり，最外層には成熟した骨梁が存在する．

2．血管腫

軟部腫瘍・腫瘍類似病変の中でも日常診療で遭遇することの多い良性軟部腫瘍であり，乳幼児では最も多い．皮膚や皮下の病変は皮膚の色調の変化から診断できることも多いが，深部病変では臨床像だけ診断することは難しく，画像診断が必須である．単純X線写真では腫瘍が大きい場合に非特異的な軟部組織の腫脹として描出される．病変内の石灰化血栓を示す静脈石は約30％に認められ，単純X線写真で静脈石をとらえることが血管腫の診断に重要である（図4a）．また，骨に近接する場合は隣接骨のerosionや骨硬化，骨梁の粗糙化，骨膜反応などの骨変化を認めることがあり，Maffucci症候群では多発性血管腫に骨に多発する内軟骨腫が合併する．稀に病変内の脂肪が単純X線写真でとらえられ，診断の一助となることもあるが，静脈石以外の病理学的性状を知るにはMRIが有用である（図4b）．病変の大きさや広がりに関しても単純X線写真から得られる情報は限られ，MRIなど他のモダリティによる評価を必要とする．

3．脂肪腫および分化型脂肪肉腫

脂肪腫は良性軟部腫瘍の中で最も頻度の高い疾患であり，多量の脂肪成分を有する代表的腫瘍である．単純X線写真では筋肉よりX線透過性の高い透亮域として認められ（図5），腫瘍内に石灰化を伴うこともある．分化型脂肪肉腫も脂肪成分を主体に構成されることが多いため，単純X線写真では脂肪腫と同様の所見を示す（図6a）．MRIにて脂肪以外の結節状の領域を伴う場合や造影にて濃染される厚い線維性隔壁を認める場合（図6b）は分化型脂肪肉腫が疑われるが，単純X線による脂肪腫と分化型脂肪肉腫の鑑別は困難である．

4．腫瘍状石灰症

関節近傍の石灰沈着による異物肉芽腫である．若年成人に多く，好発部位は股関節，肘関節，肩関節の近傍で，膝関節周囲に発生することは稀である．緩徐に増大する無痛性の腫瘤で，大きくなるまで関節の可動域制限を示すことは少ない．単純X線写真では腫瘍状に集塊となった石灰化の

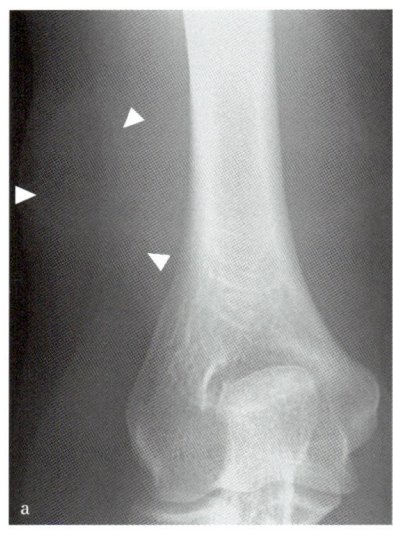

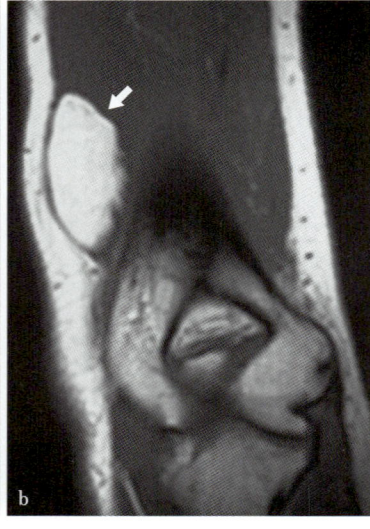

図5 脂肪腫
50歳代，男性．
a：単純X線写真．右上腕遠位部外側に筋肉よりX線透過性の高い楕円形透亮域が認められる（矢頭）．
b：MRI．MRI T1強調冠状断像では筋肉内に皮下脂肪と同等の高信号を示す腫瘤が認められる（矢印）．

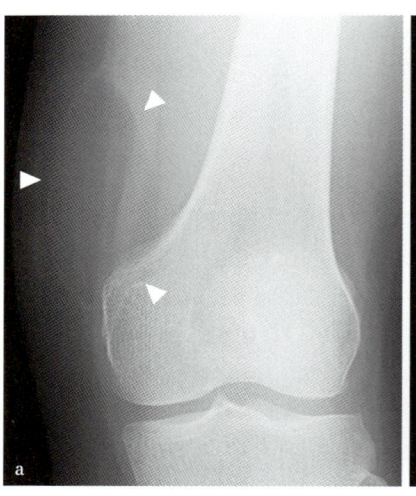

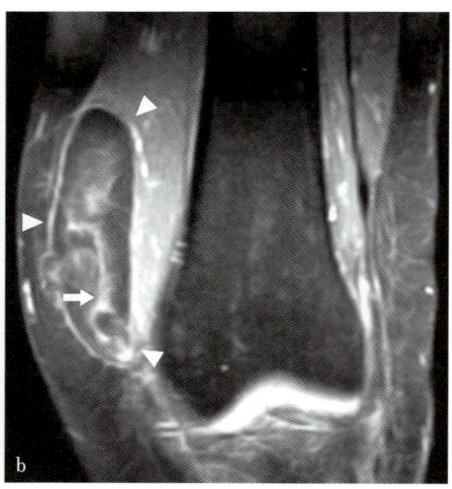

図6 分化型脂肪肉腫
50歳代，女性．
a：単純X線写真．左大腿遠位部内側にX線透過性の高い楕円形透亮域が認められる（矢頭）．
b：MRI．脂肪抑制法を併用したMRI造影T1強調冠状断像では低信号の腫瘤（矢頭）の中に造影で濃染された厚い隔壁構造が認められる（矢印）．

中にX線透過性の隔壁様部分が混在しているのが特徴であり，石灰乳が存在することで液面形成が認められることもある．

5．その他の腫瘍・腫瘍類似病変

良性では骨外性軟骨腫や石灰化上皮腫，悪性では骨肉腫，滑膜肉腫などでも腫瘍内に石灰化が認められる．石灰化上皮腫は石灰化を高頻度に伴い，粗大で広範な石灰化を呈する．骨外性骨肉腫にみられる石灰化は比較的均一で無構造な石灰化なことが多く，滑膜肉腫では約30％で斑点状・結節状の石灰化が認められる（図7）．傍骨性骨肉腫は骨

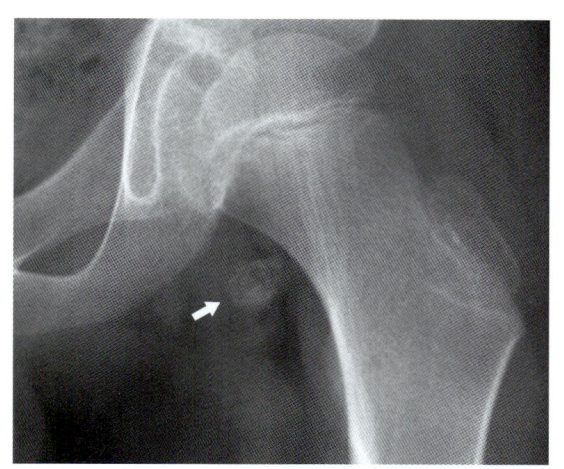

図7 滑膜肉腫
小児期，男児．左股関節近傍に粒状や結節状の石灰化が集簇して認められる（矢印）．

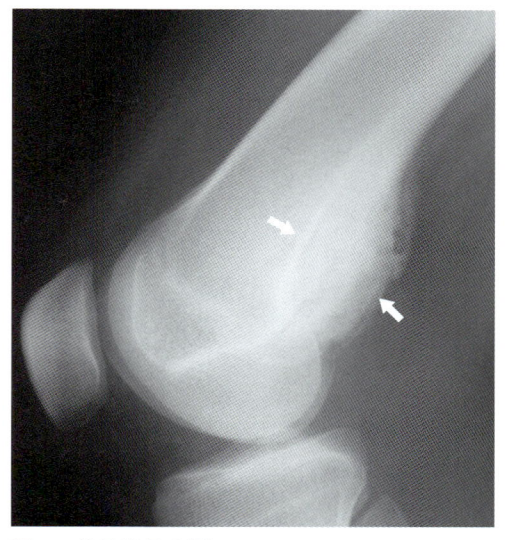

図8 傍骨性骨肉腫
20歳代，女性．大腿骨遠位骨幹端後面に，濃厚な石灰化を示す腫瘤が認められる（矢印）．中心部でより濃度の高い石灰化を示す．

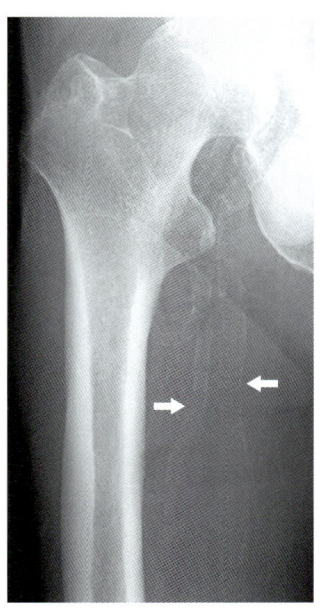

図9 動脈硬化症
60歳代，男性．右側の大腿動脈や深大腿動脈に一致して管状の石灰化が認められる（矢印）．

表面に発生し，化骨性筋炎との鑑別を要す疾患の1つである．好発部位は大腿骨遠位骨幹端後面で，腫瘤中心部の石灰化が濃厚なこと（図8）が化骨性筋炎との鑑別点となる．

脂肪腫や分化型脂肪肉腫以外で脂肪を豊富に含む代表的疾患としては小児に好発する脂肪芽腫が挙げられる．

6．動脈硬化症

動脈壁の石灰化は中膜や内膜のカルシウム沈着によって生じる．血管に一致したリング状，管状の石灰化を示し（図9），動脈瘤がある場合は線状ないし斑状の石灰化が類円形構造を縁取るように分布して認められる．多くは高齢者でみられるが，糖尿病などの基礎疾患があれば高齢者以外でも認められる．

7．膠原病

進行性全身性硬化症，皮膚筋炎，多発筋炎では軟部組織の石灰化がしばしば認められる．進行性全身性硬化症では皮膚，皮下組織，腱および関節周囲に石灰化がみられるが，特に手指先端の軟部組織の石灰化と末節骨の骨吸収は特徴的である（図10）．皮膚筋炎や多発筋炎でもさまざまな軟部組織の石灰化を生じ，石灰化をきたす頻度は成人

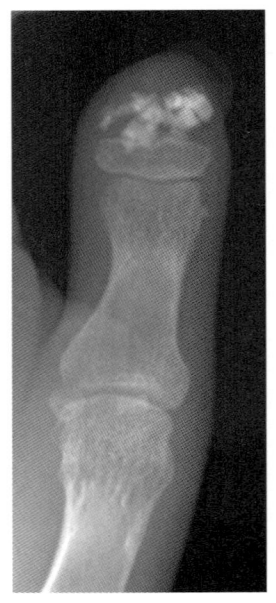

図10　進行性全身性硬化症
30歳代，女性．第1指末梢に軟部組織の石灰化があり，末節骨先端の骨吸収像も認められる．

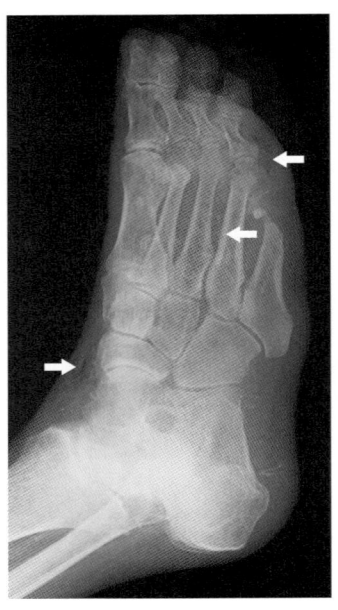

図11　ガス壊疽
60歳代，糖尿病の男性．右足の軟部組織にガスを示す泡沫状ないし線状の透過性亢進領域が認められる（矢印）．

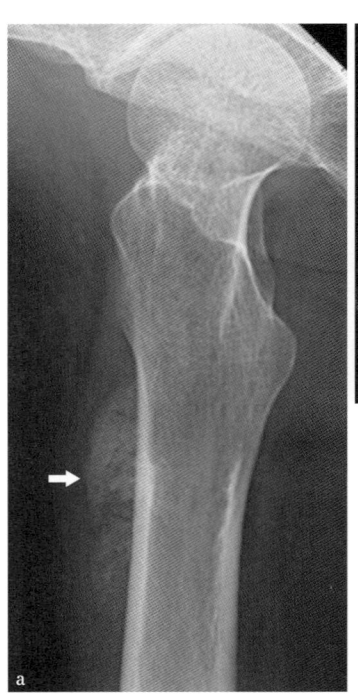

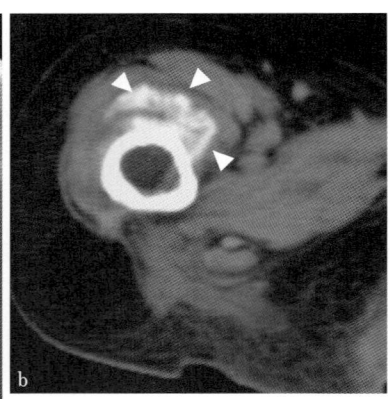

図12　化骨性筋炎
20歳代，女性．
a：単純X線写真．左大腿近位部に大腿骨に沿った石灰化腫瘤を認める（矢印）．単純X線では辺縁部主体の石灰化パターンは不明瞭である．
b：CT．CTでは腫瘤辺縁を縁取るような殻状石灰化が指摘できる（矢頭）．

よりも小児で高い．

8．ガス壊疽

ガス産生菌が皮下や筋肉内で増殖する進行性の感染症であり，嫌気性グラム陽性桿菌である *Clostridium* による感染と，黄色ブドウ球菌など *Clostridium* 以外の菌による感染に分けられる．*Clostridium* によるガス壊疽は1～3日の潜伏期間の後に病変部に強い疼痛を生じ，皮膚は黒色ないし暗赤色を示し，触診では握雪感が認められる．*Clostridium* 以外の菌によるガス壊疽は糖尿病や肝硬変などの基礎疾患をもつことが多く，高齢化に伴って次第に増加傾向にある．いずれも死亡率が高く急速な対応が必要であるが，*Clostridium* 以外の菌によるガス壊疽のほうが予後不良である．単純X線写真では皮下や筋肉内にガスを示す高度の透過性亢進領域が多発して認められる（図11）．CTは少量のガスの検出に優れ，ガスと炎症の広がりをより正確に知ることができ，切除範囲の決定に役立つ．

フォローアップのために

軟部組織内ガス像は手術後や開放性の外傷後でも認められるが，通常は数日以内に消失する．ガスが増加する場合や一週間以上持続する場合は異常である．

化骨性筋炎の診断には辺縁部優位で殻状の石灰化（前述のゾーン現象）をとらえる必要があるが，これが最も明瞭になる時期には幅があり，単純X線のみでは十分にとらえられないこともある（図12a）．的確な診断のためには適当なタイミングで検出感度の高いCT（図12b）を施行することを考慮しておかなければならない．

文献

1) Resnick D：Soft tissue disorders. Resnick D(ed)：Diagnosis of Bone and Joint Disorders 4th ed. pp4635-4695, WB Saunders, 2002
2) Norman A, et al：Juxtacortical circumscribed myositis ossificans；evolution and radiographic features. Radiology **96**：301-306, 1970

（青木隆敏，川波 哲，興梠征典）

ビューワー costophrenic angle が dull ？

costophrenic angle とは肋骨横隔膜角のことを指して言う．それが dull とは胸水が貯留していることを意味する．多くの場合その通りであるが，costophrenic angle という溝に水が溜まって dull になると考えてしまうと実は微妙に違っている．原理的には，costophrenic angle とは肺の外側下縁の輪郭を指している．つまり，肺が丸いことを示している．肺の端に bulla があれば丸くなり，肺の過膨張が強ければ肺の端は丸くなる．

胸水が溜まって肺が丸くなるのは，肺が押されて角がとれるからである．ある程度の量の胸水が溜まって肺が押されれば costophrenic angle が dull になる．

胸水の量が少なければ肺を押すことはない．この場合，胸壁と肺の間に胸水が入り込む所見のほうが鋭敏である．胸壁から costophrenic angle が離れる所見のほうが大事になる．また肺の弾力がある若い人で，かなりの量の水が溜まっても costophrenic angle が尖った鋭いままのことがある．これは subpulmonic effusion として有名である．息を吐けばたちまち costophrenic angle は dull になることであろう．

（齋田幸久）

17章
児童虐待
あなたが第1発見者になる可能性も

　近年，マスメディアによる報道の影響もあり，児童虐待の報告件数は，年々増加傾向にある．児童虐待は，身体的虐待，ネグレクト，心理的虐待，性的虐待の4つに大きく分類されるが，そのうち身体的虐待の頻度が最も高いとされる．画像診断に関わるわれわれが，第1発見者となる可能性も高くなっている．身体的虐待に特徴とされる骨折には，corner fractureと呼ばれる骨幹端部骨折，多発肋骨骨折が挙がるが，その多くは，1歳未満にみられることが多い．重症例は，乳児揺さぶり症候群（shaken baby syndrome；SBS）にみられるような頭蓋内損傷を伴っている場合であり，軽症のうちに発見し，予防することも大切である．本項では，身体的虐待にみられる骨傷を中心に解説する．

はじめに

　児童虐待とは，親または親に代わる保護者によりこどもの人権を侵害するような行為が反復されている状態である[1]．児童虐待は，身体的虐待，ネグレクト，心理的虐待，性的虐待に分類されるが，画像診断が寄与するのは，身体的虐待である．画像診断に携わるわれわれは第1発見者となる可能性が高く，早期診断のためにも，児童虐待における特徴的な所見を知っておく必要がある．

　身体的虐待において，生命的，神経学的予後に関わるのは頭蓋内損傷であり，その主たる病態は，SBSで，CT，MRI，眼底所見が診断の中心となる．一方，単純X線写真は，身体的虐待にみられる骨折の診断に必要不可欠であり，特徴的所見が知られている．今回のテーマは，単純X線写真の読み方・使い方ということで，身体的虐待にみられる骨折を中心に，その特徴や診断時の注意点などを紹介する．

児童虐待について

　厚生労働省のホームページ[2]からの抜粋によると平成23年度における児童相談所への相談件数は，44,211人であり，前年度の1,547人増，平成2年度の50倍に相当する．また，死亡例も47例でそのうち40.8％が0歳時とされる．表面化されていない症例も考慮すると，日常診療で遭遇する可能性が高いと考えられ，十分な知識を備え対処する必要があると思われる．

　児童虐待の中でも身体的虐待の頻度は59％と最も高い．「児童虐待の防止等に関する法律」によると身体的虐待は，「児童の身体に外傷が生じ，又は生じるおそれのある暴行を加えること」とされている．身体的虐待にみられる外傷は，骨折や頭蓋内出血，内臓損傷，やけどなどさまざまである．画像診断は，身体的虐待の診断または診断のきっかけに有用で，いくつか特徴的な画像所見が知られている[1]．

　医療現場において，最も気をつけなければならない乳児期に多い身体的虐待の1つとして，SBSがある．これは，乳児や幼児期早期のこどもを前後，左右に強く振ることによって，頭蓋内出血（特に硬膜下出血）と眼底出血をきたすものである（図

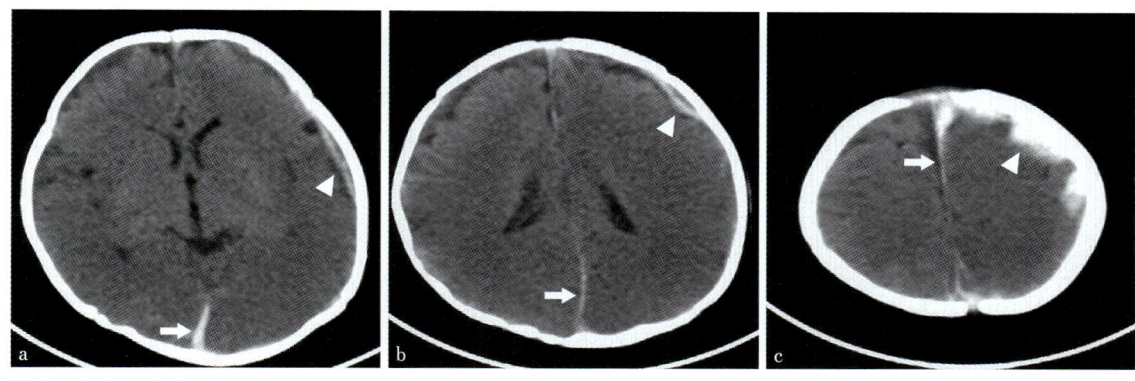

図1 shaken baby syndrome
頭部単純CT．2か月，女児．無熱性痙攣を主訴に来院し，頭部CTを撮影．大脳鎌に沿った硬膜下血腫(矢印)と左前頭葉脳表に広がる硬膜下血腫(矢頭)を認める．血腫は，高吸収であり，急性硬膜下血腫である．また，皮髄境界は不明瞭で，全体的に脳実質は低吸収を示し，脳浮腫を認める．その後，眼底出血も確認された．

1). 生命的または神経学的予後に関わるため，早期診断が大切である．硬膜下出血，眼底出血および脳浮腫は，SBSの三徴とされているが，重症例では，著明な脳浮腫のみのこともある[1]．症状は，嘔吐，発熱，不機嫌，痙攣，意識障害など非特異的である．外傷の既往歴や外表の損傷などは不明なことが多く，頭部CT所見が診断のきっかけとなることが多い[3]．

身体的虐待のうち，骨傷を認める頻度は，約20%で，その多くは2歳未満が占める．児童虐待に認める骨折の特徴は，多発性，時期の異なる骨折である．特異性の高い骨折は，骨幹端部骨折(corner fracture, bucket handle fracture)，多発肋骨骨折(図2，特に肋骨後面の骨折)，肩甲骨骨折，棘突起骨折，胸骨骨折で，特に，骨幹端部骨折と肋骨骨折のほとんどは，1歳未満にみられる[4]．そのほか，自分では動けないような新生児や乳児の骨幹部骨折，多発頭蓋骨骨折や脊椎骨折，手足の指趾骨折，鎖骨骨折などがあがる．頭蓋骨骨折や長管骨の骨折については，虐待児にみられる頻度が高いが，診断における特異度は低いため臨床症状や背景などを十分に考慮した判断が必要である[4]．

身体的虐待にみられる骨折の所見と病態

1．骨幹端部骨折(corner fracture, bucket handle fracture)(図3)

骨幹端部骨折は，頻度は低いが，身体的虐待にみられる特徴的な骨折の1つである．多くは，1歳未満にみられ，平均年齢は約4か月とされる．間接的な作用による骨折であり，Kleinmanによると伸展や揺さぶられることによって，骨端部に剪断力が作用し，海綿骨に骨折が生じたものであると説明されている[4]．偶発的に起こる骨折ではありえないことから，児童虐待を診断するうえで非常に有用な所見である．紫斑など外傷に伴うような皮膚所見はみられないことがほとんどである[5]．比較的高頻度に認める骨幹端部骨折は，大腿骨遠位，脛腓骨近位または遠位，上腕骨近位である[5]．

2．肋骨骨折

肋骨骨折が，臨床的症状に現れることはほとんどなく，偶発的に発見されることが多い．肋骨骨折が起こるメカニズムの1つは，胸部を前後に強く圧迫することによる．前後に圧迫されることにより，肋骨に梃子状の力が加わることで肋骨がし

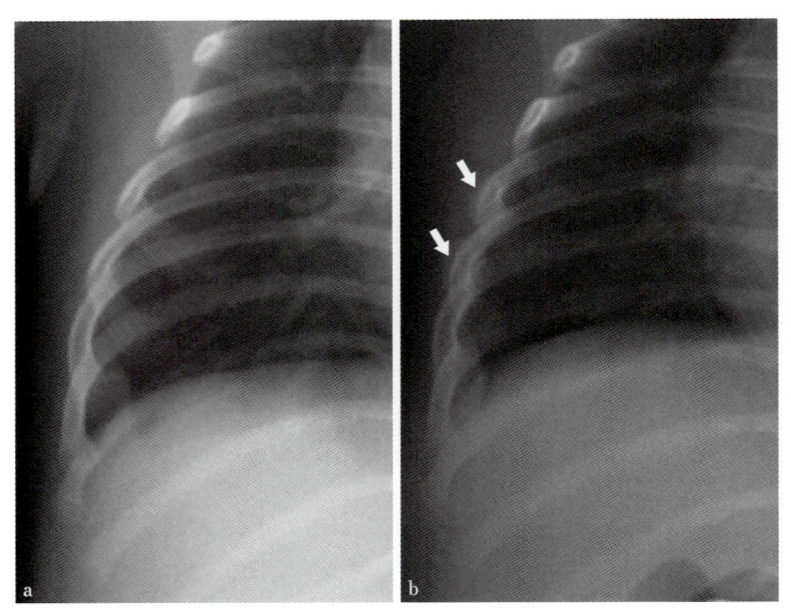

図2 多発肋骨骨折
a：来院時．肋骨骨折は指摘できない．
b：20日後．右肋骨の側面に2箇所仮骨（矢印）が出現しており，肋骨骨折の存在が明確となった．

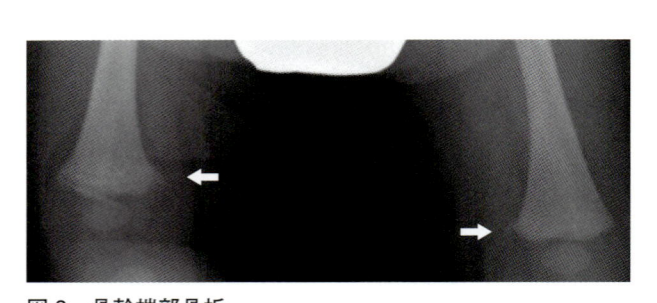

図3 骨幹端部骨折
大腿骨単純X線写真．正面像．4か月，男児．右足を動かさなくなったとのことで来院．両側大腿骨遠位骨幹端部に骨片（矢印）と右側には，横走する骨折線を認める．身体的虐待に特徴とされる骨幹端部骨折（corner fracture）である．

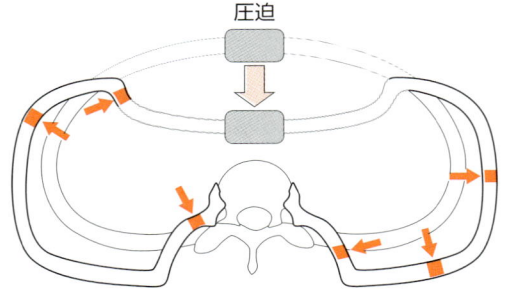

図4 肋骨骨折のみられる部位
矢印は肋骨骨折を起こしやすい部位とされる．

なり，肋骨椎体接合部，側面，前肋軟骨，背側肋骨に骨折を認める（図2, 4）[5,6]．1歳未満にみられた場合は，児童虐待である可能性が高いとされ，また，第1肋骨に骨折を認めた場合は，かなり強い外的な力が及んでいたと考えられる[6]．

肋骨骨折は，児童虐待に比較的高頻度でみられる骨折であるが，分娩外傷，未熟児などに対する心肺蘇生時，代謝疾患，骨形成不全症などの骨系統疾患などにも，類似した骨折がみられる[6]．そのため，臨床的な背景を十分に考慮する必要がある．一般的に，健常児においては，心肺蘇生の行為により骨折をきたすことはほとんどないとされていることから，肋骨骨折が健常児にみられた場合は，児童虐待を念頭に置くことが必要と思われる[6]．

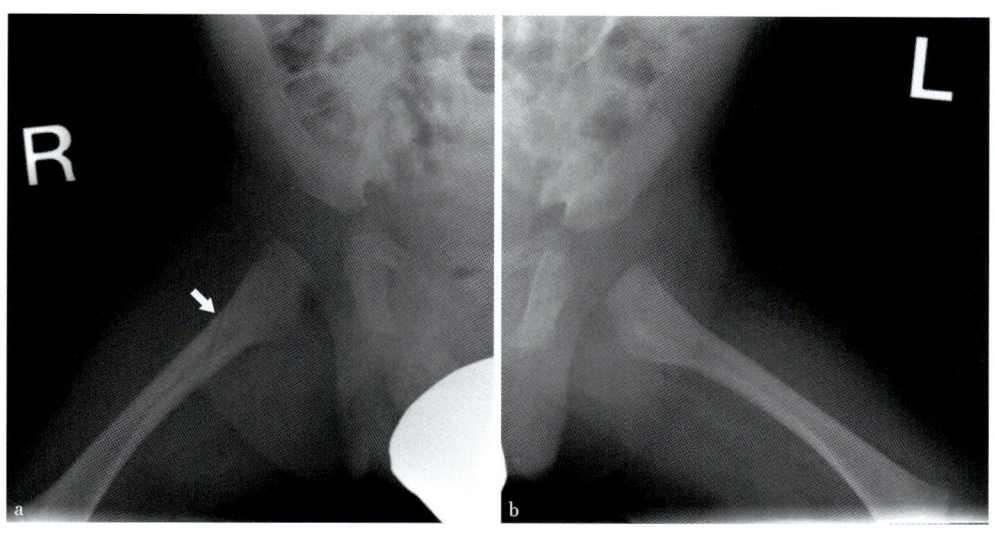

図5 右大腿骨骨幹部骨折
大腿骨単純写真．4か月，男児．オムツ替えのあとから，右足の動きが悪いとのことで来院．右大腿骨骨幹部に斜めに走る骨折線（矢印）を認める．患児の年齢などから，通常では起こりえない骨折と考えられ，身体的虐待を疑う．

3．骨幹部骨折

　長管骨の骨幹部骨折は，身体的虐待にみられる所見としての特異性は低いが，遭遇する頻度の高い骨折である．骨折には，横走，斜走，らせん骨折が存在する．よくみられる骨折部位は，大腿骨，上腕骨，脛骨，前腕骨である（図5）[5,6]．骨折の形態によって，虐待に伴うものか偶発的な骨折かを判別することはできない．そのため，受傷機転や患者背景をよく考慮したうえでの判断が必要とされる．一般的に，新生児にみられる骨幹部骨折は，回転性や捻れなどによる間接的な力がかかることによって起こるとされ，特に，らせん骨折を見た場合は，念頭に置いて診断する必要がある．また，外表の損傷はみられないことが多い[6]．

4．頭蓋骨骨折（図6）

　頭蓋骨骨折は，身体的虐待に比較的高頻度にみられるが，偶発的な外傷によるものとの鑑別は，しばしば困難なことがある．2歳未満の頭部外傷のほとんどは，家庭内（ベッドやいすなど）の落下事故によるものである．一般的に，3～4フィートの高さから転落しても，単発性の頭蓋骨線状骨折または長管骨骨折が稀に起こる程度とされており，重篤な脳実質損傷はみられない[5]．つまり，2歳未満にみられる重症頭部外傷の多くは，虐待によるものと考えられる．頭蓋骨骨折をみた場合は，受傷機転や過去の報告を参考に診断する[5]．また，外傷歴のない頭蓋骨骨折や，多発骨折，両側性，縫合線が離開するような大きな骨折，縫合線を越えるような骨折や骨折が対側まで及ぶような骨折，陥没骨折は，身体的虐待を疑う必要がある[5,6]．

　頭部単純X線写真で，頭蓋骨骨折をみた場合は，頭蓋内病変の有無を評価するために頭部CTを撮影する．CTは，頭蓋内の評価のみでなく頭蓋骨骨折の診断に対しても単純X線写真より有用であるが，撮影スライスと平行な骨折線を見逃すことがあるため，多断面の再構成画像や3DCTの作製が必要である．

Ⅴ　骨軟部組織

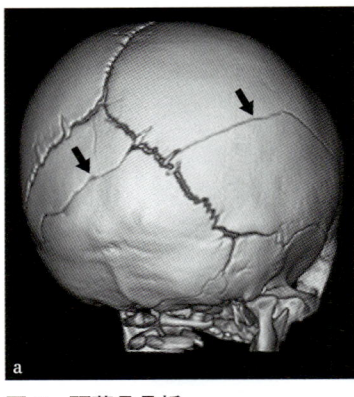

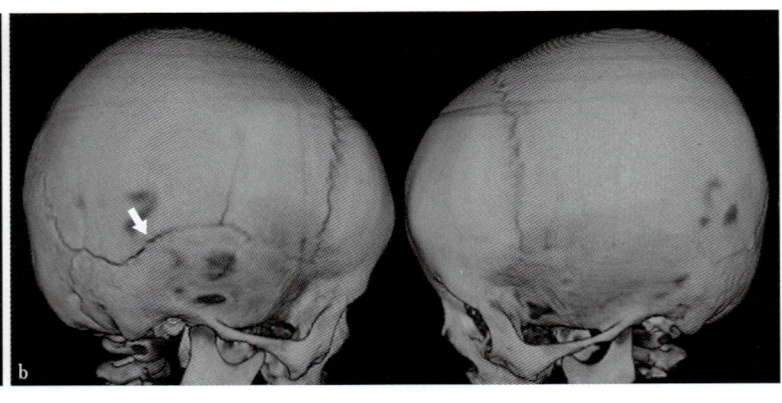

図6 頭蓋骨骨折
頭部CT．3DCT．
a：多発頭蓋骨骨折．6か月，男児．右後頭部の腫脹に気づき来院，外傷歴なし．右頭頂骨と後頭骨に2か所，骨折線（矢印）を認める．
b：縫合線離開骨折．2歳，女児．右側頭部の腫脹を疑い来院．右鱗状縫合は，左側より離開しており（矢印），縫合線離開骨折を認める．

撮影のコツ

小児骨軟部は，成人に比して，骨組織の水分が多く，可塑性に富む．骨端線の存在，厚く強固な骨膜が骨皮質に付着しているなどの特徴がある．そのため，身体的虐待に関わらず，小児特有の骨折があり，その診断は，必ずしも容易ではないことがある．見逃さないためにも，正側の2方向撮影が基本であり，また，患側のみでなく，健常側も同時に撮影することで，診断の一助となる[7]．肋骨骨折については，斜位の撮影を追加することで，その診断能が向上することが知られており，疑わしい部位があるときは，斜位像の追加撮影が望ましい[5,6]．

アメリカ小児科学会やアメリカ放射線学会では，身体的虐待が疑われる2歳未満に対しては，全例に全身骨撮影を，2歳以上では，骨折が疑われる症例に対して全身骨撮影を行うように推奨している．われわれも，このガイドラインに基づいて施行している．この際の全身骨撮影は，全身を1枚でとるようなbabygramは，細部の評価に適さないため，頭部から両足まで各部位を分けて撮影する（表1）[5,6]．

表1 全身骨撮影

胸部（正・側面像）
肋骨を含めて撮影し，必要に応じて斜位像を追加
骨盤骨（正面像）
腰仙椎（側面像）
頸椎（正・側面像）
頭部（正・側面像，必要に応じて，Towne撮影）
上腕骨（正面像）
前腕骨（正面像）
手（正面像）
大腿骨（正面像）
下腿骨（正面像）
足（正面像）
長管骨については，必要に応じて，側面像を追加

〔Offiah A, et al：Skeletal imaging of child abuse（non-accidental injury）. Pediatr Radiol 39：461-470, 2009 より転載〕

頭部CTは，頭蓋内出血や脳実質損傷の評価に用いられるほか，頭蓋骨骨折の診断にも有用である．通常，conventional scanが選択されることが多いと思われるが，われわれは，helical scanで撮影している．これは，多断面の再構成画像や3DCTを作製することで，少量の頭蓋内出血や撮影スライスと平行な骨折線などを見逃さないようにするための工夫である（図6）．

フォローアップについて

　骨折の治癒過程は，年齢や栄養状態，骨折部位，反復する外傷の可能性などに依存する．頭蓋骨や椎体の骨折後の変化については，今のところ明確な記載はないが，長管骨骨折の場合，骨折周囲に仮骨が出現するのは，通常，受傷後10日から2週間とされる[5,8]．そのため，初回，骨折の診断が不明瞭である場合に，2週間後に再度単純X線写真を撮影することは有用である．特に，肋骨骨折は，初診時から認めることは少なく，2週間後のフォローアップ診断されることが多いと報告されている（図2）[8]．

おわりに

　身体的虐待にみられる骨折を中心に解説した．虐待にみられる骨折には，多発肋骨骨折や骨幹端部骨折のような特徴的な骨折や好発年齢があるが，実際の日常診療においては，虐待症例の約半数は，単発性の骨損傷のことが多く，偶発的外傷か否かと判断に迷うことが多い．最終的な診断は，患児の年齢，受傷機転，臨床症状などを加味して総合的に行うことが大切である．そして，疑わしいと思われる場合は，全身骨撮影，2週間後のフォローアップの単純X線写真が診断の一助となる．

文献

1) 奥山眞紀子：児童虐待の分類と概要. 小児科診療. 68：208-214, 2005
2) 厚生労働省ホームページ http://www.mhlw.go.jp/stf/houdou/2r9852000000 g6nl.html
3) Adamsbaum C, et al：How to explore and report children with suspected non-accidental trauma. Pediatr Radiol. 40：932-938, 2010
4) Kleinman PK：Skeletal trauma；general considerations. Kleinman PK（ed）：Diagnostic imaging of child abuse 2nd ed, Mosby, pp8-25, 1998
5) Boal DKB：Child abuse. Caffey's Pediatric Diagnostic Imaging 11th ed. Kuhn JP, et al. Ed. Mosby, pp2816-2829, 2008
6) Offiah A, et al：Skeletal imaging of child abuse （non-accidental injury）. Pediatr Radiol 39：461-470, 2009
7) 宮坂実木子，他：小児：骨・関節. 臨床画像 25：413-423, 2009
8) Bennett BL, et al：Retrospective review to determine the utility of follow-up skeletal surveys in child abuse evaluations when the initial skeletal survey is normal. BMC 4：354, 2011

（宮坂実木子，野坂俊介，正木英一）

索引

一般索引

欧文

A
ABCD's approach　346
acquired immunodeficiency
　　syndrome（AIDS）　67, 88
acute colonic pseudo-obstruction
　　　　　　　　　　　　　213
acute respiratory distress syndrome
　　（ARDS）　73, 124
adhesive atelectasis　56
air-fluid level　206
allergic bronchopulmonary
　　aspergillosis（ABPA）　75
alveolar adenoma　113
anterior atlanto-dental interval
　　（AADI）　349
aortic-pulmonic window　171
AP window　171
apical opacity　93
atelectasis　56
atypical adenomatous hyperplasia
　　（AAH）　114
avulsive cortical irregularity　271
azygoesophageal line　171
azygoesophageal recess　171

B
bare area　348
Barton骨折　285
Baumann角　257
benign mesenchymoma　109
biconcave deformity　313
bipartite patella　271
Blount病　334
Böhler角　265

bone island　94, 266, 309
bone resorption　338
brown tumor　338
butterfly vertebra　268

C
CAC triangle　195
calcaneal pitch　265
Caldwell撮影　29
Camurati-Engelmann病　19
Caplan症候群　136
cardiogenic edema　124
carrying angle　257
catamenial pneumothorax　189
cervical rib　267
Chilaiditi症候群　222
chondrocalcinosis　366
chronic eosinophilic pneumonia（CEP）
　　　　　　　　　　　　　147
chronic obstructive pulmonary
　　disease（COPD）　147
chronic renal failure　337
cicatrization atelectasis　57
clockwise rotation　192
collapse　56
combined pulmonary fibrosis and
　　emphysema（CPFE）　147
compressive atelectasis　56
corner fracture, bucket handle
　　fracture　378
coronary artery calcification triangle
　　　　　　　　　　　　　195
counterclockwise rotation　192
computed radiography（CR）　2
crown-dens syndrome　367
crush deformity　313

cryptogenic organizing pneumonia
　　（COP）　147
CVカテーテル　152
cytomegalovirus（CMV）　74

D
descending aorta　172
destructive spondyloarthropahy　343
dialysis related amyloidosis　342
diffuse alveolar damage（DAD）
　　　　　　　　　　　　　74, 125
diffuse idiopathic skeletal
　　hyperostosis（DISH）　325
diffuse lymphoid hyperplasia（DLH）
　　　　　　　　　　　　　115
diffuse pulmonary
　　lymphangiomatosis　117
discoid atelectasis　63
dual energy subtraction　106

E
enostosis　94, 266
eosinophilic granuloma（EG）　117
ES　106
Ewing肉腫　274, 303
exposure data recognizer（EDR）　4

F
fish vertebra　313
flail chest　161
flat panel detector（FPD）　6
focal organizing pneumonia　120
fovea capitis　269
Freiberg病　333

G
gallstone ileus　207
Garden分類　288
gas less abdomen　213

H
HA　367
hamartoma　109
Hand-Schüller-Christian病　117
hangee骨折　252
hangman骨折　252
haustra　202
hemophilia　360
herniation pit　269
hydrostatic edema　124
hydroxyapatite　367
hyperostosis frontalis interna　15
hyperparathyroidism　337

I
IABPカテーテル　155
imaging plate（IP）　3
inflammatory myofibroblastic tumor（IMT）　119
injury edema　125
insufficiency fracture　313
interlobar effusion　181

J・K
Jefferson骨折　249

Kantenabtrennung　268
Kerckring皺襞　202
Kienböck病　330
Köhler病　334

L
LAM　118
Langerhans細胞組織球症
　（Langerhans cell histiocytosis；LCH）　15, 117, 274, 302, 358
Lauge-Hansen分類　290
left paraspinal line　172
Letterer-Siwe病　117
leukemia　357
limbus vertebra　268
localized organizing pneumonia　120
lordotic view　61
Luschka関節　322
lymphangioleiomyomatosis　118
lymphangiomatosis　117
lymphoproliferative diseases　115

M
*M. kansasii*症　90
malignant lymphoma　356

Meckel憩室の穿孔　218
mediastinal-pleural line　170
Meigs症候群　177
metacarpal index　315
metaphyseal fibrous defect　267
metastasizing benign leiomyoma（MBT）　121
metastatic tumors　121
methicillin-resistant *Staphylococcus aureus*（MRSA）　73
Milwaukee shoulder syndrome　368
Moenckeberg型中膜石灰化　238
Morison窩（Morison's pouch）　202
multiple myeloma　356
myelofibrosis　361

N
nodular lymphoid hyperplasia　116
non-tuberculous mycobacteriosis（NTM）　88
nutrient canal　267

O
obstructive atelectasis　56
Ogilvie syndrome　213
Osgood-Schlatter病　264, 334
ossification of the posterior longitudinal ligament（OPLL）　324
ossification of the yellow ligament（OYL）　325
osteoclastoma　338
osteomalacia　341
osteopenia　312
osteoporosis　312
osteosclerosis　339

P
Panner病　334
partite patella　271
passive atelectasis　56
periosteal reaction　339
peripheral upper lobe atelectasis　59
permeability edema　125
Perthes病　331
peusoperiostitis　279
phantom tumor　181
phosphaturic mesenchymal tumor　319
phrenicocolic ligament　202
PICCカテーテル　157

plate-like atelectasis　62
pneumatosis intestinalis　222
pneumobilia　224
Pneumocystis jirovecii pneumonia（PCP）　77
pneumocytoma　112
pseudofracture　341
pseudogout, calcium pyrophosphate dihydrate crystal deposition disease（CPPD）　366
pseudotumor　181
pulmonary inflammatory pseudotumor　119
pulmonary tumor thrombotic microangiopathy（PTTM）　104

Q・R
Q角　264
Q熱　71

rachitic rosary　342
renal osteodystrophy　337
resorptive atelectasis　56
respiratory distress syndrome（RDS）　56
rheumatoid arthritis（RA）　346
rickets　341
right paratracheal stripe　171
rounded atelectasis　65
Rubin test　222

S
sacralization　268
Scheuermann病　335
Schüller法　22
SCIWORA（spinal cord injury without radiographic abnormalities）症候群　248
sclerosing hemangioma　111
secondary benign pulmonary tumor　121
septic emboli　79
severe acute respiratory distress syndrome（SARS）　79
Sever病　265
SGカテーテル　154
shaken baby syndrome（SBS）　377
shin splints　280
Singh index　315

Smith骨折　285
SpA　346
spoudyloarthritis　346
Stenvers法　22
student's tumor　93
sub pulmonic effusion　180
subpleural edema　130
subpulmonary pneumothorax　189
swelling of the ischiopubic synchondrosis　270

syndesmophyte　354
S状結腸軸捻転　212

T
tarso-first metatarsal angle　265
temporal subtraction(TS)　106
thyroid acropathy　343
"tipped down"position　61
"tipped up"position　61
tumoral calcinosis　340

V・W
vanishing tumor　96, 181

Waters撮影　28
wedge deformity　313
Winslow孔　217

X
X線陰性脊髄損傷　248
X連鎖低リン血性くる病　319

和文

あ
アスベスト　139
アスベストーシス　141
アスペルギローマ　75
アデノイド　38
アナログ画像　2
アミロイド沈着症　337
アレルギー性気管支肺アスペルギルス症　75
悪性中皮腫　142
悪性リンパ腫　356
圧迫性無気肺　56

い
イメージングプレート　3
イレウス　207
インフルエンザウイルス感染症　73
医学生の腫瘍　93
医原性気胸　187
胃拡張　222
胃管　159
胃捻転　222
異型腺腫様過形成　114
咽後膿瘍　41
咽頭　36
咽頭異物　39
咽頭扁桃肥大症　38
院内肺炎　73

う
ウイルス性肺炎　72, 74
右傍気管線　171

え
エネルギー差分画像　106
エンピリック治療　67
栄養管　267
栄養血管溝　267
円形無気肺　65, 142
炎症性筋線維芽細胞性腫瘍　119
炎症性腸疾患関連脊椎関節炎　354

お
オウム病　72
黄色靱帯骨化症　325
横隔結腸間膜　202
横隔膜　200
横隔膜下膿瘍　223
横骨折　253

か
ガス
　——, 消化管　200
　——, 胆管内　224
　——, 胆囊内　225
　——, 腸管壁内　222, 226
　——, 腹部異常　224
　——, 腹膜腔遊離　216
　——, 膀胱部　228
　——, 門脈　226
ガス壊疽　376
下咽頭癌　42
下行大動脈　172
下葉無気肺　61
化骨性筋炎　371, 376
階調処理　5
開放性気胸　187
外開放性気胸　187

外傷性横隔膜ヘルニア　165
外傷性気胸　187
外反母趾　265
滑車上孔　259
滑膜骨軟骨腫症　264
滑膜肉腫　373
褐色腫　338
褐色腫形成　337
肝実質内ガス　226
肝肉芽腫　231
肝膿瘍　226
乾癬性関節炎　354
乾酪性肺炎　84
間質性肺炎　146
間質性肺水腫　126, 128
感染性肺炎　67
関節リウマチ　346
関節裂隙　347
環軸椎回旋固定　248
環椎歯突起間距離　349
環椎破裂骨折　249
含気性胆石　225
癌性胸水　103
癌性胸膜炎　102
癌性リンパ管症　103

き
気管支結核　84
気管支肺炎　69
気管挿管チューブ　151
気管分岐部　49
気胸　153, 159, 183
気腫性腎盂腎炎　226
気腫性胆囊炎　225

気縦隔　222
気道損傷　167
奇静脈食道陥凹部　171
奇静脈食道線　171
機械性腸閉塞　207
機能性腸閉塞　207, 212
偽骨折　341
偽性骨膜炎　279
偽リンパ腫　116
吸気位　184
吸収性無気肺　56
急性胃拡張　151
急性結腸偽性閉塞症　212
急性呼吸窮迫症候群　73, 124
急性喉頭蓋炎　38
急性腹症　216
急性副鼻腔炎　32
虚血性心疾患　195
魚椎様変形　313
胸腔ドレナージチューブ　159
胸水　141, 159, 175
胸椎　245
胸部外傷　161
胸部正面像　47, 50
　──の読影　53
　──の読影手順　52
胸部単純X線撮影　44
胸膜下水腫　130
胸膜プラーク　140
強直性脊椎炎　351
鏡面形成　206
緊張性気胸　163, 189

く
クリプトコッカス肺炎　76
クループ　38
くも膜嚢胞　15
くる病　318, 337, 341
くる病念珠　342
隅角解離　248

け
珪酸塩　135
珪肺　135, 145
珪肺結節　135
脛骨骨幹部骨折　289
経時的差分画像　106
頸椎　244
頸肋　267

血管溝　13
血管腫　300, 372
血管透過性亢進型肺水腫　124
血胸　163
血液疾患　356
血性反応陰性脊椎関節症　350
血友病　360
結核　80
結核腫　86
結核性肺炎　84
結核瘢痕像　54
結晶沈着疾患　364
結節性リンパ過形成　116
楔状変形　313
月経随伴性気胸　189
限局性器質化肺炎　120
限局性骨粗鬆症　316
限局性リンパ過形成　116

こ
呼気位　184
呼吸窮迫症候群　56
誤嚥性肺炎　69, 144
甲状腺　337
甲状腺腫　53
好酸球性肉芽腫症　117
後縦靱帯骨化症　324
後鼻腔ポリープ　39
後腹膜腔　201
硬化性血管腫　111
硬化性骨転移　306
喉頭　36
絞扼性腸閉塞　207
鉤椎関節　322
骨幹端線維性欠損　267
骨幹端部骨折　378
骨端線損傷　296
骨壊死　327
骨幹部骨折　380
骨吸収　337, 338, 347
骨巨細胞腫　300
骨棘　94
骨減少　312
骨梗塞　330
骨硬化　337, 339
骨腫　34, 301
骨腫瘍　274, 297
骨髄炎　275

骨髄線維症　361
骨折　275, 283
　──, 顔面骨　35
　──, 頭蓋骨の　16
　──, 側頭骨　27
　──, 肋骨　162
　──の分類　283
骨粗鬆症　312
骨端症　327
骨転移　306
　──, 肺癌の　103
骨島　94, 266
骨軟化症　312, 317, 337, 341
骨軟骨種　300
骨肉腫　302
骨年齢遅延　345
骨盤　202
骨盤腔暗影　205
骨盤骨　314
骨膜下血腫　16
骨膜反応　273, 299, 339

さ
サイトメガロウイルス肺炎　74
サルコイドーシス　146
左側臥位正面撮影　217
左傍脊椎線　172
坐骨恥骨結合　270
細菌性肺炎　69, 73
撮影法
　──, 咽頭・喉頭　36
　──, 胸部　44
　──, 側頭骨　22
　──, 副鼻腔　28
　──, 腹部　216
珊瑚状結石　234

し
シンスプリント　280
ジャンパー膝　264
四肢骨　315
市中肺炎　69
自然気胸　187
自動感度補正機能　4
脂肪腫　372
歯突起骨折　250
児童虐待　377
漆喰腎　234
膝蓋骨骨折　264

膝特発性骨壊死　330
実質臓器　202
腫瘍状石灰症　372
腫瘍性骨軟化症　319
受動性無気肺　56
収縮性心膜炎　195
舟状骨骨折　285
周波数処理　5
十二指腸潰瘍穿孔　218
重症急性呼吸促迫症候群　79
重症肺炎　71
縦隔陰影　49
縦隔気腫　190, 222
縦隔胸膜線　170
縦隔腫瘍　169
縦隔リンパ節腫大　138
粥状動脈硬化　238
小腸閉塞　209
小児の骨折　294
消化管穿孔　216
踵骨骨端症　265
上咽頭癌　41
上顎洞悪性腫瘍　34
上腕骨顆上骨折　284
静脈石　236
心室・心房・弁の位置　192
心臓の血行学的回転　192
心大血管疾患　192
心囊液貯留　195
心不全　124, 176
心房中隔欠損　196
侵襲性アスペルギルス症　75
真菌性肺炎　75
真珠腫　24
進行性全身性硬化症　374
新型インフルエンザウイルス肺炎　79
滲出性胸水　176
人工的気腹　221
人工内耳・中耳の術後評価　23
靱帯骨棘　354
腎結石　234
腎性骨異栄養症　337
腎石灰化症　234
腎部ガス　226
塵肺　134

■す
スカウトビュー　12, 147

スタイレット　157
頭蓋骨　12
頭蓋骨骨折　380
頭蓋内圧亢進　12
頭蓋縫合早期癒合症　18
髄膜腫　17

■せ
正常解剖
　——, 足の　261
　——, 咽頭・喉頭の　36
　——, 下腿骨の　259
　——, 胸部の　46
　——, 膝関節の　259
　——, 手関節の　259
　——, 上腕骨遠位の　257
　——, 頭蓋骨の　12
　——, 脊椎の　243
　——, 前腕遠位の　259
　——, 前腕近位の　257
　——, 足関節の　261
　——, 側頭骨の　23
　——, 大腿骨の　259
　——, 手の　259
　——, 肘関節の　257
　——, 副鼻腔の　29
正常変異　279
静水圧性肺水腫　124
脆弱性骨折　292, 313
脊椎　313
脊椎圧迫骨折　251
脊椎外傷　248
脊椎関節炎　346, 350
脊椎強直　253
脊椎すべり症　323
脊椎椎体圧迫骨折　290
脊椎分離症　323
石灰化
　——, 子宮筋腫の　236
　——, 前立腺の　236
石灰化頸長筋腱炎　326, 369
石灰化乳胆汁　232
先天性感音難聴　23
穿孔性虫垂炎　239
腺様増殖症　38
線維性骨異形成症　301

■そ
鼠径ヘルニア　206

僧帽弁狭窄症　194
僧帽弁閉鎖不全症　194
造血器疾患　356
足関節果部骨折　289
側頭骨　20
側腹線条　202
側面撮影　29
粟粒結核　86, 147
続発性自然気胸　187

■た
ダイナミックレンジ圧縮処理　5
多発性骨髄腫　15, 303, 356
唾石　39
退行性脊椎病変　321
大陰影　136
大腿骨頸部骨折　285
大腿骨転子下骨折　288
大腿骨頭窩　269
大腸閉塞　210
大動脈肺動脈窓　171
大動脈弁狭窄症　193
大動脈弁閉鎖不全症　193
大葉性肺炎　69
第1 Köhler病　265
第1肋軟骨の骨化　92
胆石　232
胆石イレウス　215
単純X線写真　19
単純性骨嚢腫　300

■ち
チェストチューブ　159, 163
中咽頭癌　42
中耳炎　24
中心静脈カテーテル　152
長期留置カテーテル　157
腸管気腫　210, 226
腸管膀胱瘻　228
腸管ループの固定　205
腸閉塞　205
　——, 異物による　214
　——　の分類　207
蝶形骨頭頂静脈洞　14
蝶形椎　268
聴神経腫瘍　24
陳旧性心筋梗塞　196

■つ
椎間板ヘルニア　324

椎体骨折　252
椎体の隅角分離　268
椎体破裂骨折　254
痛風性関節炎　365

■て
テニス肘　263
デクビタス撮影　175
デジタル画像　2
転移性肝癌　232
転移性腫瘍　121
転移性良性腫瘍　121
転移性良性平滑筋腫　121

■と
時計式回転　192
透析アミロイドーシス　342
陶磁器様胆嚢　233
橈骨遠位端骨折　263, 284
動脈硬化症　374
特発性自然気胸　187
特発性大腿骨頭壊死　327

■な
内開放性気胸　187
内骨腫　266
内耳奇形　23
内耳道の狭窄　23
内軟骨腫　94
内分泌臓器　337
夏型過敏性肺炎　147
軟骨腫　302
軟骨石灰化症　366
軟骨肉腫　303
軟部組織疾患　370

■に
ニューモシスチス肺炎　77
二次性副甲状腺機能亢進症　337
二次性良性腫瘍　121
二分膝蓋骨　271
乳児揺さぶり症候群　377

■ね・の
ネットワーク運用　8
粘液嚢胞　33

ノイズ抑制処理　5
ノカルジア肺炎　77
膿胸　178

■は
ハイドロキシアパタイト沈着症　367

破壊性脊椎関節症　337, 343
肺MAC症　89
肺アスペルギルス症　75
肺うっ血　124, 126
肺炎クラミジア肺炎　71
肺炎症性偽腫瘍　119
肺下気胸　189
肺過誤腫　109
肺感染症の鑑別　68
肺癌　52, 54, 98, 138, 142
——, 見落としやすい　98
——の頭蓋骨転移　15
肺結核　81, 136, 147
——, 免疫低下患者における　88
肺血流の再分布　126
肺水腫　124, 126, 146
肺尖撮影　61, 81
肺線維症　141
肺底部胸水　180
肺胞型腺腫　113
肺胞上皮腫　112
肺胞性肺炎　69
肺胞性肺水腫　126, 131
肺門部断層像　50
敗血症性塞栓症　79
白血病　357
反時計式回転　192
反応性関節炎　354
半月板損傷　264
瘢痕性無気肺　57
板間静脈　13
板状無気肺　62

■ひ
ヒッチハイカー母指　347
ピロリン酸カルシウム結晶沈着症　366
びまん性胸膜肥厚　141
びまん性特発性骨過骨症　325
びまん性肺疾患　144
びまん性肺胞傷害　125
びまん性リンパ球性過形成　115
皮下気腫　41
非結核性抗酸菌症　80, 88
非骨化性線維腫　301
非定型肺炎　70
非閉塞性無気肺　57
疲労骨折　276, 291

脾動脈瘤　232
肘関節脱臼　263
左上葉無気肺　59

■ふ
フォーク状変形　284
副甲状腺　337
副甲状腺機能亢進症　337
副鼻腔　28
副鼻腔真菌症　33
腹腔　201
腹水　205
腹部石灰化　231
腹壁　201
分化型脂肪肉腫　372
分裂膝蓋骨　271

■へ
ヘルニア　208
ヘルニア嵌頓　207
ヘルペス肺炎　75
ペースメーカー　156
閉鎖孔ヘルニア　206
閉鎖性気胸　187
閉塞性無気肺　56
辺縁型軟骨肉腫　303
変形性脊椎症　323
変形性膝関節症　264
変形性肘関節症　263

■ほ
ポータブル撮影　151, 181
放射線肺臓炎　147
傍骨性骨肉腫　303, 373

■ま
マイコプラズマ肺炎　70
麻痺性腸閉塞　207
末端肥大症　343
慢性腎不全　337
慢性膵炎　233
慢性副鼻腔炎　33
慢性閉塞性肺疾患　147

■み
ミルウォーキー肩症候群　368
右上葉無気肺　57
右中葉無気肺　61

■む・め
無気肺　56

メチシリン耐性黄色ブドウ球菌肺炎　73

も
モニタ診断　8
盲腸軸捻転　212
盲腸穿孔　212

や・ゆ
野球肘　263

油性造影剤　239
輸精管の石灰化　236
癒着性無気肺　56
遊離珪酸　135

よ
葉間胸水　181

溶骨性骨転移　306
腰椎　247
──の仙椎化　268
腰部脊柱管狭窄症　324

ら
卵殻状石灰化　139
卵管通気テスト　222
卵巣皮様嚢腫　237

り
リンパ管腫症　117
リンパ増殖性疾患　115
リンパ脈管筋腫症　118
隆起骨折　294

る
涙滴状骨折　248
類骨　317
類骨骨腫　302

れ・ろ
レジオネラ肺炎　72

漏出性胸水　176
肋骨骨折　95, 162, 378

良性肺腫瘍　109

サイン索引

欧文

A
air alveologram　131
air bronchogram　65, 69, 116, 131
air crescent sign　75
air-fluid level　32, 209, 218
air-meniscus sign　113
angel wing sign　191
aortic-pulmonary window　53
apical cap　81, 182, 311

B
bamboo spine　354
bat-wing distribution　131
beaded necklace　230
bone bar　315
bow-tie appearance　249
butterfly shadow　131, 145

C
cartilaginous cap　300
cervicothoracic sign　174
cobblestone appearance　230
Codman三角　274, 299
coffee bean appearance　210
coil spring appearence　209
comet tail sign　65
continuous diaphragm sign　191
cortical ring sign　263

crescent sign　328, 331
crowfoot sign　225

D
deep sulcus sign　184
dogs collar sign　323
dog's ears sign　204
drainage area disease　90

E
enthesophyte　354
extrapleural sign　172

F
fat C2 sign　250
fat pad sign　261
feeding vessel sign　78
fixation of bowel loop　210
flank stripe sign　204
football sign　220

G・H
Golden S sign　59

hair pin appearance　209
hear-on-end appearance　274
heel pad sign　343
Hellmer's sign　204
hepatic angle sign　204
herring bone appeerence　209
hilum overlay sign　172
Honda's sign　292

I
incomplete border sign　93, 172
incomplete fissure sign　181
inferior hilar window　50

J・L
juxtaphrenic peak　59

Looser's zone　317, 341
luftsichel　60

M
medial stripe sign　184
mediastinal wedge　57
meniscus appearance　177
Mercedes-Benz sign　225
metacarpal sign　259
Milkman's pseudofracture　341
moth-eaten pattern　308

N・O
naked facet sign　249

onion skin appearance　274

P
parenchymal band　142
pedicle sign　308
pencil-in-cap appearance　354
periaortic lucency　60
perihilar haze　128
permeated pattern　306

popcorn calcification　111
pseudo-Jefferson fracture　250
pseudofracture　317
pseudotumor sign　205, 210
punched out lesion　15, 356

R
reinforcement line　315
retrocardiac space　50
retrosternal space　50
reverse hamburger bun sign　249
Romanus lesion　352
rugger jersey spine　339

S
salt and pepper appearance　338
Schmorl結節　336
shepherd's crook　302
shiny corner　352
silhouette sign　46, 57, 309
smoke-ring sign　331
soap bubble appearance　301
spinnaker sail sign　191
step ladder appearance　209
string of beads sign　209
subpleural curve linear opacity　142

sunburst appearance　274
Swiss cheese appearance　69

T
tail sign　90
Terry-Thomas sign　263
thoracoabdominal sign　174
thumb printing　210
triangle sign　219

U・W
upper triangle sign　61
wink sign　249

和文

う
打ち抜き病変　356

き
偽骨折　317
偽腫瘍　210
胸腹部徴候　174
胸膜外徴候　172
鏡面形成　32, 209

け・こ
頸胸部徴候　174

コイルバネ像　209
骨柩　275
骨盤腔暗影　210

す・そ
スコッチテリアサイン　247
すりガラス陰影　70

ゾーン現象　371

た・ち
竹状脊椎　354

腸管ループの固定　210
蝶ネクタイ所見　249

な
軟骨帽　300

は・ひ・ほ
肺尖帽　81
肺門陰影のぼけ像　128
肺門重畳徴候　172
梯子像　209

羊飼の杖　302

母指圧痕像　210

れ
鰊骨像　209